TRYPANOSOMES

ET

TRYPANOSOMIASES

A LA MÊME LIBRAIRIE

348-04. — Coulommiers. Imp. PAUL BRODARD. — 6-04.

TRYPANOSOMES

ET

TRYPANOSOMIASES

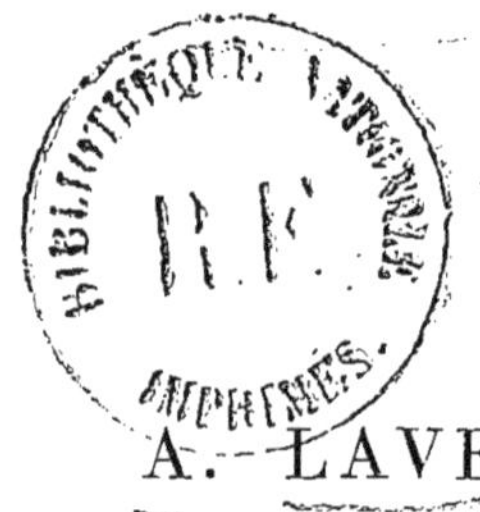

PAR

A. LAVERAN
MEMBRE DE L'INSTITUT
ET DE L'ACADÉMIE DE MÉDECINE

ET

F. MESNIL
CHEF DE LABORATOIRE
A L'INSTITUT PASTEUR

AVEC 61 FIGURES DANS LE TEXTE ET UNE PLANCHE HORS TEXTE EN COULEURS

PARIS
MASSON ET Cie, ÉDITEURS
LIBRAIRES DE L'ACADÉMIE DE MÉDECINE
120, BOULEVARD SAINT-GERMAIN

1904

INTRODUCTION

En 1892, l'un de nous pouvait résumer, dans un court article d'un Journal de médecine[1], l'état de nos connaissances sur les Trypanosomes; aujourd'hui c'est un volume que nous devons consacrer à l'étude de ces Hématozoaires et des maladies qu'ils produisent.

La question des Trypanosomes et des Trypanosomiases s'est en effet considérablement élargie depuis douze ans.

En 1892, l'existence de Trypanosomes avait été signalée chez différents animaux de l'embranchement des Vertébrés, mais la morphologie de ces parasites était mal connue et une seule espèce pathogène avait été décrite, celle qui produit, chez les Équidés notamment, la maladie désignée aux Indes sous le nom de Surra.

Aujourd'hui, de nombreux travaux ont été consacrés aux Trypanosomes; la technique applicable à la coloration, à la conservation, à la culture et à l'inoculation de ces parasites chez un grand nombre d'espèces animales a fait d'immenses progrès; les questions relatives à la morphologie ont été élucidées; enfin, et surtout, des découvertes successives, d'un haut intérêt, ont montré que les Trypanosomes jouaient en patho-

1. A. Laveran, *Arch. méd. expérim.*, 1er mars 1892.

logie vétérinaire, et aussi en pathologie médicale, un rôle dont l'importance n'avait pas été soupçonnée jusqu'ici.

A côté du Surra, il a fallu inscrire successivement sur la liste des Trypanosomiases animales : le Nagana ou Maladie de la mouche tsétsé, le Mal de caderas, la Dourine, le Galziekte, la Maladie des chevaux de Gambie et plusieurs autres Trypanosomiases africaines dont l'étude est encore incomplète. L'importance du Surra lui-même s'est accrue par suite des épizooties graves auxquelles il a donné lieu à l'île Maurice, à Java et aux Philippines, c'est-à-dire en dehors de ses foyers d'endémicité.

La découverte d'une Trypanosomiase humaine en Afrique, Trypanosomiase à laquelle il faut rapporter sans doute les accidents connus depuis un siècle sous le nom de Maladie du sommeil, a montré que les Trypanosomes devaient désormais prendre place parmi les agents pathogènes dont l'étude est indispensable au médecin, comme au vétérinaire.

En 1892, l'intérêt qui s'attachait aux Trypanosomes semblait médiocre pour les praticiens, en dehors de quelques régions de l'Inde où régnait le Surra; il n'en est plus ainsi; on peut dire que les Trypanosomiases sont parmi les maladies les plus répandues à la surface du globe ; tous les médecins, tous les vétérinaires peuvent être appelés à diagnostiquer des cas de Trypanosomiases, en dehors même des zones d'endémicité de ces maladies.

L'extension des empires coloniaux des nations européennes en Afrique, la création de moyens de transport rapides, la facilité croissante des voyages, favoriseront sans doute l'extension de la Trypanosomiase humaine dont un certain nombre de cas ont été observés déjà chez des Européens.

Au Congo et dans l'Ouganda, la marche envahissante de la Maladie du sommeil a été constatée depuis plusieurs années.

Quant aux Trypanosomiases animales, le danger de leur

importation en dehors des foyers d'endémicité est attesté par un grand nombre de faits; ce danger est augmenté par le développement toujours plus grand que prennent le commerce et l'importation par mer du bétail et par ce fait que les Trypanosomiases des Bovidés et des Équidés ont souvent une marche lente et insidieuse.

La grave épizootie de Surra qui a sévi récemment à l'île Maurice est un exemple mémorable des désastres que peuvent produire certaines Trypanosomiases, quand des mesures promptes et énergiques ne sont pas prises pour empêcher leur propagation.

En deux ans (1902-1903), les Mauriciens ont perdu presque tous leurs animaux de trait (chevaux, mulets) et une grande partie de leurs Bovidés. La nature du mal ayant été méconnue au début, on s'explique que les animaux malades, disséminés dans l'île entière, aient propagé rapidement la Trypanosomiase. A Java, des mesures prophylactiques meilleures ont réussi à enrayer une épizootie de même nature.

On ne saurait trop attirer l'attention des vétérinaires sur les Trypanosomiases; en ce qui concerne spécialement les possessions françaises, ces maladies ont été signalées déjà en Algérie, au Tonkin, en Cochinchine, dans la Guinée française, au Soudan; il ne faut pas se dissimuler, d'autre part, que la Réunion et Madagascar sont fortement menacées.

Depuis plusieurs années nous étudions les Trypanosomes; il nous a semblé que le moment était venu de réunir et de condenser les nombreux travaux qui ont été publiés sur la question, afin de faciliter les recherches des observateurs qui peuvent difficilement se procurer des monographies écrites dans toutes les langues ou des articles disséminés dans un grand nombre de journaux; recherches impossibles en particulier dans les petits postes de nos colonies, où cependant l'étude des Trypanosomiases chez l'homme et chez les animaux s'impose aujourd'hui.

Il eut été prudent peut-être d'attendre quelques années pour écrire ce livre; nos connaissances sur les Trypanosomes sont encore incomplètes et tout permet d'espérer que la riche moisson de découvertes concernant ces Hématozoaires, faite dans ces dernières années, n'est pas près d'être terminée. La science, les sciences naturelles et médicales surtout sont toujours en voie d'évolution et sur aucune question on ne peut se flatter de dire le dernier mot; le seul but qu'on puisse se proposer, en écrivant un ouvrage comme celui-ci, est de résumer l'état de nos connaissances, à un moment donné, sur une question spéciale et de faciliter l'étude de cette question aux travailleurs à venir.

Dans nos recherches sur les Trypanosomes, nous avons été favorisés par les circonstances. Nous avons réussi à réunir à Paris, à l'Institut Pasteur, une collection à peu près complète des Trypanosomes et ces Trypanosomes nous avons pu les étudier, non seulement dans des préparations colorées, mais en général à l'état vivant, ce qui nous a permis de suivre l'évolution des Trypanosomiases chez un grand nombre d'espèces animales, de comparer entre eux les Trypanosomes et de différencier plusieurs espèces qui étaient confondues.

Le Trypanosome des rats que l'on trouve presque partout est un excellent objet d'étude; il a servi à nos premières recherches sur la morphologie et la biologie des Trypanosomes. Nous avons réussi ensuite à nous procurer successivement : les Trypanosomes du Nagana, de la Dourine, du Surra, du Mal de caderas, de la Maladie des chevaux de Gambie, de la Mbori et de la Trypanosomiase humaine de Gambie et de l'Ouganda.

Nous avons pu étudier en outre les Trypanosomes des Oiseaux, des Batraciens, des Chéloniens et des Poissons. Nous avons décrit plusieurs espèces nouvelles de Trypanosomes, notamment chez les Poissons marins, et nous avons trouvé chez un Poisson d'eau douce, le rotengle, un Trypanosome qui nous a servi à établir l'existence d'un genre nouveau, le genre *Trypanoplasma.*

L'étude des Trypanosomes ou du moins de certains d'entre eux présente de grandes difficultés.

Plusieurs Trypanosomes des Mammifères ont une ressemblance telle entre eux qu'il n'est pas possible de les distinguer, en se basant uniquement sur les caractères morphologiques; les Trypanosomes du Nagana, du Surra, de la Dourine et de la Maladie du sommeil sont dans ce cas. Au point de vue de leur action pathogène sur certains animaux, des Trypanosomes, appartenant à des espèces cependant bien distinctes, peuvent présenter aussi de grandes analogies.

D'autre part, la virulence d'un même Trypanosome est influencée par des facteurs multiples; elle varie notamment avec l'origine et la race des animaux inoculés. Un Trypanosome peu virulent pour une espèce animale du Soudan, par exemple, peut se montrer très virulent pour l'espèce européenne correspondante; ajoutons qu'il arrive qu'un même Trypanosome se présente avec des caractères morphologiques un peu différents suivant qu'on l'examine dans le sang d'un animal ou d'un autre, d'espèce différente.

On s'explique donc qu'il soit souvent malaisé d'identifier un Trypanosome et que cette question d'identification soit encore en suspens pour quelques-uns de ces Hématozoaires.

Beaucoup d'observateurs ont soutenu que les appellations de Surra et de Nagana se rapportaient à la même maladie, d'autres ont cherché à identifier le Caderas et le Surra; par contre, on a cru, pendant quelque temps, que le Trypanosome découvert dans le sang de l'Homme, en Gambie, était différent du Trypanosome trouvé, dans l'Ouganda, dans le liquide cérébro-spinal des nègres atteints de la Maladie du sommeil. Aujourd'hui encore, on n'est pas exactement fixé sur la nature de quelques Trypanosomiases africaines, notamment de l'épizootie des dromadaires de Tombouctou qui a été décrite sous le nom de Mbori.

Pour identifier une Trypanosomiase, il faut utiliser à la fois les caractères morphologiques et biologiques des Trypanosomes, les symptômes de la maladie naturelle et l'action pathogène sur les différents Mammifères; il faut en outre étudier l'action du Trypanosome sur des animaux ayant l'immunité pour les Trypanosomiases des espèces voisines. C'est en procédant ainsi que nous avons réussi à montrer que le Nagana, le Surra et le Caderas constituaient trois entités morbides bien distinctes, que la Trypanosomiase des chevaux de Gambie n'avait rien de commun avec la Trypanosomiase humaine et enfin que *Trypanosoma gambiense* et *Trypanosoma ugandense* devaient être identifiés.

Nocard et Lignières ont montré par la même méthode que la Dourine était une entité morbide indépendante du Nagana et du Caderas.

Dans certaines Trypanosomiases et chez certaines espèces animales, les Trypanosomes sont extrêmement rares dans le sang et dans les humeurs, ce qui augmente beaucoup la difficulté des recherches. Chez les animaux dourinés, il est rare de trouver des Trypanosomes dans le sang, les Hématozoaires se rencontrent en plus grand nombre dans le liquide des œdèmes; chez les sujets atteints de la Maladie du sommeil, il est le plus souvent nécessaire de centrifuger, à plusieurs reprises, le sang ou le liquide cérébro-spinal obtenu par la ponction lombaire, pour réussir à constater la présence des Trypanosomes.

Cette rareté des parasites n'est pas exclusive de leur action pathogène. En dehors de la Dourine et de la Trypanosomiase humaine, il est facile de citer des faits qui montrent que les animaux peuvent succomber à des Trypanosomiases alors que les parasites sont rares ou très rares dans leur sang. Chose curieuse, il y a, à cet égard, de grandes différences entre les Mammifères. Les Trypanosomes du Surra, du Nagana et du Caderas pullulent dans le sang du rat, de la souris et du chien, tandis qu'ils restent d'ordinaire rares ou très rares dans le sang du lapin, des Caprins, des Ovinés et des Bovidés. Malgré la difficulté que les Trypanosomes paraissent avoir à se multiplier chez ces animaux, les infections n'en sont pas moins graves; le Surra, le Nagana et le Caderas entraînent toujours la mort chez les lapins.

On sait comment se propagent la plupart des Trypanosomiases. Les mouches tsétsé sont les agents de dissémination du Nagana et de la Trypanosomiase humaine, d'autres mouches piquantes propagent le Surra et le Galziekte; la Dourine se transmet par le coït.

La prophylaxie basée sur ces données étiologiques peut rendre, et a rendu déjà, de grands services.

La question de la thérapeutique des Trypanosomiases est la moins avancée; c'est de ce côté surtout que devront se porter les efforts des chercheurs à venir.

MM. Nocard et Vallée ont bien voulu nous communiquer les résultats d'expériences sur différentes Trypanosomiases faites à l'École vétérinaire d'Alfort, parallèlement à celles que nous poursuivions à l'Institut Pasteur et avec les mêmes virus; ces communications nous ont été d'un grand secours.

Nous aurions été heureux d'adresser ici nos remerciements sincères à Nocard; il ne nous reste, hélas! qu'à déplorer la mort prématurée de ce travailleur infatigable, de cet ami dévoué.

M. le professeur Vallée a bien voulu nous continuer la précieuse collaboration que nous étions habitués à trouver à l'École d'Alfort, nous le prions d'agréer nos meilleurs remerciements.

Paris, 1er juin 1904.

TRYPANOSOMES

ET

TRYPANOSOMIASES

CHAPITRE PREMIER

HISTORIQUE. — APERÇU DE LA RÉPARTITION DES TRYPANOSOMIASES SUR LE GLOBE

Nous comprenons sous le nom général de *Trypanosomes* des organismes appartenant à la classe des *Flagellata* de l'embranchement des *Protozoa*, caractérisés par un corps fusiforme plus ou moins allongé, avec, à l'extrémité antérieure, un flagelle qui se prolonge le long du corps en constituant le bord épaissi d'une membrane ondulante; exceptionnellement, il y a un flagelle à chaque extrémité.

Tous les Trypanosomes bien caractérisés actuellement connus ont pour habitat normal le sang des Vertébrés.

Nous désignerons sous le nom de *Trypanosomiases* les maladies humaines ou animales produites par certains de ces Trypanosomes.

Tout le monde s'accorde pour faire remonter à Valentin (de Berne), en 1841, la découverte du premier Trypanosome, qu'il observa dans le sang de la truite, *Salmo fario*. Les années 1842 et 1843 virent paraître trois travaux de Gluge (de Bruxelles), Mayer (de Bonn), Gruby (de Paris) sur les Trypanosomes des grenouilles. C'est pour ces organismes de la grenouille que Gruby créa le nom de *Trypanosoma* (de τρύπανον, tarière et σῶμα, corps).

De 1843 à 1880, notre connaissance des Trypanosomes a fait très peu de progrès. Ils sont revus et réétudiés à diverses reprises dans le sang des Batraciens (Wedl 1850, Chaussat 1850, Ray-Lankester 1871, Rättig 1875), de Poissons divers (Remak 1842, Gros 1845, Berg 1845, Chaussat 1850). Il est possible que Gros et Wedl en aient vu chez les Oiseaux, mais le fait est douteux.

Gros en 1845 en voit dans le sang du mulot et de la taupe; Chaussat en 1850 dans le sang du rat noir. Mais l'attention n'est réellement attirée sur les Trypanosomes de Mammifères que par le travail de Lewis sur les parasites du sang des rats de l'Inde, paru en 1878. La raison en est surtout que cette découverte a précédé de peu celle du premier Trypanosome réellement pathogène.

C'est un fait qui, au premier abord, étonne, de constater que le premier Trypanosome pathogène n'a été connu qu'en 1880, c'est-à-dire quarante ans après la découverte de Valentin. Mais il convient de noter que les maladies à Trypanosomes sont des maladies essentiellement tropicales; on conçoit donc que leur étude n'ait été entreprise que dans le dernier quart du siècle dernier.

De 1880, date de la découverte par Evans[1] du Trypanosome du Surra des Équidés et des Camélidés de l'Inde, à 1894, date de la découverte par Bruce du Trypanosome du Nagana des Équidés et des Bovidés du Zoulouland, l'étude n'a encore porté, à part quelques expériences de reproduction expérimentale du Surra, que sur les Trypanosomes non pathogènes.

Notre connaissance de ces divers Trypanosomes s'est enrichie par les travaux de Lewis (1884), Crookshank (1886), Danilewsky et Chalachnikov (1888), sur les Trypanosomes des rats, — de Danilewsky (1888) sur ceux des Oiseaux, — de Danilewsky (1885), Chalachnikov, Mitrophanov (1883), sur ceux des Batraciens et des Poissons. Les plus importants d'entre ces travaux sont certainement ceux de Danilewsky qui étudiait en même temps les Hématozoaires endoglobulaires des Reptiles et surtout ceux des Oiseaux, si voisins de cet autre Protozoaire pathogène, l'Hématozoaire du Paludisme. Mais cette connaissance se bornait aux divers aspects que présentent les Trypanosomes à l'état vivant et, pour certains d'entre eux, à quelques détails sur leur mode de division longitudinale égale ou inégale.

1. Il n'est pas sans intérêt de faire remarquer que la publication de cette découverte, faite le 3 décembre 1880, a suivi d'une semaine environ celle de l'Hématozoaire du Paludisme (23 novembre 1880).

On trouvera un résumé de l'état de la science vers la fin de cette période dans l'article publié par l'un de nous le 1er mars 1892[1], dans le but de mettre en relief l'intérêt de ces recherches sur les Trypanosomes; dans son esprit, elles devaient être poursuivies de pair avec celles sur les Hématozoaires endoglobulaires, du type de l'Hématozoaire du Paludisme.

Dans ces dix dernières années, notre connaissance des Trypanosomes a progressé à pas de géant. Au point de départ de ce mouvement considérable, il est juste de placer deux travaux.

D'abord, le remarquable mémoire de Bruce sur le Nagana du Zoulouland qui a paru *in extenso* en 1897 et qui établissait avec la dernière évidence le rôle d'un Trypanosome dans cette maladie et en même temps en éclairait toute l'étiologie (rôle des mouches tsétsé; le gros gibier, réservoir du virus); de plus, c'est par Bruce que le premier Trypanosome pathogène a été introduit dans les laboratoires d'Europe, où il a donné lieu à d'innombrables recherches qui ont fait considérablement progresser nos connaissances.

Il faut citer ensuite le travail de Rabinowitsch et Kempner, paru en 1899, et consacré au Trypanosome des rats. Pour la première fois, l'étude *cytologique* des Trypanosomes est abordée. Les auteurs montrent qu'on n'obtient des résultats appréciables qu'en employant les mêmes méthodes qui venaient de réussir si bien avec les Hématozoaires endoglobulaires, méthodes où l'on fait agir un mélange colorant, convenablement combiné, d'éosine et de bleu de méthylène[2]. Certes, Rabinowitsch et Kempner ne sont pas parvenus du premier coup à des résultats inattaquables, et les travaux de l'année 1900, de Wasielewski et Senn d'abord, de nous-mêmes ensuite, ont amené des corrections dans l'œuvre morphologique de Rabinowitsch et Kempner. Mais à ces savants, revient incontestablement le mérite d'avoir ouvert la voie dans l'étude cytologique des Trypanosomes.

Nous avons été, croyons-nous, les premiers, à donner une étude cytologique précise des Trypanosomes pathogènes, à décrire en détail et avec figures à l'appui, leur mode de division longitudinale et égale. Les faits que nous avons établis ont été confirmés de toutes parts et étendus soit par nous-mêmes, soit par d'autres,

1. A. Laveran, *Arch. méd. expér.*, 1er mars 1892.

2. Ziemann, dès 1898, avait coloré ainsi les deux masses chromatiques des Trypanosomes de la grenouille.

à tous les Trypanosomes pathogènes et à des Trypanosomes non pathogènes de Batraciens, de Poissons, de Reptiles, d'Oiseaux.

Au cours de nos recherches, nous découvrions dans le sang d'un Poisson d'eau douce, le rotengle, un Trypanosome avec, entre autres particularités, un flagelle à chaque extrémité du corps. Nous insisterons dans le Chapitre III sur son intérêt morphologique. Disons de suite que des organismes très voisins ont été récemment trouvés dans le sang de la carpe et du vairon et qu'ils paraissent être les agents de maladies de ces Poissons.

Pour en finir avec ce qui concerne les Trypanosomes, envisagés en eux-mêmes, signalons la belle découverte, réalisée l'an dernier par deux savants américains, Novy et Mc Neal, de la culture pure, dans un milieu sang-gélose, d'abord du Trypanosome des rats, puis du Trypanosome du Nagana.

Mais c'est surtout dans la découverte de maladies à Trypanosomes des Mammifères et de l'Homme que la décade qui vient de s'écouler a été féconde. Nous allons énumérer, dans l'ordre chronologique de la découverte de leur agent, toutes les Trypanosomiases connues à l'heure actuelle en donnant un aperçu général de leur distribution géographique. (Voir pour les Trypanosomiases animales, la carte ci-contre.)

Le *Surra*, dont le Trypanosome a été découvert en 1880 par Evans, sévit sur les Équidés et les Camélidés des provinces du nord de l'Inde, de la province de Bombay, de la Birmanie, du sud de la Chine, de régions très diverses de l'Indo-Chine française; on l'a signalé à Sumatra, à Java, aux Philippines. Les Bovidés de l'Inde sont peu gravement atteints. En revanche, le Surra a causé il y a trois ans une mortalité considérable sur les Bovidés du centre de Java et depuis deux ans sur ceux de l'île Maurice.

Le *Nagana* ou une maladie voisine paraît être lié à l'existence d'une ou plusieurs espèces particulières de mouches tsétsé. Depuis la découverte de Bruce, le Trypanosome a été retrouvé en un grand nombre de points de l'Afrique où sévissent des maladies à tsétsé : au nord du Transvaal, chez les Bovidés de l'Est africain allemand, les Bovidés et les Équidés de l'Est africain anglais, les dromadaires de l'Ogaden, les Bovidés, les moutons et les ânes du Congo belge, des Mammifères variés du Cameroun, les chevaux et les Bovidés du Togo, les chevaux de la Nigeria, de la Guinée française, de la vallée du fleuve Chari, les dromadaires et les Bovidés de Tombouctou.

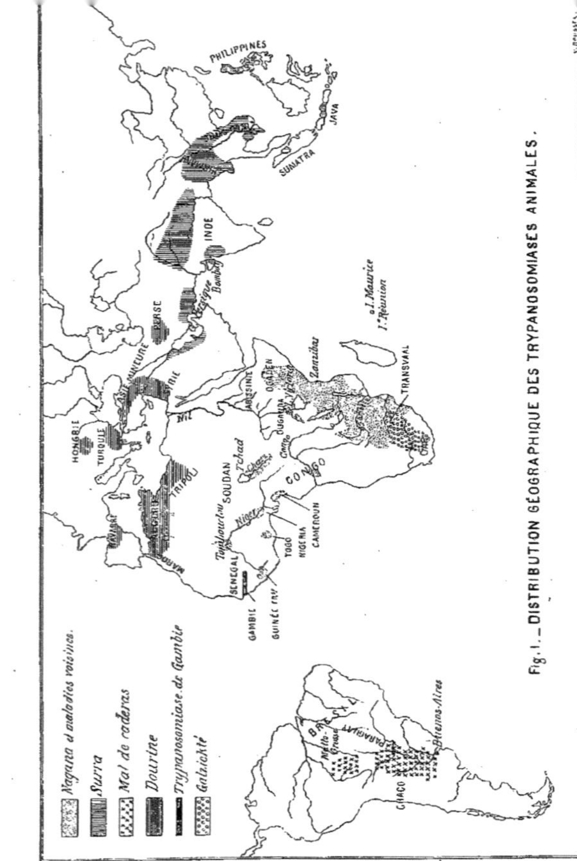

Fig. I. — DISTRIBUTION GÉOGRAPHIQUE DES TRYPANOSOMIASES ANIMALES.

Dans la Gambie, existe aussi une Trypanosomiase des chevaux, découverte l'an dernier par Dutton et Todd; celle-là est sûrement différente du Nagana du Zoulouland.

En 1894, Rouget trouvait un Trypanosome dans le sang d'un cheval atteint de *Dourine*, à Constantine. Cette découverte était confirmée en 1899 par Schneider et Buffard qui mettaient hors de doute le rôle causal du Trypanosome dans la Dourine. Cette Trypanosomiase, connue aussi sous le nom de mal du coït (le coït est le seul mode de propagation connu), ne sévit que sur les Équidés reproducteurs; elle existe sur tout le pourtour africain et asiatique de la Méditerranée, en Perse, en Turquie; on en observe encore quelques cas en Hongrie et dans le nord de l'Espagne. La maladie se rencontre aussi aux États-Unis, dans la région de l'Illinois; peut-être existe-t-elle également à Java.

En Algérie, la Dourine ne paraît pas être la seule Trypanosomiase animale : on vient en effet de signaler une Trypanosomiase des Équidés et une des dromadaires, différentes de la Dourine à la fois par leur mode de propagation en dehors du coït et par les caractères de leurs Trypanosomes.

En 1901, le Dr Elmassian, directeur de l'Institut bactériologique de l'Assomption, a découvert un Trypanosome dans le sang des Équidés atteints de *Mal de caderas* (maladie de la croupe). Cette maladie sévit sur toute la surface du grand Chaco, territoire de chasse et d'élevage, et sur les régions voisines de l'Argentine, l'Uruguay, le Paraguay et la Bolivie. On connaît aussi le Mal de caderas, plus au nord, dans la province brésilienne de Matto-Grosso.

En 1902, Theiler découvre au Transvaal une maladie spéciale des Bovidés, le *Galziekte* ou maladie de la bile, due à un Trypanosome que Bruce et l'un de nous font connaître, en insistant sur ses dimensions considérables.

Jusqu'en 1902, on croyait que les maladies à Trypanosomes étaient l'apanage exclusif des animaux et que l'Homme était épargné. On citait volontiers les cas du Nagana et autres maladies similaires des chevaux et du bétail, convoyés par la mouche tsétsé, dont l'homme n'était jamais atteint, bien qu'il fût piqué par la mouche.

Les travaux de ces deux dernières années ont nettement mis en évidence le rôle des Trypanosomes dans la pathologie humaine. A la fin de 1901, le savant anglais Dutton découvrait dans le sang d'un Européen habitant la Gambie, et atteint de fièvre irrégulière avec splénomégalie, un Trypanosome nouveau. Cette découverte d'un Trypanosome, agent d'une maladie de l'homme, fut bientôt confirmée en Gambie par Dutton et son collaborateur Todd et étendue à d'autres régions (Congo, Ouganda).

En mai 1903, parut la découverte retentissante, faite dans l'Ouganda, par Castellani, d'un Trypanosome dans le liquide céphalo-rachidien des nègres atteints de la *maladie du sommeil.* Cette découverte fut rapidement confirmée par Bruce et Nabarro qui, par leurs recherches variées, ont bien mis en évidence le rôle causal du Trypanosome de Castellani dans la maladie du sommeil. On a reconnu de plus l'identité de ce Trypanosome avec celui découvert l'année précédente par Dutton : la maladie du sommeil n'est que le stade final d'une infection sanguine à Trypanosomes. Ce Trypanosome humain est convoyé par une espèce particulière de mouche tsétsé.

La *Trypanosomiase humaine* a donc la distribution géographique de la maladie du sommeil : bassins de l'Afrique occidentale depuis le Sénégal jusqu'à Saint-Paul de Loanda, bord septentrional du lac Victoria (voir la carte spéciale, Ch. XII).

Ce rapide résumé montre clairement, sans qu'il soit utile d'insister, l'importance considérable des Trypanosomiases. Leur étude est donc un des problèmes capitaux de l'expansion coloniale.

L'étude expérimentale de ces diverses Trypanosomiases a déjà donné des résultats extrêmement importants que le lecteur trouvera consignés en détail dans les divers chapitres de ce livre.

Malheureusement, on est encore très peu avancé en ce qui concerne la prévention et le traitement de ces maladies. On ne sait pas vacciner contre ces maladies. On peut améliorer l'état des animaux ou des hommes malades par un traitement arsenical convenablement institué; mais généralement on n'arrive pas à la guérison. Le « Trypanroth » d'Ehrlich et Shiga n'a jusqu'ici guéri que des souris atteintes de Caderas. La sérothérapie n'a encore fourni qu'un résultat, très intéressant au point de vue théorique, mais qui ne peut avoir d'application pratique, c'est l'action du sérum humain sur les agents des Trypanosomiases animales.

CHAPITRE II

TECHNIQUE POUR L'ÉTUDE DES TRYPANOSOMES

§ 1. — Examen à l'état frais.

Pour l'observation des Trypanosomes dans le sang frais, on se procure une goutte de sang de l'animal infecté. Quand il s'agit d'un Mammifère, on fait une écorchure à l'oreille, ou bien (rat, souris) on coupe l'extrémité de la queue; pour les Oiseaux, on fait une piqûre à l'une des grosses veines qui font saillie à la face interne de l'aile; pour les Reptiles, on prend le sang, suivant les cas, à l'extrémité de la queue ou à un doigt; pour les Batraciens, on sectionne un doigt d'une des pattes, de préférence le pouce d'une patte antérieure; enfin, chez les Poissons, on sectionne un ou deux rayons de la nageoire caudale ou bien on fait une petite écorchure aux branchies.

La goutte de sang est recueillie sur une lame porte-objet et on recouvre d'une lamelle. Si l'on désire étudier la structure des parasites, le sang doit être en couche mince; il importe, en effet, que les Trypanosomes ne soient pas dissimulés, sur tous les points de la préparation, au milieu des hématies. Les mouvements que les Trypanosomes impriment aux hématies permettent de reconnaître l'existence des parasites à un très faible grossissement (100 diamètres) quand ils sont nombreux, et facilite leur recherche à un grossissement plus fort (300 ou 400 diamètres) quand ils sont en petit nombre dans le sang.

Dans ce dernier cas, si l'on désire seulement constater la présence des parasites, il y a avantage à avoir une couche relativement épaisse de sang, où les globules serrés les uns contre les autres forment une couche en apparence uniforme. Avec quelque habitude, la présence des parasites se reconnaît alors aux mouvements giratoires qu'ils impriment aux hématies voisines, et l'on a ainsi l'avantage d'observer une plus grande masse de sang.

Dans les cas douteux, en particulier quand il s'agit de faire le diagnostic microbiologique d'une Trypanosomiase, il est souvent nécessaire d'examiner successivement plusieurs préparations de sang, et même, tant que l'examen est négatif, de le répéter plusieurs jours de suite (exemple : Ruminants atteints de Nagana ou de Surra, Homme et Mammifères divers infectés avec le Trypanosome humain).

Pour faciliter la recherche des Trypanosomes dans le sang, Kanthack, Durham et Blandford ont conseillé de centrifuger le sang rendu incoagulable; les Trypanosomes se rencontrent dans la couche moyenne leucocytaire [1].

Dans le cas de la Dourine, nous verrons que l'examen doit surtout porter sur la sérosité sanguinolente des œdèmes; dans le cas de la maladie du sommeil, la recherche des parasites doit porter sur le sang et surtout sur le liquide céphalo-rachidien de ponction lombaire. Comme les Trypanosomes sont généralement rares dans ce liquide, on le centrifugera avant l'examen.

Dans les cas où l'on veut faire des observations prolongées sur les Trypanosomes, il faut employer les préparations en goutte pendante lutées à la paraffine ou à la vaseline, qui sont très utiles notamment pour l'étude du phénomène de l'agglutination. Le sang est ou bien mélangé à de l'eau physiologique ordinaire, puis défibriné, ou bien mélangé à de l'eau physiologique citratée de manière à empêcher la coagulation, ou encore à du sérum d'animal neuf. Francis [2], pour le *Trypan. Lewisi*, conseille de laisser coaguler le sang : les Trypanosomes passent dans le sérum où on peut les étudier débarrassés des hématies. Généralement au bout d'une heure entre lame et lamelle, au bout d'un temps un peu plus long en goutte pendante, le mouvement des Trypanosomes se ralentit et l'on peut alors observer commodément leur forme et les mouvements de leurs diverses parties.

Pour hâter ce ralentissement des mouvements des Trypano-

1. Ce procédé nous a été utile pour rassembler, au-dessus des hématies, les parasites d'un rat ou d'un chien naganés, lorsque ces parasites sont plus nombreux que les hématies.

2. Francis, Bull. n° 11, *Hyg. Labor.*, *U.-S. Pub. Health a Mar. Hosp. Serv.*, Washington, 1903.

somes, Plimmer et Bradford[1] conseillent d'ajouter à la goutte de sang une goutte d'une solution à 1 p. 100 de gélatine.

§ 2. — Procédés de coloration.

A l'état frais, on peut étudier la forme générale des Trypanosomes, leurs mouvements, l'action des divers agents physiques et chimiques. Mais, pour se faire une idée précise de leur structure intime, il est indispensable d'avoir des préparations colorées, et colorées d'après une méthode particulière : mélange colorant, à proportions définies, de bleu de méthylène et d'éosine. Ce mélange a été, pour la première fois, utilisé pour la coloration des Hématozoaires (Hématozoaire du Paludisme) par Romanowsky.

La première application aux Trypanosomes en a été faite en 1898 par Ziemann[2] (Trypanosome de la grenouille) qui a ainsi coloré le noyau et le centrosome. L'année suivante, Rabinowitsch et Kempner[3] ont coloré, par cette méthode, le *Trypan. Lewisi.* Mais les premiers résultats vraiment parfaits n'ont été obtenus qu'en 1900 par Wasielewski et Senn[4], également pour le *Trypan. Lewisi*; ces savants ont usé de la méthode de Romanowsky modifiée par Nocht.

La méthode suivante[5] nous a donné d'excellents résultats.

Le sang est étalé sur lame de verre en couche mince (le mieux avec une lame de carton, par exemple une carte de visite), séché très rapidement, et fixé dans l'alcool absolu (5 à 10 minutes).

Les solutions qui suivent doivent être préparées à l'avance.

1° Bleu de méthylène à l'oxyde d'argent ou *bleu Borrel.* Dans une fiole de 150 cc. environ, on met quelques cristaux d'azotate d'argent et 50 à 60 cc. d'eau distillée; quand les cristaux sont dissous, on remplit la fiole avec une solution de soude caustique concentrée et on agite; il se forme un précipité noir d'oxyde d'argent qui est lavé à plusieurs reprises à l'eau distillée, de manière à enlever l'azotate d'argent et l'excès de soude. On verse alors sur l'oxyde d'argent une solution aqueuse saturée de bleu de méthylène préparée avec du bleu de méthylène médicinal de

1. Plimmer et Bradford, *Centralbl. f. Bakter.*, I., t. XXVI, 1899, p. 440.
2. Ziemann, *Centralbl. f. Bakter.*, I., t. XXIV, 1898.
3. Rabinowitsch et Kempner, *Zeitschr. f. Hyg.*, t. XXX, 1899, p. 251.
4. Wasielewski et Senn, *Zeitschr. f. Hyg.*, t. XXXI, 1900, p. 444.
5. A. Laveran, *C. R. Soc. Biologie*, 9 juin 1900.

Höchst; on laisse en contact pendant 15 jours en agitant à plusieurs reprises;

2° Solution aqueuse d'éosine à 1 p. 1000 (éosine soluble dans l'eau de Höchst);

3° Solution de tanin à 5 p. 100 ou bien solution de tanin orange qu'on trouve toute préparée dans le commerce.

On prépare, *au moment de s'en servir*, le mélange colorant d'après la formule suivante :

Solution d'éosine à 1 p. 1000	4 cc.
Eau distillée	6
Bleu Borrel	1

Ce mélange est aussitôt versé dans une boîte plate, boîte de Pétri, par exemple, ou bien boîte carrée ou rectangulaire avec fond incliné, construite spécialement à cet effet[1]. La lame porte-objet sur laquelle le sang a été étalé et fixé est posée à la surface du bain colorant (une baguette de verre ou une saillie du fond de la boîte l'empêche de toucher le fond où presque toujours se dépose un précipité), et on l'y laisse de 5 à 20 minutes. Une coloration de 5 à 10 minutes suffit pour la plupart des Trypanosomes, en particulier pour les Trypanosomes pathogènes de Mammifères; une durée de 20 minutes est nécessaire pour certaines espèces, par exemple le *Trypan. Lewisi*, surtout quand il est en voie de reproduction.

Au sortir du bain, la préparation est lavée à grande eau, puis traitée par la solution de tanin quelques minutes, on lave de nouveau à grande eau, puis à l'eau distillée et on sèche.

Lorsqu'il s'est formé un précipité qui gêne pour l'examen, on lave à l'essence de girofle, puis au xylol, et on passe un linge fin trempé dans le xylol à la surface de la préparation.

Les préparations se conservent mieux à sec que dans le baume et surtout que dans l'huile de cèdre où elles se décolorent rapidement.

Lorsque la coloration est bien réussie, le protoplasme des Trypanosomes se colore en bleu clair, les noyaux se colorent en lilas ainsi que les flagelles, dans leur partie libre aussi bien que dans la partie qui borde la membrane ondulante; le centrosome prend une teinte violet-foncé un peu différente de celle du noyau; la membrane ondulante reste incolore ou prend une teinte bleuâtre

1. LEUNE, constructeur.

très pâle (voir la Planche en couleur). Les hématies sont colorées en rose, les noyaux des leucocytes en violet foncé.

On obtient également de très bons résultats en utilisant un mélange de bleu azur II et d'éosine. Ce mélange a été préconisé par Giemsa[1] et la maison Grübler prépare le bleu d'après les indications de Giemsa. L'un de nous a modifié la méthode de la façon suivante[2]:

Colorer la lame de sang, desséché et fixé à l'alcool absolu, 10 minutes dans:

Solution d'éosine à 1 p. 1000	2
Eau distillée	8
Solution aqueuse d'azur II à 1 p. 1000	1

Laver à l'eau; traiter par une solution de tanin à 5 p. 100 pendant 2-3 minutes; laver de nouveau et sécher.

On a obtenu, par cette méthode, de bonnes colorations des Trypanosomes du Nagana et du Caderas.

Enfin, on a utilisé, pour obtenir des colorations électives de Trypanosomes, les poudres préparées par Jenner, Leishman, J. H. Wright, etc., en faisant agir les solutions de bleu de méthylène et d'éosine l'une sur l'autre; on recueille le précipité, on le lave longuement à l'eau distillée, on le sèche et on le pulvérise. Ces poudres constituent le principe actif colorant des méthodes précédentes. On les fait agir, sur les préparations, en dissolution dans l'alcool méthylique; une fixation préalable du sang n'est donc pas nécessaire.

Lorsqu'on veut colorer rapidement une préparation contenant des Trypanosomes ou bien lorsqu'on n'a pas à sa disposition les colorants nécessaires pour appliquer les méthodes précédentes, on peut colorer avec la solution alcoolique de fuchsine, ou bien une solution aqueuse de rouge Magenta, ou encore mieux une solution de phénate de thionine. La coloration est très rapide, quelquefois en moins d'une minute. Le noyau, le centrosome et le flagelle se colorent plus fortement que le protoplasme, et l'on obtient ainsi des préparations qui suffisent, dans la pratique, quand il s'agit seulement de reconnaître l'existence des Trypanosomes et leur abondance.

Par le procédé d'Heidenhain (hématoxyline et alun de fer), le

1. Giemsa, *Centralbl. f. Bakter*, *I.*, *Origin.*, t. XXXII, 1902, p. 307.
2. A. Laveran, *C. R. Soc. Biologie*, 7 mars 1903, p. 304.

noyau, le centrosome et le flagelle se colorent plus fortement que le protoplasme, mais sont naturellement beaucoup moins apparents que lorsqu'ils prennent une teinte différente de celle du protoplasme, comme dans notre procédé et celui de Romanowsky.

Les mêmes méthodes de fixation et de coloration que nous venons de décrire pour le sang infecté de Trypanosomes, sont applicables aux autres liquides qui peuvent renfermer des parasites : sérosités sanguinolentes retirées des œdèmes, liquide céphalo-rachidien, liquides des milieux de culture, sang anémique, ou simplement sang dilué d'eau physiologique ou d'eau citratée. Mais, la fixation n'est jamais aussi parfaite que pour le sang pur; souvent, les Trypanosomes de ces divers liquides apparaissent vacuolaires. C'est en particulier le cas pour les Trypanosomes du liquide céphalo-rachidien des nègres atteints de la maladie du sommeil et même, au début de l'étude de ce Trypanosome, on a voulu voir là un caractère spécifique. L'examen des mêmes Trypanosomes dans le sang a bientôt montré qu'on commettait une erreur.

Quand les Trypanosomes sont rares dans le sang, il est indiqué de faire des couches épaisses de sang dont on enlève ensuite toute l'hémoglobine [1].

Dans la méthode de Ross [2], la couche épaisse de sang, après dessiccation, est colorée, par un des procédés que nous avons indiqués, *sans se préoccuper de sa fixation*. Les colorants en solution aqueuse dissolvent l'hémoglobine en même temps qu'ils colorent les leucocytes et les parasites. Naturellement, le procédé est surtout recommandable pour le sang de Mammifères.

Dans ces conditions d'emploi, on a souvent décollement de la couche de sang et de plus les Trypanosomes sont très déformés et difficiles parfois à reconnaître. Ruge [3] a conseillé de fixer le sang, avant de faire agir les colorants, par une solution de formol du commerce à 2 p. 100 à laquelle on ajoute un demi à 1 p. 100 d'acide acétique; cette fixation n'empêche pas la dissolution de l'hémoglobine.

Nous nous sommes bien trouvés du procédé suivant : fixation par l'alcool absolu; puis dissolution de l'hémoglobine par une solution d'acide acétique à 1 p. 100.

1. Le procédé qui consiste à dissoudre l'hémoglobine dans l'eau ou l'eau acidulée à l'acide acétique, pour mettre en évidence les éléments parasitaires qui existent dans le sang, est ancien; il a été remis en honneur récemment par R. Ross.

2. Ronald Ross, *Lancet*, 10 janv. 1903, p. 86.

3. Ruge, *Deutsche medic. Woch.*, 19 mars 1903, p. 205.

§ 3. — Conservation *in vitro* et culture.

Jusqu'à ces derniers temps, on ne savait pas cultiver les Trypanosomes. On les conservait *in vitro* un temps plus ou moins long, soit en goutte pendante, soit dans des tubes stériles. La condition essentielle pour la conservation est d'avoir du sang recueilli aseptiquement (sang pris à la carotide ou encore mieux dans le cœur chez les petits animaux, à la jugulaire chez les gros animaux); ce sang est ensuite mélangé à de l'eau physiologique et défibriné dans des flacons stériles à perles de verre), ou bien mélangé à de l'eau citratée (eau, 1000; NaCl., 5 gr.; citrate de Na, 5 gr.) pour empêcher la coagulation.

Mais, dans ces conditions, les Trypanosomes ne se conservent vivants qu'un petit nombre de jours, à l'exception du *Trypan. Lewisi* placé à la température de la glacière.

L'adjonction de sérums divers augmente un peu le temps de conservation.

Mc Neal et Novy sont arrivés, il y a un an[1], à réaliser la culture des Trypanosomes, d'abord du *Trypan. Lewisi*, puis du *Trypan. Brucei*. Nous avons pu, en suivant les indications de ces savants, cultiver à notre tour *Trypan. Lewisi* et *Trypan. Evansi*.

Le milieu de culture employé est relativement simple : il se compose de gélose nutritive avec 1 à 3 p. 100 de peptone à laquelle on incorpore du sang défibriné. D'après certaines constatations de Mc Neal et Novy, il semble que l'hémoglobine joue un rôle essentiel dans ce milieu, car, dès qu'elle est transformée ou altérée, le milieu n'est plus utilisable ou bien la culture s'arrête.

Quand la gélose, préparée à la façon ordinaire, est refroidie à 59°, on lui incorpore une, deux ou trois fois[2], son volume de sang défibriné, pris tout à fait aseptiquement, de rat, de cobaye ou plus généralement de lapin. Puis les tubes de culture sont inclinés à la manière ordinaire et on laisse solidifier le milieu. Dès qu'il est

1. Mc Neal et Novy, *Contrib. to medic. Research*, dedic. to V. C. Vaughan, juin 1903, *Journ. of infect. Dis.*, t. I, 2 janv. 1904.

2. Le *Tr. Lewisi*, d'après Mc Neal et Novy, pousse dans des milieux avec 1 de sang pour 5 et même 10 de gélose. Mais il préfère les milieux riches en sang; la proportion optima paraît être 2 de sang pour 1 de gélose. — Le *Tr. Brucei* ne pousse que dans les milieux qui renferment au moins autant de sang que de gélose, pour le mieux 2 à 3 de sang pour 1 de gélose. Et encore les cultures sont-elles fort difficiles à obtenir (voir le Chapitre spécial).

bien pris, on redresse les tubes, de façon à avoir rapidement et en grande quantité de l'eau de condensation au fond des tubes. C'est cette *eau de condensation* qu'on ensemence avec une anse de liquide provenant ou bien du sang d'un animal infecté ou bien d'une culture précédente.

Comme les tubes sont souvent conservés des mois, des précautions sont prises pour éviter toute évaporation de l'eau de condensation. Si les cultures sont faites à 20-25°, Mc Neal et Novy ont d'abord conseillé de les fermer à la cire; ils sont maintenant d'avis de leur mettre des capuchons de caoutchouc très épais; ce dernier mode de fermeture nous a également réussi. A 34-37°, les savants américains groupent les tubes dans un grand exsiccateur ou un appareil pour anaérobies sur le fond duquel est placé du coton bien imbibé de bichlorure de mercure.

Dans l'eau de condensation des tubes de gélose-sang, les Trypanosomes se développent, soit à la température du laboratoire, soit à l'étuve à 34-37°. On réalise donc ainsi de véritables cultures *pures*. L'introduction accidentelle de bactéries a généralement pour effet de faire mourir rapidement les Trypanosomes. Nous avons pourtant gardé des *Trypan. Lewisi* vivants et virulents plus de quinze jours dans un tube où avaient poussé d'abondants microbes.

§ 4. — Inoculations.

Rien de bien particulier à dire à ce sujet. On emploie le sang défibriné ou citraté, ou simplement le sang pur, ou encore la sérosité sanguinolente ou le liquide céphalo-rachidien contenant les Trypanosomes, et on l'inocule à la seringue ou à la pipette aux divers animaux sur lesquels on veut expérimenter. — S'il s'agit de Trypanosomes pathogènes, l'inoculation peut être faite, à peu près indifféremment quant au résultat final, sous la peau (ou même à la surface à vif d'une écorchure), dans le péritoine ou dans la veine.

Seul, le temps d'incubation diffère avec le mode d'inoculation; par exemple, les Trypanosomes apparaissent plus vite dans le sang quand l'inoculation a été faite dans le péritoine que quand elle a été faite sous la peau.

Pour les Trypanosomes non pathogènes (*Trypan. Lewisi*, Trypan. des Poissons), le mode d'inoculation qui réussit le plus sûrement paraît être le mode intra-péritonéal.

Certains Trypanosomes (*Trypan. equiperdum* de la Dourine) paraissent pouvoir être inoculés à la surface des muqueuses saines, non excoriées (?).

L'inoculation par voie buccale ou stomacale ne réussit pour aucun Trypanosome, sauf dans le cas où la muqueuse buccale présente des points à vif.

Les Trypanosomes paraissent être virulents à n'importe quelle dose; l'inoculation d'*un seul* Trypanosome suffirait à déterminer une infection. Il n'y a que le temps d'incubation qui varie; par exemple, dans le cas du Nagana, l'incubation est inférieure à vingt-quatre heures après inoculation intra-péritonéale de nombreux Trypanosomes; elle peut atteindre dix jours quand les parasites sont très rares. La différence est encore plus grande pour d'autres Trypanosomes.

Avant de pratiquer une inoculation, il est bon de s'assurer, par un examen microscopique, de l'état des Trypanosomes que l'on inocule. La période d'incubation et même, s'il s'agit de Trypanosomes conservés, la réussite de l'inoculation, dépendent en effet de l'état des Trypanosomes inoculés.

Enfin, l'inoculation d'une assez grande quantité (jusqu'à 10 cc.) de sang ou d'humeur est toujours indiquée quand les Trypanosomes n'ont pu être décelés à l'examen microscopique (cas des Ruminants, des porcs, infectés ou suspects de Nagana, des Équidés suspects de Dourine). L'inoculation est faite à un animal sensible (rat, souris ou chien pour le Nagana, chien pour la Dourine). Si l'on emploie les rats ou souris, il faut inoculer plusieurs animaux.

CHAPITRE III

ÉTUDE COMPARÉE DES TRYPANOSOMES

§ 1. — Morphologie générale et comparée.

Nous allons d'abord chercher à donner une idée générale de la structure des Trypanosomes, telle qu'elle nous paraît ressortir de l'ensemble des travaux de ces dernières années. Les figures ci-dessous, en même temps que les variations principales de forme des Trypanosomes, mettent en relief les traits auxquels se reconnaissent ces organismes, au moins à l'état que nous appellerons *adulte*. On a un corps protoplasmique en forme de fuseau plus ou moins effilé; à l'intérieur de ce corps, deux masses chromatiques, l'une petite, à position généralement *postérieure*[1], que nous désignons sous le nom de *centrosome*[2], l'autre presque toujours médiane, plus grosse, c'est le *noyau*. Du centrosome, part une membrane plissée qui borde le corps protoplasmique; c'est la *membrane ondulante*; son bord épaissi se prolonge généralement en avant par une partie libre qui est le *flagelle*.

Chez certains parasites du sang des Poissons, pour lesquels nous avons été amenés à créer un genre spécial, *Trypanoplasma*, il faut signaler quelques particularités : 1° la membrane ondulante, qui va d'un bout à l'autre du corps, se prolonge en arrière par un flagelle libre; en avant, elle se recourbe pour aboutir à l'extrémité d'une grosse masse chromatique allongée, d'où part également le flagelle antérieur; 2° le corps protoplasmique ne renferme pas une *grosse* et une *petite* masse chromatiques, mais bien deux masses à peu

1. Nous discuterons plus loin cette interprétation.
2. Même remarque.

près d'égal volume, comparable à celui du noyau des Trypanosomes proprement dits.

Reprenons avec plus de détail l'examen de ces diverses parties constituantes des Trypanosomes (*sensu latiore*); nous indiquerons en même temps les variations de chacune d'elles à l'intérieur du groupe.

D'abord la forme générale du corps proprement dit est celle d'un fuseau. Ce fuseau, chez certaines formes parasites des Batraciens, arrive à être presque aussi large que long[1] (40 μ. contre 60 μ.) et même, chez ces formes, les extrémités sont arrondies et on finit par avoir des formes aplaties ayant un contour ellipsoïdal qui serait

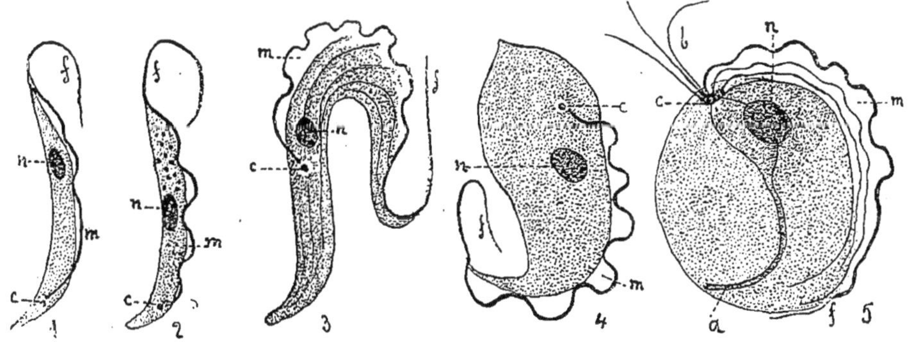

Fig. II. — TRYPANOSOMES DE MAMMIFÈRES ET DE BATRACIENS. — TRICHOMONAS.

1. *Trypanosoma Lewisi* : *n*, noyau ; *c*, centrosome ; *m*, membrane ondulante ; ces lettres ont la même signification dans les figures suivantes. — 2. *Trypanosoma Brucei*. — 3 et 4. *Trypanosoma rotatorium* de la *Rana esculenta* ; forme striée (3) et forme plate (4). — 5. *Trichomonas intestinalis* de l'intestin du cobaye ; *a*, baguette interne ; *b*, flagelles antérieurs (Grossissement : 1 800 diamètres environ)

presque géométrique, n'était un léger prolongement antérieur qui accompagne le flagelle. Nous trouvons l'extrême opposé dans des formes telles que celle de la figure II, 1, où le corps n'a que 1 μ. 1/2 de large, ou encore mieux chez certains parasites de Poissons, tels que ceux de l'anguille, qui ont 80 μ. de long sur 2 μ. 1/2 de large. Entre les deux extrêmes, il y a toute une série de formes intermé-

1. Pour les mensurations des Trypanosomes, nous conseillons de calculer la largeur à l'endroit du noyau, en tenant compte de la membrane ondulante, et la longueur, flagelle compris ; il est bon en même temps de mesurer la longueur du corps protoplasmique et du flagelle libre, mais ces dernières mensurations sont souvent très délicates, car il est parfois difficile de bien déterminer où le flagelle libre commence : on s'expose donc à des erreurs qui ne sont pas à craindre quand on mesure le parasite, flagelle compris. C'est pour cela que nous accordons une importance primordiale à cette dernière mesure dans les diagnoses d'espèces.

diaires, les unes caractéristiques de certaines espèces parasites des Reptiles ou des Oiseaux, les autres n'ayant même pas une valeur spécifique : telles sont par exemple les formes variées, dont quelques-unes relativement minces (voir fig. XLVII, Ch. xv) que revêtent les Trypanosomes de Batraciens où nous avons pris notre type de formes trapues; — ou encore les grosses formes de *Trypan. Lewisi* (notre type mince, fig. II, 1) au moment où la reproduction se prépare.

Les *Trypanoplasma* sont de longueur moyenne, leur corps est en forme de ruban extrêmement déformable.

La forme et les dimensions des Trypanosomes constituent des caractères spécifiques excellents. Mais, dans le cas des Trypanosomes pathogènes pour plusieurs espèces animales, il faut bien savoir que ces Trypanosomes présentent quelques variations de longueur et même de forme avec l'espèce animale qu'ils infectent. C'est ainsi que le *Trypan. Brucei* est plus long chez les Équidés que chez les Rongeurs de laboratoire, qu'il est plus trapu chez le rat et la souris que chez le chien. Il en résulte que, quand on veut comparer deux espèces voisines de Trypanosomes (par exemple *Trypan. Brucei* et *Trypan. Evansi*), il faut le faire entre individus infectant la même espèce animale.

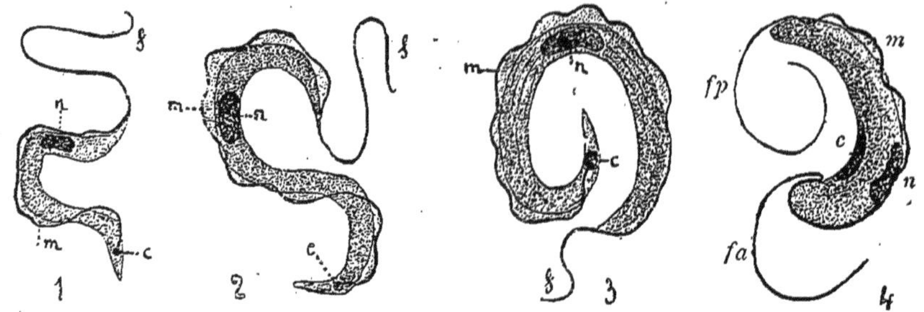

Fig. III. — TRYPANOSOMES DES POISSONS.

1. *Trypanosoma Remaki*, var *parva* : *n*, noyau; *c*, centrosome; *m*, membrane ondulante; ces lettres ont la même signification dans les figures suivantes. — 2. *Trypanosoma Remaki*, var *magna*. — 3. *Trypanosoma soleæ*. — 4. *Trypanoplasma Borreli* : *fa*, flagelle antérieur; *fp*, flagelle postérieur. L'extrémité *antérieure* est *en bas* dans la figure.

L'extrémité antérieure est généralement effilée; elle longe le flagelle assez loin ; parfois même (cas du *Trypan. dimorphon* des chevaux de Gambie, du *Trypan. Johnstoni* des Oiseaux) jusqu'à son extrémité.

L'extrémité postérieure est essentiellement variable de forme, non seulement d'une espèce à l'autre, mais encore dans l'intérieur d'une espèce et même chez un seul individu. Évidemment, cette partie du corps est douée d'une certaine plasticité, d'un certain amœbisme qui lui permet de s'allonger ou de s'accourcir. Elle n'en présente pas moins, chez une espèce déterminée, certaines particularités réellement *spécifiques*, mais il faut être toujours très prudent dans leur interprétation.

Ainsi, le *Trypan. Lewisi* (fig. II, 1) est caractérisé par une extrémité longue et effilée, en forme de cône très aigu; cette extrémité peut être, chez certaines formes, presque aussi longue que le reste du corps, tandis que, chez d'autres, elle est relativement courte. Chez les Trypanosomes du type *Brucei* (fig. II, 2), l'extrémité postérieure est moins fine et généralement assez courte; rarement elle se termine par une pointe; presque toujours on a un cône tronqué brusquement. Chez d'autres Trypanosomes pathogènes de Mammifères, la forme dominante est nettement arrondie en hémisphère; dans ces cas, le centrosome est tout près de l'extrémité; mais, chez ces espèces, il y a toujours en plus des formes terminées en cône obtus. C'est chez les Trypanosomes de Batraciens que l'on observe la plus grande variété de formes; certains ont une extrémité postérieure dont la longueur atteint celle du reste du corps et qui paraît même parfois prolongée par un flagelle, tellement elle est fine à l'extrémité; d'autres ont, comme nous avons déjà eu l'occasion de le signaler, une extrémité postérieure arrondie en ellipse, et souvent il arrive d'assister, dans le champ du microscope, à l'arrondissement d'une extrémité postérieure conique.

Le PROTOPLASME se teinte en bleu plus ou moins foncé par notre mélange bleu-éosine [1]; cette teinte est due à une infinité de granules, microsomes, à la limite de la visibilité; la teinte est plus intense pour certaines espèces que pour d'autres; ainsi, les Trypanosomes pathogènes des Mammifères, les Trypanosomes des Poissons, se colorent d'une façon plus intense, à épaisseur égale, que le *Trypan. Lewisi* des rats ou les Trypanosomes du même groupe. La teinte bleue n'est jamais répartie d'une façon très uniforme; il y a toujours des zones plus claires; mais, et c'est là un point sur lequel il nous semble utile d'insister, ces zones nous ont paru toujours réparties d'une façon assez irrégulière et nous n'avons jamais trouvé, même pour une espèce déterminée, rien de caractéristique ni dans leur forme, ni dans leur distribution.

1. Dans toute notre description, nous nous référons uniquement aux préparations colorées par cette méthode (voir p. 10 et suivantes).

C'est ainsi que la vacuole claire de forme ovale que des auteurs ont signalée dans la moitié postérieure de certains Trypanosomes et qu'ils ont assimilée à la vacuole contractile des Flagellés à vie libre, nous a paru de forme variable, quand elle existe; on l'observe surtout dans des préparations faites avec des liquides autres que le sang (sérosité sanguine que l'on recueille au niveau des plaques d'œdème, liquide céphalo-rachidien des individus atteints de la maladie du sommeil) et la présence de cette vacuole tient sans doute, nous l'avons dit plus haut, à ce que l'on ne sait pas bien fixer ces humeurs; on ne retrouve pas ces formes à vacuole dans le sang. On ne peut donc pas attribuer à la présence, la forme ou la position (par rapport au centrosome) de ces vacuoles, la moindre importance spécifique.

Le protoplasme renferme souvent des granulations chromatiques qui se colorent en violet foncé et qui sont très variables de nombre, de forme et de dimensions; elles sont généralement un peu irrégulières, plus ou moins rondes et ne dépassent pas 1 μ de diamètre. Certaines espèces n'en présentent pas; chez d'autres, elles sont rares, peu volumineuses, souvent localisées au voisinage immédiat du noyau; chez d'autres enfin, elles sont nombreuses et réparties par tout le corps protoplasmique. Par exemple, ces granulations n'existent pas chez *Trypan. Lewisi*, sont encore assez rares chez *Trypan. dimorphon.* et *Trypan. Evansi*, moins rares et plus grosses chez *Trypan. Brucei* et chez *Trypan. equinum*; chez cette dernière espèce, on en trouve même parfois 1 ou 2 dont le volume dépasse 1 μ, bien rondes et que l'on est exposé, dans certains cas, à prendre pour le centrosome. Jusqu'à un certain point, la considération de ces granules aide à la caractéristique des espèces; mais c'est encore un caractère dont il faut user avec prudence, d'autant plus que, dans une certaine limite, il dépend de l'état de santé de l'individu considéré : lorsque la mort d'un animal parasité approche, les Trypanosomes sont généralement atteints dans leur vitalité et leur protoplasme renferme plus de granules que chez les individus normaux; il en est de même pour les Trypanosomes touchés par le sérum humain ou l'acide arsénieux.

Ces granules violets sont à peu près les seuls que l'on observe chez les Trypanosomes; nous ne voyons à ajouter que des granules incolorables que l'on observe chez le *Trypan. rotatorium* des grenouilles. Signalons aussi ce granule réfringent particulier également incolorable, que l'on remarque chez les *Trypan. Lewisi* dans l'organisme du cobaye. Les granules réfringents des *Trypan. Brucei* en culture sont sans doute de même nature.

Chez certains Trypanosomes, on distingue de fines stries longitudinales plus ou moins accentuées, généralement caractérisées par une répartition linéaire des granules microsomiques. Ces stries paraissent avoir une situation tout à fait superficielle. Ce sont vraisemblablement les représentants des stries larges et saillantes de certaines formes du *Trypan. rotatorium*; là les stries sont disposées en hélice; l'axe de l'hélice est presque transversal, et les stries sont orientées à peu près suivant la direction longitudinale.

Le corps du parasite ne paraît être enveloppé d'aucune membrane différenciée. Il nous a été impossible de distinguer tout autour du corps une couche de protoplasme spécial, ectoplasme ou périplaste; il n'y a que suivant la crête formée par la membrane ondulante, que la surface du corps présente des particularités dont nous nous occuperons un peu plus loin.

Le NOYAU (c'est-à-dire la *grosse* masse chromatique des Trypan.), rond ou ovale, est généralement situé vers le milieu du corps protoplasmique; il est rarement situé dans la moitié antérieure du corps, comme c'est le cas par exemple chez *Trypan. Lewisi*; cette position particulière du noyau constitue, par suite, un bon caractère de l'espèce en question.

Les dimensions du noyau paraissent être assez indépendantes de celles du corps du Trypanosome; ainsi, le noyau des volumineux Trypanosomes des grenouilles n'est guère plus considérable que celui des minces Trypanosomes de Mammifères.

Le noyau des Trypanosomes se présente comme une agglomération de granules chromatiques (se colorant en lilas par les méthodes usuelles); cette agglomération est relativement compacte; les granules, de forme et de grosseur variables, sont unis par une sorte de ciment peu colorable; on ne distingue ni réseau, ni enveloppe. C'est donc un noyau d'un type relativement simple. Prowazek[1], qui distingue quatre types de noyaux chez les Flagellés, le considère comme du type le plus simple.

Généralement, les granules sont répartis uniformément dans toute la masse nucléaire. Nous n'avons que peu d'exceptions à signaler : cas du *Trypan. Remaki* du brochet où existe, au centre du noyau, un espace clair ne contenant qu'une grosse granulation;

1. PROWAZEK, *Arch. f. Protistenkunde*, t. III, 1903, p. 195.

les autres granulations forment une sorte de couronne qui entoure la vacuole centrale; peut-être est-ce aussi le cas du *Trypan. soleæ*; mais nous en avons vu trop peu d'exemplaires pour l'affirmer.

Le noyau se divise toujours amitotiquement[1] : parfois, il s'allonge à peine avant de se diviser; d'autres fois (par exemple : cas de *Trypan. Brucei* : fig. XV, 2), il y a allongement notable du noyau en une sorte de bâtonnet, répartition de la chromatine en deux groupes qui vont aux deux extrémités du bâtonnet, enfin étranglement de la partie médiane où ne se trouvent plus de granules chromatiques. Dans ce cas, il y a comme une esquisse de division mitotique, mais bien moins accentuée que chez les micronuclei des Infusoires ciliés par exemple.

La *petite* masse chromatique des Trypanosomes, que nous avons appelée CENTROSOME, est, chez beaucoup d'espèces, située tout près de l'extrémité postérieure. Mais ce n'est pas là une position absolument constante. D'abord, chez certaines espèces (exemple *Trypan. Lewisi* des rats), au moment de la division du parasite, le centrosome est au voisinage du noyau. Chez d'autres, au moins chez des variétés, il occupe normalement, en dehors de toute préparation à la division, cette position centrale, voisine de celle du noyau; c'est le cas de certaines formes du *Trypan. rotatorium* des grenouilles (fig. I, 3); c'est aussi le cas du *Trypan. transvaaliense* des Bovidés du Transvaal (fig. XXXVI, Ch. XI). Dans ces cas, le centrosome est situé *très profondément* à l'intérieur du protoplasme.

Le centrosome, chez les Trypanosomes (*s. stricto*), se présente sous l'aspect d'une petite masse chromatique compacte et homogène, se colorant intensivement en violet foncé (c'est-à-dire d'une teinte un peu différente de celle du noyau); cette masse est généralement ronde, rarement elliptique (cas fréquent chez *Trypan. Lewisi*); ses dimensions ne varient guère qu'entre 1/2 μ et 1 μ, à une exception près, celle du *Trypan. equinum* du Caderas où le centrosome n'a guère que 1/4 μ de diamètre et est difficile à reconnaître à l'extrémité du flagelle. Souvent, le centrosome est entouré d'une sorte de halo clair qui le fait apparaître encore plus nettement.

Quand le centrosome est assez volumineux, on ne distingue pas

1. WASIELEWSKI et SENN ont représenté, dans un cas de division multiple chez *Trypanosoma Lewisi*, des divisions nucléaires avec plaques équatoriales; nous n'avons rien observé de semblable.

de halo; il occupe toute la largeur du parasite et, sans doute à cause de sa réfringence particulière dans les préparations colorées, paraît même déborder.

Le centrosome se divise d'une façon extrêmement simple : il s'allonge, prend une forme d'haltère et les deux moitiés se séparent ensuite. Tantôt (cas du *Trypan. Lewisi*), l'allongement se fait transversalement au corps du parasite; plus souvent (Trypanosomes du type *Brucei*), c'est dans le sens longitudinal, ce qui fait que les deux centrosomes provenant d'une division sont situés l'un en avant de l'autre suivant l'axe longitudinal du parasite (fig. XV, Ch. vi).

Chez les espèces que nous rangeons dans le genre *Trypanoplasma*, les deux masses chromatiques du corps ont sensiblement le même volume et rappellent toutes les deux le noyau des Trypanosomes proprement dits; elles ont l'une et l'autre une position latérale et sont souvent situées sur deux diamètres transversaux très voisins. Elles diffèrent un peu au point de vue des réactions colorantes. Ainsi, d'après Mlle Plehn[1] qui a décrit récemment, chez la carpe, une espèce nouvelle du genre, la masse en relation avec les flagelles (celle que nous assimilons au centrosome des *Trypanosoma*) se colore en violet foncé comme les noyaux des érythrocytes du sang de la carpe; l'autre (noyau proprement dit) se colore en lilas comme les noyaux des leucocytes et des cellules fusiformes du sang.

Parmi les nombreux Trypanosomes qui nous sont passés sous les yeux, nous n'avons jamais vu une disposition intermédiaire entre celle réalisée chez les *Trypanoplasma* et celle que l'on observe chez les autres Trypanosomes.

Au centrosome des Trypanosomes proprement dits, aboutit un filament très net qui va ensuite border la *membrane ondulante* et généralement se prolonger en une partie libre. Nous donnerons à ce filament, sur toute sa longueur, le nom de FLAGELLE; on peut y distinguer trois portions : une première très courte, la *racine*, qui va du centrosome à la membrane ondulante; une seconde, qui est la *partie bordante* de la membrane ondulante; enfin une troisième, le *flagelle libre*. Partout, le flagelle a le même aspect et la même

1. M. Plehn, *Archiv. f. Protistenkunde*, t. III, 1903, pp. 175-180. Mlle Plehn nous a écrit depuis (26 mars 1904) qu'elle s'était trompée sur celle des masses en relation avec la membrane ondulante. Nous intervertissons donc ce que l'auteur dit des deux masses. Les mêmes faits viennent d'être notés par Léger (*C. R. Acad. Sciences*, t. CXXXVIII, 28 mars et 4 avril 1904) et s'accordent avec nos nouvelles observations.

réaction chromatique : il prend une teinte lilas identique à celle des granules chromatiques du *noyau*, mais qui en revanche diffère un peu de la teinte violet foncé du centrosome.

L'union du flagelle et du centrosome est indéniable. Chez les formes où le centrosome est entouré d'un halo clair, le flagelle paraît s'arrêter à la limite externe de cette zone claire; il n'en est pas moins en relation avec le centrosome, comme le prouve l'examen des restes de Trypan. que l'on observe souvent dans les préparations colorées; presque toujours, le flagelle, isolé de la membrane ondulante et de tout le reste du corps du parasite, est resté en union intime avec le centrosome.

La MEMBRANE ONDULANTE se présente sous l'aspect d'une sorte de crête qui s'étend latéralement suivant une longueur plus ou moins grande du corps du parasite. Cette longueur est en rapport évident avec la situation qu'occupe le centrosome. Si le centrosome est au voisinage de l'extrémité postérieure, et c'est le cas le plus ordinaire, la membrane ondulante longe la plus grande partie du corps du Flagellé; si, au contraire, le centrosome occupe une position médiane, la membrane ondulante ne longe plus le corps que sur sa moitié antérieure.

La membrane ondulante est toujours très mince, nettement plus mince que son liséré constitué par le flagelle; elle nous a toujours paru formée d'un protoplasme identique à celui du corps proprement dit; jamais nous n'y avons distingué un protoplasme spécial, *périplaste* ou autre. Ce protoplasme est toujours homogène; jamais nous n'y avons distingué de stries de renforcement, comme il en existe par exemple chez les *Trichomonas* (fig. I, 5, p. 18).

Les variations de la membrane, chez les diverses espèces, tiennent surtout au nombre des plis qu'elle montre sur son trajet. On observe un maximum de plis chez *Trypan. rotatorium* (fig. II, 3 et 4, p. 18) ou encore chez *Trypan. avium* (fig. XLIV, Ch. XIII), ou bien chez *Trypan. granulosum* de l'anguille. Les Trypanosomes pathogènes des Mammifères du type *Brucei* ont des membranes plus plissées que les Trypanosomes non pathogènes du type *Lewisi*. Enfin, il y a des formes (*Trypan. dimorphon*, etc.), où la partie du flagelle qui longe le corps lui est si intimement appliquée que la membrane doit être réduite à peu de chose. Nous nous contentons de ces quelques remarques; un coup d'œil jeté sur les nombreuses figures de ce livre vaudra mieux que n'importe quelle description.

La membrane ondulante se prolonge souvent plus loin en avant que le corps proprement dit, ou, pour nous exprimer différemment, le corps n'est plus, en avant, représenté que par la continuation de la membrane ondulante, toujours bordée du flagelle. Généralement, à cette partie, fait suite une portion *libre* du flagelle, portion plus ou moins longue (plus longue, par exemple, chez *Trypan. Lewisi* que chez les Trypanosomes pathogènes des Mammifères) et dont les dimensions fournissent des caractères spécifiques d'une certaine valeur; tantôt, le flagelle a la même épaisseur jusqu'à son extrémité; tantôt, il va en s'amincissant de plus en plus. Mais cette partie *libre* peut manquer : c'est le cas du *Trypan. dimorphon* (fig. XX, Ch. VII); du *Trypan. Johnstoni* (fig. XLV, 1, Ch. XIII). Ce serait aussi le cas chez une espèce que Broden vient de trouver chez des Mammifères (mouton et âne) du Congo. On observe une disposition analogue chez un certain nombre de formes du *Trypan. rotatorium* : mais, dans ce cas, il semble bien que cette disposition soit en rapport avec une mise en boule et une rétraction de la membrane ondulante chez un certain nombre d'individus après leur sortie des vaisseaux de la grenouille.

Même chez des espèces comme *Trypan. Brucei* où la plupart des individus ont un flagelle libre, il y en a (probablement en rapport avec des divisions répétées, voir *infra*) qui manquent de flagelle libre.

Quand on considère l'ensemble des formes connues, on se rend compte qu'il est vraiment impossible d'accorder une grande importance (par exemple : une importance *générique*) au fait d'avoir ou ne pas avoir de flagelle libre. Il est impossible, par exemple, de mettre *Trypan. dimorphon* dans un genre différent de *Trypan. gambiense* ou de *Trypan. Brucei*.

Chez les formes sans flagelle libre, l'extrémité antérieure n'en est pas moins très nettement effilée.

Chez les *Trypanoplasma*, la membrane ondulante longe tout le corps; mais on ne la reconnaît bien qu'à sa bordure flagellaire qui suit tout le bord convexe du corps; elle présente, en effet, peu de plis, n'est pas saillante et, à certains endroits même, elle est très nettement accolée au corps; c'est le cas à l'extrémité antérieure où, après avoir bordé le corps suivant son bord antérieur arrondi, elle revient en arrière jusqu'à une petite distance du centrosome (où elle paraît s'insérer), en longeant le côté concave du corps. En arrière, son bord épaissi donne le flagelle libre postérieur. En avant, s'observe un autre flagelle tout entier libre qui s'insère en avant du centrosome comme la membrane ondulante. Les rapports entre le centrosome et les flagelles sont-ils ici aussi intimes que chez les Trypanosomes proprement dits? Nous manquons d'observations précises.

La division longitudinale du flagelle a été observée chez les Trypanosomes dans les plus grands détails. Notons en passant que c'est la première observation précise d'une division des flagelles dans le groupe des Flagellés.

La division a toujours pour point de départ le centrosome. On peut reconnaître deux cas assez distincts :

1° Le cas de *Trypan. Lewisi*, où seule la *racine* du flagelle se dédouble; on voit cette racine s'épaissir d'abord, se dédoubler ensuite;

2° Le cas de la plupart des autres Trypanosomes, où il y a dédoublement du flagelle et de la membrane ondulante, qui va graduellement du centrosome jusqu'à l'extrémité de la membrane ondulante; il y a quelquefois aussi dédoublement de la partie libre du flagelle.

Dans le premier cas, le court flagelle ainsi formé s'accroît ensuite par voie centrifuge, à partir de son centrosome.

Il nous reste peu de chose à dire de la multiplication des Trypanosomes, puisque nous avons déjà traité de la division du noyau, du centrosome et du flagelle. Le type le plus simple de division, réalisé chez les Trypanosomes pathogènes de Mammifères et les Trypanosomes de Poissons, est une division longitudinale égale ou subégale : le centrosome commence, le noyau et la membrane ondulante suivent, le protoplasme finit (fig. XV, Ch. VI).

Chez le *Trypan. Lewisi* et sans doute chez certains Trypanosomes d'Oiseaux, les processus sont, en apparence au moins, plus compliqués. Nous nous contentons de relever ici les points qui nous paraissent les plus importants pour la compréhension du type Trypanosome, renvoyant pour le reste au chapitre qui traite spécialement de *Trypan. Lewisi*.

Il y a d'abord division longitudinale et inégale de Trypanosomes qui commencent par grossir considérablement : l'un des deux Trypanosomes formés a un noyau et un centrosome identiques à ceux de son congénère, mais il a moins de protoplasme et il a un court flagelle sans membrane ondulante. Ces éléments sans membrane ondulante peuvent se diviser à leur tour et donner, par division longitudinale et égale de toutes leurs parties, des éléments semblables à eux : petits éléments fusiformes où le centrosome est au voisinage et souvent même *en avant* du noyau et qui n'ont pas de membrane ondulante. Dans les cultures, *on ne trouve que de pareilles formes.* Ces formes redonnent le type « adulte » avec membrane ondulante, vraisemblablement par déplacement en arrière du centrosome, allongement et extériorisation latérale du flagelle qui arrive à être la bordure d'une crête latérale du corps. Comme nous le verrons plus loin, ces Trypanosomes du rat passent ainsi par un type qui est l'état adulte d'autres Flagellés dont on a fait le genre *Herpetomonas.*

Tous les Flagellés, parasites normaux du sang, connus jusqu'à ce jour, doivent être classés en deux genres :

1° TRYPANOSOMA, Gruby, 1843 (Laveran et Mesnil, 1901, *emend.*)[1]. *Flagellés à corps fusiforme présentant latéralement une membrane ondulante dont le bord épaissi se termine en arrière, dans la seconde moitié du corps, à une masse centrosomique (nettement différente comme structure du noyau) et se prolonge généralement en avant par un flagelle libre. Divisions longitudinales binaires égales ou inégales. Certaines espèces passent par un stade sans membrane ondulante.* — Parasites du sang des Vertébrés de toutes les classes de l'embranchement. Un très grand nombre d'espèces connues.

2° TRYPANOPLASMA, Laveran et Mesnil, 1901 (*emend.* 1904). *Flagellés à corps allongé, présentant latéralement une membrane ondulante dont le bord épaissi se prolonge en arrière par un flagelle et se recourbe en avant pour aboutir à une masse (centrosome) qui a la grosseur et, jusqu'à un certain point, la structure du noyau. De la même masse, part un flagelle antérieur libre. Probablement divisions longitudinales binaires égales.* — Parasites du sang des Poissons. — 2 espèces connues.

Les différences entre les caractères des deux genres sont tellement nettes et tranchées[2] que la nécessité de répartir les

1. Nous reproduisons, en la modifiant très légèrement, la diagnose que nous avons donnée en 1901, *C. R. Acad. Sciences*, t. CXXXIII, p. 131.

2. POCHE a découvert l'an dernier (*Arbeit. a. d. zool. Inst. zu Wien*, t. XIV, 1903, p. 307), chez des Cœlentérés pélagiques du groupe des Siphonophores, un Flagellé à membrane ondulante qu'il a appelé *Trypanosoma Grobbeni*.

L'étude a été reprise récemment par KEYSSELITZ, à Rovigno. Dans son travail qui vient de paraître (*Archiv f. Protistenkunde*, t. III, 1904, p. 367), il regarde ce Flagellé comme le type d'un nouveau genre *Trypanophis* caractérisé par un court flagelle antérieur et un long flagelle dirigé en arrière accolé tout le long du corps suivant une membrane ondulante. Le centrosome (ou blépharoplaste), situé tout à fait en avant, est beaucoup plus petit que le noyau. Evidemment, ce nouveau genre est très voisin de *Trypanoplasma*, avec la diagnose rectifiée que nous donnons ci-dessus.

hématozoaires flagellés en ces deux genres est hors de toute discussion.

Fallait-il faire un plus grand nombre de genres? Les deux espèces du genre *Trypanoplasma* sont très voisines l'une de l'autre; donc aucune difficulté ne peut être soulevée de ce côté. Quant aux espèces du genre *Trypanosoma*, il y a (nous l'avons déjà montré dans les pages qui précèdent et cela ressortira, croyons-nous, de l'examen des figures de ce livre) tous les termes de passage de l'une à l'autre. Une coupure générique basée sur n'importe quel caractère ou ensemble de caractères nous paraît absolument impossible[1].

Nous justifierons dans un autre paragraphe les noms génériques que nous employons.

§ 2. — Biologie des Trypanosomes.

La revue d'ensemble que nous passons des Trypanosomes serait incomplète si nous ne résumions pas brièvement la façon dont ils se comportent d'abord dans le sang ou les humeurs des animaux infectés, aussitôt sortis du corps, ensuite *in vitro*, dans des conditions variées.

Nutrition et mouvement. — Les Trypanosomes se nourrissent par osmose; on ne trouve jamais à leur intérieur de vacuoles digestives, jamais d'inclusions solides d'aucune sorte. Ils déplacent, par leurs mouvements, les globules rouges. Nous ne les avons jamais vus les attaquer, soit pour les englober, soit afin de pénétrer à leur intérieur. Pourtant, d'après les essais de culture de Mc Neal et Novy, la présence de l'hémoglobine paraît leur être utile et même indispensable.

Les mouvements des Trypanosomes sont principalement dus à la membrane ondulante et à son prolongement libre. Lorsque le Trypanosome se meut sur place, on peut observer en détail les mouvements de la membrane qui consistent en ondulations qui se dirigent alternativement dans un sens et dans l'autre; on constate aussi que la partie libre du flagelle a un mouvement de fouet, avec

1. Peut-être l'Hématozoaire flagellé vu par Dutton et Todd dans le sang de souris de Gambie (voir *infra*, Chap. v), n'est-il ni un *Trypanosoma*, ni un *Trypanoplasma*. D'après les savants anglais, il n'aurait pas de membrane ondulante et rappellerait les *Herpetomonas*. Comme l'observation n'a été faite que sur le frais, il convient d'être réservé à ce sujet.

des oscillations à droite et à gauche. Quand les Trypanosomes se déplacent, le flagelle en avant (c'est leur mode normal, ordinaire, de locomotion), on observe encore ce mouvement du flagelle à droite et à gauche, quand la vitesse du parasite n'est pas trop grande. Mais dès que cette vitesse est un peu considérable, on ne constate plus qu'un mouvement en flèche de toute la masse du parasite.

En dehors de ces mouvements sous la dépendance de la membrane ondulante et du flagelle, les Trypanosomes en présentent encore d'autres dus à une contraction du corps protoplasmique tout entier, contraction qui paraît être sous la dépendance de sortes de myonèmes comme on en a signalé chez les Grégarines et divers autres Sporozoaires. Enfin, il y a encore des mouvements du type amiboïde localisés à telle ou telle partie du corps, de préférence à la partie postérieure (nous avons déjà signalé, dans le paragraphe *Morphologie*, les variations de forme de cette partie du corps).

Suivant l'espèce, tel ou tel mouvement domine. Chez les Trypanosomes de Mammifères, c'est le mouvement flagellaire; mais son intensité est variable avec les différentes espèces. Par exemple, le *Trypan. Lewisi* traverse facilement le champ du microscope avec un mouvement de flèche; les Trypanosomes du type *Brucei* ne se déplacent guère, à l'exception du *Trypan. Evansi*, que l'on voit non rarement traverser le champ du microscope; mais il n'a pas la vitesse du *Trypan. Lewisi.*

Les mouvements de contraction du corps protoplasmique s'observent fréquemment chez les Trypanosomes des Poissons : par exemple, les Trypanosomes de l'anguille ou des Sélaciens que l'on voit souvent tourner sur eux-mêmes; par exemple encore les Trypanoplasmes dont les mouvements rappellent ceux d'une pièce de drap qui se froisse dans tous les sens.

Enfin, le *Trypan. rotatorium* des grenouilles montre surtout des mouvements amiboïdes : rétraction des extrémités du corps, surtout de la postérieure, changements de forme incessants.

Pouvoir infectieux et virulence. — Les Trypanosomes se développent dans le corps de l'animal grâce à leur pouvoir de reproduction. Chez les Trypanosomes pathogènes, ce pouvoir est conservé durant toute la durée de la maladie; il est plus ou moins développé suivant l'espèce animale et suivant la période de la maladie; ainsi, chez le cheval nagané, le pouvoir de reproduction coïncide généralement avec les poussées fébriles. Chez les Trypanosomes non pathogènes, la période de multiplication du parasite est limitée à un certain nombre de jours au début de l'infection. Plus tard, on ne trouve plus, dans le sang et les organes, que des formes adultes sans aucune forme de développement.

Même dans le cas des Trypanosomes non pathogènes, le pouvoir infectieux est, pour une espèce déterminée, variable dans une certaine limite. Tel est le cas pour le *Trypan. Lewisi* où la variation tient et à l'origine du Trypanosome et aux rats que l'on inocule. Nous verrons même que cette espèce est, dans certains cas, réellement virulente sans que pourtant les rats qui en meurent montrent plus de Trypanosomes que ceux qui, avec une autre race, n'en sont pas incommodés. Il semble donc qu'il y ait indépendance du pouvoir infectieux et de la virulence.

Pour une espèce pathogène donnée, la virulence est variable d'abord avec l'espèce animale inoculée : tous les chapitres de ce livre consacrés aux Trypanosomiases en fournissent de trop nombreux exemples pour que nous y insistions ici. La virulence varie avec la race de Mammifères : ainsi, il paraît démontré que les races bien acclimatées aux pays où règne à l'état endémique telle Trypanosomiase, sont moins sensibles que les races des pays indemnes; exemple : chiens importés en Afrique australe ou aux Indes, bœufs de Madagascar, etc.

Elle varie avec l'origine des Trypan., c'est-à-dire avec des conditions diverses que nous sommes incapables de préciser. Ainsi, il est bien démontré à l'heure actuelle que tous les Trypanosomes humains vus en Afrique appartiennent à une espèce unique : *Trypan. gambiense*. Eh bien, le Trypanosome qu'ont eu entre les mains Brumpt et Wurtz s'est montré nettement plus virulent que celui de Gambie, expérimenté par Dutton, Todd, Annett et nous-mêmes, lequel est plus virulent que ceux de Bruce, Nabarro et Greig; enfin Manson, avec un Trypanosome d'une autre origine, n'a réussi à infecter aucun animal.

Enfin, la virulence paraît varier aussi, bien qu'à un degré assez faible, par les passages par espèces animales déterminées. C'est sans doute à un fait de cet ordre qu'il faut attribuer les différences des résultats de Kanthack, Durham et Blandford, et des nôtres, obtenus pourtant avec le même Trypan., et des races de Mammifères extrêmement voisines. On en trouvera d'autres exemples dans ce livre et on verra que Koch et Schilling ont voulu voir là la base d'une méthode de vaccination des Bovidés contre les *Trypan. Brucei*.

TRYPANOSOMES CONSERVÉS *in vitro*. — Examinons maintenant les Trypanosomes *conservés* dans le sang défibriné ou citraté de l'animal infecté lui-même. L'adjonction d'eau physiologique au sang défibriné est plutôt favorable à la conservation des Trypanosomes. Mais l'adjonction d'eau ordinaire ou d'eau distillée amène la mort plus ou moins rapidement suivant la proportion de liquide que l'on ajoute.

Un grand nombre de substances chimiques sont nocives pour les Trypanosomes *in vitro*; on en trouvera une liste à propos de nos essais de traitement du Nagana.

Les Trypanosomes sont extrêmement sensibles à la chaleur. Par exemple, la plupart des Trypanosomes pathogènes résistent très peu de temps dès que la température dépasse ou même atteint 40°; on trouvera des chiffres précis dans le chapitre relatif au *Trypan. Brucei*. Le *Trypan. Lewisi* est plus résistant aux températures supérieures à 40°; mais sa sensibilité est encore très grande et il ne résiste jamais plus de douze heures dans ces conditions.

Dès que la température s'abaisse, les Trypanosomes résistent plus longtemps. Le cas est particulièrement net pour le *Trypan. Lewisi* qu'on arrive à conserver jusqu'à deux mois à la température de 5-7°. Entre 40° et 5°, on a tous les intermédiaires au point de vue de la survie de ce Trypanosome. En revanche, à la température de 5°, les Trypanosomes pathogènes ne se conservent jamais plus de 5-6 jours.

Au-dessous de 0°, dans un milieu congelé, les Trypanosomes montrent une certaine résistance; mais très rapidement, il y en a qui meurent, et cela d'autant plus vite que la température est plus basse. Par exemple, Jürgens a vu que le *Trypan. Lewisi* placé deux heures à — 17° n'est plus virulent; dans des conditions à peu près analogues, nous avons encore trouvé une minorité de Trypanosomes bien mobiles, qui se sont montrés très infectieux pour le rat.

Au bout d'un quart d'heure de contact avec l'air liquide (— 191°), tous les Trypanosomes que nous avons mis en expérience (Trypanosomes pathogènes variés et *Trypan. Lewisi*) se sont encore montrés virulents : à la vérité, l'immense majorité avait péri et il ne subsistait que quelques rares individus mobiles. — Après une heure un quart de contact (en 2 fois), le *Trypan. Lewisi* a encore infecté un rat; mais le sang à *Trypan. dimorphon* n'était plus infectieux après une heure de contact, bien que nous y ayons encore trouvé des individus mobiles. Après vingt-quatre heures de contact, les *Lewisi* et *dimorphon* étaient tous détruits complètement ou mis en boules; ni l'un ni l'autre ne s'est montré virulent.

Avant de mourir, les Trypanosomes montrent des transformations diverses dont les principales sont : l'apparition de vacuoles dans le protoplasme (particulièrement à l'extrémité centrosomique); — la dégénérescence granuleuse du protoplasme ; — le décollement du bord épaissi de la membrane ondulante; — la mise en boule du corps protoplasmique qui est généralement réalisée par étapes (stade en têtard, dans lequel un peu de protoplasme longe encore le flagelle). Certains de ces stades de dégénérescence s'observent *in vivo*, par exemple dans les dernières heures de la vie d'un animal infecté, par exemple aussi (et c'est surtout là où ils sont nets), chez un animal traité par le sérum humain ou l'arsenic.

Un autre phénomène extrêmement curieux que présentent les Trypanosomes, c'est celui de l'agglutination. Mais ici, contrairement à ce qui a été observé dans le cas des Bactériacées, l'agglutination n'est pas précédée d'immobilisation. Les agglutinats ont un aspect tout à fait particulier : celui de rosaces formées d'un nombre variable d'individus tous unis par leurs extrémités postérieures, et dont les membranes ondulantes et les flagelles continuent à exécuter leurs mouvements variés.

Ces phénomènes, qui se produisent à la longue pour les Trypanosomes conservés dans le sang défibriné, se manifestent très rapidement et avec une grande intensité quand on ajoute au sang défibriné ou citraté, certains sérums provenant d'une espèce différente de celle qui a fourni les Trypanosomes, ou un sérum *spécifique* de la même espèce animale (cas du *Trypan. Lewisi*).

L'adjonction de sérums divers a pour effet général d'accroître la durée de conservation *in vitro* des Trypanosomes. Par l'adjonction de sang défibriné à celui renfermant les Trypanosomes, on arrive à *cultiver* les Trypanosomes.

Cultures. — La culture se fait pour le mieux dans l'eau de condensation d'un milieu solide formé de gélose nutritive à laquelle on a incorporé, alors qu'elle était encore à la température de 50°, le plus possible (jusqu'à deux et trois fois son volume) de sang défibriné.

Ce problème de la culture a été résolu pour le *Trypan. Lewisi*;

les ensemencements de tube en tube réussissent bien et donnent lieu à des cultures parfois luxuriantes et où les éléments sont en parfait état. Fait à noter : les formes de culture sont généralement sans membrane ondulante, avec un flagelle s'insérant en avant du noyau. Il y a des formes de toutes les tailles, depuis 1 à 2 μ de long (flagelle non compris); certaines sont même capables de traverser les filtres Berkefeld, car les filtrats de cultures se sont montrés infectieux.

Les résultats obtenus pour les Trypanosomes pathogènes sont beaucoup moins satisfaisants, et les formes de culture, avec nombreux granules protoplasmiques, donnent l'impression d'être dans de mauvaises conditions vitales.

La température de 25° et même la température ordinaire du laboratoire paraissent être très favorables pour ces cultures : elles poussent lentement, mais restent vivantes et virulentes très longtemps. A 34-37°, la culture se fait généralement plus vite, mais en revanche, elle meurt en peu de jours; une température supérieure à 37° est rapidement mortelle. Ce sont des faits analogues à ceux que nous avons signalés concernant les Trypanosomes conservés *in vitro*.

§ 3. — Historique des genres de Trypanosomes.

Valentin, en découvrant le Trypanosome de la truite en 1841, pas plus que Gluge, en découvrant celui de la grenouille, en 1842, n'ont pas songé à leur donner de noms spécifique ou générique nouveaux. Le premier de ces auteurs a simplement rapproché son Hématozoaire des *Proteus* ou des *Amœba* d'Ehrenberg. Mayer, en juillet 1843, a attribué des noms *spécifiques* au parasite de la grenouille (*Amœba rotatoria*, *Paramœcium loricatum* et *costatum*), mais il l'a classé encore dans deux genres anciennement connus, *Amœba* et *Paramœcium*, où évidemment il ne pouvait rester.

C'est donc incontestablement Gruby[1] qui, en novembre 1843, a donné le premier un nom générique nouveau aux organismes qui nous occupent et ce nom, *Trypanosoma*, doit subsister pour désigner le Trypanosome de la grenouille (sp. *sanguinis* Gruby, antidatée par *rotatorium* Mayer) et tous les autres Flagellés qu'on est amené à comprendre sous le même nom générique que l'espèce de

1. GRUBY, *C. R. Acad. Sciences*, t. XVII, nov. 1843, p. 1134.

Mayer-Gruby. Or, nous avons établi dans le paragraphe précédent que tel doit être le cas pour tous les Flagellés sanguicoles connus jusqu'à ce jour, à l'exception des deux espèces nouvelles parasites des Poissons pour lesquelles un nom générique spécial s'impose.

Ces points acquis, examinons la synonymie du genre *Trypanosoma*.

En 1871, Ray Lankester[1], ignorant les travaux de Gruby et de ses prédécesseurs, découvre à nouveau le *Trypan. rotatorium* de la grenouille, et le décrit sous le nom d'*Undulina ranarum*. *Undulina* est le premier synonyme de *Trypanosoma*.

Saville Kent[2], dans le premier volume de son *Manual of Infusoria* (1880-81), classe le genre *Trypanosoma* Gruby, avec deux espèces : 1° *Trypan. sanguinis* du sang de *Rana esculenta* et de *R. temporaria* (avec, comme synonyme, *Undulina ranarum* R. Lank.) ; 2° *Trypan. Eberthi* n. sp., pour le parasite du cæcum des Oiseaux décrit par Eberth en 1861[3]. A un autre endroit de son livre, Kent crée le genre *Herpetomonas* pour la forme figurée par Stein dans ses *Infusionsthiere* (partie III, 1878) sous le nom de *Cercomonas muscæ-domesticæ* et identifiée avec le *Bodo muscæ-domesticæ* de Burnett et le *C. muscarum* de Leidy. Le parasite vu par Lewis dans le sang des rats de l'Inde est rapporté *provisoirement*, par Kent, à ce nouveau genre *Herpetomonas* ; il l'appelle *H. Lewisi*. Cette attribution du Flagellé des rats au genre *Herpetomonas* a été admise en 1884 par Bütschli (*Protozoa* du *Tierreich*) ; et elle a été conservée jusqu'à ces années dernières, au moins à titre provisoire, par Wasielewski et Senn et par nous-mêmes dans nos premières publications[4]. Par exemple, Senn, en 1900, dans le fascicule consacré aux *Flagellata* des *Pflanzenfamilien* d'Engler et Prantl, donne la diagnose différentielle suivante des deux genres *Trypanosoma* et *Herpetomonas* :

Membrane ondulante épaissie en forme de flagelle sur le bord externe, n'atteignant pas l'extrémité postérieure de la cellule..	*Herpetomonas.*
Membrane ondulante non épaissie sur le bord, allant de l'extrémité antérieure à l'extrémité postérieure de la cellule.	*Trypanosoma.*

1. Ray Lankester, *Quart. Journ. of micr. Sc.*, t. XI, 1871, p. 387.
2. S. Kent, A manual of Infusoria, vol. I, 1880-81.
3. Eberth, *Zeitschr. f. wiss. Zool.*, t. XI, 1861, p. 98. Il y a 25 ans que Leuckart a fait remarquer, après Stein, que ce prétendu Trypanosome était très vraisemblablement un *Trichomonas* ; nous ne pouvons que partager cette manière de voir.
4. Dans l'intervalle, un certain nombre d'auteurs (Danilewsky, Chalachnikov, Balbiani, Laveran) ont réuni sous un même nom générique le parasite des rats et celui des grenouilles.

Mais des travaux plus récents ont montré que la conservation du genre *Herpetomonas* pour désigner les Flagellés du type *Lewisi* est impossible pour deux raisons. D'une part, l'*Herpetomonas muscæ domesticæ*, espèce type du genre *Herpetomonas*, par sa morphologie (qu'on accepte la description de Léger, ou celle plus récente de Prowazek), doit faire partie d'un genre différent de celui qui contiendra le Flagellé du sang des rats (absence constante de membrane ondulante chez le parasite de la mouche, etc.). D'autre part, l'étude que nous avons faite en 1901[1] de l'espèce type du genre *Trypanosoma*, a montré que cette espèce ne différait, par aucun caractère essentiel, ayant une réelle valeur générique, de l'espèce *Lewisi* (elle a, en particulier, tous les caractères que Senn donne à son genre *Herpetomonas*), qu'il n'y avait donc pas lieu de classer cette espèce et toutes les espèces voisines dans un genre spécial, différent de *Trypanosoma*.

Tous les faits découverts depuis lors, en établissant l'existence d'une série de Trypanosomes intermédiaires à tous égards entre *Trypan. rotatorium* et *Trypan. Lewisi*, sont venus corroborer notre manière de voir qui a d'ailleurs été acceptée par Senn[2] et tous les observateurs compétents. — Le genre *Herpetomonas*, au *sens détourné* qui lui avait été attribué par Senn, doit donc disparaître. Il continuera à exister avec son sens primordial et avec son espèce type.

En 1882, Grassi[3], tout en acceptant le genre *Trypanosoma* Gruby, crée un genre, *Paramœcioïdes*, pour désigner une forme spéciale du sang de la *Rana esculenta*, avec membrane ondulante, sans flagelle libre. Nous établirons, en parlant du *Trypanosoma rotatorium*, d'accord avec la majorité des auteurs (Bütschli, Danilewsky, etc.), que la forme pour laquelle Grassi a créé un nom nouveau, est une forme particulière du *Trypan. rotatorium*. Le nom de genre *Paramœcioïdes* doit donc aussi entrer en synonymie de *Trypanosoma*.

En 1883, création, par Mitrophanov[4], d'un nouveau nom de genre, *Hæmatomonas*, pour deux espèces d'Hématozoaires de Poissons avec membrane ondulante et un flagelle en avant. La description de l'auteur et ses dessins ne laissent aucun doute qu'il s'agit

1. Laveran et Mesnil, *C. R. Soc. Biologie*, 22 juin 1901.
2. Senn, *Archiv f. Protistenkunde*, t. I, 1902, p. 344.
3. Grassi. *Archives ital. de Biologie*, t. II et III.
4. Mitrophanov, *Biolog. Centralbl.*, t. III, 1883, p. 35.

bien de ce que nous entendons par *Trypanosoma* (et non par exemple d'un *Trypanoplasma*).

Ce nom d'*Hæmatomonas* a été appliqué par Crookshank, en 1886 [1], aux Trypanosomes de Lewis et d'Evans ; mais Crookshank ne le considère plus que comme un sous-genre de *Trichomonas* Donné 1837. Il suffit de jeter un coup d'œil sur la figure II, 5, qui représente un *Trichomonas* pour être convaincu qu'une pareille assimilation générique est insoutenable. Personne n'a d'ailleurs adopté la manière de voir de Crookshank.

Des travaux de Danilewsky (1885-1889) [2], nous ne dirons à cette place que peu de mots. Le savant russe n'a guère respecté les règles de la nomenclature linnéenne et ne s'est jamais soucié des règles de la priorité. Il désigne généralement les Hématozoaires flagellés sous le nom de *Trypanosoma*, mais il crée des noms à allure générique pour désigner certaines phases de leur développement ; c'est ainsi qu'il appelle *Trypanomonas* les formes flagellées, sans membrane ondulante, des *Trypanosoma*. — Nous allons trouver ce nom *Trypanomonas* employé par Labbé, comme nom générique, pour désigner un parasite du tube digestif de Sangsues.

Dans son livre, paru en juillet 1901, Doflein [3] range tous les Hématozoaires à membrane ondulante dans le genre unique *Trypanosoma*. Mais il le subdivise de la façon suivante :

<table>
<tr><td colspan="2">Flagelle principal absent, ou bien très court et épais</td><td>S. g. Trypanosoma s. str.</td></tr>
<tr><td rowspan="2">Flagelle principal présent</td><td>Membrane ondulante prolongée en un flagelle postérieur (en tout deux flagelles)</td><td>S. g. Trypanomonas. Danilewsky-Labbé.</td></tr>
<tr><td>Pas de flagelle postérieur. Membrane ondulante se terminant avec le corps ou même n'allant pas jusqu'à l'extrémité</td><td>S. g. Herpetosoma n.</td></tr>
</table>

Le nom *Herpetosoma* remplace *Herpetomonas* auquel Doflein restitue son sens primordial. Les sous-genres *Trypanosoma* et *Herpetosoma* correspondent aux deux genres *Trypanosoma* et *Herpetomonas* de la classification de Senn.

Dans le sous-genre *Trypanosoma*, Doflein fait entrer 3 espèces :

1. CROOKSHANK, *Journ. of the roy. microsc. Soc.*, déc. 1886, p. 913.

2. DANILEWSKY, *Biolog. Centralbl.*, t. V, 1885, p. 529, et La parasitologie comparée du sang, I, Charkov (1888, en russe ; 1889, en français).

3. DOFLEIN, Die Protozoen als Parasiten u. Krankheitserreger, Iéna, Fischer, 1901, p. 57.

Trypanosoma sanguinis Gruby, espèce type du genre, *Trypan. Eberthi* Kent et *Trypan. Balbianii* Certes 1883. Nous avons déjà dit (voir *supra*, note 3 de la p. 35) que *Trypan. Eberthi* était, selon toute vraisemblance, un *Trichomonas*. Le *Trypan. Balbianii* a été découvert par Certes en 1883 [1], puis réétudié par Möbius, Certes lui-même et Lustrac; on le trouve dans l'intestin antérieur des huîtres et de quelques autres Mollusques bivalves. Les divers auteurs l'ont décrit comme un organisme très mobile, avec une membrane ondulante longeant tout le corps, mais sans flagelle libre. Nous avons montré [2] qu'il s'agissait, non d'un Protozoaire flagellé, mais d'une Bactériacée; la substance chromatique n'est pas en effet condensée en un noyau défini; elle est éparse dans tout le corps protoplasmique. Il n'y a d'ailleurs pas à proprement parler une membrane ondulante, mais plutôt une gaine lâche unie au corps à ses deux extrémités et dans laquelle ce corps flotte; en tous cas, il n'y a pas de bordure épaissie comme à la membrane ondulante des Trypanosomes.

Enfin, Doflein donne une diagnose inexacte de *Trypanosoma sanguinis*. Cette diagnose rectifiée et les deux espèces *Eberthi* et *Balbianii* écartées, le sous-genre *Trypanosoma* de Doflein se confond avec son sous-genre *Herpetosoma* et, comme nous avons déjà eu l'occasion de le dire, la création de ces deux sous-genres n'est plus justifiée.

Quant au sous-genre *Trypanomonas*, sa diagnose est en raccourci celle du genre *Trypanoplasma* que nous avons créé quelques mois plus tard.

Arrivons donc à la création par nous, en octobre 1901 [3], d'un genre nouveau *Trypanoplasma*, avec la diagnose que nous en avons donnée plus haut. Il nous faut justifier la création d'un nouveau nom générique.

Il est bien probable que des organismes répondant aux caractères du genre *Trypanoplasma* ont été vus avant nous. Chalachnikov a décrit des variétés de Trypanosomes des Poissons (en particulier de la carpe) avec deux flagelles, l'un antérieur, l'autre postérieur. On pouvait être sceptique en ce qui concerne cette description du Trypanosome de la carpe jusqu'au jour où Marianne Plehn a décrit un *Trypanoplasma* de la carpe : il y a peu de doutes qu'elle ait eu sous les yeux la forme vue par Chalachnikov.

1. Certes, *Bull. Soc. zool. France*, t. VII, 1882, p. 7.
2. Laveran et Mesnil, *C. R. Soc. Biologie*, 19 oct. 1901.
3. Laveran et Mesnil, *C. R. Acad. Sciences*, t. CXXXIII, 29 oct. 1901.

Le savant russe n'a pas créé de nom générique spécial pour ses espèces biflagellées. Depuis, d'autres Trypanosomes biflagellés ont été signalés, mais on sait trop peu de choses sur ces parasites pour que leur existence puisse être considérée comme démontrée. Le Trypanosome du cobaye de Kunstler est figuré[1] avec deux flagelles; mais la figure n'est accompagnée d'aucune description. Il y aurait peut-être aussi deux flagelles (l'auteur est loin d'être affirmatif) chez un Trypanosome trouvé par A. Labbé[2] dans le tube digestif de Sangsues qui avaient sucé du sang de Mammifère (de cheval ou d'âne, pense Labbé). Labbé compare ce Trypanosome aux éléments décrits par Danilewsky sous le nom de *Trypanomonas* et il l'appelle *Trypanomonas Danilewskyi*. Or, on sait maintenant que les *Trypanomonas* sont des formes particulières de l'évolution de certaines espèces du genre *Trypanosoma*, qui n'ont jamais deux flagelles. Alors même que le Trypanosome de Labbé serait bien biflagellé, on n'aurait pas le droit d'adopter, avec Doflein, pour les Trypanosomes biflagellés, le nom générique *Trypanomonas*; ce nom doit disparaître de la nomenclature puisque, pris dans son sens originel, il ne désigne que des formes particulières de *Trypanosoma*.

En résumé, l'existence d'organismes à membrane ondulante et à deux flagelles pouvait paraître douteuse avant la découverte par nous, en 1901, de l'Hématozoaire du Rotengle, et, en tous cas, il y avait lieu de créer pour ces organismes un genre nouveau, puisque aucun nom ancien n'était qualifié pour les désigner.

§ 4. — Place des Trypanosomes parmi les Flagellés.

La place des Trypanosomes (genres *Trypanosoma* et *Trypanoplasma*) dans la classification est encore loin d'être établie d'une façon indiscutable. Aussi, allons-nous exposer les manières de voir des savants les plus autorisés.

En 1880, Saville Kent[3] fait des *Trypanosomata* le premier ordre de la classe des *Flagellata*. Il leur donne donc une place tout à fait isolée dans sa classification. Ajoutons que cet ordre ne comprend que le seul genre *Trypanosoma* et que le parasite du sang des rats est placé dans le genre *Herpetomonas* (voir *supra*) qui fait partie de la famille des *Cercomonadinæ*.

1. Kunstler, *Bull. scientif. France et Belgique*, t. XXXI, 1898, p. 206.
2. A. Labbé, *Bull. Soc. zool. France*, t. XVI, 1891, p. 229.
3. Saville Kent, A manual of Infusoria, vol. I, 1880-81.

Nous retrouvons à peu près la même chose dans les *Protozoa* du *Tierreich* de Bronn, par Bütschli[1]. *Trypanosoma* et *Herpetomonas* (comprenant toujours le parasite des rats) sont bien placés dans le même sous-ordre des *Monadina* Bütschli; mais *Trypanosoma* y est en appendice à la famille des *Rhizomastigina* de Saville Kent (Flagellés émettant des pseudopodes), tandis que *Herpetomonas* fait partie d'une famille voisine, celle des *Cercomonadina* (également de Kent).

Danilewsky[2], en 1888, insiste sur les affinités des Trypanosomes, surtout sous leur forme simple (sans membrane ondulante) *Trypanomonas*, avec les *Herpetomonas* et *Leptomonas* de S. Kent.

Senn[3], en 1900, met côte à côte les deux genres *Herpetomonas* et *Trypanosoma* (avec les diagnoses que nous avons données plus haut) dans la famille des *Oicomonadaceæ* (= *Cercomonadinæ* de Kent), de l'ordre des *Protomastigineæ*, c'est-à-dire des plus simples parmi les Flagellés. Cette famille, caractérisée par l'existence d'un flagelle unique et l'absence de processus en forme de lèvre ou de collier à la partie antérieure, se décompose ainsi :

Pas d'enveloppe	Pas de membrane ondulante.....	G. *Oicomonas*, *Leptomonas*, *Ancyromonas*, *Phyllomonas*.
	Membrane ondulante.............	G. *Herpetomonas* et *Trypanosoma*.
Enveloppe	....	G. *Codonœca* et *Platytheca*.

Plus tard, en 1902[4], dans une revue des travaux récents sur les Trypanosomes, il a admis l'identité de *Herpetomonas* (tel qu'il le comprenait en 1900) et de *Trypanosoma*, et a enregistré l'existence du nouveau genre *Trypanoplasma*. Mais il croit devoir placer ce genre dans une famille différente de celle des *Oicomonadaceæ*, la famille des *Bodonacæ*, caractérisée par la présence de deux flagelles antérieurs; il ajoute : *Trypanoplasma* ne se laisse rapprocher d'aucune forme particulière de *Bodonacæ*; il est à placer près de *Bodo* comme un genre différencié dans un sens parasitaire.

Dans l'intervalle et avant la découverte du genre *Trypanoplasma*,

1. Bütschli, Bronn's Thier-Reichs, Protozoa, t. I, fasc. 2, Mastigophora, pp. 811-813 (livraison parue en 1884).
2. Danilewsky, La parasitologie comparée du sang, I. Charkov, 1888 et 1889.
3. G. Senn, *Die natürlichen Pflanzenfamilien von Engler et Prantl*, 202e et 203e livraisons, Leipzig, 1900.
4. Senn, *Archiv f. Protistenkunde*, t. I, 1902, p. 353.

Doflein, en 1901[1], classait les Trypanosomes dans l'ordre des *Protomonadina* de Blochmann; il divise ces *Protomonadina* en trois familles : *Trypanosomidæ* avec le seul genre *Trypanosoma*, *Cercomonadinæ* avec le genre *Herpetomonas* Kent, *emend.* Doflein (débarrassé du parasite du sang des rats) et *Bodonidæ*.

Léger, dans ses publications de 1902 et de 1903[2], où il a donné des détails cytologiques précis sur les *Herpetomonas* et fait connaître un genre nouveau, *Crithidia* (à corps piriforme ou en grain d'orge, au lieu d'un corps fusiforme comme *Herpetomonas*), a aussi affirmé l'étroite parenté de ces genres avec les *Trypanosoma* basée, cette fois, non plus sur une simple ressemblance extérieure, mais sur une ressemblance dans les détails cytologiques. De plus, comme il a trouvé de ces formes dans l'intestin d'Insectes piqueurs, il a émis la supposition qu'elles faisaient peut-être même partie du cycle évolutif des *Trypanosoma*.

Enfin, tout récemment, Schaudinn[3] a émis également l'idée que *Trypanosoma* était étroitement apparenté à la fois à *Herpetomonas* et à *Trypanoplasma*.

En somme, tous les auteurs sont d'accord pour reconnaître les affinités des *Trypanosoma* avec les genres sans membrane ondulante, tels que *Herpetomonas* de Kent et *Crithidia* de Léger, qui vivent en parasites, presque tous dans l'intestin des Insectes.

Tout parle, en effet, en faveur de cette manière de voir. Il suffit en particulier de comparer les figures que Léger donne des *Herpetomonas* et des *Crithidia* (nous avons reproduit deux d'entre elles en 1 et 2, fig. IV) à celles des formes de développement ou de culture du *Trypan. Lewisi* pour être frappé de leur quasi-identité.

La différence, dans les formes adultes, ne porte que sur l'existence, chez *Trypanosoma*, d'une membrane ondulante qui manque dans les genres étudiés par Léger. C'est là, au premier chef, un caractère d'ordre adaptatif, certainement en relation avec la vie parasitaire que mènent les Trypanosomes; il a apparu, sous l'influence sans doute de raisons analogues, dans un groupe très différent des Trypanosomes, celui qui contient les *Trichomonas*. Nous ne saurions voir là, avec Kent, Danilewsky et Doflein, une raison suffisante pour faire des *Trypanosoma* une famille à part et

1. Doflein, Die Protozoen als Parasiten, etc.
2. Léger, *C. R. Acad. Sciences*, mars 1902; *C. R. Soc. Biologie*, avril 1902; *Archiv f. Protistenkunde*, t II, 1903.
3. Schaudinn, *Arb. a. d. Kaiserl. Gesundheitsamte*, t. XX, 1904, p. 387.

nous adoptons l'opinion formulée d'une façon précise par Senn qui consiste à regarder *Trypanosoma* comme un genre spécial de la famille des *Oicomonadinæ* ou *Cercomonadinæ*.

Chez toutes les formes de cette famille, Trypanosomes compris, le mouvement se fait flagelle en avant. Il semble donc tout naturel de supposer que chez tous, Trypanosomes compris, l'extrémité antérieure *morphologique* est l'extrémité flagellée. On a pourtant émis récemment l'idée que l'extrémité antérieure morpholo-

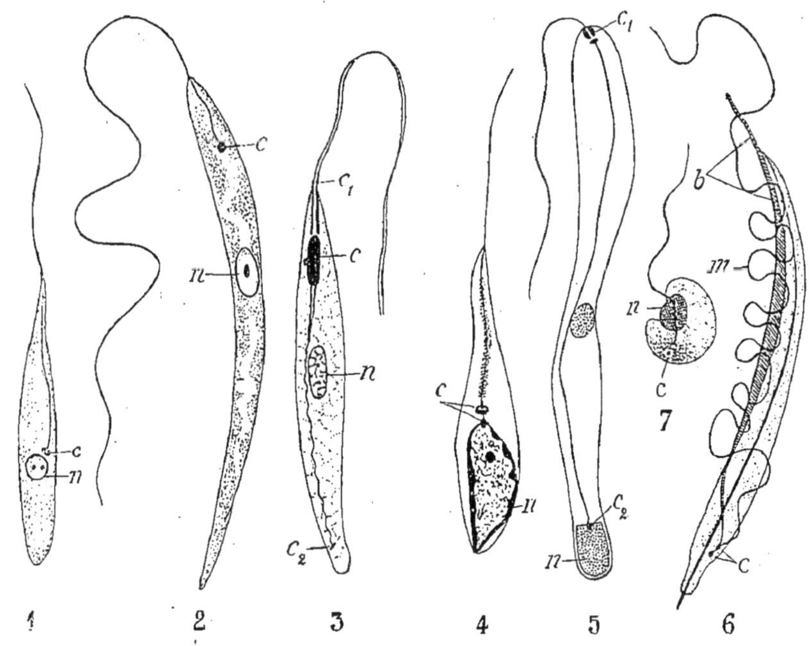

Fig. IV. — 1-3, Flagellés; 4-6, Spermatozoïdes; 7, Bourgeon flagellé de Noctiluque.

1. *Crithidia minuta* Léger, de l'intestin de *Tabanus ergestinus* [d'après Léger]. — 2. *Herpetomonas jaculum* Léger, de l'intestin de *Nepa cinerea* [d'après Léger]. — 3. *Herpetomonas muscæ domesticæ* (Burnett) [d'après Prowazek]. — 4. Spermatozoïde non encore adulte de « *Rana fusca* » [d'après Broman]. — 5. Spermatozoïde non encore adulte de l'escargot (*Helix pomatia*) [d'après von Korff]. — 6. Spermatozoïde adulte de *Bombinator* [d'après Broman]. — 7. Bourgeon flagellé de Noctiluque [d'après Ishikawa]. — *n*, noyau ; *c*, c_1, c_2, centrosomes ; *b*, baguette de soutien (stützfaden) ; *m*, membrane ondulante.

gique des *Trypanosoma* est l'extrémité non flagellée[1]. Cette opinion est basée : 1° sur la considération de *Trichomonas*[2] où la membrane ondulante apparaît comme un flagelle renversé en arrière (son extrémité libre est postérieure; 5 *f.*, fig. II) ; 2° sur ce

1. Sambon, *Journ. of tropic. Med.*, t. VI, 1er juillet 1903, note 2 de la p. 205. — J. Guiart, *Journ. of tropic. Med.*, t. VII, 1er janvier 1904, p. 4.

2. On peut ajouter, en tenant compte des travaux récents de Léger : et de *Trypanoplasma*.

que chez les *Herpetomonas*, tels que les figure Léger, le centrosome est tout près de l'extrémité antérieure et qu'il doit en être de même chez les *Trypanosoma*. Les faits ne se prêtent pas à une telle conception : le développement de *Trypan. Lewisi* nous montre, entre autres choses, des formes identiques aux *Herpetomonas* de Léger, où le centrosome, d'abord antérieur par rapport au noyau, émigre peu à peu vers la partie postérieure, entraînant à sa suite le flagelle qui s'allonge en même temps qu'il s'écarte latéralement du corps jusqu'à ne plus lui être uni que par une mince crête, la membrane ondulante. On n'assiste donc nullement à un renversement du flagelle en arrière et comme il est évident que l'extrémité antérieure de la forme « *Herpetomonas* » est aussi l'extrémité antérieure de la forme adulte, on est conduit à admettre que c'est toujours l'extrémité flagellée.

Reste à envisager le genre *Trypanoplasma*. Senn le range dans les *Bodonacæ*; Schaudinn au contraire le regarde comme très voisin de *Trypanosoma*. Il regarde même *Trypanoplasma* comme la forme la plus primitive de l'ensemble des Hémoflagellés. Les *Trypanosoma* en dériveraient par l'atrophie d'un des deux flagelles et par le fait que les deux masses chromatiques, primitivement équivalentes, ne le seraient plus [1]. Le genre *Trypanophis* (voir la note de la page 28) représenterait une des étapes de cette évolution : un des flagelles est réduit et les deux masses chromatiques ne sont plus équivalentes.

Le *Trypanosoma noctuæ* de la chevêche représenterait une autre étape : les deux masses chromatiques sont inégales (elles dériveraient même l'une de l'autre par une mitose hétéropolaire); mais la petite masse a encore une véritable structure nucléaire; elle n'est pas réduite à un point comme celle des *Trypanosoma*. Pour le reste, *Trypan. noctuæ* est un vrai *Trypanosoma*.

Quant au genre *Herpetomonas*, Schaudinn, se basant sur les recherches récentes de Prowazek [2] qui signale deux flagelles accolés à l'extrémité antérieure (3, fig. IV), le regarde comme pouvant provenir de la forme primitive *Trypanoplasma*, par coudure de l'appareil flagellaire jusqu'à fusion des pôles opposés.

Les recherches récentes de Léger [3] conduisent à regarder *Trypa-*

1. Nous avons déjà émis cette idée limitée à l'origine du centrosome des Trypanosomes; nous y revenons plus loin.
2. Prowazek, *Arb. a. d. Kaiserl. Gesundheitsamte*, t. XX, 1904, p. 440.
3. Léger, *C. R. Acad. Sciences*, t. CXXXVIII, 28 mars et 7 avril 1904.

noplasma comme un *Bodo* (voir en particulier les figures de *Bodo lacertæ*, récemment publiées par Prowazek[1]), dont le flagelle dirigé en arrière, se serait accolé au corps; de même que l'on peut considérer *Trichomonas* comme un *Trichomastix* dont le flagelle dirigé en arrière est accolé au corps. — Quant aux affinités des *Trypanoplasma* et des *Trypanosoma*, elles nous paraissent, en l'état actuel de nos connaissances, difficiles à préciser. L'argumentation de Léger qui considère les *Trypanosoma* comme des *Trypanoplasma* ayant perdu leur fouet antérieur, c'est-à-dire comme des organismes à flagelle *morphologiquement* postérieur, ne saurait, à notre avis, prévaloir contre celle basée, d'une part sur le développement du *Trypanosoma Lewisi* (voir *supra*) et d'autre part sur la morphologie comparée des diverses espèces du genre (par ex. : *transvaaliense* et *rotatorium*), qui conduit à regarder l'extrémité flagellée comme antérieure.

Il est donc possible que les relations de *Trypanoplasma* et de *Trypanosoma* ne soient pas aussi étroites que le supposent Schaudinn et Léger et que les ressemblances de ces deux genres soient en partie d'ordre adaptatif.

En résumé, les Trypanosomes nous apparaissent comme des représentants d'un des groupes les plus simples et sans doute les plus primitifs de la classe des Flagellés.

Nous ne saurions passer sous silence le travail récent de Schaudinn (*l. c.*) où il considère les Trypanosomes (et aussi les Spirochètes qui, d'après lui, auraient fondamentalement la même structure que les Trypanosomes) comme faisant partie du cycle de développement d'Hématozoaires endoglobulaires (Hémocytozoaires). Cette manière de voir a sa base dans des observations faites sur deux espèces particulières d'Hématozoaires endoglobulaires de la chevêche (*Athene noctua*) qui compléteraient toutes les deux leur cycle évolutif dans le corps du moustique commun, le *Culex pipiens* [a]. Ces faits sont en désaccord avec les idées admises et ils ont besoin de confirmation.

(*a*) Pour une espèce (*Trypanosoma noctuæ*), l'ookinète, c'est-à-dire le produit de la fécondation d'un élément femelle par un élément mâle, se transformerait, dans l'estomac du moustique, en un véritable Trypanosome. La figure A, copiée de Schaudinn, montre les diverses étapes de cette transformation qui s'accomplirait de la façon suivante. Le noyau se divise, par mitose hétéropolaire, en *A* et *a* (fig. A, 1); il y a

1. Prowazek, *Arb. a. d. Kaiserl. Gesundheitsamte*, t. XXI, 1904 (voir pl. II, fig. 43-46).

Pour Schaudinn, Trypanosomes ou Spirochètes représentent la forme de multiplication asexuée, par division binaire longitudi-

persistance du filament central du fuseau de division. A se divise à son tour en a' et a'' (fig. A, 2); encore persistance du nouveau filament central. *A* est le noyau principal, a' le noyau accessoire ou blépharoplaste; enfin a'' se divise par mitose et constitue tout l'appareil flagellaire (fig. A, 3, 4, 5) : le bord de la membrane ondulante et le flagelle libre ne sont autres que le filament central du fuseau très allongé (il n'est donc pas étonnant que le flagelle ait une réaction chromatique); les filaments périphériques du fuseau persistent également.

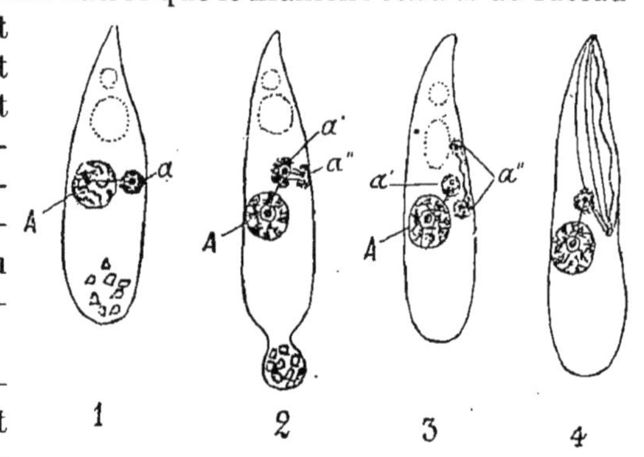

Fig. A. — Transformation d'un ookinète d'Hématozoaire endoglobulaire en Trypanosome (d'après SCHAUDINN).

Pour l'autre espèce, il y aurait formation à la surface de l'ookinète d'un grand nombre de petits Trypanosomes (tels que ceux représentés dans la figure B, en 1, à un très fort grossissement). Ces Trypanosomes s'allongent, se divisent longitudinalement (fig. B, 2), forment souvent des couples unis par leurs extrémités postérieures (fig. B, 3) et en ligne droite. Et ainsi se trouvent constitués, dit Schaudinn, des éléments indistinguables des véritables Spirochètes, pouvant, quand ils sont par couples, se mouvoir indifféremment dans un sens ou dans l'autre et continuer à se diviser (fig. B, 4 et 5). Il y en a de toutes tailles (fig. B, 2 et 3, 6 à 8) et certains sont si petits qu'ils ne sont reconnaissables au microscope que quand ils sont agglutinés en rosaces (fig. B, 8) et qu'on conçoit facilement, dit Schaudinn, qu'ils peuvent traverser les filtres Chamberland.

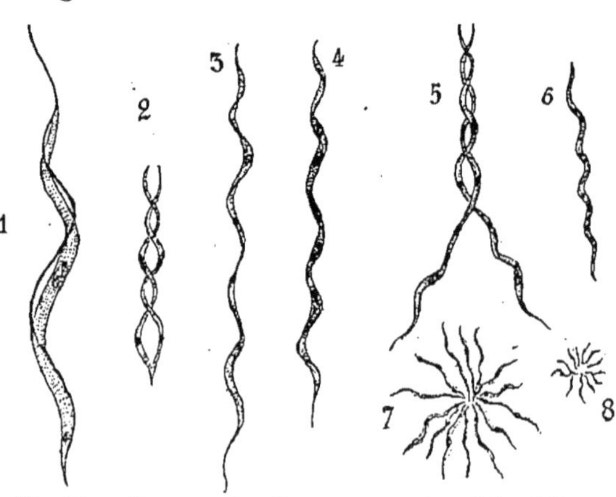

Fig. B. — Passage des Trypanosomes aux Spirochètes (d'après SCHAUDINN).

nale, des hématozoaires endoglobulaires en question, aussi bien chez le moustique que chez l'Oiseau.

Nous nous bornons à ces indications sommaires, renvoyant, pour une connaissance plus complète des faits avancés par Schaudinn et des conséquences qu'il en tire, au mémoire lui-même.

§ 5. — Signification du corpuscule basal des Trypanosomes (corpuscule chromatique postérieur). — Sa nature centrosomique.

Nous avons, dans tout ce qui précède, désigné ce corpuscule sous le nom de *centrosome*. Nous allons exposer maintenant pour quelles raisons nous lui avons attribué cette signification.

En 1899, Rabinowitsch et Kempner[1] l'ont regardé comme un *nucléole*, Plimmer et Bradford[2] comme un *micronucleus*. La première dénomination ne repose que sur les réactions chromatiques du corpuscule en question, qui sont d'ailleurs plutôt celles d'un karyosome que celles d'un nucléole et, dans l'esprit des auteurs, elle ne préjugeait rien de sa véritable signification. Mais pourquoi, à propos des Trypanosomes, introduire la notion nouvelle d'un nucléole ou d'un karyosome extra-nucléaire, c'est-à-dire changer la définition admise pour ces termes?

La dénomination de *micronucleus*, jusqu'ici réservée au noyau reproducteur des Infusoires ciliés, ne peut être admise pour le petit corpuscule chromatique des Trypanosomes qu'autant qu'il joue le même rôle physiologique; or, jusqu'ici, on ne lui connaît rien du rôle physiologique si bien défini d'un pareil élément; de plus, le noyau des Trypanosomes ne peut pas être regardé comme un macronucleus.

Ces dénominations ont d'ailleurs été proposées à un moment où les relations intimes du corpuscule chromatique et du flagelle n'étaient pas établies. Depuis qu'elles le sont, aucun des savants qui ont employé le nom de *micronucleus*, n'a donné d'argument tant soit peu probant en faveur de cette appellation.

Les recherches de Wasielewski et Senn (1900)[3], corroborées et complétées par les nôtres (1900-1901)[4], ont établi les faits suivants,

1. Rabinowitsch et Kempner, *Zeitschrift f. Hygiene*, t. XXX, 1899.
2. Plimmer et Bradford, *Proc. Roy. Soc.*, t. LXV, 1899, p. 274. *Centralbl. f. Bakter.*, *Abth.* I, t. XXVI, 1899, p. 440.
3. Wasielewski et Senn, *Zeitschr. f. Hyg.*, t. XXXIII, 1900.
4. Laveran et Mesnil, *C. R. Soc. Biologie*, 17 nov. 1900 et 29 mars 1901, etc.

que nous avons exposés dans un paragraphe précédent et que nous résumons ici.

Le flagelle est toujours en relation avec le corpuscule chromatique en question. Dans les formes de division, la division longitudinale du flagelle ancien est toujours précédée par celle du corpuscule et commence toujours à ce corpuscule. Dans les divisions binaires inégales (cas de *Trypan. Lewisi*), le flagelle de nouvelle formation (pour la plus grande partie au moins) croît nettement à partir du corpuscule. Les relations intimes du flagelle avec le corpuscule chromatique sont donc évidentes et elles existent pendant toute la vie du parasite.

De là le nom de « Geisselwurzel » (racine du flagelle) que lui donnent Wasielewski et Senn et qui n'est que l'expression des faits observés. Étant donné le sens attribué au mot *blépharoplaste* par Webber qui l'a créé[1], sens consacré par l'unanimité des auteurs, la *Geisselwurzel* est un blépharoplaste. Il ne saurait y avoir de contestation à cet égard.

Nous arrivons ainsi à une question de cytologie générale : les corpuscules qui sont à la base des cils ou des flagelles sont-ils des centrosomes?

Or, parmi les opinions des savants qui font autorité en cytologie, nous avons déjà rappelé[2] celle de Henneguy que les centrosomes doivent être regardés non seulement comme centres cinétiques pour les mouvements internes de la cellule, mais encore comme centres cinétiques pour les mouvements externes[3], et celle de Guignard que les blépharoplastes de Webber sont assimilables à des centrosomes[4]. Et nous pouvons ajouter, à ce propos, que des observations récentes, telles que celles de Meves et von Korff[5], ont permis de réduire considérablement la portée des objections, formulées par Webber et Strasburger, contre cette conception, en ce qui regarde les anthérozoïdes végétaux.

D'autre part, il convient de noter que l'on n'a pas le droit de généraliser et de dire que les corpuscules basaux sont toujours de nature centrosomique. Il ne paraît pas en être ainsi, par exemple, pour les corpuscules qui sont à la base des cils des Infusoires ciliés,

1. Webber, *Botan. Gazette*, juin 1897.
2. Laveran et Mesnil, *Soc. Biologie*, 17 nov. 1900, et *Archiv f. Protistenkunde*, t. I, 1902.
3. Henneguy, *Arch. Anat. microsc.*, t. I, 1897-98, p. 495.
4. Guignard, *Ann. Sc. Nat.*, *Botanique*, t. VI, p. 177.
5. Meves et von Korff, *Arch. f. mikr. Anat.*, t. LVII, 1901.

ou de certaines cellules épithéliales ciliées de Métazoaires (pour ces dernières, on a mis en évidence un centrosome indépendant du corpuscule basal).

Quoi qu'il en soit, la question paraît jugée dans le sens centrosomique pour les éléments sexuels mâles et la question se pose donc seulement de savoir si les blépharoplastes des *Flagellata* sont de même nature que ceux des spermatozoïdes animaux ou des anthérozoïdes végétaux.

Or, entre les centrosomes de la pièce médiane des spermatozoïdes et les corpuscules chromatiques des Trypanosomes, il y a des analogies frappantes.

Nous avons constaté que les centrosomes des éléments mâles du lombric, pendant la transformation des spermatides en spermatozoïdes, se colorent intensivement en violet par la méthode au bleu Borrel-éosine, tanin, exactement comme les corpuscules des Trypanosomes.

La structure des divers Flagellés qui ont un corpuscule à la base du ou des flagelles est tout à fait superposable à celle des spermatozoïdes, surtout si on considère ces derniers un peu avant qu'ils aient la structure adulte. Il suffit pour s'en convaincre de comparer, dans la figure IV, les dessins 1-3, représentant des Flagellés, voisins, comme nous l'avons vu précédemment, des Trypanosomes, avec les dessins 4 et 5 représentant deux spermatozoïdes non encore adultes[1]. On trouve même des spermatozoïdes à membrane ondulante qui montrent des ressemblances étroites, surtout au point de vue des relations du bord de la membrane avec un corpuscule basal, avec les *Trypanosoma*; c'est le cas, par exemple, du spermatozoïde de *Bombinator*, représenté en 6; par une anomalie à la structure ordinaire des spermatozoïdes, les centrosomes sont situés côte à côte tout près de la tête du spermatozoïde et ils servent de base, l'un au bord de la membrane ondulante *m*, l'autre au filament de soutien *b* de cette membrane (production qui n'a pas son équivalent chez les Trypanosomes, mais qui paraît bien l'avoir chez les *Trichomonas*).

On sait de plus que le filament axial de la queue des spermatozoïdes, c'est-à-dire le flagelle de ces éléments se développe à partir

1. L'accolement du centrosome au noyau n'est pas essentiel; c'est un phénomène secondaire. En tous cas, il existe aussi chez certains Flagellés (*Polytoma*, par ex.) qui ont un corpuscule à la périphérie du noyau et l'autre à la périphérie du protoplasme, comme le spermatozoïde d'*Helix*.

d'un des centrosomes; même dans certains cas (Poissons cartilagineux, *Helix*, fig. IV, 3), le centrosome antérieur donne un filament axial de la pièce médiane, le postérieur, le filament axial de la queue. Enfin, dans le cas des spermatozoïdes à membrane ondulante, il semble bien résulter de la description et des figures de Broman, pour le développement des spermatozoïdes de *Bombinator*, que le bord de la membrane ondulante *m* et le filament de soutien *b* croissent à partir des centrosomes *c* (fig. IV, 6)[1].

Ces ressemblances entre les centrosomes des spermatozoïdes et les corpuscules des Trypanosomes sont déjà suffisantes, à notre avis, pour établir une homologie[2]. Mais on peut trouver, dans le groupe même des Protozoaires flagellés, un argument encore plus probant.

Les divisions nucléaires, préparatoires au bourgeonnement des Noctiluques, sont toutes du type mitotique, et l'on a mis en évidence l'existence de sphères attractives aux deux pôles des fuseaux de division. Or, quand les divisions nucléaires sont finies et que les petits bourgeons se différencient, Ishikawa[3] a vu le flagelle de la jeune Noctiluque se développer à partir de la sphère attractive et probablement même à ses dépens; et ce flagelle reste en relation avec le corpuscule centrosomique (voir fig. IV, 7).

L'homologie entre ce corpuscule des Noctiluques et celui des Trypanosomes paraît donc évidente. Or, le rôle du premier dans les divisions mitotiques signe sa nature centrosomique[4]. Il nous semble que nous n'avons pas *a priori* le droit de conclure à une nature différente pour le corpuscule des *Trypanosoma*.

La raison qui, d'après Senn (*l. c.*, 1902), s'oppose à notre conception centrosomique, c'est que la « Geisselwurzel » se colore comme le périplaste et, comme lui, est distincte du reste du protoplasme, ce qui ne saurait être le cas pour un centrosome. Parlons donc du

1. Pour l'exposé de cette question et pour la bibliographie, voir E. B. Wilson, *The Cell in development and inheritance*, 2e édition, 1900; — Korschelt et Heider, Lehrbuch der vergleich. Entwicklungsgeschichte der wirbellose Thiere, Partie générale; — Prenant, P. Bouin et Maillard, *Traité d'Histologie*, t. I, — et surtout Fr. Meves, Struktur u. Histogenese der Spermien. *Ergebn. f. Anat. u. Entwickl. gesch.*, pour 1901, 1902.

2. La même comparaison est très bien présentée par Dangeard (*Le Botaniste*, 7e série, 6e fasc., 10 avril 1901); il refuse la signification centrosomique aux corpuscules des Flagellés et *en conséquence* à ceux des spermatozoïdes.

3. Ishikawa, *Journ. Coll. Sciences Tokyo*, t. XII, 1899.

4. C'est là une preuve devant laquelle toute discussion cesse. Elle nous manque dans le cas des Trypanosomes; les noyaux se divisent par amitose; on ne peut donc pas saisir le *rôle* centrosomique du corpuscule.

« périplaste » de Senn. D'après lui[1], c'est une couche de protoplasme particulier (reconnaissable surtout à une coloration spéciale) qui entourerait le corps des Trypanosomes et formerait l'organe de mouvement. Or, nous n'avons jamais vu une pareille couche, bien que nos préparations soient aussi finement colorées que celles de Senn. Nous voyons bien la membrane ondulante prendre une teinte un peu spéciale[2]; mais le reste de la périphérie des Trypanosomes ne nous a montré de différenciation d'aucune sorte, pas plus chez le *Trypan. Lewisi*, seule espèce étudiée par Senn, que chez des Trypanosomes beaucoup plus gros, ceux de la *Rana esculenta*, par exemple. Chez ces derniers, nous avons d'ailleurs constaté que le centrosome est situé parfois à une certaine profondeur dans le corps, dans une couche que Senn ne pourrait certainement pas regarder comme périplaste. C'est constamment le cas chez *Trypanosoma transvaaliense* (voir fig. XXXVI). Mais, même chez *Trypan. Lewisi*, Senn a mis lui-même en évidence[3] des faits qui parlent contre sa conception. Au moment des divisions du corps, il a noté et bien figuré les migrations de sa « Geisselwurzel » à l'intérieur du protoplasme; il l'a vue venir s'accoler au noyau et il se pose même la question de savoir si quelquefois elle ne devient pas intra-nucléaire. En résumé, l'individualité du périplaste de Senn ne nous paraît nullement prouvée, si tant est que cette couche existe, et le blépharoplaste des Trypanosomes peut, comme un centrosome, émigrer dans l'intérieur du corps des Trypanosomes. L'objection de Senn à notre conception ne nous paraît donc pas fondée.

A côté de contradictions, notre conception a obtenu des adhésions. Léger, qui a décrit des blépharoplastes chez les microgamètes flagellés de certaines Grégarines[4], puis chez des *Flagellata*, voisins des *Trypanosoma*, mais sans membrane ondulante[5], regarde ces blépharoplastes comme des centrosomes. Schaudinn[6], dans son excellent travail sur la Coccidie des Taupes, fait remarquer, en parlant de notre conception que, déjà, en 1894, il avait signalé un corps particulier à la base des cils des gamètes de *Hyalopus*

1. Wasielewski et Senn, *Zeitschr. f. Hygiene*, t. XXXIII, 1900, p. 459 et 460.
2. Cette teinte est généralement lilas comme celle du noyau; en revanche, chez la plupart des espèces de Trypanosomes, la teinte de la « Geisselwurzel » est violet foncé, différente de celle du noyau et de la membrane ondulante.
3. Wasielewski et Senn, *l. c.*, p. 461.
4. Léger, *C. R. Acad. Sciences*, t. CXXXII, 10 juin 1901, et *Arch. f. Protist.*, t. III.
5. Léger, *Soc. de Biologie*, 22 mars et 12 avril 1902.
6. Schaudinn, *Arbeiten a. d. Kaiserl. Gesundheitsamte*, t. XVIII, 1902 (voir p. 395).

(*Gromia*) *Dujardini* et avait parlé de sa nature centrosomique possible. Elle est admise également par Richard Hertwig [1].

En somme, nous ne pouvons que maintenir nos conclusions antérieures.

L'étude des *Trypanoplasma* a mis en évidence un fait intéressant, l'existence, chez ce genre, de deux corps ayant sensiblement mêmes dimensions et même structure, et paraissant l'un et l'autre de nature nucléaire. L'un des deux corps est en relation avec les flagelles. Dans cette région, la membrane ondulante fait défaut et le corps en question est nettement plongé dans le protoplasme qui forme toute la masse du *Trypanoplasma*. Il ne saurait donc s'agir, encore moins dans ce cas que dans celui des *Trypanosoma*, d'un corps essentiellement périplastique. Il nous a paru rationnel de regarder cette masse comme étant de même nature que son analogue chez les *Trypanosoma*.

Cette manière de voir entraîne quelques considérations qui nous paraissent dignes d'intérêt. La question des homologies du centrosome et de son origine phylétique a été très discutée depuis dix ans. En 1896, au Congrès de la *Deutsche zoologische Gesellschaft* [2], une discussion fort intéressante s'est élevée à la suite d'une communication de Schaudinn sur le corps central (*Centralkorn*) des Héliozoaires. Schaudinn, et après lui Lauterborn, recherchant la phylogénie du centrosome, ont émis l'opinion que c'est l'aboutissant d'une série de corps ayant pour point de départ un véritable noyau. Ils trouvent le point de départ de leurs lignées morphologiques [3] dans le cas d'*Amœba binucleata* qui possède deux noyaux identiques. L'étape suivante est réalisée par *Paramœba Eilhardi*, où existent deux masses déjà différentes, l'une jouant le rôle de noyau, l'autre de centre cinétique interne. On passe ensuite, d'après Lauterborn, au centrosome des Diatomées et peut-être de *Noctiluca*, et enfin au centrosome des Métazoaires [4]. Il nous semble que les *Trypanoplasma* présentent aussi une étape, peut-être antérieure à celle

1. R. Hertwig, *Archiv. f. Protistenkunde*, t. I, 1902 (voir p. 23).

2. Voir *Verhandlungen*, p. 113 et suivantes.

3. R. Sand (*Bull. Soc. belge Microscopie*, t. XXIV, 1899, p. 64 et suivantes), qui donne un excellent aperçu de toutes ces discussions, fait fort justement remarquer qu'il s'agit de lignées morphologiques et non phylétiques.

4. D'après Lauterborn, une seconde lignée morphologique partirait d'*Amœba binucleata*, l'un des noyaux donnant le *macronucleus* des Ciliés, l'autre le *micronucleus*. Schaudinn regarde aussi le *micronucleus* des Ciliés comme pouvant se trouver sur la même lignée que le centrosome. Le blépharoplaste des Trypanosomes pourrait donc être à la fois un centrosome et un micronucleus. Mais (voir *supra*), il n'y a aucune raison pour lui attribuer cette seconde signification.

réalisée par *Paramœba Eilhardi*, où les deux corps sont encore semblables morphologiquement, mais dont l'un a déjà le rôle de blépharoplaste. Des corps nucléaires, en évoluant dans le sens centrosomique, ont donc pu acquérir, d'une façon indépendante, le rôle de centre cinétique interne et celui de centre cinétique externe de la cellule. Les deux propriétés se trouvent réunies chez le centrosome de *Noctiluca*; le centrosome de *Trypanosoma* n'est que le centre pour les mouvements externes[1].

En résumé, nous voyons que notre manière de voir s'harmonise fort bien avec les théories les plus satisfaisantes qui aient été émises sur l'origine du centrosome, et que, jusqu'à un certain degré, elle les complète.

1. Ces considérations, empruntées presque textuellement à notre mémoire paru en 1902, dans les *Archiv für Protistenkunde*, se trouveraient corroborées par les observations récentes de Schaudinn sur l'origine et la structure du blépharoplaste de *Trypanosoma noctuæ* : il proviendrait du noyau par une mitose hétéropolaire; il aurait encore toutes les qualités d'un noyau complet et il donnerait, comme le petit corpuscule chromatique des autres *Trypanosoma*, naissance à l'appareil flagellaire. C'est, ajoute Schaudinn, la démonstration du bien fondé de la manière de voir que nous exposons ci-dessus de la nature nucléaire du blépharoplaste des *Trypanoplasma*. Le blépharoplaste de *Trypanosoma noctuæ* se présente en tous cas comme une étape morphologique très nette entre celui des *Trypanoplasma* et celui des autres *Trypanosoma*.

CHAPITRE IV

TRYPANOSOMA LEWISI, PARASITE SPÉCIAL DES RATS

§ 1. — Aperçu historique et distribution géographique.

La première mention d'un Trypanosome de Mammifère paraît, comme nous l'avons déjà dit, remonter à 1845, époque à laquelle Gros, en Russie[1], découvrait dans le sang des mulots et des taupes de nombreux vermicules mobiles « si petits qu'ils étaient à peine reconnaissables à 400 diamètres ». Ce Trypanosome du mulot est-il ce que nous appelons *Trypan. Lewisi*? La chose nous paraît douteuse, car nous verrons plus loin que, d'après nos expériences, le mulot (*Mus sylvaticus*) est réfractaire à l'injection intra-péritonéale du véritable *Trypan. Lewisi.*

Ce serait donc Chaussat[2] qui le premier aurait vu cette espèce, en 1850, à Aubusson, dans le sang de *Mus rattus* : les parasites étaient rares chez les jeunes rats, mais il y en avait presque toujours chez les adultes. Chaussat les prit pour de jeunes Nématodes. Beaucoup plus tard, en 1877, Lewis les retrouva à Calcutta, puis à Simla dans l'Himalaya, chez le surmulot, *Mus decumanus*, et chez *Mus rufescens*. Lewis[3] reconnut bien qu'il s'agissait d'un Protozoaire et même d'un Flagellé. En 1881, S. Kent le nomme *Herpetomonas Lewisi*[4]. Tout le monde s'accorde maintenant à l'appeler *Trypanosoma Lewisi* (voir Chap. III, § 3).

1. GROS, *Bull. Soc. Nat. Moscou*, 1845, p. 424.
2. CHAUSSAT, Thèse Fac. Méd. Paris, 1850, n° 192.
3. T. LEWIS, 14th *Annual Report of san. com. with Gov. of India*, 1878. Appendice, et *Quart. Journ. micr. Sc.*, t. XIX, 1879, p. 109.
4. S. KENT, A Manual of Infusoria, t. I, 1880-1881.

Cette découverte de Lewis fut bientôt suivie de celle d'Evans du Trypanosome du Surra des Équidés et des Camélidés de l'Inde.

La découverte presque simultanée, dans la même contrée, de deux Trypanosomes, difficiles à distinguer à l'état frais et avec les procédés de coloration dont on disposait alors, a été le point de départ d'une série de confusions que nous trouvons d'abord dans le travail de Lewis de 1884 [1], puis dans la série de travaux de Lingard [2], et il n'est pas toujours facile de démêler, dans le monceau de documents apportés par cet infatigable travailleur, ce qui appartient à l'une et à l'autre espèce. L'inexactitude de la manière de voir de Lingard a été mise hors de doute d'abord par Koch, puis par Rogers.

La première description un peu précise du parasite des rats est celle de Crookshank [3] : il a bien vu la membrane ondulante et ses rapports avec le flagelle. On trouve également d'intéressants documents dans les mémoires de Carter [4] de 1887, de Danilewsky [5] (1886-89) et de Chalachnikov [6] (1888).

Mais on peut dire que l'étude morphologique et expérimentale de ce Trypanosome, ainsi que l'étude étiologique de l'infection qu'il occasionne chez les rats, date surtout de 1899, époque de l'apparition de l'important mémoire de L. Rabinowitsch et W. Kempner [7].

Depuis, de nombreux travaux ont été consacrés au *Trypan. Lewisi*; ce sont : l'étude presque exclusivement morphologique de Wasielewski et Senn [8] de 1900, les études morphologiques et expérimentales de Laveran et Mesnil [9] (1900-1901), de Jürgens [10] (1902), de Francis [11] (1903), l'étude comparative de *Trypan. Lewisi* et de *Trypan. Brucei* que vient de publier Martini [12], etc.; enfin, il faut

1. Lewis, *Quart. Journ. microsc. Sc.*, t. XXIV, p. 357.
2. Lingard, *Report on Horse Surra*, Bombay, I, 1893; II, 1899.
3. Crookshank, *Journ. of the R. microsc. Soc.*, nov. 1886, p. 913.
4. Vandyke Carter, *Scientific Memoirs by Medic. officers of the Army of India*, 1887, t. IV, p. 50.
5. Danilewsky, *Arch. slaves de biologie*, 1886-1887, et Rech. sur la parasitologie comparée du sang, Charkov, 1888-1889.
6. Chalachnikov, Rech. sur les parasites du sang chez les animaux à sang froid et à sang chaud, Charkov, 1888.
7. L. Rabinowitsch et W. Kempner, *Zeitschr. f. Hyg.*, 1899, t. XXX, p. 251.
8. Wasielewski et G. Senn, *Zeitschr. f. Hyg.*, 1900, t. XXXIII, p. 444.
9. A. Laveran et F. Mesnil, *C. R. Soc. Biologie*, 6 oct., 10 et 17 nov. 1900, et *Ann. Inst. Pasteur*, t. XV, 1901, p. 673.
10. Jürgens, *Archiv. f. Hygiene*, t. XLII, 1902, p. 265.
11. Francis, Bull. n° 11, *Hyg. Labor., U. S. Pub. Health a. Mar. Hosp. Ser.*, Washington, févr. 1903.
12. E. Martini, *Festschrift* de R. Koch, 1903, p. 220.

donner une place à part au mémoire de Mc Neal et Novy sur la culture du Trypanosome des rats (juin 1903)[1].

Les rats sauvages et en particulier les rats d'égout sont souvent infectés de Trypanosomes ; la fréquence de ces parasites a été constatée sur un grand nombre de points du globe.

Crookshank, à Londres, a vu des Trypanosomes chez 25 p. 100 des rats examinés. A Paris, l'un de nous, en 1892[2], a constaté que l'infection n'était pas rare chez les rats ; d'après nos observations, l'infection chez les rats d'égout (*Mus decumanus*) ne paraît pas commune actuellement ; sur 50 rats environ examinés par nous (1900-1903), 3 seulement ont été trouvés infectés. Railliet[3], à Alfort, a trouvé une forte proportion de rats noirs et de surmulots parasités. A Lille, le docteur Calmette a constaté que plus de la moitié des rats d'égout avaient des Trypanosomes dans le sang. A Bordeaux, Buard[4] a examiné 15 rats d'égout ; tous étaient infectés. A Omonville-la-Petite (Manche), nous avons trouvé des Trypanosomes chez le seul rat que nous ayons examiné (*Mus rattus*).

A Krommenie (Hollande), d'après les renseignements que nous a fournis le docteur Schoo, 90 p. 100 des *Mus decumanus* sont infectés. Rabinowitsch et Kempner ont constaté qu'à Berlin les rats sauvages étaient infectés dans la proportion de 41,8 p. 100 ; il n'y avait pas de différence notable suivant les quartiers. Dans le sud de la Russie, où Danilewsky et Chalachnikov ont fait leurs observations, une notable proportion des *Mus decumanus* et *rufescens* sont parasités. A Saint-Pétersbourg, d'après Tartakowsky[5], on trouve des rats infectés, mais seulement dans certains quartiers de la ville. Disons enfin qu'à Rovellasca (Italie), Grassi n'a pas trouvé de rats parasités.

En Asie, on les a surtout signalés aux Indes. T. R. Lewis, à Calcutta, a constaté que *Mus decumanus* et *Mus rufescens* étaient infectés dans la proportion de 29 p. 100 ; il a également rencontré des rats parasités à Simla, dans l'Himalaya. Vandyke Carter, à Bombay, a trouvé des Trypanosomes chez 12 p. 100 des rats examinés. Lingard, qui observait également à Bombay, indique une

1. Mc Neal et Novy, *Contribution to Medic. Research*, dedic. to V. C. Vaughan, juin 1903, p. 549. Voir aussi *Journ. of infect. Dis.*, t. I, janv. 1904, p. 1.
2. A. Laveran, *Arch. méd. expérim.*, 1er mars 1892.
3. A. Railliet, Traité de zoologie médicale et agricole, t. I, 1893, p. 164.
4. G. Buard, *C. R. Soc. Biologie*, 1902, p. 877.
5. Tartakowsky, *Arch. sc. vétérin.*, 1901 (en russe).

proportion de 35 p. 100 à Bombay et Pouna. La proportion varie suivant les saisons : pendant la saison pluvieuse (juin à octobre), elle atteint 42 p. 100; pendant la saison sèche (novembre à mai), elle descend à 28 p. 100 [1].

A Java, Penning, au cours de ses études sur le Surra (voir *infra*), a constaté l'infection naturelle des rats par le *Trypan. Lewisi*. A Manille, d'après Musgrave et Clegg [2], *Trypan. Lewisi* a été trouvé chez 20 à 65 p. 100 des individus examinés; les variations tiennent à la saison et à la localité.

Au Japon, d'après Kitasato (*in* Musgrave et Clegg, p. 170), beaucoup de rats sont parasités.

En Afrique, Koch [3], à Daressalam, sur 24 rats capturés dans différentes maisons, en a trouvé 10 qui étaient infectés. Cette infection des rats existe aussi en Gambie (Dutton et Todd), dans la ville du Cap (Edington), à Monbassa, Est africain anglais (Stordy), à Harrar, en Ethiopie (Brumpt); elle n'existerait pas à Prétoria (Theiler), ni au Cameroun (Ziemann), ni à Constantine (Rouget).

A Tananarive (Madagascar), 9 rats sur 10 (aussi bien les rats de maison que les rats de rizières) ont des Trypanosomes dans le sang (Dr Thiroux). A Saint-Denis de la Réunion, l'infection naturelle des rats est loin d'être rare (Dr Vassal).

En Amérique, le *Trypan. Lewisi* est également présent. Aux États-Unis, Francis, Mac Neal et Novy, s'en sont procuré pour leurs recherches [4]. A Rio de Janeiro, l'infection naturelle chez les rats d'égout s'observe une fois sur vingt (Dr Fajardo). A Buenos-Aires, elle est très rare ou plutôt très limitée à certaines régions de la ville; elle y a été découverte par Sivori et Lecler (30 p. 100 de *Mus decumanus* infectés aux environs de l'hôpital des aliénés) [5].

En résumé, on voit que le *Trypan. Lewisi* existe à peu près sur tous les points du globe où on l'a recherché avec quelque soin.

1. D'après Lingard, les bandicoots [*Mus* (*Nesokia*) *giganteus*] jeunes et à demi adultes de Bombay et du plateau du Deccan ont des Trypanosomes; les adultes n'en ont pas; proportion d'infectés : 25 p. 100. Il n'est pas démontré que ce Trypan. des bandicoots soit la même espèce que celui des *Mus rattus* et *decumanus*. Mais c'est assez vraisemblable; nous verrons plus loin qu'une autre espèce de *Nesokia* (*N. providens*) est sensible au *Trypan. Lewisi*. Les rats musqués (*Sorex cœruleus*) et les souris (*Mus Spicatus*) des mêmes régions ne sont jamais parasités.

2. Musgrave et Clegg, *Biological Laborat.*, Manille, 1903, n° 5, p. 170.

3. Koch, Reiseberichte, etc., Berlin, 1898, p. 70.

4. Francis déclare que, sur 60 rats de maison examinés à Washington, il n'y en avait pas un seul d'infecté. De 107 rats sauvages observés par Mc Neal et Novy, à Ann-Arbor (Michigan), 5, tous provenant d'un même grenier, étaient infectés; l'infection existe aussi à Detroit.

5. Sivori et Lecler, *Anales d. Min. de Agricult.*, t. I, 1902 (voir pp. 62-66).

§ 2. — Marche de l'infection expérimentale.

Infection des rats. — Rabinowitsch et Kempner ont montré que l'injection intra-péritonéale constituait une méthode de choix; en fait, ils n'ont eu que 2 échecs sur une cinquantaine de rats domestiques. Sur une centaine de rats blancs ou pie, nous n'avons eu que 3 échecs. De ces 3 rats, 2 se sont montrés absolument réfractaires; l'un a reçu cinq inoculations, l'autre onze; aucune d'elles n'a été suivie d'apparition de Trypanosomes dans le sang. Un troisième rat a succombé 9 jours après une inoculation, sans avoir montré d'infection sanguine [1]. Enfin, dans un quatrième cas, une première inoculation n'a donné aucun résultat; mais une deuxième a déterminé une infection très intense et de longue durée.

L'infection des rats domestiques, par voie péritonéale, comprend trois périodes bien distinctes. Une *première* de 3-4 jours où les Trypanosomes se multiplient activement dans la cavité abdominale; la multiplication ne commence guère que 24 ou 36 heures après l'injection; elle atteint son maximum pendant le troisième jour et cesse bientôt; les Trypanosomes disparaissent alors complètement du péritoine et n'y réapparaissent à aucune période de l'infection [2]. L'importance de cette première période a été signalée par Rabinowitsch et Kempner; elle est très grande au point de vue de la diffusion du parasite. On trouve, dans le péritoine, à cette période, toutes les formes de multiplication que nous décrirons dans la partie morphologique de ce travail; les rosaces à petites formes dominent.

1. Dans ces trois cas, il ne s'agissait pas de femelles pleines, comme pour les rats réfractaires de Rabinowitsch et Kempner. Jürgens a vu, chez l'un de ses rats, les Trypan. disparaître brusquement la veille du jour où l'animal mettait bas; c'est le seul de ses rats dont l'infection n'ait duré que quelques jours. Toutes les femelles pleines que nous avons inoculées se sont montrées sensibles. Francis est arrivé au même résultat que nous. D'ailleurs, Lingard, aux Indes, a donné une statistique portant sur des centaines de rats et qui établit nettement que les femelles pleines sont trouvées infectées aussi souvent que les autres rats.

2. D'après Jürgens, les Trypan. sont présents dans le péritoine pendant toute la durée de l'infection. Cela n'a *jamais* été le cas dans nos nombreuses expériences. Bien plus, nous avons constaté que des rats infectés et n'ayant plus de Trypan. dans le péritoine, ne contractent pas de nouvelle infection à la suite d'une réinoculation intra-péritonéale. La divergence de faits entre Jürgens et les autres expérimentateurs doit tenir, suivant nous, à la virulence particulière du Trypan. qu'il a eu entre les mains (voir *infra*).

Le passage des Trypanosomes dans le système circulatoire est plus ou moins rapide suivant les cas; Rabinowitsch et Kempner, Wasielewski et Senn ne l'indiquent que du troisième au septième jour, exceptionnellement au bout de un jour. Le passage dans les premières 24 heures nous a semblé, au contraire, comme à Francis, être le cas le plus fréquent; dans des cas non rares où l'examen du sang a été fait 5 ou 6 heures après l'inoculation, une quantité notable de Trypanosomes étaient déjà dans l'appareil circulatoire[1]. Mais, à côté de ces passages rapides, il y a des cas où, à l'examen microscopique, on ne découvre de Trypanosomes dans le sang que 2 jours, 3 jours et même plus (jusqu'à 7 jours), après l'injection; il s'agit alors généralement de vieux rats. Le passage rapide dans la circulation a lieu aussi pour la moitié environ de ces rats; mais il est surtout caractéristique des jeunes rats de 30 à 100 grammes.

C'est sans doute par une question de poids des rats mis en expérience que s'expliquent, en partie, les différences des résultats de nos prédécesseurs et des nôtres. Quant à l'influence du nombre des Trypanosomes inoculés sur la rapidité de l'infection sanguine, elle est faible, pourvu que la quantité du sang inoculé soit supérieure à 1/50 de centimètre cube.

Les premiers Trypanosomes qui apparaissent dans le sang sont des formes adultes minces; ce sont probablement des Trypanosomes inoculés. Mais rapidement (au bout de 48 heures fréquemment) se montrent des formes renflées se préparant à la reproduction. Ce n'est pourtant généralement que dans la quatrième journée que les Trypanosomes sont nombreux dans le sang, et que les formes de reproduction y abondent (*deuxième période*). La reproduction intra-sanguine succède donc à la reproduction intra-péritonéale; mais il y a toujours un nombre relativement moindre de formes de multiplication dans le sang que dans le péritoine, et cela est particulièrement vrai pour les rosaces à petites formes. On peut donc dire, avec Rabinowitsch et Kempner, que le liquide péritonéal paraît être un meilleur milieu pour le développement des hématozoaires du sang en question que le sang lui-même. Cela ne nous empêche pas de regarder le sang comme jouant un rôle important, peut-être même le plus important, dans la multiplication des parasites.

1. D'après Jürgens, ces différences tiendraient à la nature des Trypan. inoculés : quand les Trypan. sont encore en voie de développement, l'incubation n'est que de 1-2 jours; quand les Trypan. sont tous adultes, l'incubation est de 3-4 jours. Nous doutons fort que ce soit là toute l'explication des divergences des auteurs.

On observe généralement des Trypanosomes en voie de reproduction dans le sang jusqu'à la fin du huitième jour, quelquefois même un peu plus tard, surtout si l'apparition des Flagellés y a été tardive. A partir de ce moment et jusqu'à la fin de l'infection, on ne trouve plus dans l'appareil circulatoire que des formes adultes minces; nous n'y avons plus jamais observé de formes de multiplication. Jürgens dit qu'il en existe encore de rares. Mais il convient de remarquer qu'il a eu affaire à un Trypanosome *pathogène* (voir *infra*), ce qui n'était pas le cas pour les nôtres. C'est la *troisième période*, qui dure un temps extrêmement variable.

Les rats d'égout que l'on trouve spontanément infectés, sont presque toujours à cette période. De tous les observateurs, seuls Sivori et Lecler ont constaté la présence de formes de reproduction chez de jeunes rats d'égout infectés naturellement.

En résumé, nous avons trois périodes : 1° multiplication péritonéale; 2° multiplication sanguine; 3° période d'état.

Ce tableau de l'infection d'un rat ne s'applique bien qu'aux cas, nombreux d'ailleurs, où le sang renferme longtemps de très nombreux Trypanosomes : 1 pour 2-3 hématies, quelquefois même, mais exceptionnellement, 1 et 2 Flagellés pour 1 globule rouge. L'infection dure alors au moins une vingtaine de jours, généralement 2 mois, parfois 4 mois et plus. Quelquefois, elle cesse brusquement; d'autres fois, la disparition des Trypanosomes est graduelle (jusqu'à un mois). Rarement, lorsque les Trypanosomes sont en décroissance, il y a de nouvelles poussées.

Mais l'infection peut être légère et ceci se présente assez fréquemment avec les vieux rats; les Trypanosomes apparaissent assez tardivement dans le sang, ils ne deviennent jamais nombreux et ils disparaissent au bout de 2 à 8-10 jours. Ces rats n'en acquièrent pas moins, comme nous le verrons dans le chapitre suivant, l'immunité active [1].

Les inoculations sous-cutanées donnent fréquemment aussi un résultat positif, pourvu, disent Rabinowitsch et Kempner, que la quantité de sang inoculée soit suffisante; les échecs ne sont pas rares. La période de multiplication intra-péritonéale est supprimée; l'infection du sang est aussi rapide, mais moins vite

1. Les renseignements des auteurs relativement à la durée de l'infection concordent plus ou moins avec les nôtres. Pour Jürgens, la durée est de 1 à 2 mois, rarement davantage (plus de 7 mois dans 2 cas), une seule fois moins. Francis a eu des infections qui ont duré de 7 à 14 jours. Ces auteurs ne donnent aucun renseignement sur le poids de leurs animaux.

intense que dans le cas des infections par inoculation dans le péritoine.

Francis a obtenu, contrairement à Rabinowitsch et Kempner, des résultats positifs : 1° par injection *intra-stomacale* de sang infecté (11 succès sur 12 rats) ; 2° en faisant manger à des rats tout le sang d'un rat infecté (5 succès sur 7 rats blancs ; 5 succès avec rats sauvages). Toutes les précautions étaient prises pour éviter, autant que possible, des blessures de la bouche ou du tube digestif qui auraient pu servir de porte d'entrée au virus. Nous avons tenté, *sans aucun succès*, de répéter la seconde série d'expériences de Francis, et pourtant nous n'avions pas pris autant de précautions que lui.

Les quelques expériences que nous avons pu faire avec les rats d'égout nous permettent d'affirmer que la marche de l'infection est identique à celle que nous venons de décrire pour les rats blancs.

Infection avec le sang conservé. — Si le sang conservé à la glacière (voir *infra*) contient encore des Trypanosomes mobiles assez nombreux, le temps qui s'écoule entre le moment de l'inoculation et le début de l'infection sanguine n'est pas sensiblement allongé. Mais quand on opère avec du sang conservé depuis longtemps et où, à l'examen microscopique, on ne distingue que peu de Trypanosomes ou pas du tout, l'incubation est plus longue.

Du sang conservé 47 jours à la glacière et où les Trypanosomes étaient rares, a donné une infection assez longue, mais peu intense, à un rat (sur 2 inoculés) ; les Trypanosomes n'ont apparu dans le sang qu'entre le sixième et le neuvième jour. Le même sang, conservé à la glacière 51 jours et ne montrant plus de Trypanosomes au microscope, a donné à un rat une infection semblable : apparition des Trypanosomes dans le sang au bout de 7 jours.

Jürgens a obtenu des résultats analogues aux nôtres avec du sang conservé 32 et 53 jours.

Les Trypanosomes des cultures se sont montrés virulents dans la plupart des expériences de Mc Neal et Novy et dans les nôtres (voir *infra*).

Des expériences de contrôle faites avec des traces de sang frais nous ont prouvé que le retard dans l'incubation ne tenait pas uniquement à la petite quantité de parasites inoculés ; elle doit tenir surtout à leur état.

Les infections obtenues avec le sang conservé sont aussi

intenses que celles réalisées avec le sang frais. Ainsi, la plus longue infection que nous ayons obtenue a eu pour point de départ l'inoculation d'un sang conservé 30 jours à la glacière; la période d'incubation a été de 5 jours; l'infection a duré 5 mois et demi (décroissance au bout de 3 mois).

Remarquons enfin que les Trypanosomes conservent leur pouvoir infectieux aussi bien dans les sérums agglutinants, spécifiques ou neufs, que dans l'eau physiologique.

Symptômes morbides chez les rats infectés. — A cet égard, les observations des auteurs diffèrent. Voyons d'abord ce qui concerne les rats blancs ou pie. D'après Rabinowitsch et Kempner, il n'y a pas de fièvre. L'abattement ne se manifeste que dans les 24 heures qui suivent l'injection. De notre côté, nous n'avons guère noté de symptômes morbides; dans un lot de jeunes rats où l'infection a été particulièrement intense (durant plusieurs jours, 3 Trypanosomes pour 1 hématie), nous avons constaté un arrêt d'augmentation de poids et même une baisse pendant la première semaine (des rats du même lot, immunisés passivement, continuaient à augmenter); mais tout est bientôt rentré dans l'ordre. Musgrave et Clegg sont également d'avis que le *Trypan. Lewisi* n'est pas pathogène pour les rats (observations portant sur des milliers de rats).

En revanche, Jürgens a observé une sévère maladie, ne sévissant que sur les jeunes rats.

L'animal a l'air abattu; il n'augmente plus de poids. Plus tard, on note de la dyspnée, de l'œdème des membres postérieurs, des hémorragies sous-cutanées. La mort survient généralement dans la deuxième semaine après l'inoculation. Les vieux rats ne montrent aucun symptôme morbide. Les jeunes ne sont pas tous malades. En tout, Jürgens a eu 16 rats malades sur 47. A l'autopsie, il note de la congestion des poumons avec des sortes de foyers pneumoniques de la grosseur d'une lentille ou d'un haricot. La rate est très hypertrophiée et les ganglions lymphatiques sont gonflés. Les Trypanosomes sont encore en multiplication, même chez un rat mort au vingt-cinquième jour.

Francis a vu plusieurs de ses rats succomber, vraisemblablement à l'infection. Mc Neal et Novy notent que des Trypanosomes d'une provenance ne se sont pas montrés pathogènes, tandis que ceux d'une autre l'étaient nettement. Il semble donc y avoir lieu de conclure, avec ces savants, que les différences observées tiennent à des différences de virulence des Trypanosomes employés.

Même chez les rats qui supportent bien l'infection, la rate est hypertrophiée. Lingard a donné des chiffres précis à cet égard : le poids a généralement doublé.

Pour les rats sauvages, les renseignements précis manquent. Il semble pourtant que l'infection spontanée est bien supportée par eux. Il en est sans doute de même de l'infection expérimentale. Notons cependant que Rabinowitsch et Kempner prétendent qu'elle est, contrairement à ce qui se passait pour leurs rats blancs, assez meurtrière, amenant parfois la mort; les détails manquent.

Cobayes. Infections abortives. — Dans leur mémoire sur le Nagana, Kanthack, Durham et Blandford [1] déclarent que le Trypanosome des rats se rencontre, en petite quantité, du cinquième au septième jour après l'inoculation, dans le sang des cobayes. Mais, pour pouvoir affirmer qu'il y a réellement infection, il fallait observer une multiplication du parasite dans le corps du cobaye. Nous l'avons notée dans la cavité péritonéale du deuxième au cinquième jour après l'inoculation [2]; mais elle se présente rarement dans le sang et c'est sans doute ce qui explique que l'infection n'est jamais de longue durée [3].

Nous renvoyons au paragraphe 3 pour les changements morphologiques que *Trypan. Lewisi* éprouve dans l'organisme du cobaye. Les parasites apparaissent dans le sang dans les 24 premières heures qui suivent l'inoculation; ils s'y maintiennent de 5 à 7 jours, avec leur grain réfringent postérieur, augmentent d'abord de nombre, jusqu'à atteindre 1/20 ou 1/50 des hématies, puis deviennent plus rares et enfin disparaissent. La disparition des nombreux parasites du péritoine, comprenant en majorité des formes de multiplication, précède généralement de 24 heures celle des Trypanosomes du sang; elle est assez brusque et elle nous a paru coïncider avec un afflux leucocytaire. L'exsudat péritonéal devient plus abondant. Nous avons vu, dans ces condi-

1. *Proceedings of the R. Society*, t. LXIV, 1898, et *Hygienische Rundschau*, 1898, n° 24.

2. Toutes nos injections ont été faites dans le péritoine. Elles ont porté sur des cobayes de 100 à 400 grammes. Nous inoculions au moins 1 cc. de sang riche en Trypanosomes. Dans ces conditions, on a d'assez nombreux échecs; mais plus de la moitié des cobayes montrent l'infection que nous allons décrire.

3. Rabinowitsch et Kempner, Francis, ont échoué complètement dans leurs tentatives d'infecter le cobaye. En revanche, Musgrave et Clegg disent qu'ils ont réussi, comme nous, à produire une légère infection avec *Tryp. Lewisi*, infection toujours transitoire et dépourvue de symptômes.

tions, des Trypanosomes en train d'être englobés par des phagocytes. Le Trypanosome est dans l'axe d'une sorte de cratère très aigu formé par les prolongements du leucocyte; la partie de son corps, encore libre, montre une très grande mobilité.

Dans les préparations colorées, nous avons observé, avec la plus grande netteté, toutes les phases de la digestion des Trypanosomes par les mononucléaires du cobaye, les seuls leucocytes qui paraissent les englober. Le Trypanosome est d'abord ramassé en boule dans une vacuole; son protoplasme, son noyau et son centrosome sont parfaitement intacts; seul, le flagelle se colore moins bien. Puis, la dissolution du protoplasme commence, le noyau et le centrosome étant encore très reconnaissables. Ce doit être ensuite le tour du centrosome, car on rencontre fréquemment des leucocytes qui ne renferment qu'un noyau de Trypanosome. L'aspect de ce noyau prouve qu'il est en voie de digestion : on n'y distingue que des grains de chromatine; le suc nucléaire a disparu sans doute par suite de la destruction de la membrane. La destruction des Trypanosomes chez le cobaye s'accomplit donc par le processus phagocytaire : les Trypanosomes, englobés vivants et très mobiles, sont digérés par les mononucléaires du cobaye.

D'après Lingard, le sang des bandicoots de l'Inde (voir *supra*) contenant des Trypanosomes, se montre infectieux pour le cobaye (parasites dans le sang les quatrième, cinquième, sixième et huitième jours après l'inoculation); en revanche, il ne l'est pas pour la mule, l'âne, le lapin. Il est intéressant de rapprocher ce fait de la sensibilité à peu près du même ordre du cobaye pour le Trypanosome des rats.

Autres espèces animales. — Toutes les autres espèces animales paraissent complètement réfractaires à l'inoculation de sang contenant *Trypan. Lewisi*.

Lingard dit bien avoir réussi a infecter différents animaux avec le Trypanosome des rats, mais Lingard qui observait aux Indes, a confondu ce Trypanosome avec celui du Surra et les chevaux qu'il dit avoir infectés avec le Trypanosome du rat ont simplement contracté une infection spontanée de Surra. Il ne faut, à notre avis, retenir de ses expériences, que celles relatives aux rats des champs (*Nesokia providens*); 2 de ces rats ont montré, 7 jours après l'inoculation, des Trypanosomes dans le sang, les parasites y sont restés constamment présents jusqu'au moment de la mort de ces animaux (102 et 168 jours plus tard); chez 2 autres *Nesokia*, les Trypanosomes ne sont apparus qu'après 24 et 39 jours.

Koch, Rabinowitsch et Kempner, nous-mêmes, avons essayé sans succès d'inoculer le parasite à différents animaux : souris grises ou blanches, mulot (*Mus sylvaticus*), campagnol (*Arvicola arvalis*), lapin, chien, chèvre, cheval. Le hamster lui-même, qui cependant est très souvent infecté par des Trypanosomes très voisins de *Trypan. Lewisi*, s'est montré réfractaire.

Lorsqu'on inocule du sang de rats infectés à ces divers animaux, on peut trouver, pendant 24 ou 48 heures, quelques Trypanosomes dans le sang des animaux inoculés, mais les Trypanosomes ne se multiplient pas et ne tardent pas à disparaître.

Après avoir injecté du sang riche en Trypanosomes dans le péritoine de souris blanches, nous avons vu que les Trypanosomes se retrouvaient dans le péritoine et dans le sang après 24 heures; au bout de 48 heures, ils avaient toujours disparu. Cela a été aussi le cas des singes macaques inoculés, aux Indes, par Vandyke Carter et Lingard : Carter a vu quelques Trypanosomes dans le sang les deuxième et troisième jours, Lingard, le troisième jour, puis plus rien.

§ 3. — Étude de *Trypanosoma Lewisi*.

Trypanosoma Lewisi DANS L'ORGANISME DU RAT. — Étudions d'abord le parasite, tel qu'il se présente dans l'organisme vivant. Nous examinerons : 1° le parasite arrivé à son développement complet; 2° les formes de multiplication.

1° *Forme adulte de Trypan. Lewisi*. — Dans le sang frais, entre lame et lamelle, ou en goutte pendante, *Trypan. Lewisi* se présente sous l'aspect d'un vermicule particulièrement mobile. C'est le plus mobile de tous les Trypanosomes. Il se meut avec une grande vivacité au milieu des hématies auxquelles il imprime des mouvements très variés, sans les altérer d'ailleurs. On le voit assez souvent traverser le champ entier du microscope, flagelle en avant, comme une flèche, ce qui est tout à fait exceptionnel chez les Trypanosomes; quand le mouvement est plus lent, on distingue une légère oscillation du flagelle alternativement à droite et à gauche. *Trypan. Lewisi*, lorsque les mouvements sont ralentis (ce qui arrive dans les préparations faites depuis quelque temps), laisse voir les ondulations en forme de vagues de la membrane ondulante, ondulations qui se font tantôt dans un sens et tantôt dans l'autre.

On distingue dans le protoplasme de fines granulations et souvent, vers la partie postérieure, une granulation assez réfringente qui correspond au centrosome. Le noyau n'est pas apparent.

Trypan. Lewisi mesure, flagelle compris, 24 à 25 μ de long sur 1 μ 1/2 de large environ.

Après coloration par le procédé éosine-bleu Borrel, tanin, indiqué chapitre II, la structure de *Trypan. Lewisi* apparaît très nettement. (Fig. V, 1, et fig. 1 de la Planche.) Dans le protoplasme coloré en bleu clair, on distingue le noyau (*a*) coloré en lilas; un amas beaucoup plus petit de chromatine (*b*) situé vers l'extrémité postérieure se colore en violet foncé; enfin, le long du bord libre de la membrane ondulante (*c*), un filament coloré en lilas se continue d'un côté avec le flagelle (*d*), tandis qu'à l'autre extrémité il aboutit au corpuscule indiqué dans la figure par la lettre *b*. La membrane ondulante, si l'on en excepte son bord épaissi, en continuité avec le flagelle, est incolore.

Le protoplasme contient souvent de fines granulations.

Le noyau situé d'ordinaire plus près de l'extrémité antérieure que de la postérieure a une forme allongée; à l'intérieur, des granulations se colorent plus fortement que la masse chromatique principale.

Le centrosome qui se colore fortement se trouve en général au centre d'un espace clair; le flagelle s'arrête d'ordinaire ou paraît s'arrêter au bord de cet espace vacuolaire. Il n'est pas douteux d'ailleurs qu'il y ait continuité entre le flagelle et le corpuscule centrosomique. Quand des Trypanosomes se détruisent, dans du sang qui a été conservé quelque temps, avant d'être desséché, on trouve parfois sur les préparations colorées des Trypanosomes en mauvais état, réduits au flagelle et au centrosome représentant pour ainsi dire le squelette du parasite (fig. VI, 16) et, dans ces conditions, on constate nettement la continuité du flagelle avec le centrosome (Laveran et Mesnil, Francis).

2° *Formes de multiplication.* — Les auteurs ne sont pas d'accord sur la manière dont *Trypan. Lewisi* se multiplie[1].

1. D'après ce que nous avons dit dans le paragraphe précédent, pour observer les formes de multiplication, il faut examiner le sang d'un rat inoculé depuis 4 à 8 jours; au delà de ce temps, on ne trouve plus, dans le sang, que des Trypan. arrivés à leur

D'après Danilewsky, il faudrait distinguer : 1° la division longitudinale qui se fait tandis que le Trypanosome est en mouvement; 2° la multiplication par segmentation; dans ce dernier mode de division, le flagelle et la membrane ondulante disparaîtraient, le parasite prendrait une forme sphérique, et le noyau, en se divisant à plusieurs reprises, donnerait naissance à un nombre variable de jeunes éléments.

L. Rabinowitsch et Kempner admettent : 1° une division longitudinale; 2° une division transversale; 3° la segmentation; la membrane ondulante et le flagelle disparaîtraient complètement dans ce dernier cas.

D'après Wasielewski et Senn, tout le processus de division des Trypanosomes se réduit à une division longitudinale, comme chez les autres Flagellés, avec cette exception que, chez le Trypanosome en voie de division, la cellule mère est toujours reconnaissable à ses dimensions qui dépassent celles de la cellule ou des cellules filles. La cellule mère et les cellules filles peuvent rester adhérentes pendant quelque temps de manière à constituer des espèces de rosaces. Wasielewski et Senn font des réserves au sujet de la segmentation primitive multiple; ils donnent cependant une figure de division dans laquelle on cherche en vain la cellule mère.

Les formes que revêt *Trypan. Lewisi* au moment de sa multiplication sont très variées et, au premier abord, lorsqu'on examine une préparation dans laquelle ces formes de multiplication sont nombreuses, on a quelque peine à s'y reconnaître; on distingue de très gros Trypanosomes à côté de Trypanosomes très petits; certains Trypanosomes en voie de division ont conservé une forme à peu près normale, d'autres ont des formes singulières et des plus variées.

Dans le sang frais, il est facile de constater, en raison de cette variété des formes, si les Trypanosomes sont ou non en voie de multiplication : mais c'est seulement sur des préparations bien colorées, par la méthode indiquée plus haut, que l'on peut étudier convenablement l'évolution de ces Hématozoaires. L'examen du sang frais contenant des Trypanosomes en voie de multiplication révèle cependant un fait intéressant, c'est que les parasites, tandis

développement complet; c'est ainsi que chez la plupart des rats d'égout infectés naturellement et, en général, depuis assez longtemps, on chercherait en vain des formes de multiplication. L'exsudat péritonéal d'un rat inoculé dans le péritoine depuis 1 à 2 jours renferme aussi des formes de multiplication en grand nombre; mais cet exsudat se prête mal à l'étude cytologique de ses éléments parasitaires.

qu'ils se divisent, continuent à se mouvoir, les mouvements sont seulement ralentis.

Soit une préparation de sang de rat bien colorée et riche en formes de multiplication des Trypanosomes. Si nous passons en revue un grand nombre de ces formes, il nous sera possible de les classer en deux groupes : groupe *a* représenté par les figures 2 à 5, groupe *b* représenté par les figures 6 à 10.

Groupe a. — Le Trypanosome qui va se diviser augmente de volume, sa longueur atteint parfois 35 μ, sa largeur est triplée ou quadruplée (fig. V, 2). En même temps le noyau et le centrosome

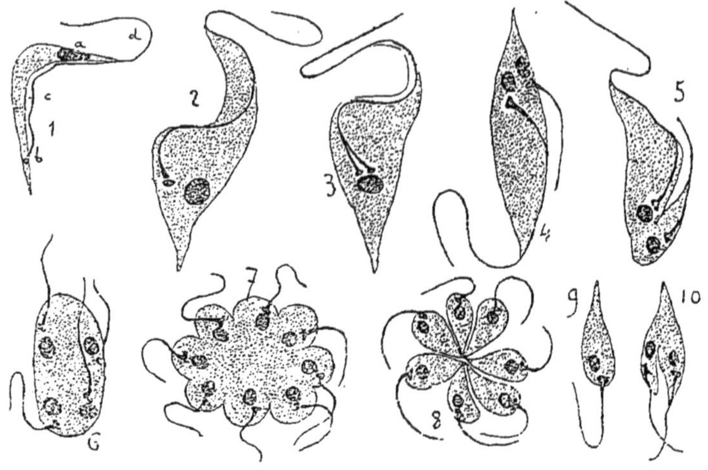

Fig. V. — Formes de multiplication de Trypan. Lewisi.

1. Trypanosome arrivé à son développement complet; *a*, noyau; *b*, centrosome; *c*, membrane ondulante; *d*, flagelle. — 2 à 5. Trypanosomes en voie de multiplication; 5 montre un petit Trypanosome sur le point de se séparer du Trypanosome mère. — 6 à 8. Autres aspects des formes de multiplication. — 9. Jeune Trypan. libre. — 10. Division d'une forme jeune. (Gr. 1700 D. environ.)

augmentent de volume, ce dernier prenant une forme allongée; la base du flagelle s'épaissit. Enfin le noyau se rapproche du centrosome.

A une phase plus avancée, le noyau et le centrosome se divisent. Comme Rabinowitsch et Kempner, Wasielewski et Senn le font remarquer, il n'y a pas de règle absolue pour l'ordre dans lequel se fait cette division; tantôt c'est le centrosome qui se divise le premier et tantôt c'est le noyau.

En même temps que le centrosome, la base épaissie du flagelle se divise (fig. V, 3).

Le flagelle de nouvelle formation se sépare de l'ancien flagelle sans qu'il y ait dédoublement de ce dernier dans toute sa longueur, et l'on a alors un gros Trypanosome avec deux noyaux, deux centrosomes et deux flagelles, l'un de ces flagelles étant beaucoup plus court que l'autre. Le flagelle de nouvelle formation s'allonge rapidement (fig. V, 4). Le protoplasme se divise à son tour; on voit alors un petit Trypanosome à court flagelle qui adhère encore plus ou moins au Trypanosome mère (fig. V, 5). Avant que ce Trypanosome de nouvelle formation devienne libre, il peut se diviser et le Trypanosome mère peut donner naissance à d'autres parasites; ainsi s'expliquent les groupements qui se composent d'un grand Trypanosome et de plusieurs petits Trypanosomes formant parfois des espèces de rosaces.

Groupe b. — Les formes de multiplication de ce groupe diffèrent de celles du précédent par ce fait qu'on ne distingue plus de Trypanosome mère. Ces formes ont été sûrement vues par Rabinowitsch et Kempner, mais ils n'en ont pas coloré les flagelles. Wasielewski et Senn doutent de leur existence, sans la nier formellement. Nous les avons décrites avec précision pour la première fois; Rabinowitsch et Kempner viennent de confirmer complètement nos observations[1].

Les éléments parasitaires, de dimensions variées, ont une forme sphérique, ovoïde ou irrégulière. Dans le protoplasme, on distingue des noyaux en nombre variable, des centrosomes voisins des noyaux et, partant de ces centrosomes, de petits flagelles de même longueur.

Le nombre des noyaux est souvent de 2, 4, 8 ou 16. Le nombre des centrosomes peut être double de celui des noyaux parce que la division des centrosomes a précédé celle des noyaux.

Les noyaux, les centrosomes et les flagelles se divisent d'abord sans qu'il y ait trace de division du protoplasme (fig. V, 6); à un moment donné, le protoplasme se dentelle à la périphérie (fig. V, 7, et 2 de la Planche) et se divise en fin de compte en autant d'éléments qu'il y a de noyaux et de centrosomes (fig. V, 8). La multiplication des noyaux se fait toujours par division directe.

Dans les formes en voie de multiplication, on voit toujours les flagelles quand la coloration est suffisante. Au début de nos recherches sur *Trypan. Lewisi*, nous obtenions souvent des figures analogues à certaines figures de Rabinowitsch et Kempner dans lesquelles les flagelles semblent avoir disparu. Depuis que nous

1. Rabinowitsch et Kempner. *Centralbl. f. Bakter., I, Origin.*, t. XXXIV, 1903, p. 804.

avons appris à mieux colorer les Trypanosomes, nous n'obtenons plus jamais de semblables figures, les flagelles sont toujours visibles, ce qui est en rapport avec ce que nous avons dit plus haut sur la mobilité des Trypanosomes en voie de division.

Les formes de multiplication du groupe *b* dérivent évidemment de celles du groupe *a*. Lorsque le petit Trypanosome (fig. V, 5) s'est séparé du Trypanosome mère, son noyau, son centrosome et son flagelle continuant à se diviser, sans division concomitante du protoplasme, on comprend facilement l'apparition d'éléments analogues à ceux que représentent les figures 6, 7 et 8. Les petits éléments (fig. V, 9, et fig. 3 de la Planche) provenant de la dislocation des rosaces peuvent encore se diviser en deux (fig. V, 10), ce qui explique l'existence de formes très petites.

En somme, le mode de multiplication du Trypanosome des rats est toujours le même; il y a toujours division du noyau, du centrosome et de la base du flagelle, mais les variétés d'aspects qui résultent de la division simple ou répétée de ces éléments et de la division précoce ou tardive du protoplasme sont nombreuses.

Trypan. Lewisi CHEZ LE COBAYE. — *Trypan. Lewisi* présente, dans l'organisme du cobaye, certaines modifications qu'il faut attribuer vraisemblablement à un processus d'involution. La culture qui se produit dans le péritoine à la suite de l'inoculation du sang contenant des Trypanosomes a un aspect anormal; les formes de multiplication sont encore plus variées que chez le rat, les très petites formes dominent. Au bout de 24 à 48 heures, les Trypanosomes de l'exsudat péritonéal et du sang présentent un point très réfringent qui, au premier aspect, pourrait être confondu avec le centrosome en raison de son siège constant non loin de l'extrémité postérieure; sur les préparations colorées, il est facile de s'assurer que le centrosome a son aspect normal et que, à côté, il existe une vacuole arrondie, incolore, qui correspond évidemment au point réfringent observé chez le Trypanosome vivant.

La figure VI, 11, représente un Trypanosome vu dans le sang frais du cobaye; la figure VI, 12, un Trypan. dans une préparation colorée de sang de cobaye.

CARACTÈRES DIFFÉRENTIELS DE *Trypan. Lewisi*. — *Trypanosoma Lewisi* diffère d'une façon notable des Trypanosomes pathogènes de Mammifères [1]. Les dimensions sont à peu près les mêmes, mais

1. Dans son travail récent, MARTINI (*loc. cit.*) s'est surtout attaché à mettre en évidence ces différences.

l'aspect général diffère : *Trypan. Lewisi* est plus mince, plus effilé; sa membrane ondulante est moins plissée. Il est plus mobile; c'est ainsi qu'entre lame et lamelle, on le voit traverser le champ du microscope sans difficulté, ce qu'on observe rarement avec les Trypanosomes pathogènes (sauf avec *Trypan. Evansi*).

Après coloration, on constate que le protoplasme de *Trypan. Lewisi* prend une teinte peu foncée; il ne renferme jamais ces granulations grosses et nombreuses, si répandues chez les Trypanosomes pathogènes. Le noyau n'a pas, sauf chez les formes qui se préparent à la reproduction, une position médiane comme celui des Trypanosomes du type *Brucei*; il est toujours vers l'extrémité du

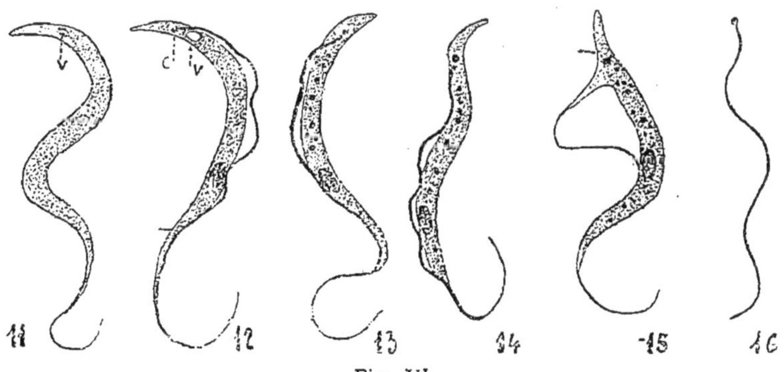

Fig. VI.

11. Trypanosome dans le sang frais du cobaye, *v*, corpuscule réfringent. — 12. Trypanosome dans une préparation colorée du sang de cobaye, *c*, centrosome, *v*, vacuole. — 13 et 14. Trypanosomes colorés après un séjour de 20 jours à la glacière. — 15. Trypanosome déformé après être resté 9 jours en goutte suspendue (sang et sérum de poule). — 16. Centrosome et flagelle, reliquat d'un Trypanosome dans une préparation colorée.

tiers antérieur du corps. L'extrémité postérieure de *Trypan. Lewisi* est généralement plus effilée; mais il ne faut pas attribuer trop d'importance à ce caractère.

Enfin, *les formes de multiplication sont très différentes.*

Les rats infectés de *Trypan. Lewisi* contractent aussi facilement que les rats témoins une infection à *Trypan Brucei* ou à *Trypan. Evansi*, comme Koch (*op. cit.*), Rogers[1] et nous-mêmes l'avons constaté. Lorsqu'on examine le sang frais des rats ayant ainsi une infection double, il est très difficile de distinguer les espèces de parasites; mais sur les préparations colorées, le diagnostic ne présente pas de difficultés.

Sivori et Lecler ont répété cette expérience avec le *Trypan. equinum* du Caderas et ont fait des constatations analogues.

1. L. Rogers, *Proc. of the Roy. Soc.*, 4 mai 1901.

Le *Trypan. Lewisi* diffère encore des Trypanosomes pathogènes en question par sa longue conservation à basse température et la facilité relative avec laquelle on le cultive (voir *infra*).

La différenciation morphologique de *Trypan. Lewisi* et des Trypanosomes non pathogènes des petits Mammifères (qui constituent vraisemblablement autant d'espèces distinctes, ou, ce qui revient à peu près au même, de variétés étroitement adaptées à l'espèce hôte) est beaucoup plus difficile et nous verrons, dans le chapitre suivant, que les caractères différentiels entre *Trypan. Lewisi* et les Trypanosomes du lapin de Petrie et de l'écureuil de l'Inde de Donovan, les seules espèces sur lesquelles on possède des renseignements morphologiques un peu précis, sont très difficiles à mettre en évidence.

Conservation. — La durée de conservation des Trypanosomes dans les préparations en goutte pendante ou dans le sang conservé dans des tubes stérilisés est assez variable.

Danilewsky a observé des Trypanosomes vivants dans du sang de rat recueilli depuis 8 à 9 jours dans une pipette et conservé à la température du laboratoire. Les jeunes Trypanosomes peuvent résister, dit-il, un peu plus longtemps, soit 10 à 12 jours.

Il résulte de nos observations, corroborées par celles de Jürgens, de Francis, de Musgrave et Clegg, que la température exerce une grande influence sur la durée de conservation du *Trypan. Lewisi*.

Pendant l'été, les Trypanosomes conservés dans le laboratoire ne survivent guère au delà de 4 jours; en hiver, nous avons conservé du sang à Trypanosomes (mélangé à du sérum de rat, de poule ou de pigeon) en goutte pendante dans le laboratoire pendant 18 jours; au bout de ce temps, le sang était profondément altéré, mais on distinguait encore quelques Trypanosomes mobiles.

Les Trypanosomes, ainsi conservés, deviennent peu à peu granuleux en même temps que leurs mouvements se ralentissent. La figure VI, 15, représente un Trypanosome dans une préparation colorée faite avec du sang mélangé à du sérum de poule, et conservé en goutte pendante pendant 9 jours; il s'est produit une déformation qui existait chez la plupart des Trypanosomes de cet échantillon de sang. Dans d'autres cas, les Trypanosomes prennent une forme en têtard très caractéristique.

A la température de la glacière (5 à 7° C. au-dessus de 0), la durée de conservation de *Trypan. Lewisi* augmente beaucoup[1].

1. A. Laveran et F. Mesnil, *C. R. Soc. Biologie*, 6 oct. et 10 nov. 1900.

Nous avons trouvé des Trypanosomes mobiles dans du sang défibriné, mélangé d'eau physiologique, conservé à la glacière depuis 30, 36, 44, 47, 49, 50, 51 et 52 jours. Francis, dans les mêmes conditions, en a gardé vivants 81 jours.

Au sortir de la glacière, les mouvements des Trypanosomes sont toujours ralentis, ils s'accélèrent quand le sang se réchauffe. Mais, à mesure que le temps s'écoule depuis la mise à la glacière, le nombre des Trypanosomes vivants va peu à peu en diminuant. De plus, ceux qui sont encore vivants ne montrent plus la vivacité initiale. Ils apparaissent, à l'examen à l'état frais, comme nettement granuleux. De grosses granulations se forment chez les Trypanosomes qui sont à la glacière depuis 15 jours ou plus; ces granulations se colorent comme le centrosome et atteignent souvent le volume de ce dernier; leur nombre et leur disposition sont variables. La figure VI (13 et 14) représente deux Trypanosomes colorés après un séjour de 20 jours à la glacière.

Enfin, un autre phénomène apparaît, souvent déjà après 2 ou 3 jours de séjour à la glacière : c'est celui de l'agglomération des Trypanosomes soit par 2, soit en nombre variable; l'union se fait toujours par les extrémités postérieures; on a ainsi des rosaces, et comme les Trypanosomes ont conservé leur mobilité, chaque élément de la rosace continue à se mouvoir, en agitant son flagelle et sa membrane ondulante. A mesure que la durée du séjour du sang à la glacière augmente, le nombre des Trypanosomes libres diminue; mais, à côté des parasites agglomérés, on trouve presque toujours quelques parasites libres, même après un mois et plus. (Pour les détails du phénomène, voir *infra*.)

Des échantillons de sang à Trypanosomes conservés à la glacière depuis 44, 47, 51, 52 et 53 jours se sont montrés encore virulents; la période qui précède l'apparition des Trypanosomes dans le sang des rats inoculés a seulement été plus longue (voir *supra*).

La durée de conservation est beaucoup diminuée si le sang n'a pas été recueilli avec pureté et si des bactéries s'y développent en grand nombre.

Cette longue conservation à la glacière du *Trypan. Lewisi* constitue une des caractéristiques les plus curieuses de cette espèce. Elle permet de la distinguer et au besoin de la séparer des espèces pathogènes du type *Brucei*. Il y aurait lieu d'étudier à cet égard les autres Trypanosomes non pathogènes. Nous verrons plus loin que Petrie a déjà constaté que le Trypanosome du lapin se gardait vivant un mois à la glacière.

A 37°, d'après Jürgens, les Trypanosomes ne vivent que 2-4 jours. Nous avons constaté qu'ils supportent assez bien une température de 41°. A 50°, les mouvements se ralentissent rapidement et, au bout de 5 minutes, on ne voit plus aucun Trypanosome mobile. Jürgens a pourtant vu des Trypanosomes supporter, sans perdre leur caractère infectieux, un chauffage de 2 heures à 50°, suivi d'un refroidissement lent; ils ne supportent plus le même chauffage à 58°.

D'une façon générale, on peut dire que les *Trypan. Lewisi* sont sensibles aux températures supérieures à 40°; mais ils le sont certainement moins que les Trypanosomes du type *Brucei*.

Les *Trypan. Lewisi* sont susceptibles de supporter de basses températures. Ainsi Jürgens a conservé des Trypanosomes vivants entre — 5° et — 8° pendant au moins 7 jours en préparations microscopiques. Quand il réchauffait ce sang pour l'examen journalier, il notait que la mobilité des Trypanosomes, d'abord nulle, ne revenait que peu à peu.

Le même savant a vu que du sang, maintenu 2 heures à — 17° n'était plus infectieux. Nous avons répété cette expérience dans des conditions à peu près identiques. Un tube de sang citraté de rat a été placé pendant 2 heures dans un mélange de glace et de sel marin; la température du mélange a varié de — 15°,5 à — 18°,5. Au bout de ce temps, nous avons constaté, dans le sang réchauffé, que la plupart des Trypanosomes étaient immobiles, mais nous en avons vu quelques-uns de bien mobiles. 1/2 cc. de ce sang, inoculé dans le péritoine d'un rat, a donné à l'animal une infection intense après 6 jours 1/2 d'incubation.

Notons enfin que le *Trypan. Lewisi* est capable de résister un certain temps à la température de l'air liquide. Du sang citraté, porté 15 minutes à la température de — 191° (une minorité seulement des Trypanosomes étaient restés mobiles, les autres étaient généralement bien conservés, souvent granuleux), a infecté un rat, à la dose de 1/2 cc. dans le péritoine (incubation 5 jours; infection intense). Le même sang, porté 15 minutes à — 191°, puis réchauffé, et ensuite soumis de nouveau pendant 1 heure à l'air liquide (à l'examen microscopique du sang, on trouvait difficilement un Trypanosome mobile) a infecté un rat, toujours à la dose de 1/2 cc. dans le péritoine (incubation 6 jours; infection intense). Du sang soumis 24 heures à l'air liquide n'a montré que des Trypanosomes tous en boule et n'a pas été infectieux.

Action du radium. — Des *Trypan. Lewisi*, en goutte pendante, ont été soumis à l'action du radium (10 mgr. de bromure de radium obligeamment prêtés par M. le Dr J. Rehns) à travers le verre de la lamelle couvre-objet et la lame de mica qui fermait le récipient contenant le radium. Plusieurs expériences nous ont prouvé qu'il fallait 12 heures environ pour faire perdre aux Trypan. leur mobilité. Ils sont donc plus sensibles que les Bactéries.

Culture. — Dans tout ce qui précède, il s'est agi seulement de *conservation* du *Trypan. Lewisi*. Nous allons maintenant examiner comment on peut réaliser la *culture* de ce Trypanosome. A diverses reprises, certains auteurs ont prétendu avoir obtenu, accidentellement ou non, le développement *in vitro* de Trypanosomes variés. C'est ainsi que Danilewsky et Chalachnikov ont décrit avec détails les phénomènes de mise en boules, avec perte des flagelles, puis de segmentation des Trypanosomes des Oiseaux, des Batraciens et des Poissons, conservés dans des pipettes.

Pour ce qui concerne le *Trypan. Lewisi*, Chalachnikov a affirmé avoir obtenu des cultures en ensemençant le sang à Trypanosomes dans du sérum de chien. Si l'on se reporte aux figures que l'auteur donne des formes de cultures, on n'a pas de doute que certaines au moins se rapportent à des rosaces d'agglutination.

Plus récemment, Jürgens (*l. c.*, p. 286) dit avoir vu, dans des gouttes pendantes de sang de rat avec « jeunes » Trypanosomes, placées à 37°, « des formes de division et des stades de développement qu'on ne remarquait pas le jour précédent ». Mais, même en admettant que l'auteur n'ait pas été victime d'une illusion, on ne pouvait pas dire que le problème de la culture des Trypanosomes était résolu.

Il n'est pas douteux qu'il l'est aujourd'hui, en particulier en ce qui concerne le *Trypan. Lewisi*, par les recherches de Mc Neal et Novy, que nous avons pu répéter.

Nous avons, dans le chapitre de *Technique*, indiqué dans quelles conditions la culture des Trypanosomes peut être réalisée. Nous n'y revenons pas ici.

Le *Trypan. Lewisi* est le premier Trypanosome dont la culture ait été obtenue. Elle est relativement facile dans l'eau de condensation du milieu gélose-sang de Mc Neal et Novy ; on réussit presque toujours, à condition d'ensemencer plusieurs tubes à la fois, à obtenir une culture en partant du sang d'un rat infecté et les ensemencements de tube en tube se font également assez bien.

D'après Mc Neal et Novy, le *Trypan. Lewisi* pousse dans des milieux avec 1 de sang pour 5 et même 10 de gélose. Mais il préfère les milieux riches en sang; la proportion optima paraît être 2 de sang pour 1 de gélose. Dans leurs premières recherches, les savants américains ont surtout employé un milieu renfermant 1 de sang pour 2 de gélose.

A la température du laboratoire, le développement est assez lent, surtout si le milieu a été faiblement ensemencé. Au bout d'un certain temps, on voit, à côté des Trypanosomes isolés, des rosaces qui deviennent de plus en plus nombreuses et qui sont souvent formées d'un grand nombre d'éléments (il peut y en avoir jusqu'à mille). Tous ces Trypanosomes sont bien mobiles. Plus tard, le nombre des Trypanosomes vivants diminue; on trouve, au centre des rosaces, de nombreuses boules provenant de la dégénérescence des Trypanosomes. Finalement tout meurt. Ce terme final est atteint au bout d'un temps variable qui — quand le milieu est récemment préparé et que l'ensemencement a été faible — peut être de plusieurs mois. En modifiant le milieu type que nous avons décrit et qui est celui qui a servi pour les passages en série, Mc Neal et Novy sont arrivés à garder des Trypanosomes vivants dans un même tube jusqu'à 306 jours.

Le milieu, dans ce cas, se composait de deux parties d'agar, une partie de sang de rat et une partie d'une solution renfermant du glycocolle à 1 p. 100 et de l'asparaginate de sodium également à 1 p. 100; après refroidissement du tube, du sang défibriné de lapin était ajouté à l'eau de condensation. Le sang défibriné de lapin paraît d'ailleurs constituer, *à lui seul*, un excellent milieu pour la culture et la conservation du *Trypan. Lewisi*. Enfin, on obtient encore de bons résultats en utilisant des tubes tout préparés de gélose ordinaire inclinée, à l'eau de condensation de laquelle on ajoute du sang défibriné.

A la température du laboratoire, Mc Neal et Novy ont réalisé, du 16 mai 1902 au 19 mai 1903, une série de 11 passages de tube en tube (milieu avec 2 de gélose pour 1 de sang défibriné). Un peu de culture du dixième tube de passage, inoculé dans le péritoine de deux rats, les a infectés après quatre jours d'incubation.

A la température de 34-37°, la culture est plus rapide; elle présente les mêmes phases que celle à la température du laboratoire.

Elle atteint son maximum en 8 à 12 jours. Après 15-20 jours, tout est mort. Mc Neal et Novy attribuent cette mort rapide à la transformation, également rapide à l'étuve, de l'hémoglobine en hématine.

Du 4 décembre 1902 au 23 mai 1903 (soit 170 jours), M. N. et N. ont réussi à obtenir à l'étuve 22 passages de tube en tube. Il convient de remarquer que les septième et neuvième tubes de passage ont cultivé à la température de la chambre : le tube 6 ayant été porté accidentellement à 40° quelques heures, les Trypanosomes qu'il contenait sont entrés rapidement en dégénérescence; et les réensemencements, pratiqués dès qu'on s'est aperçu de cette dégénérescence, n'ont pas réussi à 35°, mais seulement à la température de la chambre. Le tube du huitième passage, placé à 37°, y a peu prospéré et le tube du neuvième passage, placé à l'étuve, n'y a pas cultivé du tout; il a donc encore fallu prendre un tube du neuvième passage développé à la température du laboratoire.

Ces détails montrent nettement combien les Trypanosomes en culture supportent mal des températures égales ou supérieures à 37°.

Des Trypanosomes de trois tubes du vingtième passage ont été inoculés à des rats : un des rats n'a contracté qu'une très légère infection, mais les deux autres ont montré des Trypanosomes dans leur sang après 5-6 jours d'incubation; l'infection a été très intense et ils ont succombé l'un et l'autre. Mc Neal et Novy ont vu aussi que, de deux tubes de dixième passage à l'étuve, l'un (milieu alcalinisé) n'a pas déterminé d'infection chez le rat, l'autre (milieu ordinaire, non alcalinisé) a donné une infection normale. Il est impossible de tirer de ces faits une conclusion ferme, car rien ne prouve que les rats qui ont résisté n'étaient pas naturellement réfractaires.

De notre côté, nous avons donné une infection légère à un rat avec une culture de 22 jours, à 20°, du deuxième passage. Nous avons donné à deux rats une infection très intense en leur inoculant dans le péritoine à chacun une goutte d'une première culture vieille de 35 jours et où, depuis une dizaine de jours, s'était développée une abondante flore avec bactéries et moisissures variées.

« Les *Trypan. Lewisi* des cultures varient considérablement en dimension. Il n'est pas rare de trouver des petits éléments qui, flagelle non compris, ont seulement 1 ou 2 µ de long. Il y en a d'autres de forme typique qui n'ont pas beaucoup plus que le diamètre d'une hématie. Tandis que la plupart des éléments fusiformes mesurent de 15 à 20 μ de long, il existe, à certains moments, des Trypanosomes qui ont de 50 à 60 μ de long. L'existence de petites formes explique le fait que nous avons réussi, à plusieurs reprises, à infecter des rats avec des filtrats au Berkefeld de telles cultures » (*Journ. of infect. Dis.*, t. I, p. 27).

Au moyen du long flagelle, l'organisme est capable de se mouvoir avec une grande rapidité et presque en ligne droite.

Les cultures de *Trypan. Lewisi* renferment de nombreux amas en rosace de centaines d'individus fusiformes, d'aspect un peu rigide, où tous les flagelles sont dirigés vers le centre (contrairement à ce que l'on observe dans les rosaces d'agglutination);

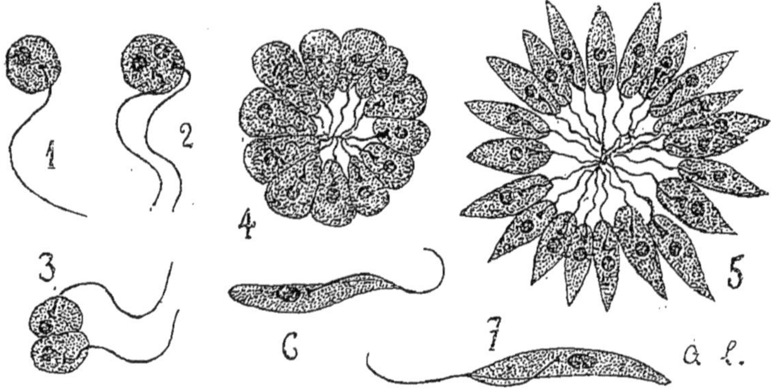

Fig. VII. — Formes de culture de Trypan. Lewisi.

dans ces formes de culture, les centrosomes sont du même côté du noyau que les flagelles au lieu d'être dans la partie non flagellée du corps comme dans les formes du sang; ils sont donc plus voisins du centre des amas que les noyaux.

La figure VII ci-contre donne une idée des diverses formes qui se rencontrent dans les cultures. — Ire Catégorie, formes libres, arrondies ou fusiformes; les unes (1 à 3) montrent des formes de division incontestables (divisions binaires égales); les autres (6-7) sont intéressantes en ce que, bien que le centrosome soit du même côté du noyau que le flagelle, ce dernier est rattaché au corps par une courte membrane ondulante; c'est un stade intermédiaire entre le stade *Herpetomonas* sans membrane ondulante et la forme adulte du sang, ce qui prouve bien que la membrane ondulante n'est nullement produite par l'accolement au corps protoplasmique d'un flagelle renversé en arrière. Il y a tous les passages entre ces diverses formes. — IIe Catégorie, formes en rosaces, les unes (4) avec éléments arrondis ou piriformes et courts flagelles, les autres (5) avec éléments fusiformes et flagelles plus développés; les premières paraissent être l'état jeune des secondes; les figures de division (particulièrement des centrosomes et des flagelles) y sont nombreuses.

§ 4. — Agglomération de *Trypan. Lewisi*[1].

Le *Trypan. Lewisi* est, de tous les Trypanosomes, celui qui se prête le mieux à l'étude des phénomènes d'agglomération. En raison de l'intérêt de ces faits, nous y consacrons un paragraphe spécial, reproduction à peu près textuelle de notre publication de 1901.

Dans un certain nombre de conditions, les *Trypan. Lewisi* se réunissent en amas très réguliers, qu'il est facile de caractériser. Les circonstances qui provoquent la formation de ces amas peuvent être groupées en deux catégories distinctes :

1° L'agglomération se produit dans du sang défibriné conservé depuis un temps plus ou moins long à la glacière; le phénomène est toujours partiel. Il persiste jusqu'à la mort et la dégénérescence des Flagellés (voir Chap. x);

2° Quand on fait agir sur du sang défibriné ou du sérum[2] à Trypanosomes, le sérum d'un certain nombre d'animaux, et en particulier celui de rats ayant reçu une ou plusieurs injections de sang à Trypanosomes, on constate une mise en amas *rapide* (quelques minutes) et souvent *totale* des Trypanosomes. Tantôt, les agglomérations persistent jusqu'à la mort des parasites; tantôt le phénomène est suivi d'une désagglomération. — Tous les phénomènes de cette seconde catégorie ont encore ceci de commun qu'ils sont produits par des substances que, par analogie avec ce

1. Ces phénomènes, que nous avons décrits pour la première fois en 1900 (*C. R. Soc. Biologie*, 6 oct. et 10 nov. 1900) et plus en détail en 1901 (*Ann. Inst. Pasteur*), ont été étudiés depuis, pour le Trypan. des rats, par Jürgens et Francis.

2. Francis conseille de laisser coaguler le sang infecté par les Trypanosomes : les Trypan. passent dans le sérum et on est débarrassé des globules. Francis prenait une précaution qui ne nous a jamais paru utile : comme le sang de ses rats infectés contenait souvent une *autoagglutinine* (voir *infra*), F. s'en débarrassait par une filtration sur porcelaine avec nombreux lavages à l'eau distillée. Les Trypan. recueillis sur le filtre étaient ensuite mis en suspension dans une quantité de liquide égale au volume initial du sérum. Il nous semble qu'ils doivent être bien altérés après ces opérations.

que l'on sait des agglutinations bactériennes ou hématiques, on a le droit d'appeler des *agglutinines*, étant donnée leur façon de se comporter vis-à-vis de la chaleur.

Formation et morphologie des agglutinats. — Pour bien étudier la façon dont se forment les amas de Trypanosomes, il convient de s'adresser aux cas où les choses se passent avec une grande lenteur et où l'intensité du phénomène n'est jamais considérable; par ex., cas de sang à Trypan. où l'on a simplement ajouté de l'eau physiologique.

Un premier fait à noter et certainement le plus important de tous, car il va donner la clef de toutes les particularités que nous relèverons, c'est que la mise en amas des Trypanosomes n'est pas précédée de leur immobilisation. *Les Trypanosomes qui s'agglomèrent sont aussi mobiles que ceux qui*, dans des préparations témoins ou dans la même préparation, *restent isolés.*

Le début de l'agglomération est toujours le même : deux Trypanosomes s'accolent par leurs extrémités postérieures non flagellifères[1] (fig. VIII, 1); la zone de contact est toujours très petite; elle suffit pour maintenir l'union des deux individus qui forment une ligne droite et se meuvent sur place avec vivacité[2].

Généralement, les choses n'en restent pas là; d'autres individus viennent se joindre aux deux premiers et il se constitue une *rosace* d'un nombre variable d'éléments, disposés tous avec les extrémités postérieures au centre de l'amas, les flagelles libres et bien mobiles à la périphérie (fig. VIII, 2). On peut arriver à avoir ainsi des amas formés d'une centaine d'individus et rien n'est plus curieux que de les observer : chaque Trypanosome a conservé ses mouvements propres; il paraît chercher à se dégager, à s'échapper des entraves qui le retiennent et nous verrons qu'en fait, dans certains cas, il peut y parvenir. — Assez souvent, surtout quand il s'agit d'amas se constituant dans du sang conservé à la glacière, on trouve au centre un leucocyte ou un amas d'hématoblastes plus ou moins avariés.

Les agglomérats ne se constituent pas toujours aussi lentement. En particulier, dans le cas des véritables agglutinines, on voit d'emblée un nombre assez grand de Trypanosomes s'unir pour

1. On peut avoir quelque hésitation sur les extrémités accolées quand on observe à l'état frais; on n'en a pas quand on examine des préparations colorées. Nos figures VIII, 1 et 2, sont reproduites d'après des frottis colorés.

2. Quand nous étudierons le Trypanosome du Nagana, nous citerons des cas où l'agglutination se réduit à ces unions par deux.

constituer un amas. Ces Trypanosomes se dirigent l'un vers l'autre, sans présenter d'abord la moindre orientation; cette période dure peu et il est fréquent qu'on n'arrive pas à l'observer. Bientôt en effet les Trypanosomes s'orientent; toutes les extrémités postérieures viennent s'affronter et l'on a la disposition en rosace que nous avons décrite.

Quand on a affaire à des sérums très agglutinants et en particulier à des sérums spécifiques, les choses peuvent se compliquer. Un certain nombre de rosaces se groupent et arrivent à constituer des *amas secondaires* énormes (fig. VIII, 3) qui, par suite des mouvements de tous leurs composants, écartent les hématies qui les entourent; on a alors, en gouttes pendantes, un phénomène visible à l'œil nu; sur le fond rouge, apparaissent des taches claires à centre grisâtre.

Enfin, quand il y a persistance des agglutinats, on constate que les Trypanosomes du centre de ces amas secondaires finissent par s'immobiliser et entrer en dégénérescence; seuls, ceux de la périphérie conservent leur mobilité.

L'adhérence, dans tous ces cas, est souvent assez forte pour qu'on puisse étaler le sang en couche mince sans défaire les agglomérations. On peut alors obtenir de fort jolies préparations colorées. Jamais nous n'avons observé la moindre altération morphologique des Trypanosomes qui viennent de s'agglomérer.

Agglomération de Trypanosomes morts ou paralysés. — Ordinairement, nous l'avons dit, les Trypanosomes agglutinés ont conservé leur mobilité. Que se passe-t-il quand on s'adresse à des Trypanosomes préalablement immobilisés? Nous avons pu résoudre cette question : 1° en tuant les Flagellés par le chloroforme ou le formol; 2° en étudiant l'action de quelques-uns de nos sérums spécifiques qui se sont montrés, à fortes doses, paralysants pour les Trypanosomes.

Si l'on étale le sang à Trypanosomes en couche peu épaisse et qu'on le soumette aux vapeurs de chloroforme, tous les Flagellés meurent entre 5 et 15 minutes et prennent un aspect granuleux; leurs contours deviennent peu nets et ils sont moins faciles à observer. Une trace de formol ajoutée au sang donne de meilleurs résultats; les Trypanosomes sont bien fixés et conservent toute leur réfringence.

Les sérums qui agglutinent les Trypanosomes vivants agglutinent également les Trypanosomes morts, et *vice versa*. Mais les agglomérations n'ont plus le caractère que nous avons décrit. *Les*

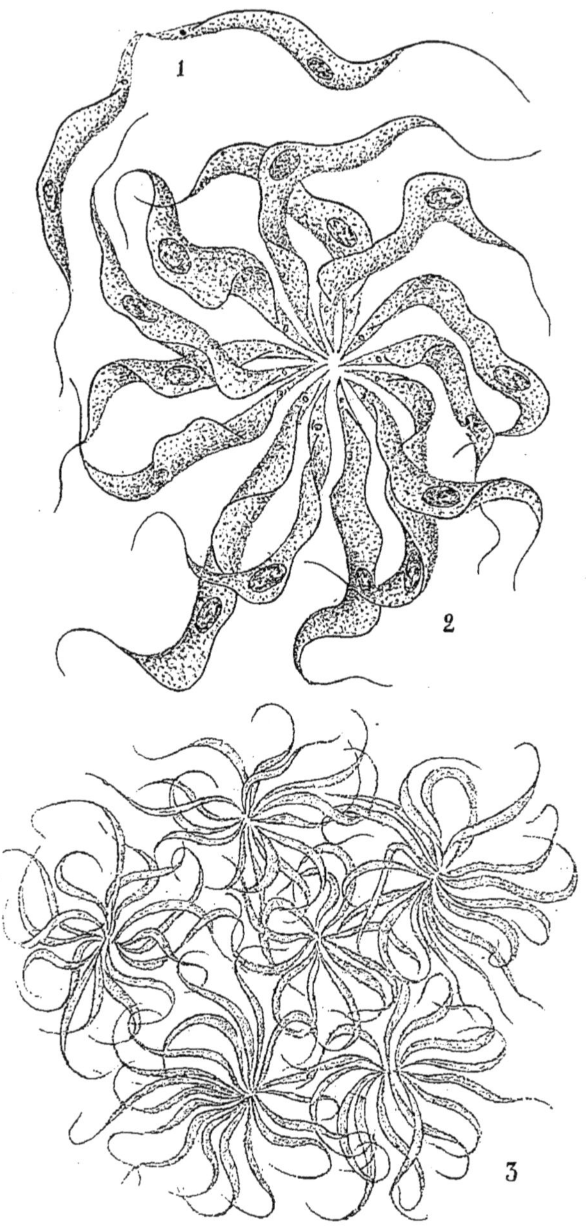

Fig. VIII. — Agglutination de Trypan. Lewisi.

1 et 2. D'après des préparations colorées; 3, d'après le vivant. — 1. Deux Trypan. unis par leurs extrémités postérieures. — 2. Rosace de Trypan. (agglutination primaire). — 3. Amas de rosaces (agglutination secondaire).

éléments y sont disposés tout à fait sans ordre. Ainsi, avec les Trypanosomes tués au chloroforme, on a des amas où les parasites dessinent un réseau à mailles plus ou moins serrées. Avec les Trypanosomes fixés au formol, les amas sont assez compacts, mais les Trypanosomes y sont disposés pêle-mêle.

Nos sérums paralysants (à partir d'une certaine dose) ne supprimaient pas totalement la mobilité des Trypanosomes; mais ils la restreignaient considérablement. Dans ces conditions, les amas formés étaient comparables à ceux obtenus avec les Trypanosomes tués au formol; souvent ils avaient la forme de gerbes. — A doses faibles, ces sérums ne se montraient sensiblement plus paralysants; mais ils étaient encore très agglutinants; on avait alors des rosaces.

Tous ces faits ne comportent, croyons-nous, qu'une interprétation. La forme des agglomérats, dans les cas ordinaires, est en rapport avec la mobilité des Trypanosomes. Dans un amas qui tend à se former, chaque Trypanosome cherche à s'échapper, son flagelle en avant; la figure d'équilibre qui est réalisée est donc celle d'une rosace dont tous les individus ont l'extrémité postérieure au centre, le flagelle à la périphérie.

Désagglomération. — Cette considération de la mobilité des Trypanosomes permet aussi de se rendre compte d'un phénomène curieux que l'on observe souvent avec les agglomérations de Trypanosomes, et qui n'a jusqu'ici, et pour cause, jamais été signalé avec les agglutinations bactériennes.

Il arrive que des Trypanosomes, agglomérés presque aussitôt après leur mise en contact d'un sérum, redeviennent libres et isolés dans les heures qui suivent : les amas secondaires se désagrègent; les rosaces, ou se désagrègent complètement, ou perdent un grand nombre de leurs éléments [1]. C'est là un fait tout à fait déconcertant quand on aborde l'étude de ces phénomènes. Il ne se produit pas avec tous les sérums et il se produit d'autant mieux avec un sérum déterminé que la dose employée est plus faible. D'autre part, il ne se manifeste qu'autant que les Trypanosomes ont une certaine mobilité. Grâce à leurs efforts, les Trypanosomes qui ne sont pas retenus par une force trop grande, arrivent à se dégager. Mais on conçoit que, si la mobilité des Trypanosomes diminue, il peut y avoir de nouveau réagglutination; nous l'avons constaté quelquefois. On peut empêcher le phénomène de désagglomération, en

1. Les observations étaient faites en gouttes pendantes, à 15° en moyenne.

mettant les gouttes pendantes à la glacière; or, nous savons que, dans ces conditions, si les Trypanosomes conservent longtemps leur vitalité, leur mobilité est diminuée.

A un autre point de vue, on se rend compte que, si notre manière d'interpréter le phénomène de désagglomération est exacte, son intensité est en raison inverse de la valeur agglutinante du sérum employé.

Vitalité et virulence des Trypanosomes agglomérés. — Nous avons fait un très grand nombre d'expériences à cet égard, surtout avec les sérums spécifiques dont nous étudiions toujours avec soin les propriétés agglomérantes avant de les utiliser dans un but préventif; comme témoin, nous employions le même sang à Trypanosomes mélangé soit à de l'eau physiologique, soit à du sérum de rat neuf. Les mélanges étaient conservés, soit en gouttes pendantes à la température du laboratoire (15° environ), soit en tubes fermés au coton, à la glacière.

Toujours, les mélanges agglutinés ont conservé aussi longtemps des Trypanosomes vivants que les autres; ces Trypanosomes se sont montrés aussi infectieux.

Une remarque doit néanmoins être faite : nous avons déjà dit que, dans le cas d'amas secondaires *persistants*, les Trypanosomes du centre de l'amas meurent assez vite. On ne saurait voir là une exception à la règle : les Trypanosomes meurent comme conséquence *secondaire* de l'agglomération, par le fait qu'au centre des amas, ils se trouvent dans des conditions tout à fait défavorables pour leurs échanges vitaux. La survie des Trypanosomes périphériques plaide en faveur de cette interprétation.

Examinons maintenant les particularités de l'agglomération dans les différents cas où elle se produit.

Agglutinines spécifiques. — Le sérum des rats neufs [rats blancs ou pie, rats d'égout (*Mus decumanus*)] n'est pas agglutinant[1].

Ce sérum acquiert, par suite d'inoculations successives de sang à Trypanosomes, des propriétés agglutinantes d'autant plus développées que l'immunisation a été poussée plus loin[2]. Mais déjà après une seule inoculation et lorsque l'infection est terminée, il a un pouvoir agglomérant très net. Même le sérum d'un rat en cours

1. Nous avons même observé qu'en ajoutant à du sang défibriné à Trypanosomes du sérum de rat, au lieu d'eau physiologique, ses Trypanosomes ne s'agglutinaient pas à la glacière.

2. Il est singulier que Rabinowitsch et Kempner qui ont, les premiers, préparé un sérum spécifique, déclarent que leur sérum n'avait aucune propriété agglutinante.

d'infection se montre légèrement agglutinant et quelquefois, comme nous le verrons, pour ses propres Trypanosomes.

Après 5 à 10 inoculations intra-péritonéales, les rats ont un sérum dont le titre agglutinant est variable de 5 à 50, c'est-à-dire qu'à une certaine quantité de sang défibriné, il faut ajouter, suivant les cas, au moins 1/5 ou 1/50 de son volume de sérum, pour déterminer l'agglutination de ses Trypanosomes. Francis cite un cas où le titre agglutinant du sérum était de 200. En employant des doses limites, on produit des agglutinations qui se défont presque complètement. Mais, à doses plus fortes, on a généralement des agglutinations persistantes, au moins en majorité; cela est toujours vrai quand le titre agglutinant d'un sérum est supérieur à 10.

Avec les sérums bien agglutinants, employés à doses au moins doubles de celle limite, on a généralement des amas secondaires. Enfin, nous avons déjà cité l'exemple de rats (qui avaient reçu plus de 10 inoculations) dont le sérum, à 1/20 (il n'a pas été essayé à dose plus faible), donnait des agglutinations persistantes et qui, à doses plus fortes, se montrait très nettement paralysant. L'un de ces rats qui, en sept mois, avait reçu 13 inoculations, avait un sérum qui, à 1 sur 10, était assez paralysant pour qu'il ne se formât plus de rosaces de Trypanosomes agglutinés.

La propriété paralysante des sérums spécifiques se développe donc très tardivement au cours de l'immunisation, contrairement à ce qui a lieu pour les sérums antibactériens où elle est toujours liée à la propriété agglutinante.

Les sérums spécifiques renferment une véritable agglutinine. Le chauffage à 55-58°, pendant une demi-heure ou trois quarts d'heure, n'abaisse pas leur titre agglutinant; mais les agglutinations produites par ces sérums chauffés ne sont généralement pas aussi belles ni aussi persistantes que celles des sérums non chauffés. A la température de 63-65°[1], maintenue pendant une demi-heure, toute trace de propriété agglutinante a disparu.

Le sérum d'un cobaye, qui avait reçu plusieurs injections de sang à Trypanosomes, s'est montré faiblement agglutinant; celui de cobaye neuf ne l'est pas du tout.

Agglutinines de divers sérums neufs. — Les sérums de cobaye, de souris blanche, d'Homme, de pigeon et de grenouille ne mani-

1. Le sérum de rat se coagule à cette température; il faut donc le mélanger à son volume d'eau physiologique; on obtient, après chauffage, un liquide très opalescent.

festent pas de propriétés agglutinantes pour les Trypanosomes de sang de rat défibriné.

Les sérums de mouton, de chèvre, de chien et de lapin sont peu agglutinants; il faut les employer à égalité de volume avec le sang à Trypanosomes pour obtenir des résultats nets. Même dans ces conditions, l'agglutination n'est jamais totale et l'on a généralement des rosaces d'un petit nombre d'éléments. Avec le sérum de lapin, la désagglutination est à peu près totale au bout de quelques heures. Les agglutinations sont plus persistantes avec les sérums de mouton et de chien; avec ce dernier même, on a quelques amas secondaires.

Les sérums de poule et de cheval et, d'après Francis, de chat sont beaucoup plus agglutinants que les précédents. Leur titre est compris entre 2 et 10; une goutte mélangée à une ou même deux gouttes de sang à Trypanosomes détermine une agglomération complète des Trypanosomes; les rosaces sont formées d'un très grand nombre d'éléments, et on a d'énormes amas secondaires, au moins aussi gros que dans le cas des sérums spécifiques. Mais, avec ces sérums normaux, la désagglutination se produit toujours plus ou moins complètement.

L'agglutinine de ces sérums est influencée par la température, exactement comme celle des sérums spécifiques.

Il y a un certain parallélisme entre les pouvoirs agglutinants des sérums étrangers vis-à-vis des hématies du rat et vis-à-vis des Trypanosomes. Ainsi, parmi les sérums de Mammifères étudiés, celui de cheval est le plus actif dans les deux cas. Celui de poule est très actif dans les deux cas, celui de pigeon pas du tout. Mais le titre agglutinant vis-à-vis des hématies est toujours beaucoup plus élevé que vis-à-vis des Trypanosomes; ainsi, pour un sérum de poule, le premier atteignait 20, tandis que le second était compris entre 4 et 5.

Dans ces divers sérums, les Trypanosomes, agglutinés ou non, se conservent longtemps. Les sérums de poule et de pigeon nous ont paru jouir de propriétés remarquables à cet égard (voir le paragraphe précédent, p. 71).

Pouvoir agglutinant des humeurs de rats infectés pour leurs propres Trypanosomes. — Ce phénomène se manifeste surtout quand on examine, en gouttes pendantes, les exsudats péritonéaux de rats immunisés activement ou passivement et injectés de Trypanosomes; mais on n'obtient ainsi que de petites rosaces qui persistent ou non.

Quelquefois, en examinant du sang d'un rat en cours d'infection, on constate chez les Trypanosomes, entre lame et lamelle, une tendance manifeste à se grouper[1] et quelquefois on obtient de véritables rosaces; mais nous n'avons jamais vu ces amas persister (Laveran et Mesnil, *Ann. Inst. Pasteur*, t. XV, p. 696).

Une minorité seulement de nos rats ont présenté, à un moment donné, ce phénomène. Il paraît avoir existé chez tous les rats de Francis; de plus les agglutinines se sont montrées assez actives, car cet observateur a pu obtenir des préparations colorées avec rosaces d'agglutination persistantes. Francis a noté, et nous le confirmons sur ce point, que l'apparition de ce qu'il appelle les « autoagglutinines » dans le sang précède de peu de jours la guérison définitive du rat infecté.

Les rats de Mc Neal et Novy ont montré fréquemment aussi des autoagglutinines.

En résumé, le fait qui domine les phénomènes d'agglomération des Trypanosomes et qui leur imprime un caractère si spécial, c'est que les Trypanosomes restent mobiles[2]. Au point de vue de la conception générale du phénomène d'agglutination, ce fait prouve que, quand il s'agit d'éléments mobiles, l'immobilisation n'est pas nécessairement le prodrome de l'agglomération; ou, si l'on veut s'exprimer autrement, que les substances paralysante et agglutinante sont différentes. Certains faits tendent à faire soupçonner cette dualité en ce qui regarde les bactéries mobiles; le cas des Trypanosomes la met nettement en évidence.

Dans le cours de l'immunisation, la propriété agglutinante des sérums apparaît rapidement (même en cours d'infection); au contraire, la propriété paralysante ne se montre que chez des animaux hyperimmunisés et nous verrons plus loin que la propriété préventive apparaît beaucoup plus tôt.

1. Si l'on n'était pas prévenu, on pourrait songer à un prodrome de conjugaison. C'est ainsi que Stassano (*Soc. de Biologie*, janvier 1901) a interprété le phénomène.

2. Ledoux-Lebard (*Ann. Inst. Pasteur*, t. XVI, 1902) a constaté des faits analogues en faisant agir du sérum sanguin (de cobaye, par ex.) sur des Paramécies. Ces Infusoires conservent une certaine mobilité et s'agglomèrent en rosaces avec extrémités postérieures au centre de la rosace; les Infusoires sont retenus agglutinés par une substance visqueuse qu'ils éliminent.

§ 5. — Modes naturels d'infection des rats.

L'infection naturelle chez les rats gris vivant à l'état sauvage paraît se faire par les puces et peut-être par les poux qui, après avoir sucé le sang des animaux infectés, vont piquer des animaux sains.

En écrasant des poux capturés sur des rats infectés, nous avons trouvé dans leur estomac, au milieu de sang hémolysé, des Trypanosomes de structure absolument normale (nous avons pu les étudier sur préparations bien colorées). Sivori et Lecler ont fait la même constatation en ce qui concerne les puces. Rabinowitsch et Kempner n'ont pas réussi à voir des Trypanosomes en examinant des puces capturées sur des rats infectés, mais, en écrasant dans de l'eau physiologique quelques-uns de ces Insectes, et en inoculant dans le péritoine de rats neufs cette dilution, ils ont produit des infections 5 fois sur 9. Sivori et Lecler ont reproduit cette expérience avec succès. Rabinowitsch et Kempner ont fait en outre les expériences suivantes :

1° Un rat blanc infecté est mis avec des rats blancs non infectés; au bout de 11 à 15 jours, on constate l'apparition de Trypanosomes dans le sang des rats neufs. (Sivori et Lecler et nous-mêmes avons répété avec succès cette expérience);

2° Environ 20 puces capturées sur des rats infectés sont portées sur un rat sain; on voit apparaître au bout de 2-3 semaines des Trypanosomes dans son sang.

Ces expériences paraissent démontrer que les puces jouent dans la transmission de *Trypan. Lewisi* un rôle analogue à celui de la mouche tsétsé dans la transmission du Nagana.

La transmission par les puces et les poux, Insectes aptères, explique bien que l'infection des rats soit, dans une localité déterminée, extrêmement localisée. Exemple : le grenier d'Ann Arbor où Mc Neal et Novy ont trouvé tous leurs rats parasités.

Les essais d'infection par la voie buccale ou stomacale ont donné des résultats négatifs à tous les auteurs, sauf à Francis (voir *supra*). Il est certain que les rats peuvent s'infecter en mangeant des aliments souillés de sang à Trypan. ou en dévorant d'autres rats infectés, mais à condition que le museau ou la muqueuse buccale soit écorché. Quelle est l'importance de ce mode de contagion dans les conditions naturelles? Il est impossible de le savoir.

Les parasites ne semblent pas pouvoir traverser le placenta. Lorsque des femelles pleines sont infectées, on ne trouve pas de Trypanosomes dans le sang des fœtus. Chaussat avait déjà signalé ce fait, qui a été confirmé par Lewis, Lingard, Rabinowitsch et Kempner, et nous-mêmes.

§ 6. — Immunité active. Son mécanisme.

Dans le court passage de leur mémoire qui établit les caractères différentiels de *Trypan. Lewisi* (qu'ils appellent *Tr. sanguinis*) et du parasite du Nagana, Kanthack, Durham et Blandford déclarent que des rats qui ont eu une première infection sont réfractaires à une seconde inoculation. C'est donc à ces savants qu'il faut rapporter le mérite d'avoir établi l'existence d'une immunité active vis-à-vis d'un Trypanosome. Mais ce sont Rabinowitsch et Kempner qui ont attiré l'attention sur ce fait et mis en évidence son importance. Jamais, disent-ils, un rat qui est débarrassé d'une première infection n'en contracte une nouvelle, quelle que soit la dose de sang à Trypanosomes inoculée dans le péritoine. Cette règle a été confirmée par nous d'abord, puis par Jürgens et Francis. Elle souffre quelques exceptions.

Ainsi, sur une trentaine de rats que nous avons suivis avec soin à cet égard, deux seulement ont montré une nouvelle infection à la suite d'une deuxième inoculation de sang à Trypanosomes. Peut-être conviendrait-il d'ajouter à ces deux rats celui qui n'a présenté aucune infection à la suite d'une première inoculation, et une assez intense, d'au moins 2 mois 1/2, à une seconde inoculation. Enfin, un de nos rats qui avait montré une infection très intense de 3 mois 1/2 à une première inoculation (sang accompagné de 1/2 cc. de sérum spécifique peu actif), a encore montré, à une deuxième inoculation, une infection sanguine légère de 20 jours environ et, à une quatrième, une infection assez intense. En revanche, nous avons déjà, dans un paragraphe précédent, signalé deux rats qui, à la première inoculation comme aux suivantes, se sont montrés complètement réfractaires.

Francis a également constaté 2 exceptions à la règle : il s'agissait dans les deux cas de rats ayant eu une première infection, le premier par voie stomacale (?), le second par voie buccale.

Tous ces faits exceptionnels n'empêchent pas la généralité de la loi posée par Rabinowitsch et Kempner. Une première infection, fût-elle de deux jours seulement et caractérisée par la présence de très rares Trypanosomes dans le sang, confère aux rats l'immunité active.

Les rats issus de femelles immunisées ont-ils l'immunité? — Une femelle immunisée par nous a eu deux portées successives : l'unique survivant de la première a résisté à toutes les inoculations; en revanche, les 8 rats de la seconde portée se sont montrés aussi sensibles que des rats neufs. Tous les petits de deux autres femelles se sont montrés sensibles. Enfin de deux petits d'une quatrième femelle immune, l'un a résisté à une première inoculation, mais a pris, à la seconde, une infection très intense; l'autre a été sensible à la première inoculation. Ces quelques faits indiquent que l'immunisation par voie placentaire et par lactation est exceptionnelle, si elle existe réellement.

Nous avons constaté également que la substance agglutinante ne traverse pas le filtre placentaire.

Francis a vu de son côté, en infectant 5 femelles pleines, que les petits, nés sans infection sanguine, n'ont pas une résistance particulière à une inoculation subséquente.

L'*immunité du cobaye*, après une première infection, ne paraît pas s'acquérir aussi facilement que celle du rat, ni, en tous cas, être aussi solide. Ainsi, sur 4 cobayes, 2 ont supporté les inoculations, autres que la première, sans montrer à nouveau des Trypanosomes dans le sang; mais deux autres ont eu une nouvelle infection à la troisième inoculation. Ces observations sont trop peu nombreuses pour qu'il soit possible de conclure.

Mécanisme de l'immunité active des rats. — Que deviennent les Trypanosomes injectés dans la cavité abdominale d'un rat immun? Ils n'apparaissent que très exceptionnellement dans le système circulatoire et, dans ces cas, leur présence y est tout à fait passagère et ils y sont en très petit nombre. *La destruction des Trypanosomes a donc lieu dans la cavité péritonéale même.*

Le temps au bout duquel tous ces Flagellés ont disparu est variable. Chez les gros rats qui ont déjà reçu plusieurs inoculations, il suffit souvent de une heure et même moins pour la destruction complète de tous les Trypanosomes contenus dans 1/2 ou 1 cc. d'un sang très riche (1 Trypanosome pour 1 à 3 hématies).

Quel est le mécanisme de cette destruction? Pour s'en rendre compte, on retire de la cavité péritonéale des rats, au bout de temps variables, de l'exsudat que l'on examine en gouttes pendantes. Jusqu'à disparition complète, on constate que tous les Trypanosomes de la cavité péritonéale gardent leur mobilité, qu'ils conservent leur forme et restent bien isolés. Pour faire cette dernière observation, il est indispensable d'observer la goutte aussitôt après qu'elle a été retirée du péritoine; car, en quelques minutes, les Trypanosomes forment de petits amas; les humeurs des rats immunisés sont en effet agglomérantes; mais, dans les conditions de notre observation, le phénomène s'est toujours présenté avec peu d'intensité (voir paragraphe 4).

L'exsudat retiré contient un grand nombre de leucocytes, environ deux tiers de polynucléaires et un tiers de mononucléaires. On est frappé de ce fait que les Trypanosomes sont souvent comme collés par une de leurs extrémités à un leucocyte. Enfin, on observe fréquemment des Trypanosomes en train d'être englobés par les leucocytes : le leucocyte envoie des prolongements qui forment une sorte de tronc de cône très aigu, dans l'axe duquel se trouve une partie plus ou moins grande, soit antérieure, soit postérieure, du Trypanosome. La partie restée libre a conservé toute sa mobilité et, quand c'est le flagelle, il s'agite très vivement. *Les leucocytes des rats immunisés* (nous avons fait souvent la contre-épreuve avec des rats neufs) *englobent donc les Trypanosomes ayant tous leurs caractères de vitalité.*

Ces observations, faites au moment même où l'on retire l'exsudat du péritoine, peuvent être poursuivies sur la goutte pendante. Les englobements de Trypanosomes se continuent en effet sans interruption si l'on met la préparation sur la platine chauffante du microscope, et, après 1-2 heures d'arrêt, si l'on observe à 15-20°. A 37°, on se rend compte de la rapidité avec laquelle se fait l'englobement d'un Trypanosome; il y a d'abord simple adhérence du parasite au globule et il arrive alors que très souvent le Trypanosome se dégage. Mais d'autres fois, c'est le leucocyte qui a le dessus; il envoie des sortes de tentacules tout autour du Trypanosome; celui-ci est alors ramené en quelques minutes vers la masse centrale du leucocyte et on le voit rapidement se déformer et se confondre dans la masse plus ou moins granuleuse du leucocyte où il est bientôt impossible de le distinguer (voir fig. IX, A-C, qui représente les étapes successives, à intervalles de 5 minutes, de l'englobement d'un Trypanosome par un leucocyte). — A 15-20°, les englobements se font de même, mais avec une beaucoup plus grande lenteur (les stades fig. IX, A, sont très fréquents; le cône peut être beaucoup plus allongé).

En somme, l'englobement des Trypanosomes par les leucocytes est le seul mode de destruction que nous ayons observé dans les cas d'immunité active et nous n'hésitons pas à considérer ce processus comme le seul existant.

Nous avons voulu nous rendre compte, par des préparations colorées, de la façon dont s'effectue la digestion des Trypanosomes par les leucocytes. Nous n'avons pas été aussi heureux qu'avec les exsudats péritonéaux des cobayes. Il est probable que la destruc-

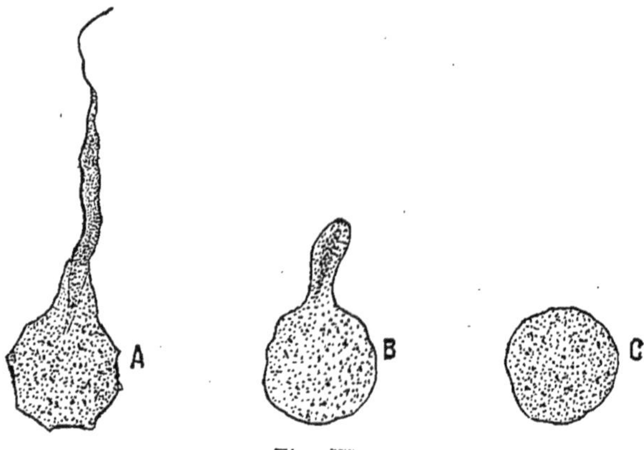

Fig. IX.

La figure représente plusieurs phases de l'englobement d'un Trypanosome par un leucocyte dans l'exsudat péritonéal d'un rat, 4 heures après l'injection du sang à Trypanosomes dans le péritoine de ce rat. — A. La partie non englobée du Trypanosome est animée encore de mouvements très nets, quoique ralentis; la partie déjà englobée est peu distincte. — B. Mêmes éléments dessinés au bout de 5 minutes; le Trypanosome ne forme plus qu'un prolongement dont la nature serait facile à méconnaître si on n'avait pas saisi toutes les phases de l'englobement. — C. Mêmes éléments dessinés encore au bout de 5 minutes; le Trypanosome a été englobé complètement et le leucocyte a repris son aspect normal.

tion des Trypanosomes se fait très vite[1]; déjà, les observations d'englobement *in vitro* prouvent que le parasite est rapidement déformé; sans doute, son protoplasme est rapidement digéré et il ne reste plus que le noyau et le centrosome. On observe en effet fréquemment dans les leucocytes, particulièrement dans les mononucléaires, des boules de chromatine, souvent une grosse associée à une petite, que nous interprétons comme provenant d'un Trypanosome englobé.

1. En ajoutant du bleu de méthylène ou mieux du rouge neutre à une goutte pendante, on est frappé du nombre considérable des inclusions leucocytaires qui se colorent; mais ce n'est que deux ou trois fois seulement que nous avons vu des Trypanosomes englobés et encore reconnaissables par leur forme se colorer dans les leucocytes par le rouge neutre.

Les meilleurs résultats que nous ayons obtenus l'ont été en réalisant de la phagocytose *in vitro*, en mélangeant en goutte pendante de l'exsudat (obtenu en injectant 24 heures avant, dans le péritoine, du bouillon frais) d'un rat immun et du sang à Trypanosomes; en faisant des frottis quelques heures plus tard, nous avons observé ainsi quelques débuts d'englobement.

La façon dont les Trypanosomes sont englobés par les leucocytes du rat rappelle surtout les processus décrits et figurés par Sawtchenko pour l'incorporation des Spirilles de la fièvre récurrente par les leucocytes du cobaye[1]. Mais, dans ce cas, on retrouve encore longtemps les Spirilles englobés dans de larges vacuoles où la coloration *intra vitam* par le bleu de méthylène les met facilement en évidence. Ces particularités sont bien en rapport avec les différences de constitution des Trypanosomes et des Spirilles.

§ 7. — Immunité passive. — Valeur préventive du sérum des rats immunisés. — Essais de traitement. — Mécanisme de l'immunité passive. — Suites d'immunisation passive.

C'est à Rabinowitsch et Kempner que l'on doit cette importante découverte que le sérum des rats qui ont reçu plusieurs injections de sang à Trypanosomes est doué de propriétés préventives. Dans leurs expériences, 1 cc. de sérum injecté à des rats soit en même temps que du sang à Trypanosomes, soit 24 heures avant, soit 24 heures après, les préservait de toute infection, alors que les témoins prenaient une infection de courte durée (4 à 7 jours). Les sérums de rat neuf, de rat immunisé lui-même passivement, de hamster infecté de Trypanosomes (du hamster), et de chien se sont montrés dépourvus de toute propriété préventive. Il en a été de même des émulsions de cerveau, de rate, de moelle des os et de foie des rats dont le sérum était préventif. Cette dernière constatation est intéressante; elle crée une forte présomption en faveur de l'origine leucocytaire de la substance préventive; nous avons vu, en effet, que les Trypanosomes sont détruits et digérés par les leucocytes.

Quant au mécanisme de cette immunité passive, Rabinowitsch et Kempner émettent l'hypothèse tout à fait invraisemblable d'une

1. Sawtchenko, *Archives russes de pathologie et de bactériologie* (Podwyssotzky), 1900.

action antitoxique. *Trypan. Lewisi*, si peu pathogène, est certainement le dernier parasite pour lequel on songerait à une action toxique.

Nous avons repris les expériences de Rabinowitsch et Kempner et nous avons reconnu, comme eux, les propriétés préventives du sérum des rats immunisés contre le *Trypan. Lewisi*[1]. Toutes nos expériences ont été faites avec de jeunes rats de 30 à 125 grammes. Avec ces rats, on a toujours des infections longues et intenses avec 3 périodes bien nettes pour l'évolution du parasite. On peut donc, avec la plus grande facilité, reconnaître la perturbation que jette dans cette évolution parasitaire l'introduction d'un sérum, alors même qu'il n'arrête pas toute infection.

Dans nos expériences de contrôle, nous avons employé, à la place du sérum spécifique, du sérum de divers animaux, rats neufs, mouton, lapin, cheval, poule. Dans la plupart de nos expériences, les sérums étaient mélangés, dans la seringue même, avec le sang à Trypanosomes, et le tout était injecté immédiatement dans la cavité péritonéale des rats. Employés à des doses variant de 0 cc. 5 à 1 cc. 3, les divers sérums neufs n'ont amené aucun changement dans la marche de l'infection.

Quant aux sérums spécifiques, leur action a été variable avec le rat dont ils provenaient, et surtout avec le nombre d'injections qu'avait reçues ce rat. Généralement, le sérum de rats, ayant reçu au moins 5 inoculations de sang à Trypanosomes, s'est montré actif à la dose de 1/2 cc. (injecté en mélange avec les Trypanosomes dans la cavité péritonéale) ; dans ces conditions, les Trypanosomes n'apparaissaient pas dans la circulation et ils disparaissaient du péritoine au bout d'un temps variable de quelques heures à 48 heures, sans qu'il s'y produisît le moindre développement. Notre sérum le plus actif provenait de rats dont l'un avait reçu 13 inoculations, l'autre, 10 inoculations.

Le sérum du premier de ces rats était actif, *en mélange*, à la dose de 0 cc. 1 ; mais, c'était évidemment la dose minima; car les Trypanosomes inoculés ont mis plus de 24 heures à disparaître du péritoine et le rat a eu pendant 4 jours une très légère infection sanguine. A la dose de 1/4 cc., l'infection sanguine était évitée et les Trypanosomes ne mettaient que 4 heures à disparaître du péritoine.

1. Francis indique en quelques lignes qu'il a aussi confirmé la découverte de Rabinowitsch et Kempner.

Action de la température sur les propriétés préventives du sérum. — Chauffé une demi-heure ou trois quarts d'heure à 58° et même à 64°, le sérum conserve encore des propriétés préventives. Mais on remarque qu'il faut donner de plus fortes doses et que la destruction est moins rapide. Le sérum a donc perdu, aux températures de 58-64°, une partie de son action; nous pouvons évaluer à la moitié environ de ce qu'elle était avant, la force d'un sérum chauffé à 55-58°; après chauffage à 64°, l'activité est encore beaucoup moindre[1].

Action du sérum non mélangé au virus. — Le sérum agit quand il est injecté *sous la peau*, en même temps que les Trypanosomes sont injectés *dans le péritoine*; mais, dans ces conditions, malgré une dose plus forte employée, le résultat est lent et on n'évite pas une légère infection. — Injecté 24 heures après les Trypanosomes, le sérum réussit à enrayer une infection commençante, à condition de l'employer à dose massive (1 cc.); la disparition des Trypanosomes n'est pas non plus immédiate. — Des expériences nous ont aussi montré qu'inoculé 24 heures *avant* les Trypanosomes, le sérum empêche l'infection, mais à condition encore d'employer des doses un peu plus fortes qu'en mélange.

Nous avons également employé le sérum en injection *intra-péritonéale* au lieu de *sous-cutanée*, et à la dose de 1 cc., 24 et 48 heures *après* le début de l'infection; dans tous ces cas, en 24 heures, l'infection sanguine était enrayée; quelquefois pourtant, il y avait une poussée ultérieure très passagère.

On pourrait considérer ces derniers résultats comme des guérisons plutôt que comme des préventions; car, au bout de 48 heures surtout, les Trypanosomes étaient déjà nombreux dans le sang et en voie de multiplication abondante dans le péritoine.

Essais de traitement. — Nous avons été moins heureux en essayant d'enrayer une infection à la période d'état. Rabinowitsch et Kempner ont dû échouer également, si l'on en juge par la phrase suivante (*op. cit.*, p. 282) : « Dans le corps même des rats dont le sang contenait de nombreux parasites, le sérum injecté dans le péritoine au cours d'une semaine, n'a montré aucune propriété antiparasitaire ».

Nous avons agi sur des rats au huitième jour après l'infection (début de la troisième période), au treizième, au trente-quatrième,

1. Comme nous l'avons déjà fait remarquer, le sérum, avant d'être chauffé à 64°, doit être dilué dans son volume d'eau physiologique.

au cinquante et unième jour; tous avaient de nombreux Trypanosomes dans le sang; chez aucun, l'infection n'était dans la période de décroissance.

Certains rats ont reçu, en plusieurs injections, jusqu'à 4 cc. de sérum de rats immunisés. Des témoins recevaient les mêmes doses de sérum de rats neufs.

Les résultats obtenus ont été très inconstants. Chez certains, le nombre des Trypanosomes diminuait dans le sang immédiatement après l'injection et les parasites disparaissaient en quelques jours; chez d'autres, il y avait une baisse *passagère* des Trypanosomes, suivant l'injection; entre lame et lamelle, les Flagellés avaient des mouvements ralentis, quelquefois ils montraient une tendance à l'agglutination; la baisse ne persistait pas.

Enfin, chez la moitié des rats traités, nous n'avons noté aucune action antiparasitaire, malgré l'injection de 4 cc. de sérum de rats immunisés, dans quelques cas. L'action du sérum de rats neufs a toujours été nulle.

Il y a donc, dans certains cas, une légère action du sérum; mais nous n'avons pas pu agir à coup sûr, ni rapidement.

Nous avons essayé, sans succès, de traiter nos rats avec l'arsénite de sodium, le trypanroth et le sérum humain, dont l'action est si nette dans les Trypanosomiases animales.

Mécanisme de l'immunité passive. — Nous avons vu, dans le paragraphe 4, que *in vitro* le sérum spécifique est toujours agglutinant, rarement paralysant, jamais microbicide. En règle générale, il y a parallélisme entre les pouvoirs agglutinant et préventif des sérums; nos sérums paralysants se sont montrés les plus actifs préventivement.

Ces propriétés agglutinantes et paralysantes jouent-elles un rôle dans l'immunité passive? On peut déjà en douter *a priori* si l'on remarque que :

1° La chaleur agit très inégalement sur les pouvoirs agglutinant et préventif; le premier n'est sérieusement touché qu'au delà de 58°, mais il a complètement disparu à 64°; le second, quoique déjà réduit au moins de moitié à 58°, persiste encore en partie à 64°;

2° Des sérums neufs très agglutinants (poule, cheval) n'ont aucun pouvoir préventif, alors que le sérum spécifique chauffé à 64°, c'est-à-dire dépourvu de toutes propriétés agglutinantes, est encore préventif.

Mais l'étude détaillée de ce qui se passe dans la cavité péritonéale va prouver que l'immunité passive n'est nullement d'ordre humoral, mais encore d'ordre cellulaire. En retirant de l'exsudat à des heures variées, depuis le moment de l'injection, jusqu'à celui de la disparition complète des Trypanosomes et l'examinant, partie en gouttes pendantes, partie en préparations fixées et colorées, on constate les faits suivants.

Les Trypanosomes dans la cavité péritonéale restent toujours très mobiles; jamais on n'en voit d'immobiles, ni d'altérés d'une façon quelconque. Le seul phénomène que l'on observe en goutte pendante est une légère agglutination des Trypanosomes, ce qui n'a rien d'étonnant si l'on songe que le sérum injecté est très agglutinant. Cette agglutination, que l'on voit se produire sous le microscope, n'est pas comparable à celle que nous avons décrite dans le paragraphe 4, et de plus elle est toujours incomplète. Enfin, elle existe aussi développée dans les exsudats de rats injectés avec certains sérums neufs, nullement préventifs, tels que le sérum de mouton. *L'agglutination ne saurait jouer un rôle quelque peu important dans la défense de l'organisme contre les Trypanosomes.*

Il n'est pas rare de constater, au moment où l'on commence à examiner la goutte pendante, que la plupart des Trypanosomes, très mobiles, sont comme accolés aux leucocytes, et que quelques-uns sont en voie d'être englobés par les leucocytes. Si l'on observe longtemps une goutte pendante, on peut assister à toutes les phases de l'englobement d'un parasite très mobile par un phagocyte. Les détails du processus sont identiques à ceux que nous avons décrits à propos de l'immunité active.

L'examen des préparations colorées est moins instructif; comme dans les cas d'immunité active, la destruction des Trypanosomes doit être extrêmement rapide et l'on ne retrouve guère que des restes chromatiques, à la vérité très abondants, dans les leucocytes mononucléaires et aussi, quoique plus rarement, dans les polynucléaires de l'exsudat[1]. L'immunité passive est donc encore d'ordre phagocytaire. Dans l'immunité active, comme dans l'immunité passive, il paraît y avoir *stimulation leucocytaire.*

Suites d'immunisation passive. — Les rats, qui ont évité l'infection à Trypanosomes, grâce au sérum préventif, ont-ils acquis une

1. Deux tiers de polynucléaires, un tiers de mononucléaires.

immunité solide? Nous avons inoculé tous nos rats à immunité passive, dans la seconde semaine qui a suivi l'expérience, avec du sang à Trypanosomes. La moitié environ se sont montrés réfractaires; les autres ont contracté une infection, mais elle a toujours été courte et légère.

De plus, nous avons noté, chez la plupart de ces rats, que les Trypanosomes du sang, au cours de l'infection, montrent, entre lame et lamelle, ou en goutte pendante, une tendance manifeste à l'agglutination; quelquefois, il se forme des rosaces d'un petit nombre d'éléments. Nous en avons déjà parlé plus haut. La substance agglutinante inoculée persiste donc plus longtemps dans les humeurs du rat que la substance préventive.

Ce phénomène n'est pas absolument spécial aux rats ayant eu l'immunité passive; nous l'avons observé, quoique très rarement, chez des rats n'ayant jamais reçu de sérum; Francis dit l'y avoir observé d'une façon constante.

Notons encore que les rats qui se sont montrés réfractaires à une deuxième inoculation sont presque tous ceux qui, à l'inoculation : sang à Trypanosomes + sérum préventif, avaient contracté une légère infection.

CHAPITRE V

TRYPANOSOMES DIVERS DES PETITS MAMMIFÈRES

Il existe un certain nombre de Trypanosomes parasites du sang de Mammifères variés et ne paraissant pas pathogènes; les mieux connus d'entre eux se rapprochent de *Trypan. Lewisi* : 1° par la structure; 2° par ce fait que, de même que pour le *Lewisi* chez les rats infectés spontanément, on ne trouve généralement pas de formes de multiplication dans le sang; 3° en ce que ces Trypanosomes ne peuvent se développer que chez une seule espèce ou chez un petit nombre d'espèces voisines.

On a rencontré de pareils Trypanosomes chez les espèces suivantes :

RONGEURS.	Mulot (Gros, 1845)[1].
	Souris de Gambie (Dutton et Todd, 1903).
	Lapin (Jolyet et de Nabias, 1881; M. Nicolle; Petrie, 1904).
	Cobaye (Kunstler, 1883).
	Hamster (von Wittich, 1881; Koch, 1881; Chalachnikov, 1888; Rabinowitsch et Kempner, 1899).
	Spermophile (Chalachnikov, 1888).
	Écureuil de l'Inde = *Sciurus palmarum* (Donovan).
	Myoxus avellanarius (Galli-Valerio, 1903).
CHEIROPTÈRES.	*Miniopterus Schreibersii* (Dionisi, 1899).
	Espèces de la campagne romaine (Sambon; Testi, 1902).
	Phyllostoma sp.? du Brésil (Durham, 1902).
	Pteropus medius de l'Inde (Donovan).
INSECTIVORES.	Taupe (Gros, 1845)[2].

1. GROS, *Bull. Soc. Natur. Moscou*, 1re série, XVIII$_1$, 1845, p. 423. Gros s'exprime ainsi : « Le sang d'un mulot nous a présenté des vermicules si nombreux que toutes les vésicules en avaient l'air animées et si petits qu'ils étaient à peine reconnaissables à 400 diamètres. Le sang des taupes présente souvent le même cas. » Ces parasites n'ont pas été revus depuis.

2. Enfin, chez un Chimpanzé du Congo français, ZIEMANN (*Arch. f. Schiffs u. Tro-*

§ 1. — Trypanosome (?) de la souris.

Alors que les rats des diverses parties du monde sont si fréquemment infectés de Trypanosomes, les souris paraissaient, jusqu'à ces derniers temps, complètement indemnes de ces Hématozoaires. La découverte que viennent de faire Dutton et Todd[1] d'un Flagellé du sang des souris (sp. ?) trouvées dans les habitations de l'île Mac Carthy, sur le fleuve Gambie, n'en a que plus d'intérêt. Ce Flagellé ne serait d'ailleurs pas un Trypanosome ou plus exactement un *Trypanosoma*.

Il n'a malheureusement été étudié jusqu'ici qu'à l'état frais. Il a la forme d'un long fuseau avec extrémités arrondies; l'extrémité la plus ténue porte un flagelle un peu plus long que le corps. *Les auteurs n'ont vu aucune trace de membrane ondulante.* Le flagelle est le seul organe de locomotion de l'animal, ainsi qu'on peut facilement s'en rendre compte en regardant les parasites se mouvoir dans une préparation de sang : ce flagelle agit principalement comme organe de propulsion; mais, en même temps, par des mouvements de fouet, il écarte les globules ou autres corps solides qui pourraient gêner le corps du parasite, qu'il traîne après lui.

Le corps a 20 µ 8 de longueur sur 3 µ 2 de largeur maxima; à 5 µ environ de l'extrémité antérieure, on distingue une tache très réfringente de laquelle part le flagelle; d'autres granules réfringents existent dans la moitié antérieure. Ce corps est flexible et souvent prend une forme en S.

Sur 14 souris examinées, 3 renfermaient le parasite dans leur sang, toujours en très petit nombre. Elles ne paraissaient pas malades. Les souris des champs (field mice) de la même localité n'étaient pas infectées (20 examinées).

Un rat inoculé avec du sang parasité n'a rien pris.

« Ce parasite, concluent Dutton et Todd, ressemble beaucoup à *Herpetomonas* (*Leptomonas*) *Bütschlii* (S. Kent). Les figures

penhygiene, t. VI, n° 10, oct. 1902) a vu des Trypanosomes extrêmement rares dans le sang, correspondant comme aspect à une forme trapue (se préparant à la division) de *Trypan. Lewisi*, avec cette différence que la partie libre du flagelle était un quart plus longue; la membrane ondulante était très facile à voir. Le chimpanzé n'a pu être suivi. Peut-être s'agissait-il du Trypanosome humain de Dutton.

1. Dutton et Todd, Trypanosomiasis expedition to Senegambia, *Johnston a. Thompson Yates Labor. Report*, t. V, 1903, voir pp. 56-57.

publiées de cet organisme ressemblent extrêmement à notre Flagellé, sauf que celui-ci n'a pas l'extrémité non flagellée aussi conique. » *Herpetomonas Bütschlii* habite le tube intestinal d'un Nématode, *Trilobus gracilis*.

§ 2. — Trypanosome du lapin.

Ce Trypanosome a été découvert par Jolyet et de Nabias qui l'ont décrit en 1891[1]. Il n'était pas rare à Bordeaux, au moins à cette époque, car ces savants déclarent l'avoir trouvé 4 fois sur 10 lapins examinés à ce point de vue.

Jolyet et de Nabias décrivent bien les mouvements en ligne droite (extrémité flagellifère en avant) et les mouvements sur place; ils décrivent des agglomérations de 2 à 3 parasites, unis par leurs extrémités postérieures et présentant très nettement ces mouvements sur place. En janvier, à une température voisine de 0°, les parasites restent vivants au moins cinq jours dans une préparation entre lame et lamelle, les bords de la lamelle ayant été lutés à la paraffine. — Ils paraissent vivre très bien dans le sang de lapin entre 41° et 42°.

Le sang fixé aux vapeurs osmiques, puis desséché et enfin coloré par des solutions alcooliques concentrées de violet dahlia ou de fuchsine, a permis à Jolyet et de Nabias de voir la structure du parasite qui a de 30 à 36 μ de long (dont 15 μ pour la partie libre du flagelle) sur 2 à 3 μ de large. Ces observateurs ont vu la membrane ondulante, le noyau et probablement le centrosome, mais ils n'ont pas reconnu les rapports intimes de ce dernier corps avec la membrane ondulante.

« La santé des animaux ne semble nullement compromise ni même atteinte par la présence de cet animalcule, bien qu'il puisse se rencontrer dans le sang en nombre immense, par centaines de mille au moins, chaque goutte de sang pouvant en contenir plus de cinquante. Il faut dire cependant que le parasite a été rencontré plus souvent sur des lapins amaigris, chétifs et ayant eu de la diarrhée, que sur des lapins sains. »

Le Dr Maurice Nicolle a observé il y a quelques années à Cons-

1. F. Jolyet et B. de Nabias, *Soc. d'Anat. et Physiol. de Bordeaux*, 16 février 1891; *Journ. de médecine de Bordeaux*, 18 mars 1901, et *Travaux du labor. de M. Jolyet*, t. I, année 1891, pp. 39-42.

tantinople, dans le sang de lapins cachectiques, un Trypanosome. Ce Trypanosome a été conservé un certain temps dans le laboratoire par passages par lapins. Les lapins inoculés montraient le parasite dans le sang, devenaient cachectiques et succombaient. Les Trypan. n'étaient jamais abondants dans le sang et même n'y apparaissaient que par accès. Le Trypanosome de Nicolle était donc pathogène. Le virus a été malheureusement perdu. [Renseignements inédits communiqués par M. Nicolle.]

Tout dernièrement, à Londres, G. F. Petrie[1] a eu l'occasion d'observer 3 lapins en parfaite santé spontanément infectés avec un Trypanosome (fig. X, 2) qui se rapproche du *Trypan. Lewisi*

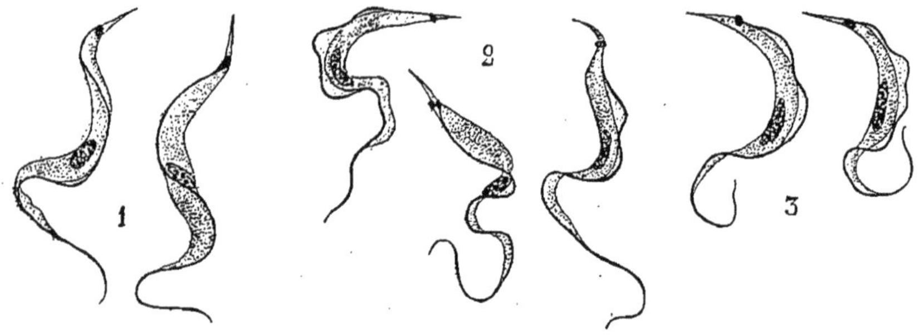

Fig. X. — Trypanosomes du *Mus rattus*, du lapin de Petrie et de l'écureuil de l'Inde de Donovan.

1. Deux *Trypan. Lewisi* du *Mus rattus*. — 2. Trois Trypanosomes du lapin (d'après une préparation de G.-F. Petrie). — 3. Deux Trypanosomes du *Sciurus palmarum* (d'après une préparation de C. Donovan). — Tous ces Trypan. ont été dessinés à la chambre claire au même grossissement, 1 400 diamètres.

des rats : 1° par sa morphologie (il est pourtant un peu plus petit, son extrémité post-centrosomique est assez courte et très grêle) ; 2° par son agglutination à 1 p. 10 par le sérum de cheval ; 3° par sa conservation qui dépasse un mois à la glacière.

Le parasite était abondant, à un moment donné, dans le sang des lapins de Petrie. L'un d'eux a montré le Trypanosome dans son sang pendant dix mois.

Les animaux (10 lapins, 2 cobayes, 1 rat) inoculés par voies intra-veineuse, intra-péritonéale et sous-cutanée, avec ce Trypanosome, n'ont pas contracté d'infection. Mais, chose curieuse, ce sang à Trypanosomes paraît être toxique : 4 des 10 lapins ont en effet succombé, sans qu'on ait pu incriminer une infection bactérienne.

1. G.-F. Petrie, *Centralbl. f. Bakter.*, *I*, *Origin.*, t. XXXV, 16 janv. 1904, pp. 484-486.

§ 3. — Trypanosome du cobaye.

Kunstler a signalé l'existence de ce Trypanosome en 1883[1], sans en donner de description. En 1898, il en a donné une figure[2], toujours sans description ni même de légende; le grossissement n'est pas indiqué. La figure représente un organisme assez allongé avec membrane ondulante très festonnée, allant d'un bout à l'autre du corps. En arrière (?), il se termine par un flagelle ayant environ le tiers de la longueur du corps proprement dit. En avant, on distingue aussi un flagelle, au moins aussi long que le premier, mais qui ne paraît pas être en continuité avec la membrane ondulante. Au voisinage de l'extrémité antérieure, on distingue un petit grain ovale. C'est le seul détail de la structure interne que représente Kunstler.

D'après cette figure, il s'agirait plutôt d'un Trypanoplasme que d'un Trypanosome proprement dit.

« Il est d'une rareté telle, nous écrit M. Kunstler, que je ne l'ai trouvé que dans quelques individus sur plusieurs centaines peut-être que j'ai eu l'occasion d'examiner. »

Rappelons que nous avons obtenu, avec le *Trypan. Lewisi*, une infection à forme abortive chez le cobaye.

§ 4. — Trypanosome du hamster.

Ce Trypanosome découvert par Koch[3] et von Wittich[4] en 1881 dans le sang des hamsters (*Cricetus frumentarius*), a été réétudié depuis, en 1888 par Chalachnikov[5] et en 1899 par Rabinowitsch et Kempner[6].

Ces derniers auteurs déclarent, sans autres détails, que les Trypanosomes du hamster ne peuvent guère être différenciés morphologiquement des Trypanosomes des rats. Mais ils ont reconnu que les Trypanosomes du hamster ne peuvent pas se développer dans

1. Kunstler, *C. R. Acad. sciences*, t. XCVII, 1883, p. 755.
2. Id., *Bull. scientif. France et Belgique*, t. XXXI, p. 206.
3. R. Koch, *Mittheil. a. d. kaiserl. Gesundheitsamte*, t. I, 1881, p. 8.
4. Von Wittich, *Centralbl. f. medic. Wissensch.*, 1881, n° 4. Ces deux mémoires sont cités d'après Rabinowitsch et Kempner.
5. Chalachnikov, Recherches sur les parasites du sang chez les animaux à sang froid et à sang chaud, Charkov 1888 (en russe).
6. Rabinowitsch et Kempner, *l. c.*, pp. 275 et 277.

l'organisme du rat, et *vice versa*. Ils concluent que les Trypanosomes du hamster et du rat constituent au moins deux variétés de la même espèce, sinon deux espèces différentes. — Ils ont vu que *quelques* rats, qui avaient été inoculés dans le péritoine, sans succès d'ailleurs, avec les Trypanosomes du hamster, ont résisté à une inoculation ultérieure de *Trypan. Lewisi*; d'autres rats, au contraire, n'ont acquis aucune résistance particulière au *Lewisi* du fait d'une première injection avec le Trypanosome du hamster.

Le Trypanosome du hamster n'a guère été inoculé qu'au rat. Von Wittich a bien inoculé, sans succès, quelques cobayes; mais, comme les inoculations ont été faites sous la peau, on ne peut rien en conclure de précis.

§ 5. — **Trypanosome du spermophile.**

Dans le même travail où il parle du Trypanosome du hamster, Chalachnikov dit (p. 88) avoir trouvé dans le sang des *Spermophilus musivus* et *guttatus* du gouvernement de Cherson (Russie méridionale), un Trypanosome qu'il regarde comme identique morphologiquement aux Trypanosomes des rats et des hamsters. Il mesure environ 1 μ de large, sur 30 à 40 μ de long et plus. Il vit dans le bouillon et l'eau physiologique à 0,6 p. 100 pendant six jours.

12 p. 100 des spermophiles étaient parasités.

§ 6. — **Trypanosome de l'écureuil de l'Inde (*Sciurus palmarum*).**

Nous avons pu faire une étude précise de la forme adulte de ce Trypanosome, grâce aux préparations qu'a eu l'obligeance de nous envoyer le Dr Donovan, de Madras.

De 11 écureuils examinés en août 1903, 2 seulement étaient parasités; chez l'un, les Trypanosomes étaient non rares, chez l'autre rares. Le Trypanosome de l'écureuil est très voisin du *Trypan. Lewisi*. Sur les préparations qui nous ont été envoyées, il n'existait que des formes analogues à ce que nous appelons, chez le *Lewisi*, formes adultes minces; nous n'avons pas vu une seule forme en voie de division.

La forme générale du corps (fig. X, 3) est la même que chez le *Lewisi*; l'extrémité postérieure est un peu moins longue; le centrosome est également gros et saillant; la membrane ondulante a son bord presque droit; comme chez le *Lewisi*, et au contraire des Trypanosomes du groupe *Brucei*, elle est peu plissée. — Le noyau est situé plus près du milieu du corps que chez le *Lewisi* où sa position est nettement antérieure. — La longueur totale, flagelle compris, est de 18-20 μ; elle est un peu moindre que celle du *Lewisi*. La figure X, 3, donne une idée suffisamment précise du Trypanosome de l'écureuil de l'Inde qu'une description plus longue nous paraît inutile.

En somme, une diagnose différentielle entre ce Trypanosome et le *Lewisi* est possible, quoique les différences soient légères. On ne saurait en conclure avec sûreté qu'il s'agit de deux espèces *morphologiquement* distinctes, car ces différences ne sont guère plus grandes que celles que présente une même espèce chez deux Mammifères distincts (par exemple le *Brucei* chez le cheval et la souris).

Mais il est bien vraisemblable que les deux espèces sont au moins *physiologiquement* distinctes, comme les Trypanosomes des rats et des hamsters.

§ 7. — Trypanosome du *Myoxus avellanarius*.

Galli-Valerio[1] a vu récemment, dans le sang d'un *Myoxus avellanarius*, de Suisse probablement, à l'état frais seulement, deux exemplaires d'un Flagellé. Il s'exprime ainsi à leur sujet : « Ils présentaient un corps allongé avec une des extrémités arrondie, vers laquelle se trouvait placé un noyau arrondi, l'autre prolongée en un flagellum réuni au corps par une mince membrane peu plissée et mobile par des mouvements d'ondulation. Parfois, ces deux parasites se ratatinaient et prenaient une forme arrondie, mais on distinguait à la périphérie une partie de la membrane et du flagellum. Leur dimension était d'environ 22 μ. » Galli-Valerio conclut que les caractères présentés par ces Flagellés les rapprochent des Trypanosomes.

§ 8. — Trypanosomes des chauves-souris.

Dionisi a signalé leur existence en 1899 chez une chauve-souris d'Italie, le *Miniopterus Schreibersii*. Il les a trouvés fréquemment,

1. Galli-Valerio, *Centralbl. f. Bakter.*, *I*, *Origin.*, t. XXXV, p. 85.

tant chez des chauves-souris infectées d'Hématozoaires endoglobulaires que chez des saines[1]. F. Testi les a également signalés chez des chauves-souris de l'Agro grossetano[2]. Sambon nous a dit récemment avoir également observé leur présence chez deux chauves-souris de la campagne romaine (environs d'Ostie) ; il ne se rappelle plus chez quelle espèce.

Des Trypanosomes existent sans doute aussi chez les petites chauves-souris du genre *Phyllostoma*, vivant au Brésil (État de Parà). Durham ayant mis un *Stegomyia fasciata* avec un de ces Cheiroptères, a trouvé le jour suivant la chauve-souris morte et le moustique gorgé de sang, dans lequel se trouvaient de nombreux Trypanosomes différents, dit Durham, particulièrement compétent en la question, de ceux des rats et du Nagana[3].

Enfin, le Dr Donovan nous a dit avoir observé des Trypanosomes dans le sang d'une grande chauve-souris frugivore des environs de Madras, *Pteropus medius*. Les animaux parasités ne sont pas très communs et, jusqu'à ce jour, le Dr Donovan n'a pas pu en retrouver pour nous envoyer des préparations de leur sang.

A l'heure actuelle, on n'a donc aucune description des Trypanosomes des Cheiroptères.

1. Dionisi, *Atti d. Soc. p. g. Studi di Malaria*, t. I, 1899, p. 145.
2. F. Testi, *Boll. Soc. Zool. Ital.*, 1902 (cité d'après le *Centralbl. f. Bakt.*, *Referate*, t. XXXIV, p. 66).
3. Durham, Report of the Yellow fever expedition to Parà, 1900 (voir p. 79).

CHAPITRE VI

NAGANA ET MALADIES AFRICAINES VOISINES

Aperçu historique et répartition géographique du Nagana et des Trypanosomiases africaines voisines.

Historique. — « Le Nagana, ou maladie de la mouche, dit Bruce[1], qui en a découvert le parasite, est une maladie spécifique qui apparaît chez le cheval, la mule, l'âne, le bœuf, le chien, le chat et beaucoup d'autres animaux, et dont la durée varie de quelques jours à quelques semaines et même quelques mois. Elle est invariablement fatale chez le cheval, l'âne, et le chien; mais un léger pourcentage de Bovidés guérissent. Elle est caractérisée par la fièvre, par une infiltration de lymphe coagulable dans le tissu souscutané du cou, de l'abdomen ou des extrémités, donnant lieu à une enflure de ces régions, par une destruction plus ou moins rapide des globules rouges du sang, un amaigrissement extrême, souvent la cécité, et par la présence constante, dans le sang, d'un parasite infusoire »,... d'un Trypanosome.

L'excellente étude étiologique et expérimentale faite par Bruce au Zoulouland restera le livre fondamental sur cette question du Nagana.

Un chien nagané fut envoyé par Bruce en Angleterre, en novembre 1896; ce fut le point de départ des recherches de Kanthack, Durham et Blandford[2], exécutées à Londres, puis à Cam-

1. David Bruce, *Preliminary Report on the Tsetse Fly disease or Nagana in Zululand*, Ubombo, Zululand, déc. 1895. — *Further Report*, etc., Ubombo, 29 mai 1896; Londres, 1897. — *Nagana* est un mot *zoulou* qui, d'après Bruce, fait allusion à l'état de dépression, d'affaissement de l'animal malade.

2. A.-A. Kanthack, H.-E. Durham et W.-F.-H. Blandford, *Proceed. Roy. Soc.*, t. LXIV, 1898, p. 100.

bridge, de novembre 1896 à août 1898. Un résumé de ce travail d'ensemble sur la maladie de la tsétsé a été publié à la fin de 1898. Il contient de nombreux et intéressants faits expérimentaux. Il est regrettable que le travail détaillé n'ait pas paru.

Plimmer et Bradford[1] ont continué ces recherches à Londres, en se préoccupant surtout de la morphologie de l'Hématozoaire, qu'ils nommèrent *Trypanosoma Brucei* (1899), et de sa distribution dans l'organisme des animaux infectés.

C'est également le virus du Zoulouland, obtenu grâce à l'obligeance de Miss Florence Durham et du Dr W. Mitchell, que nous avons employé dans la série de travaux que nous avons publiés sur le *Trypanosoma Brucei*[2].

C'est le même virus que Nocard a utilisé pour sa démonstration expérimentale de la non-identité du Nagana et de la Dourine[3] et pour ses expériences d'infection des Bovidés et des moutons (voir *in* Laveran et Mesnil); c'est encore ce virus qui a servi à Novy et Mc Neal dans leurs recherches de culture[4].

A l'heure actuelle, son étude est certainement la plus avancée de toutes celles concernant les Trypanosomes pathogènes et elle peut servir de type.

Le Nagana du Zoulouland, ou une maladie analogue, sévit dans un grand nombre d'autres contrées de l'Afrique. Son existence, comme nous le verrons plus loin, est liée à celle des mouches tsétsé (genre *Glossina*), ou plus exactement à celle d'une ou d'un petit nombre d'espèces du genre. C'est donc surtout dans les récits terrifiants que les explorateurs de l'Afrique australe et de l'Afrique centrale nous ont laissés des ravages causés par la mouche qu'il a fallu, jusqu'à ces dernières années, chercher la distribution du groupe de maladies dont nous parlons ici. Tout ce qui, dans ces récits, est consacré aux mouches tsétsé a été réuni et analysé dans l'excellent livre d'Austen intitulé : *Monographie des mouches tsétsé*. Nous y ferons de fréquents emprunts.

Depuis la découverte par Bruce du Trypanosome, agent causal du Nagana, le microscope est venu aider à la détermination des

1. Plimmer et Bradford, *Proc. of the R. Soc.*, t. LXV, 1899, p. 274, — *Centralbl. f. Bakter.*, *I*, t. XXVI, 1899, p. 440, — et *Quarterly Journ. of microsc. Science*, t. XLV, février 1902.

2. Laveran et Mesnil, *C. R. Soc. Biologie*, 23 mars 1901. — *Ann. Inst. Pasteur*, 1902, t. XVI, pp. 1-55 et pp. 785-817 et *Bull. Acad. Médecine*, 3 juin 1902, p. 646.

3. Nocard, *C. R. Soc. Biologie*, 4 mai 1901.

4. Novy et Mc Neal, *Journ. of Amer. medic. Assoc.*, 21 nov. 1903, et *Journ. of infect. Dis.*, t. I, 2 janv. 1904.

« maladies à tsétsé » et, à l'heure actuelle, des documents plus précis, obtenus par l'examen microscopique du sang des malades et par l'expérimentation sur les Mammifères de laboratoire, commencent à être nombreux.

Citons les travaux de Koch[1], avec le virus à Trypanosomes de l'Est africain allemand; — de Theiler[2], avec celui du nord du Transvaal; — de Brumpt[3], avec celui de l'Ogaden; — de Schilling[4], de Ziemann[5] et de Martini[6], avec celui du Togo; — de Dutton et Todd[7], avec celui des chevaux de Gambie; — de Broden[8], avec celui du Congo.

Mais une nouvelle question a surgi. Toutes les « maladies à tsétsé » des diverses régions de l'Afrique constituent-elles une entité morbide *unique* ou bien y a-t-il là tout un groupe de maladies, voisines assurément, mais ayant chacune son individualité?

Cette question est loin d'être résolue. Mais, dès maintenant, on peut dire que, *a priori*, un grand nombre de faits parlent en faveur de la pluralité des maladies à tsétsé. Ce sont, d'une part la virulence variable des Trypanosomes des diverses contrées, et d'autre part la démonstration expérimentale que nous avons faite en juin 1903 que le Surra et le Nagana, que l'on considérait très généralement comme identiques, constituent deux entités morbides distinctes.

En fait, on doit déjà considérer la Trypanosomiase des chevaux de Gambie, découverte par Dutton et Todd, comme une entité morbide à part : son Trypanosome a une morphologie particulière et des expériences que nous exposerons plus loin prouvent que des animaux vaccinés contre le Nagana du Zoulouland sont sensibles à ce Trypanosome. Aussi, consacrerons-nous un chapitre particulier à cette Trypanosomiase.

Quant aux autres Trypanosomiases, nous continuerons à ranger

1. Koch, Reiseberichte, etc., Berlin, 1898, p. 65-72, 87-88; et *Deutsch. Kolonialblatt*, n° 24, 1901.

2. Theiler, *Schweizer Archiv f. Thierheilkunde*, t. XLIII, 1901, p. 97.

3. Brumpt, *in* Blanchard, *Bull. Acad. Médec.*, 3e série, t. XLVI, 29 oct. 1901; et *C. R. Soc. Biologie*, 23 avril 1904, p. 673.

4. Schilling, *Centralbl. f. Bakter.*, *I*, *Origin.*, t. XXX, 30 oct. 1901, p. 545; t. XXXII, 16 avril 1902, p. 452, et t. XXXIII, janv. 1903, p. 184.

5. Ziemann, *Berl. klin. Woch.*, 6 oct. 1902, p. 930.

6. Martini, *Zeitschr. f. Hyg.*, t. XLII, 1903, pp. 341-350; *Deutsche medic. Woch.*, 6 août 1903, pp. 573-575.

7. Dutton et Todd, Trypanosomiasis expedition to Senegambia, *Johnston a. Thompson Yates Labor. Report*, t. V, 1903.

8. Broden, *Bull. Soc. études colon.*, février 1903 et février 1904.

dans un même chapitre toutes les épizooties africaines des Équidés et des Ruminants dues à des Trypanosomes, dont l'existence dans une région paraît liée à celle des mouches tsétsé ou même de quelque autre insecte piqueur, et dont l'individualité n'est pas encore établie. Mais dans l'étude expérimentale, morphologique et biologique que nous ferons des Trypanosomes de ces diverses épizooties, nous aurons soin de les envisager séparément suivant leur provenance.

Distribution géographique [1]. — Examinons successivement les bassins orientaux, puis occidentaux de l'Afrique. Le Nagana proprement dit existe au Zoulouland, en particulier dans les régions basses et humides où règne aussi le Paludisme. Comme nous l'avons dit, c'est là que Bruce est allé l'étudier. La colonie du Cap, le Natal et les anciennes Républiques sud-africaines paraissent indemnes, sauf pourtant le nord du Transvaal (la maladie y a été étudiée par Theiler). Toutes les régions entourant le Transvaal, au nord, à l'est et à l'ouest, sont d'ailleurs infectées (Bechouanaland, pays des Matabélés, Machonaland, Mozambique). Foà [2] a donné de bons renseignements concernant la distribution du Nagana sur la route qui va de Pretoria au lac Nyassa. Bien avant lui, les voyageurs anglais sir W. C. Harris (1839), R. Gordon Cumming (1850), James Chapman (1869) [3], surtout ce dernier, ont fourni d'excellents documents sur la présence de la maladie dans le bassin du Limpopo, et sur sa marche chez les bestiaux et les chevaux.

Plus au nord, dans le bassin du Zambèze, la maladie est connue depuis longtemps et c'est là que l'a observée Livingstone [4] qui en a donné des descriptions d'une précision vraiment scientifique et remarquables pour l'époque où il écrivait. Si l'on en juge par l'aire très vaste qu'occupe la mouche tsétsé, la maladie doit être particulièrement répandue dans cette région, comme sur le bord ouest du lac Nyassa. Les mouches sont également très abondantes dans la vallée du Luapula qui se jette au nord dans le lac Moero (nous en reparlerons à propos du Congo belge), et tout autour du lac Tanganyika.

Dans l'Est africain allemand, le Nagana des Bovidés et sa distribution géographique (vallée de la Rouaha, etc.) ont été bien étudiés

1. Voir la carte d'Afrique, fig. I, p. 5.
2. Foa, *Du Cap au lac Nyassa*, Paris, 1897.
3. J. Chapman, *Travels in the interior of S. Africa*, Londres, 1868 (cité d'après Austen).
4. Livingstone, *Missionary Travels and Researchs in South Africa*, 1re édition, 1857. *The last Journals*, Londres, 1874.

dans ces dernières années, à la suite des travaux de Koch de 1897, par Schmidt, Stuhlmann, Sander, Kummer, etc. (voir la seconde partie de ce Chapitre).

Dans l'Est africain anglais, d'après Stordy, lorsqu'on va de Mombasa au lac Victoria, la zone à tsétsé commence à peu près au tiers du chemin en partant de la côte. Le même observateur a signalé l'existence du Nagana dans l'île de Mombasa[1].

L'Ouganda est relativement indemne. Pourtant, Bruce, Nabarro et Greig viennent de découvrir à Entebbe, sur le lac Victoria, une maladie des Bovidés due à un Trypanosome. Contrairement au Trypanosome du Nagana, il ne serait pas pathogène pour le chien. Le Trypanosome de cette épizootie doit être également différent de celui du Galziekte; Bruce, qui connaît bien ce dernier Trypanosome, ne fait en effet aucun rapprochement[2].

Dans les pays des Somalis et des Gallas, les maladies à tsétsé ont été signalées à diverses reprises (Donaldson Smith en 1894, prince Nicolas D. Ghika, en 1898), surtout sur les bords de la rivière Webi-Shrebeli. C'est dans la même région de l'Ogaden que Brumpt, naturaliste de la mission du Bourg de Bozas, a observé une épizootie, due à un Trypanosome, des chameaux de la mission[3]. Ce Trypanosome serait inoculé par la *Glossina longipennis*. Les

1. Stordy, *The Veterinarian*, t. LXXII, janv. 1899, pp. 11-20, et juin 1899, pp. 385-388.

2. Bruce, Nabarro et Greig, *Reports of the Sleeping Sickness Comm.*, n° IV, nov. 1903, pp. 47-48, pl. II. De trois bœufs malades (émaciation, poil hérissé) examinés à Entebbe (Ouganda) par Bruce, Nabarro et Greig, au cours de leur mission de la maladie du sommeil, deux renfermaient des Trypanosomes dans le sang. Pensant qu'il s'agissait du Trypanosome du Nagana, ces savants ont injecté 2 cc. de sang de l'un des deux bœufs à un chien : il n'a pas montré d'infection. Une nouvelle injection de 5 cc. de sang à Trypanosomes du même bœuf, faite 2 mois 1/2 après la première, n'a également donné aucun résultat. Il y a donc lieu de douter qu'il s'agit du *Trypan. Brucei*. D'après le propriétaire des bœufs, ces animaux auraient contracté leur maladie en allant paître dans la forêt située au voisinage du lac Victoria.

3. Les *chameaux* (dromadaires) sont très sensibles à la maladie spontanée; néanmoins, ils peuvent vivre assez longtemps s'ils ne travaillent pas. Comme symptôme local, on n'observe guère que de l'œdème de la fosse sus-orbitaire. L'animal meurt en hypothermie. A l'autopsie, on note la présence d'une grande quantité de liquide péritonéal et d'un peu de liquide péricardique; il n'y a pas d'hypertrophie de la rate. — Un *mulet* est mort de la même maladie, également en hypothermie, 3 semaines après l'arrivée dans la zone suspecte. — Des inoculations ont été faites à un *âne* et à un *chamelon*; il y avait des parasites dans le sang au bout de trois jours; l'âne est mort en moins de treize jours; le chamelon vivait encore au bout de ce temps. Le *Cercopithecus sabaeus* est sensible; un Cynocéphale (*Theropithecus gelada*), « inoculé sous la peau, s'est montré réfractaire. » Une *chienne* de 2 mois, inoculée dans la veine, montre rapidement des parasites; elle meurt en 3 mois 1/2 après avoir présenté une éruption de bulles séro-purulentes sur l'abdomen (au bout de 15 jours), de l'anémie, de l'amaigrissement, un ulcère de l'œil gauche, enfin, 2 jours avant la mort, de la paralysie du train postérieur.

Les Trypanosomes « ressemblent étroitement à ceux du Nagana ».

Somalis appellent *Aïno* la maladie des chameaux et la mouche qui la produit.

Plus au nord, les renseignements sont beaucoup moins précis. Agatarchides et James Bruce ont signalé la présence de mouches qui sont vraisemblablement des tsétsé en Abyssinie. Pendant l'expédition anglaise d'Abyssinie (1867), un grand nombre de chevaux périrent. Le vétérinaire Hallen ayant été ensuite aux Indes, fut frappé des analogies existant entre le Surra et cette épizootie d'Abyssinie[1].

D'après un récit d'A. Savouré, publié récemment par le *Journal d'Agriculture tropicale*, le « Surra » sévirait sur les bœufs en Abyssinie : la maladie aurait été importée par des bœufs de Bombay amenés par les Italiens. Il est donc possible que, en Abyssinie et en Ogaden, on ait affaire non pas au Nagana, mais bien au Surra. Ce n'est pas l'opinion de Brumpt qui pense que la maladie est la même que celle de la vallée de la Djouba et de l'Afrique orientale encore plus au Sud : il base son opinion sur les relations commerciales de l'Ogaden avec ces régions.

Enfin, pour en finir avec l'Afrique orientale, signalons l'opinion de Westwood que la tsétsé dépassant ses limites ordinaires a causé la quatrième plaie d'Égypte. « Une multitude de mouches très dangereuses vint dans les maisons de Pharaon, de ses serviteurs et par toute l'Egypte. » (*Exode*, Ch. VIII, v. 24.) La cinquième plaie, celle des bêtes, aurait été ainsi la conséquence de la quatrième[2].

Examinons maintenant la distribution des épizooties à tsétsé dans les bassins occidentaux de l'Afrique.

Les renseignements précis sur l'existence du Nagana dans l'État indépendant du Congo sont encore peu nombreux. Bruce s'en réfère à l'autorité de Scloss. Broden (*l. c.*) a publié des observations sur les épizooties à Trypanosomes qui sévissent sur les bœufs, moutons et ânes du troupeau d'élevage de l'État, aux environs de Léopoldville[3]. A la limite S.-E. de l'État indépendant,

1. D'après BRUMPT, il s'agirait de la peste des chevaux, et non d'une Trypanosomiase (*Soc. Biologie*, 23 avril 1904, p. 675).

2. WESTWOOD, cité par LABOULBÈNE, Art. TSÉTSÉ du *Dictionn. encyclop. des Sc. médic.*

3. BRODEN a vu 7 Bovidés du troupeau succomber au Nagana (Trypan. de morphologie à peu près identique à celui de Bruce); le sang d'une vache lui a servi à infecter une chèvre qui vit encore : les Trypan. sont nombreux dans le sang et la température est élevée (nombreuses poussées à 41°,5).

Dans le même élevage, B. a vu mourir 2 moutons avec Trypan. dans le sang. Ces Trypan. n'ont que 10,5 à 15 μ 1/2 de long, sur 1,7 à 2 μ 5 de large; le flagelle n'a

dans la région de Katanga, c'est-à-dire en pleine Afrique centrale, l'existence de la mouche tsétsé a été signalée par divers explorateurs[1]. Ces mouches seraient tout à fait inoffensives pour le bétail, les ânes, etc. Pourtant, un peu plus au nord, dans la région du lac Moero, les docteurs Ascenzo et Derclaye ont constaté une grande mortalité parmi les bestiaux et les ânes. Tout cela manque de précision scientifique.

Au Cameroun[2], Ziemann a noté l'existence de Trypanosomiases sur tout le littoral de la colonie allemande : Bovidés, moutons, chèvres, ânes, chevaux, mulets et chiens sont atteints. D'après l'auteur, les Trypanosomes différeraient plus ou moins de ceux qu'il a eu l'occasion d'observer au Togo les années précédentes; même, les Trypanosomes du sang d'un mouton seraient *spécifiquement* distincts des Trypanosomes du Togo. Nous ne pouvons pour le moment qu'enregistrer ces affirmations de Ziemann; elles ne seront discutables que lorsque l'auteur publiera en détail ses observations.

Dans la région supérieure de la Nigeria, Christy a constaté, en 1899, une épidémie à Trypanosomes sur les chevaux[3].

De même, Hewby[4] a noté l'existence d'une maladie qui paraît bien être le Nagana, sur la rive nord de la rivière Bénoué (Nigeria septentrionale). Elle serait occasionnée par la *Glossina palpalis* et sévirait sur les chevaux (mort en 3 à 10 semaines) et les Bovidés. La maladie se contracterait uniquement durant la saison pluvieuse.

Au Togo, l'existence d'épizooties à Trypanosomes a été d'abord démontrée par Koch[5], en 1895, par l'examen de préparations de sang qui lui avaient été envoyées. Cette épizootie a été étudiée

pas de partie libre. B. propose, pour ces Trypan. qu'il croit d'espèce nouvelle, le nom de *Trypan. congolense*. Ces Trypan. ont tué un singe macaque en 25 jours et un cobaye en 26 jours. Chez le singe, les Trypan. présentent un pléomorphisme qui va, de formes identiques à celles du mouton, à des formes de 20 μ 1/2 de long avec flagelle libre. Chez le cobaye, on a des formes de 19 à 28 μ de long avec flagelle libre. Ces Trypanosomes du cobaye ne paraissent guère différer du *Trypan. Brucei* : il convient donc de faire des réserves sur la validité de l'espèce *congolense*.

Toujours dans le même élevage, un jeune âne a contracté une infection à Trypan. ayant les caractères des Trypan. du mouton.

1. Capitaine Lemaire, *Bull. Soc. belge Géogr. commerc.*, 1900. Lettre du secrétaire général du département des finances de l'État indépendant du Congo du 20 juin 1903, et Lettre du président du Comité spécial du Katanga du 19 déc. 1902 (communiquées à l'un de nous). Nous avons déterminé les mouches : ce sont des *Glossina morsitans* et *Gl. longipalpis*.

2. Ziemann, *Deutsche medic. Woch.*, 1903, 9 avril, p. 268; 16 avril, p. 289.

3. Appendice H de la monographie d'Austen, p. 310.

4. *In* Dutton et Todd, Trypanosomiasis expedition to Senegambia, p. 44.

5. Koch, Reiseberichte, etc., Berlin, 1898, p. 66.

avec le plus grand soin par Schilling (*l. c.*) qui lui a consacré trois mémoires sur lesquels nous aurons occasion de revenir. Il y a au Togo trois espèces de tsétsé dont la *G. morsitans*; mais ni elles ni la maladie n'existent à la côte; elles sont confinées à l'hinterland. L'épizootie du Togo a été aussi observée par Ziemann (*l. c.*) (voir la seconde partie de ce Chapitre).

Le vétérinaire français Cazalbou a reconnu récemment que la région du Bani (gros affluent de la rive droite du Niger) est fortement infectée. De l'avis général des indigènes, on ne peut conserver aucun animal domestique sur les bords de ce cours d'eau. Quatre chevaux conduits sur les bords du Bani, à 45 kilom. au S.-E de Ségou, et ayant séjourné, deux 24 heures, deux 4 jours, se sont tous les quatre infectés de Trypanosomes. Les Insectes recueillis en abondance sur les chevaux comprennent des mouches communes, des tsétsé et des taons. Cazalbou pense que les Trypanosomiases qui se sont développées chez ces chevaux n'étaient pas de même espèce (maladies différentes au point de vue clinique et expérimental); il admet que l'une de ces espèces est très probablement le Nagana.

Cette année également, l'un de nous [1] a observé des Trypanosomes qui ont la plus grande ressemblance avec le Trypanosome du Nagana (aspect général, structure, dimensions), dans des lames de sang prélevées par le Dr Tautain, secrétaire général de la Guinée française, à l'autopsie d'un cheval mort à Konakry. Ce cheval, que le Dr Tautain n'a vu que la veille de sa mort, titubait sur ses jambes et était presque complètement aveugle.

En Gambie, les renseignements sur les épizooties à Trypanosomes nous sont fournis par Dutton et Todd (*l. c.*) qui les ont recueillis en même temps qu'ils poursuivaient leur vaste enquête sur la répartition de la Trypanosomiase humaine, dont nous parlons d'autre part. Une maladie des chevaux existe à la côte, au cap Sainte-Marie, et dans toute l'étendue de la Gambie. Elle est extrêmement commune et elle est principalement responsable de la grande mortalité qui règne sur les chevaux de la colonie anglaise. Ces Trypanosomes du cheval sont différents de celui du Nagana et feront l'objet d'un chapitre spécial (Chap. VII).

A Maka, dans notre Sénégal, tout près de la frontière de Gambie, à 150 milles à l'intérieur, Dutton et Todd ont encore

1. A. LAVERAN, *C. R. Soc. Biologie*, 27 février 1904, pp. 326-327.

observé deux chevaux, avec Trypanosomes, qui avaient dû contracter l'infection en territoire anglais. D'après la similitude des symptômes, ils pensaient que la soi-disant « malaria » des chevaux que l'on observe à Saint-Louis du Sénégal était la même épizootie à Trypanosomes. L'existence d'une pareille épizootie, endémique dans la région du Haut-Sénégal, entre Kayes et le Niger, était déjà rendue vraisemblable par les travaux des vétérinaires français Dupuy[1], Lascaux, Richard et Pierre[2]. Dutton et Todd ont vu des cas de cette maladie : ils n'ont pas pu y déceler la présence d'un Trypanosome.

Les faits observés au Cameroun et en Gambie montrent que les épizooties à Trypanosomes peuvent exister au voisinage des côtes. Nous allons les retrouver au cœur du continent africain.

Le Dr Morel, médecin des troupes coloniales, a donné des renseignements précis sur la distribution des maladies à Trypanosomes dans la région du lac Tchad[3]. Les mouches tsétsé (probablement *Glossina morsitans*, d'après les exemplaires que nous avons eus à notre disposition) et le Nagana n'existent que sur les bords immédiats du fleuve Chari; la maladie sévit durant la saison des pluies et atteint les chevaux, les ânes et le bétail. L'habitat de prédilection de la mouche est une grande sensitive, *Mimosa polyacantha*. Sur les bords du lac Tchad, il n'y a ni mimosas, ni tsétsé, ni Nagana.

Sur les préparations de sang prélevé par le Dr Morel aux animaux malades, nous avons trouvé un Trypanosome qui, par la forme et les dimensions, rappelle beaucoup *Trypan. Brucei* du Nagana du Zoulouland.

Plus récemment, un autre médecin des troupes coloniales, le Dr Decorse, de la mission Chevallier, a observé, également dans le bassin du Chari (à Kousri et à Fort-Archambault), des épizooties de chevaux et de bœufs; sur les préparations qu'il nous a rapportées, nous avons coloré un Trypanosome qui diffère notablement

1. Dupuy, *Rec. méd. vétérin.*, 1888, pp. 535 et 594; 1889, p. 253.

2. Pierre, Voir rapport Cadiot, *Bull. Soc. cent. méd. vétér.*, 30 mars 1896, p. 148. Au sujet du parasite, Pierre s'exprime ainsi : « Presque constamment, nous avons rencontré dans nos préparations un élément semi-lunaire, épaissi et pigmenté aux sommets de l'arc; une zone transparente, tranchant nettement sur le reste du corpuscule, relie quelquefois les extrémités du croissant. La dissimulation des corpuscules au milieu des globules est quelquefois très rapide, et si l'on n'a pas soin de fixer préalablement le sang sur la plaque, ils disparaissent sans qu'on ait eu le temps d'en saisir les caractères... » (pages 154-155). Pierre croyait la maladie identique, à la fois au Paludisme humain et au Surra de l'Inde.

3. Morel, *Ann. Hyg. et Méd. colon.*, t. V, 1902, p. 305, et t. VI, 1903, p. 264.

par ses dimensions du *Trypan. Brucei* : la longueur est généralement de 15 µ (au lieu de 25 à 30) et la largeur est en proportion; il ne semble pas y avoir de flagelle libre; mais nous ne saurions être absolument affirmatifs à cet égard. Les ressemblances sont du côté du *Trypan. dimorphon* de Gambie (voir Chap. VII). Dans cette région, Decorse a recueilli de nombreuses *Glossina palpalis*, variété *tachinoïdes*[1] et quelques *Glossina morsitans*. Il a remarqué que les mouches tsétsé y existent indépendamment des Mimosées.

Dans la région de Tombouctou et du Macina, les Trypanosomiases (des dromadaires, des Bovidés) ont été l'objet des soigneuses investigations du vétérinaire français Cazalbou qui a consacré à leur étude clinique et expérimentale plusieurs mémoires communiqués à l'Académie de médecine[2]. L'étude de ces Trypanosomiases fera l'objet d'un paragraphe spécial dans la deuxième partie de ce chapitre.

Les épizooties à Trypanosomes, voisines du Nagana, atteignent-elles l'Algérie? Le fait ne nous paraît plus guère contestable aujourd'hui à la suite des découvertes de Szewczyk[3] et de Rennes[4] d'une épizootie à Trypanosomes qui a sévi sur les chevaux des spahis dans l'extrême Sud-oranais (vallée de la Zousfana), et des frères Sergent[5] d'une maladie observée sur des dromadaires du département de Constantine. En discutant plus loin les caractères de ces épizooties et leurs relations avec le Nagana, nous montrerons qu'il est difficile de les regarder comme de la Dourine, la seule épizootie à Trypanosomes connue dans le Nord de l'Afrique jusqu'en 1903. Le cas du cheval observé par Chauvrat en 1892 est très vraisemblablement aussi à classer dans ces maladies voisines du Nagana[6].

Dans les pages qui vont suivre, nous nous occuperons uniquement du Nagana du Zoulouland et de son Trypanosome découvert par Bruce. Nous passerons ensuite en revue celles des maladies africaines voisines du Nagana sur lesquelles on possède des documents expérimentaux précis, en insistant principalement sur leurs ressemblances et leurs différences avec le Nagana.

1. D'après la détermination d'Austen. C'est sans doute la même espèce que Brumpt (*Soc. Biologie*, 16 avril 1904, p. 628) vient de décrire sous le nom de *Glossina Decorsei*, n. sp.

2. Voir les rapports de A. Laveran, *Bull. Acad. Médecine*, 30 juin 1903, p. 307, et 26 avril 1904, p. 348.

3. Szewezyk, *Bull. Soc. centr. méd. vétér.*, 30 avril 1903, p. 218.

4. Rennes, *Ibid.*, 30 septembre 1903, p. 424, et 30 avril 1904, p. 248.

5. Ed. et Ét. Sergent, *C. R. Soc. Biologie*, 23 janv. 1904, p. 120.

6. Chauvrat, *Rec. méd. vétér.*, 1896, p. 344.

NAGANA

AGENT PATHOGÈNE : *Trypan. Brucei*, Plimmer et Bradford, 1899.

§ 1. — Animaux sensibles au Nagana. — Animaux réfractaires. — Homme. — Symptômes et évolution de la maladie chez les différentes espèces animales.

Alors que la plupart des maladies produites par des Protozoaires (Paludisme, Piroplasmoses) sont spéciales à une espèce animale ou à un petit nombre d'espèces voisines, le Nagana, comme d'ailleurs presque toutes les *maladies* à Trypanosomes, peut se développer chez un grand nombre d'espèces de la classe des Mammifères.

La liste des espèces susceptibles de contracter le Nagana, soit naturellement, soit expérimentalement, est déjà longue et il est bien certain qu'elle est très incomplète. On peut dire qu'à très peu d'exceptions près, tous les Mammifères sont sensibles au Nagana. Un certain nombre d'espèces, appartenant en particulier au groupe des Ruminants, et vivant à l'état sauvage, paraissent avoir une très grande tolérance; ils peuvent avoir des *Trypan. Brucei* dans leur sang, sans en être autrement incommodés ; mais il ne saurait être question d'un véritable état réfractaire. Nous aurons d'ailleurs l'occasion de revenir sur ces cas, en particulier dans le chapitre relatif au mode de propagation du Nagana.

Par une heureuse exception, l'homme est réfractaire à cette redoutable maladie. Livingstone, Foà et tous les voyageurs qui ont traversé des régions où sévit le Nagana racontent qu'ils ont été piqués des milliers de fois par des mouches tsétsé sans éprouver autre chose que des accidents locaux légers, analogues à ceux que produisent les moustiques[1].

En dehors de la classe des Mammifères, on ne connaît aucun animal qui soit sensible au Nagana ; les Oiseaux notamment sont réfractaires (la destruction des Trypanosomes inoculés paraît être en rapport avec la température élevée de l'oiseau ; voir *infra*).

Le Nagana est facilement inoculable. On peut dire que les ino-

1. La découverte récente d'une Trypanosomiase humaine n'infirme en rien cette constatation, puisque le Trypanosome est différent du *Trypan. Brucei*.

culations réussissent toujours, pourvu qu'elles soient faites au-dessous des revêtements épidermiques ou épithéliaux.

Lorsque le sang contenant des Trypanosomes est injecté dans une veine ou dans le péritoine, l'infection est plus rapide que lorsque l'inoculation a lieu dans le tissu conjonctif sous-cutané, mais, par cette dernière voie, l'infection se produit aussi sûrement que par les premières.

La durée de la période d'incubation (temps qui s'écoule entre l'inoculation et l'apparition des parasites dans le sang) varie avec l'espèce animale, avec la richesse en Trypanosomes du liquide injecté et avec l'état des Trypanosomes.

Lorsque le liquide injecté ne renferme qu'un très petit nombre de parasites, la durée de la période d'incubation est plus longue que lorsqu'on injecte du sang riche en Trypanosomes. Il en est de même lorsque les Trypanosomes ont été conservés pendant un à deux jours à la température du laboratoire ou soumis pendant une à deux heures aux températures de 40° à 41°. Nous y reviendrons plus loin. L'affaiblissement du pouvoir virulent ne se manifeste d'ailleurs que par cet allongement de la période d'incubation, l'infection produite ne perd rien de sa gravité [1]. Dans tout ce qui suit, l'infection a toujours, sauf avis contraire, été provoquée par l'inoculation de Trypanosomes nombreux et en bon état.

Chez certains animaux, et en particulier chez les rats et les souris, *Trypan. Brucei* se multiplie rapidement et régulièrement, de sorte que l'examen histologique du sang suffit pour apprécier les progrès de l'infection; chez d'autres animaux, les Trypanosomes sont très rares, au moins à certaines périodes de la maladie, si bien que le diagnostic ne peut plus être fait par le seul examen histologique du sang. Il est indispensable alors d'inoculer

1. Le tableau suivant met nettement en évidence l'importance du nombre des Trypanosomes et de la voie d'entrée sur la durée de l'incubation.

LIQUIDE INOCULÉ	DURÉE DE L'INCUBATION CHEZ LES SOURIS INOCULÉES AVEC 1/20 CC. DE LIQUIDE PAR VOIE	
	péritonéale	cutanée
Sang riche en Trypanosomes dilué à 1 p. 5..	1 jour (mort en 3).	2 jours (mort en 5).
Le même, dilué à 1 p. 500	2 — (mort en 4).	4 — (mort en 6 1/4).
Le même, dilué à 1 p. 50 000	4 — (mort en 6).	5 — (mort en 7).

1 à 3 cc. et parfois plus du sang de l'animal suspect à un animal chez lequel l'évolution du Nagana est rapide et régulière. On trouvera dans ce travail des faits nombreux qui montrent qu'il est souvent indispensable de recourir aux animaux d'épreuve pour s'assurer si un animal est infecté ou non. (Voir notamment les observations qui concernent le porc, le mouton, la chèvre, le bœuf.)

La durée de la maladie produite par *Trypan. Brucei* varie beaucoup avec les espèces animales; à ce point de vue, on peut diviser les Mammifères en trois groupes :

1° Animaux chez lesquels le Nagana a les allures d'une infection aiguë : souris, rat, campagnol, marmotte, hérisson, chien, singe;

2° Animaux chez lesquels le Nagana a les allures d'une infection subaiguë : lapin, cobaye, mulot, lérot, Équidés, porc;

3° Animaux chez lesquels le Nagana a les allures d'une infection chronique : Bovidés, Caprins, Ovinés.

Nous étudierons successivement ces trois formes du Nagana [1].

1° Animaux chez lesquels le Nagana a les allures d'une infection aiguë.

Rats et souris. — L'évolution de la maladie est identique chez les rats domestiques (blancs et pie), chez les rats d'égout (*Mus decumanus*) et chez les souris domestiques ou sauvages.

Un rat dératé (depuis 8 jours) s'est comporté exactement comme un témoin. Il en a été de même des rats fortement vaccinés contre le *Trypan. Lewisi.*

Quand l'animal reçoit *sous la peau* une dose assez forte de Trypanosomes, par exemple 1/20 de centimètre cube d'un sang assez riche, l'incubation est de 2 jours; quand la dose est moindre, l'incubation s'allonge et peut même atteindre 10 à 12 jours. Cette durée de l'incubation donne des renseignements précieux sur la quantité de Trypanosomes contenus dans un échantillon de sang, quand l'examen microscopique est négatif.

Après inoculation *intra-péritonéale* d'une quantité assez forte de parasites, l'incubation est de moins de 24 heures et, à la multiplication intra-sanguine, s'ajoute la multiplication intra-péritonéale.

1. Pour un certain nombre d'observations de détail, voir Laveran et Mesnil, *Bull. Acad. Médecine*, 3 juin 1902, p. 646.

Sur cette question de l'incubation, nous sommes en parfait accord avec les savants anglais. Nous ne le sommes plus en ce qui regarde la durée totale de l'infection : Kanthack, Durham et Blandford donnent, pour les rats, de 6 à 26 jours (moyenne 12), pour les souris, de 8 à 25 jours (moyenne 13); Bradford et Plimmer donnent de 6 à 9 jours pour les rats et les souris. Or, en partant, comme ces auteurs, d'une incubation de 2 jours, nous n'avons que 3 jours et demi à 5 jours et demi pour la durée totale de l'infection, incubation comprise. Dans les cas d'inoculation intra-péritonéale, avec incubation de quelques heures, l'animal succombe, si c'est un rat, en 2 jours et demi, si c'est une souris, en 3 jours.

Dès que les Trypanosomes ont apparu dans le sang, leur nombre y augmente constamment et régulièrement jusqu'à la mort; ils sont alors aussi nombreux, sinon plus, que les hématies. Si l'incubation a été plus longue, l'animal succombe, en général, comme dans les cas précédents, 2-3 jours après la première apparition des parasites dans le sang.

Cette règle comporte quelques exceptions. Des animaux inoculés avec du sang de porc (dans le troisième mois de la maladie) ou de mouton (dans les quatrième et sixième mois de la maladie) montrent *parfois* une maladie assez allongée (5 à 9 jours au lieu de 2 ou 3); les Trypanosomes, après avoir apparu dans le sang, y diminuent de nombre pour réaugmenter ensuite. Les Trypanosomes de ces animaux, à maladie atténuée, inoculés à d'autres rats et souris, montrent la virulence coutumière. — Nous avons eu un résultat semblable en inoculant à un rat des Trypanosomes maintenus en contact avec du bleu de toluidine jusqu'à immobilisation complète[1].

La température, prise chez 2 rats, ne nous a révélé aucun symptôme fébrile net. Durant la vie, il n'y a à noter aucune lésion, aucun symptôme morbide[2]; l'animal paraît en bonne santé jusqu'à l'approche de la mort. La plupart des souris et une partie des rats paraissent somnolents dans la dernière heure de leur vie et meu-

1. Un de nos rats a résisté après avoir montré des Trypanosomes dans le sang; ce rat a été inoculé le 26 avril 1901, dans le péritoine, avec un mélange à volumes égaux de bleu de toluidine et de sang à Trypanosomes, injecté après 15 minutes de contact, c'est-à-dire après immobilisation complète des Trypanosomes; le 1er mai, il y a des Trypanosomes non rares dans le sang; le 3 mai, des Trypanosomes assez rares; depuis, les examens ont toujours été négatifs; éprouvé plus tard, ce rat n'était pas vacciné.

2. K., D. et B. signalent des lésions du globe oculaire chez leurs rats.

rent sans secousses. Quelques souris et la plupart des rats montrent au contraire une vive agitation succédant brusquement à un état de parfaite santé, puis des phénomènes convulsifs précédant immédiatement la mort[1].

Campagnols (*Arvicola arvalis*). — Nous avons expérimenté sur 6 campagnols (2 inoculés dans le péritoine, 4 sous la peau). Bien qu'il soit difficile de conserver longtemps ces animaux en captivité, les résultats obtenus ont été assez nets. 2 de ces animaux se sont comportés exactement comme les rats ou souris qui servaient de témoins : les Trypanosomes ont apparu rapidement dans le sang, ont vite augmenté de nombre et les animaux sont morts en 4 jours avec Trypanosomes très nombreux; la rate avait triplé de poids. Les autres campagnols ont contracté une infection à marche plus lente : ou bien les Trypanosomes apparaissaient vite dans le sang, ou bien ils n'y apparaissaient qu'au bout de 4-6 jours; en tous cas, ils y restaient toujours rares; l'animal succombait alors en une huitaine de jours, mais la captivité sans doute hâtait sa mort : la rate n'était pas grossie.

Marmottes. — D'après Blanchard[2], qui s'est servi du même virus que nous, la marmotte à l'état de veille et la marmotte très refroidie contractent une infection aiguë, avec Trypanosomes très nombreux dans le sang; la mort survient en 9 à 14 jours. La marmotte en profond sommeil serait ou bien moins sensible, ou bien même tout à fait réfractaire : malheureusement l'expérience citée par Blanchard ne permet aucune conclusion ferme.

Hérissons. — Kanthack, Durham et Blandford ont infecté un hérisson; il a été rapidement pris, et il a succombé 17 jours après l'inoculation, ayant subi une forte perte de poids, atteignant 20 à 30 pour 100.

Nous avons également expérimenté sur un hérisson de 420 grammes qui a été inoculé sous la peau le 7 janvier 1903.

Les Trypanosomes ont apparu dans le sang 4 jours plus tard; ils ont été rares pendant quelques jours, puis assez nombreux du 16 au 18 janvier, très nombreux le 19 et le 20. L'animal est mort le 20. La maladie a donc duré 13 jours. Au moment de la mort, l'animal ne pesait plus que 340 grammes. Rate 10 grammes, sans aucun doute considérablement hypertrophiée.

1. Nos recherches portent aujourd'hui sur plus de 500 rats ou souris.
2. R. Blanchard, *C. R. Soc. Biologie*, 25 juillet 1903, p. 1122.

Chiens. — Le chien est très sensible au Nagana. L'incubation (après injection sous-cutanée) a été de 4 à 6 jours dans les expériences de Kanthack, Durham et Blandford, de 2 à 4 jours dans les nôtres. La fièvre est souvent peu notable; la plupart du temps, la température s'élève du troisième au cinquième jour, mais ne dépasse pas 40 degrés. Bruce a noté une fièvre continue avec poussées entre 40° et 41°, et nous avons eu des cas semblables (Voir les tracés ci-dessous).

La durée totale de l'infection a été de 8 à 16 jours dans les expériences de Bruce, de 14 à 26 (moyenne 18) dans celles de Kanthack, Durham et Blandford, de 6 à 14 dans les expériences de Nocard et les nôtres. Seul, un de nos chiens n'a succombé que 21 jours et demi après l'inoculation; il avait été inoculé avec un sang pauvre en Trypanosomes (l'incubation a été de 7 jours), probablement de virulence modifiée (passage par le mouton).

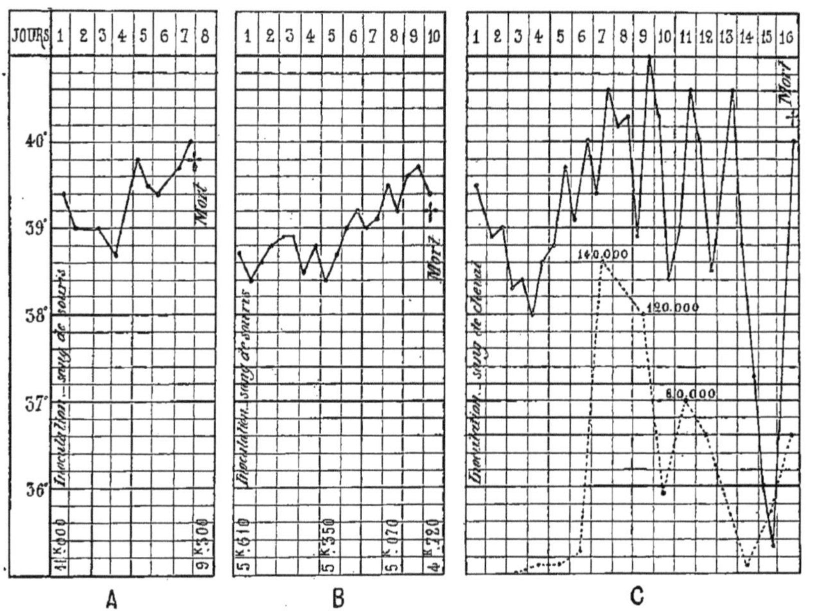

Fig. XI. — Tracés de température chez trois chiens naganés.

A et B, observations personnelles; C, d'après Bruce. — Pour les chiens A et B, le poids est indiqué. Pour le chien C, on a représenté, par des traits interrompus, les variations du nombre des Trypan.; les chiffres indiquent le nombre des parasites par mm. cube de sang.

Dans les dernières heures de son existence, le chien paraît très affaibli et il meurt sans souffrances apparentes.

L'œdème de la région génitale (fourreau, testicules), avec

hypertrophie considérable et congestion des ganglions inguinaux, est fréquent, sans être constant. On peut observer aussi, mais plus rarement, des œdèmes assez fugaces de la face et surtout des paupières, et de l'opacité de la cornée. Nous n'avons jamais noté, comme Bruce, Kanthack, Durham et Blandford, de cécité à la suite de ces troubles cornéens. Nous n'avons pas observé d'éruption pustuleuse comme en décrit Bruce.

L'animal s'amaigrit rapidement; il présente parfois de la parésie fugace.

Quand l'évolution de la maladie est rapide (6 à 9 jours), les Trypanosomes, dès leur apparition dans le sang, vont constamment en augmentant de nombre, ou bien leur nombre reste stationnaire quelques jours, pour croître ensuite. Quand la maladie dure 12 jours, il y a généralement une baisse dans le nombre des parasites, suivie d'une augmentation nouvelle qui se continue jusqu'à la mort. Enfin, chez notre chien qui a mis 21 jours et demi à mourir, il y a eu plusieurs diminutions suivies de réaugmentations.

D'une façon générale, on peut dire que le chien est, après le rat et la souris, l'animal qui montre le plus de Trypanosomes durant le cours de sa maladie.

Chats. — Le chat paraît moins sensible que le chien au Nagana et peut-être y aura-t-il lieu, quand le Nagana du chat sera mieux connu, de placer cet animal parmi ceux chez lesquels la maladie a une allure subaiguë.

Kanthack, Durham et Blandford donnent 5 jours pour la période d'incubation. La mort survient en 22 à 26 jours. L'animal montre de la fièvre. Les Trypanosomes sont présents dans le sang, mais leur nombre éprouve de fortes variations journalières. Comme chez les chiens, on note du trouble de l'humeur aqueuse, des plaques fibrineuses dans la chambre antérieure, de l'opacité cornéenne.

Plimmer et Bradford constatent moins de Trypanosomes chez le chat que chez le chien. Un chat dératé a succombé 12 jours après l'inoculation du Nagana.

Nous n'avons jamais expérimenté sur le chat et nous ne pouvons citer que l'observation suivante que nous devons à M. le Dr Chantemesse.

Un chat mange le 20 octobre 1903 une souris naganée qui venait de mourir. Un mois après, on constate que le chat maigrit, que sa tête est enflée et que ses yeux sont malades. Les troubles s'accusent et l'animal succombe le 3 décembre, *44 jours après son inoculation accidentelle*. Le sang fourmille de Trypanosomes. La rate est considérablement hypertrophiée (35 gr. pour un animal de 2040 gr.); le foie est également grossi. L'animal est complètement aveugle : opacité de la cornée et du cristallin. Tout autour de l'œil, le poil est tombé et il s'est développé des croûtes[1].

Singes. — Les singes, les Cercopithéciens du moins, s'infectent facilement; les Trypanosomes se multiplient rapidement dans le sang où on les rencontre en grand nombre. La maladie a une durée moyenne de 15 jours; elle s'est terminée par la mort trois fois sur trois. Un cynocéphale (babouin), inoculé par nous, ne s'est pas infecté.

Les principaux symptômes sont : la fièvre, l'anémie, les œdèmes (très légers dans le cas observé par nous), l'affaiblissement général très marqué à la dernière période de la maladie. Vers le quatrième jour après l'inoculation, la température monte de la normale (37°,5 chez le singe) aux environs de 40°; la fièvre persiste pendant plusieurs jours, puis la température s'abaisse. Le singe, dont on trouvera l'observation détaillée ci-dessous, est mort dans un état d'hypothermie tout à fait remarquable; la veille de la mort, la température rectale s'est abaissée à 28°,5 et elle a dû tomber au-dessous de ce chiffre le jour de la mort.

Kanthack, Durham et Blandford ont expérimenté sur un *Macacus rhesus* : il a survécu 2 semaines à l'inoculation et est mort dans « un état avancé de tuberculose pulmonaire...; la présence d'abondants Hématozoaires a été constatée dans le sang durant la vie jusqu'au moment de la mort. »

Nocard (*l. c.*) a opéré sur « un vieux macaque, vigoureux et très méchant, qui reçoit sous la peau de la queue quelques gouttes de sang de souris; quatre jours après, il est triste, refuse de manger, se laisse manipuler sans résistance. Sa température approche de 41°; son sang renferme une énorme quantité de Trypanosomes. » Ce singe, d'après les renseignements que M. Nocard a bien voulu nous communiquer, est mort 15 jours après l'inoculation; il a montré de la fièvre, de l'œdème des paupières et des bourses, et de très nombreux parasites dans le sang à partir du

1. Depuis, nous avons observé un autre chat qui est mort 25 jours après avoir mangé un cadavre de cobaye nagané, avec sensiblement les mêmes symptômes que le précédent; les derniers jours, les Trypanosomes étaient nombreux dans le sang.

cinquième jour. Au moment de la mort, il y avait plus d'Hématozoaires que de globules.

Un cercopithèque auquel nous avons inoculé le Nagana, est mort en 13 jours. Étant donnée la ressemblance de certains symptômes de cette maladie avec celle occasionnée par l'inoculation du *Trypan. gambiense*, nous reproduisons ici l'observation détaillée du singe telle que nous l'avons donnée en 1902 à l'Académie de médecine.

Un singe, *Cercocebus fuliginosus* (Cercopithèque), est inoculé le 23 mars 1902. L'inoculation est faite sous la peau du ventre avec le sang d'une souris qui vient de mourir de Nagana ; au moment de l'injection, les Trypanosomes sont bien mobiles.

La température rectale du singe prise avant l'injection est de 37°,6. Poids : 2 kg. 040.

26 mars. L'examen du sang révèle l'existence de Trypanosomes en petit nombre.

27 mars. Trypanosomes assez nombreux. Le soir, la température s'élève à 40°. Le singe ne paraît pas malade, l'appétit est conservé.

28 mars. Trypanosomes assez nombreux. La température s'élève le soir à 40°,1.

29 mars. Trypanosomes assez nombreux ; température 39°,9 le soir.

30 mars. Le nombre des Trypanosomes a sensiblement diminué ; température 36°,7 le matin. Le singe est moins vif qu'à l'ordinaire, mais il mange bien.

31 mars. Trypanosomes assez rares ; temp., 38°,1 le matin.

1er avril. Trypanosomes en petit nombre ; temp., 37°,4 le matin, 39°,8 le soir.

2 avril. Trypanosomes en petit nombre ; temp., 36°,4 le matin, 36°,3 le soir. Le singe s'affaiblit ; il reste presque continuellement immobile, la tête entre les jambes. Un peu d'œdème des paupières à droite. Appétit diminué.

3 avril. Trypanosomes rares. L'affaiblissement augmente. Hypothermie très marquée : 34°,4 le matin, 33°,4 le soir.

4 avril. Le singe est si affaibli qu'il conserve difficilement la position assise, il chancelle sans cesse et tombe sur le côté. L'hypothermie a encore augmenté, le thermomètre placé dans le rectum ne marque plus que 28° 1/2. Trypanosomes assez rares. Sang très fluide qui coule abondamment par la petite plaie de l'oreille qui a servi à la prise de sang. Le sang se fixe mal. Le nombre des hématies a diminué dans une très forte proportion.

Le singe est trouvé mort le 5 avril au matin ; il pèse 1 kg. 920. La rate pèse 19 gr. 50. Les tissus sont anémiés, le sang est pâle, comme dans les anémies graves. Pas d'œdèmes, pas de sérosité épanchée dans les séreuses. Urine d'aspect normal.

2° Animaux chez lesquels le Nagana a les allures d'une infection subaiguë.

Lapins. — La durée d'incubation indiquée par Kanthack, Durham et Blandford est de 8 jours. Dans nos expériences, nous avons maintes fois constaté (inoc. intra-veineuses ou sous-cutanées) qu'elle n'était que de 2 ou 3 jours.

La marche de la température est excessivement variable. Quelquefois, chez les lapins cachectiques qui succombent vite, on a une poussée au moment de l'apparition des Trypanosomes dans le sang. Chez les lapins plus résistants, dans les 8 à 10 jours qui suivent l'inoculation, la température reste au-dessous de 40°, puis on a une fièvre intermittente avec poussées irrégulières entre 40° et 41°, dépassant rarement 41°. Ces poussées ne paraissent pas coïncider nécessairement avec des poussées dans le nombre des parasites (cf. K., D. et Bl.); nous avons parfois vu la première poussée de température coïncider avec l'apparition des œdèmes.

La durée totale de l'infection varie, d'après Kanthack, Durham et Blandford, entre 13 et 58 jours (moyenne 30 jours), elle peut atteindre trois mois (Bradford et Plimmer); d'après nous, elle oscille entre 10 et 50 jours, en ne tenant pas compte, bien entendu, des lapins cachectiques au moment de l'inoculation.

Chez les lapins qui résistent plus de 20 jours, il y a à noter un certain nombre de symptômes locaux. Il se produit tout d'abord un peu de blépharo-conjonctivite avec du coryza; bientôt surviennent des œdèmes qui se localisent surtout à la tête (en particulier à la base des oreilles), à la muqueuse anale et aux organes génitaux externes. On observe des congestions des testicules ou de véritables orchites. Le poil tombe autour des yeux et du nez, à la base des oreilles, parfois dans certaines régions du ventre et du dos.

Si l'animal résiste longtemps, ces plaques dénudées peuvent s'ulcérer et laissent suinter un liquide purulent. Dans les mêmes conditions, la blépharo-conjonctivite s'aggrave et devient purulente; il se forme des croûtes qui agglutinent les paupières; le pus s'accumule derrière les paupières et la cornée ne tarde pas à s'altérer; elle s'opacifie rapidement et la cécité peut suivre.

Chez les animaux qui succombent rapidement, les Trypanosomes sont assez fréquemment observables à l'examen microscopique, mais ils ne deviennent assez nombreux que dans les 2-3 jours qui précèdent la mort. Dans les cas où la maladie suit une marche relativement lente, l'examen microscopique peut être constamment négatif; mais l'inoculation à une souris prouve l'existence des Trypanosomes dans le sang.

Cobayes. — Kanthack, Durham et Blandford notent une période d'incubation de 5 à 7 jours. Dans nos expériences, elle a été de 2 à 4 jours.

Pendant toute la maladie, les cobayes montrent une fièvre continue avec de rares intermittences; la température est généralement au-dessus de 40°.

Les cobayes de K., D. et Bl. ont succombé entre 20 et 183 jours (moyenne 50 jours). La durée de la maladie peut atteindre 18 semaines (Bradford et Plimmer). La majeure partie de nos animaux sont morts de 15 à 30 jours après l'inoculation sous-cutanée ou intra-péritonéale; quelques-uns sont morts 5 à 6 jours après; deux cobayes ont survécu 46 et 61 jours.

Quand la maladie dure plus de 20 jours, l'animal montre généralement des lésions des yeux (perte des poils autour des yeux, un peu de conjonctivite purulente), de l'œdème de la vulve ou du fourreau et de l'anus.

Sauf dans les cas où la mort survient rapidement, le nombre des parasites dans le sang ne suit pas une marche ascendante régulière. On découvre, à l'examen microscopique, des parasites durant quelques jours, puis on ne voit plus rien les jours suivants; les Trypanosomes reparaissent et ainsi de suite. En règle générale, les parasites sont moins rares dans le sang que chez le lapin; parfois même, ils sont nombreux ou très nombreux plusieurs jours de suite. Chez les 2 cobayes qui ont résisté 46 et 61 jours, les Trypanosomes ont été visibles au microscope du cinquième au onzième jour après l'inoculation, puis on n'a pu les rencontrer à l'examen microscopique que dans les derniers jours de la maladie.

Mulot. — Nous n'avons expérimenté que sur un mulot (*Mus sylvaticus*) de 15 grammes; il s'est montré très résistant.

Il a été inoculé sous la peau le 21 décembre 1902. Les Trypanosomes n'ont apparu dans le sang que le 29 décembre; rares jusqu'au 10 janvier; assez nombreux du 11 au 13 (le 13, tendance manifeste à l'agglutination); rares du 10 janvier jusqu'à la mort (21 janvier). Pas de symptômes extérieurs. La rate hypertrophiée pèse 0 gr. 17. — *La durée de la maladie a été de 30 jours.*

Il y a lieu de remarquer la grande différence de sensibilité du mulot et de la souris, sa proche parente.

Lérot. — Nous avons expérimenté sur un Lérot (*Elyomis quercinus*); durant toute l'expérience, il a été maintenu à l'étuve à 22°.

Du 18 novembre 1902 (jour de l'inoculation sous-cutanée) au 20 décembre, l'examen microscopique journalier du sang a été négatif. Le 25 novembre, 2 gouttes de sang n'ont pas infecté une souris; plus tard (30 novembre, 6 décembre, 19 décembre), le sang inoculé à la dose de 2 à 4 gouttes a infecté régulièrement les souris avec une incubation de 4-6 jours. Du 20 décembre au 10 janvier, on a vu trois fois des Trypanosomes à l'examen microscopique. L'animal est très vif, mange bien; son poids, de 43 grammes au début, atteint 48 grammes. Du 10 janvier au 20 janvier, l'animal baisse de poids; on trouve des Trypanosomes presque journellement (toujours peu nombreux) à l'examen microscopique; grande faiblesse, surtout marquée du côté droit du corps. L'animal est trouvé mort le 21 janvier; il ne pèse plus que 30 grammes; rate non hypertrophiée : poids 0 gr. 08. — *La maladie a duré 63 jours.*

Équidés. — On a de nombreux renseignements sur la marche de la maladie chez les Équidés; ce sont eux surtout qui sont atteints par la maladie naturelle dans l'Afrique australe; de plus, Bruce a expérimenté sur un certain nombre de ces animaux. Le cheval, l'âne, la mule et, d'après les expériences de Kanthack, Durham et Blandford, les hybrides du zèbre et du cheval (zèbre ♂ et jument, cheval et zèbre ♀) et du zèbre et de l'âne (âne ♂ et zèbre ♀) sont sensibles. Le zèbre serait réfractaire, s'il faut en croire les récits des explorateurs; mais nous savons qu'ils ont souvent pris pour réfractaires des animaux chez lesquels la marche de la maladie était chronique. Les expériences récentes de Grothusen et de Martini, avec les virus de l'Est africain allemand et du Togo, dont nous parlerons plus loin, ont bien mis en évidence la sensibilité du zèbre à ces virus. Il en est sans doute de même pour le virus du Nagana du Zoulouland.

Lorsque la maladie des Équidés est contractée à la suite de piqûres de tsétsé, l'incubation est de 10 jours en moyenne. K., D. et Bl. notent une incubation de 7 jours; chez le cheval et l'âne sur lesquels nous avons expérimenté, l'incubation a été de 4 jours; dans ces cas expérimentaux, la quantité de virus inoculée était considérable, relativement à celle que peuvent convoyer des tsétsé, même en grand nombre.

La fièvre fait son apparition en même temps que les Trypanosomes du sang. C'est toujours une fièvre rémittente ou continue et qui dure jusqu'à la mort; certains animaux succombent même en hyperthermie.

La première poussée fébrile dépasse généralement 41°, et peut

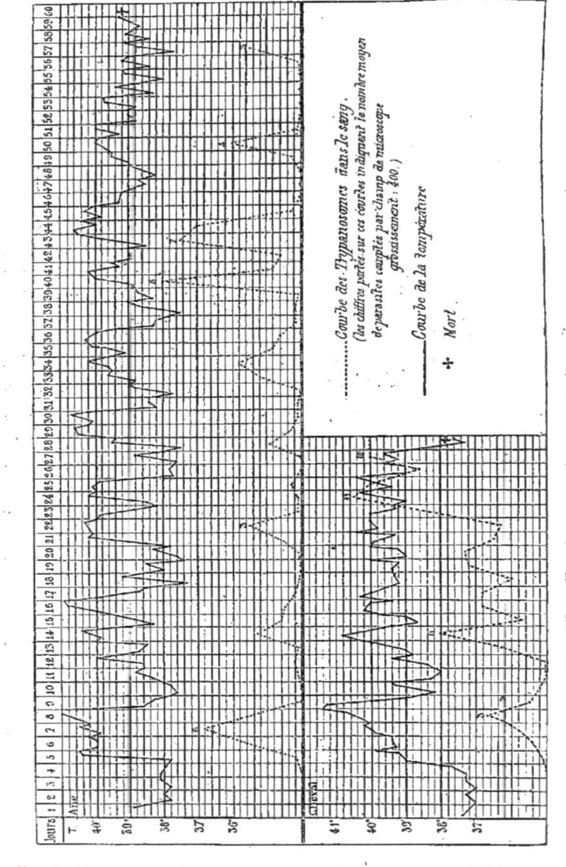

Fig. XII. — Tracés de température de l'âne et du cheval nagané.

aller à 42°; nous retrouverons cette forte poussée initiale chez les divers Ruminants. Les autres poussées dépassent rarement 41°. Les tracés qui accompagnent l'observation de notre âne et de notre cheval synthétisent bien les deux types de fièvre, rémittente et continue.

La mort survient au bout d'un temps variable de 15 jours à 2 ou 3 mois et qui dépend, dans une large mesure, de la résistance de l'animal. Notre cheval qui était vieux a résisté 27 jours; notre âne qui était jeune et vigoureux, 59 jours. Les hybrides de cheval et de zèbre, d'âne et de zèbre ont succombé en 8 semaines.

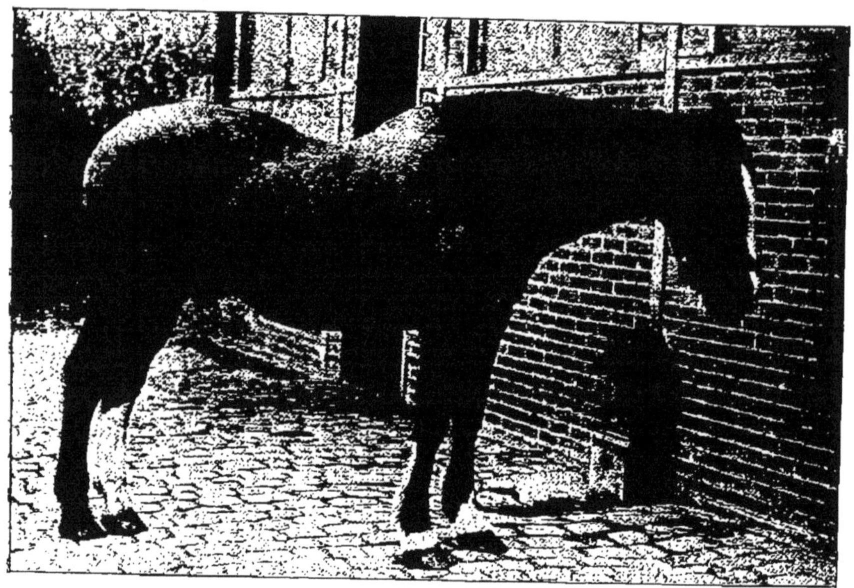

Fig. XIII — Cheval nagané.

Les Équidés naganés peuvent présenter, pendant le cours de la maladie, un certain nombre de symptômes bien notés par Bruce.

« Chez un cheval atteint de Nagana, dit-il, on est frappé par l'aspect particulier de son poil (*the coat stares*) et l'écoulement aqueux des yeux et du nez. Peu après, il y a enflure de la région abdominale ou gonflement du fourreau et l'état général de l'animal devient mauvais. Les membres postérieurs ont une tendance générale à enfler, mais ces diverses enflures sont variables d'un jour à l'autre, étant plus ou moins marquées et même disparaissant complètement. Pendant ce temps, l'animal maigrit de plus en plus; il a l'air hébété, sa tête pend, son poil devient rugueux et rare par places. Les muqueuses des yeux et les gencives sont pâles et, généralement, on observe un aspect légèrement laiteux de la cornée. Dans les cas graves et aux dernières périodes de la maladie, un cheval présente une apparence misérable. Il est devenu un véritable épouvantail, couvert de poils rudes et rugueux, absents par places. Les membres postérieurs et le fourreau sont plus ou moins enflés, quelquefois considérablement; il a pu même devenir tout à fait aveugle. A la fin, il tombe à terre sans pouvoir se relever; sa respiration devient de plus en plus courte et il meurt d'épuisement. Pendant sa maladie, il n'a pas paru souffrir et, jusqu'au dernier jour, son appétit a été bon. »

Nos deux animaux n'ont pas présenté tout ce cortège de symptômes. Le cheval a eu un énorme œdème de toute la région ventrale, représenté dans la figure XIII. L'âne n'a pas eu d'œdèmes; il a montré, pendant les trois dernières semaines de son existence, une hébétude profonde, qui a frappé tous ceux qui l'ont observé.

Nous avons noté la coïncidence de l'apparition des Trypanosomes dans le sang et de la première poussée fébrile. Nos tracés montrent mieux qu'une longue description, le parallélisme frappant entre la courbe de température et celle des parasites dans le sang[1]. Les Trypanosomes sont décelables presque tous les jours à l'examen microscopique, mais ils ne sont jamais en nombre très considérable. Les hématies diminuent graduellement, et à la mort sont réduites à la moitié du nombre primitif, ou même à moins.

Porc. — Nous avons montré, simultanément avec Plimmer et Bradford, la grande sensibilité du porc au Nagana. Nous nous contentons de résumer ici l'observation du porcelet que nous avons inoculé et qui a succombé en 94 jours (voir l'observation détaillée *in Bull. Acad. Médecine*, juin 1902).

La température s'est maintenue entre 39°,5 et 40°,5 (chiffres peu supérieurs à la température normale du porcelet), sauf pendant les derniers jours.

Pendant les 40 premiers jours, l'animal n'a montré aucun phénomène morbide; il augmentait régulièrement de poids. Jamais les Trypanosomes n'ont pu être constatés à l'examen microscopique;

1. Ce parallélisme est surtout net dans le cas de l'âne. On remarquera la grande régularité avec laquelle se succèdent les maxima dans le nombre des Trypanosomes (les intervalles sont d'environ 7 jours); le parallélisme frappant (beaucoup plus net que chez le cheval) entre la courbe de température et celle des parasites. Il convient, à ce propos, d'observer que les maxima des parasites précèdent généralement de 24 heures les maxima de température. La disparition des parasites pendant 4 jours, à la dernière période de la maladie, est vraisemblablement due aux injections d'arsénite de soude.

mais le sang, inoculé à la dose de quelques gouttes dans le péritoine d'une souris, l'infecte toujours.

Vers le quarantième jour, on note de la faiblesse marquée des membres. Cette faiblesse augmente rapidement et bientôt l'animal ne peut plus se tenir sur ses pattes. Les pattes de devant, constamment pliées, sont œdématiées et ulcérées au niveau des genoux. On note une voussure marquée au niveau des dernières vertèbres dorsales.

Le dernier mois, l'animal reste couché sur le ventre ou le côté; on est obligé de le soutenir pour qu'il puisse manger. La cornée de l'œil gauche devient opaque. Les 3 derniers jours, la température s'abaisse et l'animal meurt en hypothermie marquée. Deux jours avant la mort, l'examen microscopique du sang est positif *pour la première fois*; le jour de la mort, les Trypanosomes sont nombreux.

Lignières[1], à Buenos-Aires, a infecté 2 porcs, dont l'un vacciné contre le Caderas. Au bout de 15 jours et d'un mois, le sang des 2 porcs était virulent; après 2 mois, le sang du porc vacciné contre le Caderas n'était plus virulent; après 3 mois, il en était de même du sang de l'autre porc. Il y a donc eu, dans les deux cas, guérison rapide.

3° Animaux chez lesquels le Nagana a les allures d'une infection chronique.

Bovidés. — « Il y a, dit Bruce, de grandes variations dans la durée de la maladie chez les Bovidés; une petite portion meurent dans la semaine qui suit le début de la maladie, beaucoup dans le mois, d'autres traînent pendant 6 mois et même plus. L'opinion générale parmi les marchands et les indigènes du Zoulouland, est qu'il y a un très faible pourcentage de guérisons. Les symptômes généraux, chez les Bovidés, sont beaucoup moins marqués que chez les chevaux ou les chiens. Ils maigrissent graduellement. Les poils, au début rugueux, ont tendance à tomber. Il y a écoulement de liquide aqueux des yeux et du nez et une tendance à la diarrhée toujours légère. Dans beaucoup de cas, les fanons deviennent enflés et pendants, mais je n'ai jamais trouvé la même tendance à l'enflure de la partie abdominale, ni des membres postérieurs, que chez les autres animaux; de même que je n'ai jamais constaté la

1. J. Lignières. *Bol. de Agric. y Ganad.*, 3e année, n° 50, 1er février 1903.

cécité. Les Hématozoaires sont également beaucoup moins nombreux et il faut souvent les chercher plusieurs jours de suite avant de pouvoir les observer. »

La fièvre, continue, est moins accentuée que chez le cheval, surtout étant donnée la température normale plus élevée du bœuf (voisine de 39°) ; il y a quelques poussées au delà de 41°.

La courbe ci-contre, empruntée au travail de Bruce, donnera une idée de la marche de la température et du nombre des Trypanosomes. Dans ce cas, le nombre des hématies est passé de 5 260 000

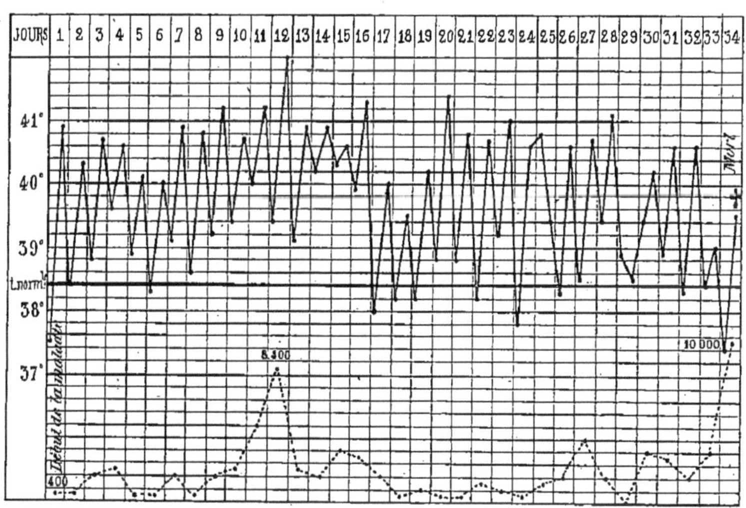

Fig. XIV. — Tracés de la température et des parasites chez une vache naganée (d'après Bruce).

Comme il s'agit d'un cas d'infection spontanée, les courbes partent du jour où la maladie a été reconnue.

à 1 800 000. Quand la mort est plus rapide, la diminution est moindre.

Nocard a inoculé à Alfort, sous la peau, quelques vaches bretonnes. Toutes ont résisté et n'ont même montré que des phénomènes morbides extrêmement légers.

On note une poussée fébrile au-dessus de 40°, cinq jours après l'inoculation et, ce jour-là, de rares Trypanosomes sont visibles à l'examen microscopique ; deux jours après, la température est revenue à la normale et elle s'y maintient jusqu'à la fin de l'infection ; en même temps, l'état général est excellent. L'examen microscopique du sang est toujours négatif, mais ce sang reste infectieux pour la souris pendant 5 mois environ. Au bout de ce temps, le sang n'est plus infectieux et la vache est immunisée contre le Nagana.

Cette grande résistance des vaches bretonnes aux injections de Trypanosomes est-elle due à une question de race, ou bien à ce fait que le virus que nous employions était déshabitué de passer par les Bovidés? De nouvelles expériences sont nécessaires pour trancher la question. A noter que les Bovidés de l'Argentine sont également peu sensibles à notre virus (Lignières).

Nocard a injecté du sang nagané (2 cc. de sang de rat, riche en Trypanosomes) par le trayon d'une vache laitière neuve; l'injection n'a produit ni infection, ni fièvre, ni mammite, ni modification du lait.

Moutons et chèvres. — D'après Bruce, les chèvres et les moutons indigènes de l'Afrique australe sont moins sensibles que les autres Mammifères, la maladie, en règle, affectant une marche chronique et durant 5 mois. Pour Bradford et Plimmer, la chèvre meurt en deux mois.

Nocard a bien voulu nous donner la marche complète de la maladie chez un mouton qui a succombé en 6 mois 1/2 (exactement 197 jours). L'animal a montré, le sixième jour après son inoculation, une poussée au-dessus de 41°, puis la température est revenue entre 39° et 40°; le vingt-quatrième jour, nouvelle poussée à 41°,5; cette fois la température se maintient longtemps au voisinage de 41°, et met une trentaine de jours à revenir à 40°; des œdèmes multiples apparaissent à la face et aux yeux, puis aux testicules. C'est seulement durant cette période que des Trypanosomes ont pu être observés à l'examen microscopique; pendant une huitaine de jours, il y en a même eu plusieurs par champ de microscope. Les œdèmes ont encore augmenté, se sont étendus à la croupe, à l'épaule (fin du troisième mois). Leur disparition a été rapide; l'animal (quatrième, cinquième et première moitié du sixième mois) paraît guéri (la température est entre 39° et 40°); pourtant son sang est encore virulent. Le dernier mois, il maigrit rapidement, et il meurt avec lésions de cachexie profonde, exsudat gélatineux de la gorge, du péricarde et des plèvres.

Quelques-uns de nos moutons ont également succombé au cours d'une infection naganique, sans avoir jamais montré de symptômes locaux. Mais comme ils étaient assez cachectiques, il est possible que le Nagana n'ait pas été le seul facteur de leur mort.

En revanche, deux de nos moutons ont guéri. L'observation de l'un d'eux a été suivie jour par jour; nous la résumerons brièvement.

L'infection a duré entre 6 et 7 mois. La maladie s'est traduite, déjà 2 jours après l'inoculation, par une élévation de température qui, le troisième jour, atteignait 41°,5 [1]; le même jour, quelques Trypanosomes ont été vus à l'examen microscopique; *c'est le seul jour où l'examen microscopique ait été positif.* — Les 4 mois suivants, la température est restée élevée, avec quelques poussées à 41°; l'animal s'est considérablement amaigri. Le sang se montra d'abord virulent pour la souris, d'une façon *à peu près* constante, à la dose de quelques gouttes; l'incubation chez la souris était de 4 à 8 jours; les Trypanosomes inoculés étaient donc très peu nombreux. Mais le quatrième mois, ce sang n'est plus infectieux à la dose de 1 cc.; il le redevient ensuite. Le cinquième mois, bien que les Trypanosomes soient encore présents dans le sang et que la température soit assez élevée (autour de 40°), le mouton augmente notablement de poids. A la fin du sixième mois, l'état a continué à s'améliorer; la température se rapproche de 39°; le sang devient de moins en moins infectieux, il n'y a quelquefois pas un seul Trypanosome dans 1 cc. A la fin du septième mois, 5 cc. de sang inoculés à 2 rats ne les infectant pas, l'animal est considéré comme guéri. Il est vacciné.

Durant les 6 mois et demi qu'a duré l'infection, l'animal n'a pas eu le moindre œdème.

Lignières, avec notre virus, a reconnu que les moutons de la République Argentine contractent une infection qui se termine par la guérison en moins de 3 mois.

La chèvre de Bradford et Plimmer, qui a succombé en 2 mois, a eu de l'œdème des organes génitaux et de l'opacité des yeux.

Nous avons inoculé une chèvre et un bouc. Le bouc a succombé assez rapidement en pleine infection à Trypanosomes. Est-il mort de cette infection ou a-t-il succombé à quelque autre cause inconnue? Nous ne pouvons le dire.

L'histoire de la chèvre est particulièrement intéressante; elle fournit la démonstration de l'indépendance réciproque du Nagana, du Caderas, du Surra et de la maladie des chevaux de Gambie. La chèvre a fini par succomber à cette dernière infection. Voici son observation très résumée, pour ce qui concerne le Nagana :

1. Cette forte poussée de la première semaine s'est produite chez toutes nos chèvres et tous nos moutons.

Chèvre pesant 24 kg. 500, inoculée le 25 octobre 1901 avec du sang de souris naganée. Elle contracte une infection très bénigne, qui ne se manifeste que par de l'hyperthermie (poussées fébriles au delà de 41°), de l'amaigrissement (le poids tombe à 20 kilogrammes) et la présence de Trypanosomes dans le sang. Ces parasites sont toujours extrêmement rares; on ne peut les déceler à l'examen microscopique, en très petit nombre, que les 28 et 29 octobre. Ultérieurement, il est nécessaire, pour démontrer leur présence, d'inoculer du sang de la chèvre à un rat ou à une souris; en novembre et décembre, 2 ou 3 gouttes de sang suffisent; le 31 janvier et le 6 février 1902, 1 cc. de sang n'est plus virulent; les animaux inoculés les 24 février et 10 mars respectivement avec 3/4 et 2 cc. de sang contractent une infection à Trypanosomes.

A partir du 1er avril, aucune des injections de sang de la chèvre n'a amené d'infection à Trypanosomes, malgré les doses employées (jusqu'à 3 cc.) et bien que la chèvre soit soumise à de nombreuses et abondantes réinoculations de sang riche en Trypanosomes. Sa guérison et son immunité pour le Nagana sont donc bien établies.

Voici la liste des réinoculations subies par la chèvre, toutes sous la peau : 1 (23 avril), 1 cc. sang dilué souris naganée; — la 2e et les suivantes, sang de chien nagané; 2 (8 mai), 10 cc., — 3 (21 mai), 15 cc., — 4 (23 mai). 10 cc., — 5 (26 mai), 10 cc., — 6 (30 mai), 15 cc., — 7 (6 juin), 50 cc., — 8 (13 juin), 60 cc., — 9 (24 juin), 20 cc., — 10 (30 juin), 50 cc., — 11 (8 juillet), 50 cc., — 12 (5 août), 50 cc., — 13 (6 septembre), 40 cc., — 14 (16 septembre), 40 cc., — 15 (26 septembre), 35 cc., — 16 (4 octobre), 50 cc.

On remarquera qu'en juillet et août, les inoculations ont été très espacées; la chèvre a eu, en effet, durant cette période, des abcès très volumineux, qui ont été assez longs à se cicatriser.

Nous retrouverons cette chèvre plus loin, à propos des autres Trypanosomiases (chèvre I). Notons simplement ici que l'animal avait encore l'immunité pour le Nagana en mai 1903, après avoir guéri d'une infection de Caderas et en décembre 1903, après avoir guéri d'une infection de Surra.

Beaucoup d'autres Ruminants sont également sensibles au Nagana. C'est ainsi que Plimmer et Bradford ont vu une antilope sauteuse (« spring bok » = *Antidorcas euchore*) succomber au bout de 4 semaines, après avoir montré des parasites dans le sang et présenté des symptômes nerveux. La marche de la maladie, si elle est due uniquement au virus inoculé, a été singulièrement rapide.

Les Ruminants sauvages du Zoulouland sont sensibles au Nagana, comme le prouvent les expériences de Bruce dont nous parlerons dans le paragraphe relatif à la propagation; le savant anglais a donné le Nagana à des chiens en leur inoculant du sang du buffle d'Afrique et de divers Antilopidés du Zoulouland : *Tragelaphus scriptus sylvaticus* (« Bushbuck »), *Catoblepas gnu* (« Wildebeeste »), *Strepsiceros capensis* (« Koodoo »). Ces animaux avaient été tués à la chasse; le Trypanosome n'était jamais visible dans leur sang à l'examen microscopique. Il est donc probable que, en admettant qu'ils souffrent de la présence du *Trypan. Brucei*, la maladie est extrêmement légère[1].

Il y a aussi une opinion accréditée parmi les explorateurs et les chasseurs, c'est que les animaux nés dans les pays à tsétsé sont beaucoup moins sensibles que les animaux de même espèce qu'on y importe, et cela serait vrai non seulement pour les Ruminants, mais encore pour les Équidés et les chiens.

§ 2. — Anatomie pathologique.

Le Nagana est certainement une des maladies où, à l'autopsie, on trouve le moins de lésions. Presque tous les auteurs ne donnent, comme lésion constante, que l'hypertrophie de la rate. Elle est en effet constante chez les rats et les souris[2], et chez les chiens[3], mais elle est plutôt rare chez les cobayes et les lapins; elle serait assez constante, d'après Bruce, pour les grands animaux domestiques. On peut dire, en règle générale, qu'elle se présente chez les animaux qui ont montré au cours de leur infection un grand nombre de Trypanosomes dans le sang. Chez le rat, l'hypertrophie consiste surtout en une congestion de l'organe, sans changements histologiques appréciables à l'examen microscopique des coupes.

Sur les frottis de rate et de foie, les nombreux parasites de ces viscères apparaissent souvent déformés (si l'autopsie n'a pas été faite *immédiatement* après la mort). Les parasites sont souvent groupés, ce qui pourrait faire croire à des formes particulières de multiplication.

1. Voir, pour le buffle, sa sensibilité au Trypanosome du Togo constatée par Martini (2e partie de ce chapitre).

2. La rate d'une souris normale est environ le 300e du poids (7 centigrammes pour une souris de 20 grammes); celle d'une souris morte de Nagana est le 100e du poids. Elle triple donc.

La rate d'un rat nagané est assez variable de poids; il y en a qui triplent, d'autres qui décuplent de poids.

3. La rate normale d'un chien est environ le 500e de son poids. Chez certains chiens naganés, elle n'a que doublé de poids; chez d'autres, elle a quadruplé.

Kanthack, Durham et Blandford, d'une part, Plimmer et Bradford, de l'autre, ont insisté sur l'hypertrophie des ganglions lymphatiques, surtout de ceux correspondant à l'endroit d'inoculation. Cette hypertrophie est, en effet, réelle; mais, contrairement à l'avis des deux derniers auteurs, elle ne nous a pas paru être en rapport avec une multiplication considérable des parasites *in situ*; ils sont plutôt rares dans ces organes.

Chez le rat dératé mort de Nagana, les ganglions du côté inoculé étaient très développés, mais pas beaucoup plus que ceux correspondants du rat nagané témoin.

D'après les auteurs, les animaux qui s'infectent en mangeant des matières virulentes présentent toujours des ganglions hypertrophiés dans la région de la tête ou du cou, preuve, disent-ils, que l'infection a eu pour porte d'entrée une écorchure de la bouche ou des naseaux.

A l'autopsie des chevaux morts de Nagana, on note généralement de l'hypertrophie de la rate et du foie, des infiltrations de sérosité jaunâtre, gélatineuse, sous la peau, les muqueuses et entre les feuillets musculaires, des exsudats pleuraux et péricardiques, des ecchymoses sous-péricardiques.

A l'autopsie de notre cheval, faite 11 heures après la mort, les lésions ont été insignifiantes. La rate ne paraissait pas hypertrophiée (P. = 3 kgr. 150), mais sa surface était mamelonnée et couverte de marbrures brun foncé. Nous avons recueilli 200 cc. de liquide pleural rosé et 150 cc. de liquide péricardique; l'un et l'autre renfermaient peu de Trypanosomes. Il y avait quelques ecchymoses sous-péricardiques et sous-endocardiques; rien au myocarde. Tous les autres organes étaient normaux.

A l'autopsie du porcelet qui a succombé au Nagana, après avoir montré des symptômes paralytiques très marqués, nous avons noté les faits suivants.

En ouvrant le canal rachidien, on constate que les os sont peu consistants; on coupe facilement les vertèbres avec le couteau; ce ramollissement du squelette, véritable ostéomalacie, explique que, sous l'influence de la paralysie et des positions vicieuses des membres postérieurs qui en ont été la conséquence, une voussure très marquée de la région dorsale ait pu se produire.

La partie inférieure de la moelle épinière est entourée d'une gaine de substance gélatineuse (sérosité analogue à celle du péricarde, infiltrée dans le tissu conjonctif et coagulée en partie); pas de méningite spinale. La moelle épinière, enlevée en totalité et examinée avec soin, ne présente pas d'altérations macroscopiques ; il n'y a aucun foyer de ramollissement.

Le bulbe, le cerveau et le cervelet ont l'aspect normal.

Pas d'hypertrophie de la rate; 20 cc. de sérosité citrine dans le péricarde, un peu dans les plèvres et le péritoine.

Nous avons cité à leur place les lésions externes des lapins et des cobayes; nous n'y revenons pas.

Enfin, il convient de remarquer que, dès que l'animal nagané meurt et même déjà parfois pendant l'agonie, les Trypanosomes qu'il renferme diminuent de vitalité. 24 heures après la mort, surtout chez les petits animaux, il n'y a plus de parasites mobiles dans le sang ou les organes, ou bien ces parasites sont en très petit nombre; le sang est parfois encore virulent.

§ 3. — **Résumé des symptômes morbides et Pathogénie des accidents.**

La variabilité de l'évolution et des symptômes du Nagana, suivant les espèces animales, nous paraît ressortir clairement des faits exposés ci-dessus.

Si l'on ne connaissait pas l'agent pathogène, il serait impossible de considérer comme étant de même nature les accidents si variés produits par *Trypan. Brucei* chez la souris et le rat, chez les Équidés, chez le porc, chez les Bovidés, chez la chèvre. On a vu que le Nagana évoluait, tantôt comme une maladie aiguë ou subaiguë toujours mortelle, tantôt comme une maladie chronique pouvant se terminer par guérison.

Parmi les symptômes les plus constants, il faut citer : la fièvre, l'anémie et les œdèmes; mais, ici encore, il y a de grandes différences, suivant les espèces animales.

Chez les rats, on n'observe ni fièvre, ni œdèmes, même lorsque, à l'aide d'un traitement approprié (v. *infra*), on prolonge la vie de ces animaux pendant deux mois et plus.

Chez le lapin, les poussées fébriles sont très irrégulières.

Chez le cobaye et chez le chien, la fièvre a souvent le type continu, avec des rémissions matinales plus ou moins marquées.

Les Équidés et les Bovidés du Zoulouland ont, pendant toute la durée de la maladie, une fièvre rémittente.

Chez les Bovidés de nos pays, après la poussée fébrile initiale, la température redevient normale.

Chez le chien, les températures fébriles se maintiennent d'ordinaire jusqu'au jour de la mort; d'autres animaux : porc, singe, meurent en hypothermie. Chez le singe dont nous avons donné l'observation, la température est tombée au-dessous de la normale plusieurs jours avant la mort; la veille de la mort, la température rectale était descendue à 28 degrés et demi.

Les œdèmes, très apparents, en général, chez le lapin et chez le cheval, sont peu marqués ou font défaut chez le cobaye, le chien, le mouton, la vache et la chèvre.

La blépharo-conjonctivite, le coryza, les ulcérations cutanées, la chute partielle des poils sont des symptômes communs chez le lapin, rares chez les autres animaux.

L'opacité de la cornée s'observe chez certaines espèces et non chez d'autres.

Chez quelques chiens, chez le cheval et chez l'âne, il y a, à la fin de la maladie, de la parésie du train postérieur.

Le porc sur lequel nous avons expérimenté a présenté une paralysie presque complète des quatre membres et de l'ostéomalacie.

Les rats meurent souvent d'une façon brusque, avec des mouvements convulsifs; ce genre de mort est beaucoup plus rare chez la souris, et il n'a été noté chez aucune autre espèce.

La manière dont les Trypanosomes se multiplient dans le sang est très variable.

Chez la souris et chez le rat, le nombre des Trypanosomes augmente rapidement et régulièrement; au moment de la mort, le nombre des parasites paraît égaler au moins celui des hématies.

Chez le chien et le singe, après la période d'incubation, les Trypanosomes se multiplient assez rapidement, mais d'une façon moins régulière que chez les Rongeurs, et rarement dans les mêmes proportions que chez ces derniers.

Chez le lapin, les Trypanosomes sont presque toujours rares, même au moment de la mort.

Chez le cobaye, il n'y a pas de progression régulière dans le nombre des Trypanosomes.

Chez les Équidés, la courbe indiquant le nombre des Trypanosomes présente de grandes oscillations, à peu près parallèles à celles de la température.

Chez le porc, les Trypanosomes sont si rares que l'examen

histologique ne révèle pas leur présence ; c'est seulement pendant les derniers jours de la maladie, alors que la température s'est abaissée au-dessous de la normale, que les parasites se multiplient dans le sang.

Chez la vache, le mouton et la chèvre, surtout dans nos expériences, les Trypanosomes sont presque toujours en si petit nombre que, pour constater l'infection, il faut avoir recours aux animaux d'épreuve.

Chose curieuse, l'anatomie pathologique elle-même fournit des résultats différents. L'hypersplénie, constante et très marquée chez les rats et les souris, fait défaut, le plus souvent, chez les lapins.

Pourquoi l'évolution du Nagana est-elle aussi variable suivant les espèces animales?

Les causes qui interviennent pour augmenter ou pour diminuer la virulence de *Trypan. Brucei* sont évidemment multiples.

Les faits que nous avons exposés conduisent à penser que la virulence de *Trypan. Brucei* pour les Rongeurs s'est accrue, à la suite de nombreux passages chez ces animaux qui sont utilisés, dans les laboratoires, de préférence aux autres, pour la conservation du parasite du Nagana, et que, en même temps, la virulence a diminué pour d'autres espèces, les Bovidés par exemple.

La virulence des Trypanosomes peut être un peu atténuée par le passage chez des espèces différentes ; nous en avons cité des exemples : Nagana des souris, des rats et des chiens produit par un Trypanosome séjournant depuis longtemps chez le porc ou le mouton ; mais *Trypan. Brucei* se désadapte peu en passant d'une espèce à l'autre et, en tous cas, il récupère rapidement sa virulence naturelle. Nous reviendrons sur ce point dans le paragraphe traitant de la vaccination.

Le Trypanosome du Nagana trouve, évidemment, dans le sang de certaines espèces animales, un milieu plus favorable à sa multiplication que dans le sang d'autres espèces ; mais cette explication ne fait que transformer la question. Pourquoi le sang de certains Mammifères est-il un milieu de culture meilleur pour *Trypan. Brucei* que celui d'autres Mammifères?

La température des animaux paraît jouer un rôle. Les Trypanosomes du Nagana supportent mal *in vitro* les températures de 40° à 41°, lorsque l'exposition à ces températures est prolongée ; il en est de même *in vivo*.

Lorsque, chez un animal infecté de Nagana, il se produit une fièvre vive, avec des températures de 40° à 41°, on voit les Trypanosomes diminuer de nombre; lorsque la fièvre tombe, la multiplication des parasites recommence dans le sang. De là, les oscillations à peu près parallèles, chez les Équidés, du nombre des Trypanosomes et de la température; après les paroxysmes fébriles, la courbe des Trypanosomes s'abaisse.

Chez le porcelet dont l'observation est rapportée plus haut, l'action de la température paraît évidente. Le porcelet avait une température rectale normale de 40°. Pendant toute la durée de la maladie, les Trypanosomes sont si rares qu'on ne peut pas constater leur existence par l'examen histologique; quelques jours avant la mort, la température s'abaisse et aussitôt les Trypanosomes se multiplient dans le sang.

La température élevée des Oiseaux paraît jouer son rôle dans l'état réfractaire de ces animaux pour le Nagana.

L'influence de la température du corps des animaux sur *Trypan. Brucei* n'explique, d'ailleurs, qu'un petit nombre de faits; il est certain que d'autres causes interviennent pour modifier l'évolution du Nagana.

Le sérum humain injecté à des animaux infectés de Nagana fait disparaître, au moins temporairement, les Trypanosomes, et il ne paraît pas douteux que cette propriété du sérum humain soit en rapport avec l'immunité naturelle de l'homme pour le Nagana. On peut se demander si les leucocytes de certains animaux ne contiennent pas une substance analogue à celle qui donne au sérum humain ses remarquables propriétés, mais en quantité trop faible pour qu'on puisse apprécier l'action du sérum de ces animaux sur *Trypan. Brucei*, comme on apprécie celle du sérum humain.

Comment agit le *Trypan. Brucei*? Évidemment, en présence d'une infection aussi intense que celle qui se présente au moment de la mort des rats, des souris et de certains autres animaux, on songe qu'un tel nombre de parasites doit occasionner des troubles graves et mortels de la nutrition générale. Mais il ne faut pas oublier que les rats infectés par le *Trypan. Lewisi* peuvent avoir une aussi grande quantité de parasites dans leur sang et n'en paraître guère incommodés; d'autre part, dans les essais de traitement par l'arsenic dont nous parlons plus loin, des rats ont vécu plus de 15 jours, avec, dans leur sang, presque autant de Trypanosomes que d'hématies.

Chez les animaux qui résistent un certain temps à la maladie, il y a anémie manifeste; mais elle n'est jamais assez marquée pour expliquer à elle seule la mort.

Les Trypanosomes, lorsqu'ils existent en très grand nombre dans le sang (période ultime de la maladie chez les rats et les souris), peuvent agir mécaniquement en obstruant les petits vaisseaux du cerveau ou du bulbe; c'est probablement ainsi qu'il faut expliquer la mort rapide, accompagnée de mouvements convulsifs, qui est commune chez les rats. Mais il n'en est pas toujours ainsi; de plus, chez beaucoup d'animaux qui meurent de Nagana, on ne note, pendant tout le cours de la maladie, que de rares Trypanosomes; c'est, en particulier, ce qui arrive chez le lapin. On est conduit, par suite, à admettre que les Trypanosomes produisent une toxine qui détermine les poussées fébriles, les parésies, les troubles de nutrition, l'état d'hébétude et enfin la mort. Il est admissible que le système nerveux de certaines espèces animales soit plus sensible que celui d'autres espèces à cette toxine, ce qui expliquerait la prédominance de tel ou tel symptôme chez telle ou telle espèce.

Kanthack, Durham et Blandford, puis nous-mêmes, avons essayé de mettre en évidence cette toxine.

Le sérum frais d'animaux naganés filtré à la bougie Berkefeld, — le sang ou le sérum gardé plusieurs jours pour que tous les Trypanosomes soient morts, — le sang où les Hématozoaires ont été tués par chauffage à 50°, — les extraits d'organes d'animaux ayant succombé au Nagana, — les extraits de Trypanosomes de sang de chien ou de rat séparés, autant que faire se peut, des hématies par centrifugation, puis soumis 16 heures à la température de 42° ou bien desséchés sur le vide sulfurique, — n'ont, même à dose énorme, produit aucun phénomène toxique chez les animaux inoculés soit sous la peau, soit, comme nous l'avons fait, dans le cerveau.

Du sang très riche en Trypanosomes renfermé dans un sac de collodion et placé dans le péritoine de cobaye ou de chat, n'a produit aucune action.

La totalité du sang d'un lapin très malade a été inoculée à un lapin sain sans produire des symptômes immédiats d'intoxication aiguë.

Parmi les causes qui peuvent agir sur l'évolution et sur le degré de gravité du Nagana, il faut citer la race des animaux, et probablement l'hérédité morbide dans les pays où règne le Nagana : les animaux sauvages de l'Afrique centrale, buffles, antilopes, etc., bien que sensibles au Nagana, peuvent se multiplier dans les régions où sévit la tsétsé.

Enfin, il faut noter que les animaux vieux, mal nourris ou affaiblis pour une raison quelconque, résistent moins longtemps.

Les chevaux et les bœufs atteints de Nagana résistent longtemps quand on les met au repos.

On s'exposerait à de graves erreurs dans l'interprétation des faits, si, sans tenir compte de la sensibilité variable des animaux pour *Trypan. Brucei*, on attribuait au traitement ou à l'emploi d'un virus atténué la survie d'animaux, comme les Bovidés ou la chèvre, chez lesquels la guérison spontanée n'est pas rare.

Les animaux qui guérissent ont l'immunité. Ce fait suffirait, à lui seul, à montrer l'intérêt qui s'attache à l'étude de l'évolution du Nagana chez les différentes espèces animales; cette étude doit servir de base aux recherches ayant pour but le traitement ou la prophylaxie du Nagana.

§ 4. — Morphologie de *Trypan. Brucei*. — Action des agents extérieurs (chaleur, froid). — Cultures. — Agglomération des Trypanosomes. — Formes d'involution.

Trypanosoma Brucei DANS LE SANG DES ANIMAUX INFECTÉS. — Dans le sang frais, *Trypan. Brucei* se présente sous l'aspect d'un vermicule très mobile muni d'une membrane ondulante et d'un flagelle.

Lorsque les mouvements se ralentissent, ce qui arrive rapidement dans les préparations ordinaires, on voit bien les ondulations en forme de vagues de la membrane ondulante.

L'extrémité portant le flagelle est, en général, dirigée en avant pendant les mouvements de progression, on doit donc la considérer comme l'extrémité antérieure.

L'extrémité postérieure est de forme variable, tantôt effilée, tantôt arrondie ou en tronc de cône.

Les mouvements qui s'exécutent au moyen de la membrane ondulante et du flagelle ne sont pas très étendus; le parasite se déplace peu dans le champ du microscope; il n'a pas, en particulier, le mouvement en flèche que nous avons signalé chez *Trypan. Lewisi*.

On ne distingue, à l'état frais, ni le noyau, ni les granulations qui deviennent très apparents après coloration.

Pourtant le rouge neutre, le bleu de toluidine et le bleu de méthylène colorent des granulations dans l'intérieur des Trypanosomes vivants. Mais lorsque l'action de ces substances continue un certain temps, les parasites sont tués et la coloration se fait alors en masse.

Tous les Trypanosomes ont, à très peu près, la même longueur dans le sang d'un même animal; on ne rencontre pas, à côté de grands Trypanosomes, des parasites très petits, comme cela se voit pendant la phase de multiplication de *Trypan. Lewisi*; on constate seulement que certains Trypanosomes sont plus larges que les autres et qu'ils présentent deux membranes ondulantes; ce sont des formes en voie de division dont nous n'avons pas à nous occuper en ce moment.

D'après Bruce, le Trypanosome du Nagana se présenterait avec des aspects différents dans le sang des différentes espèces animales. Chez le chien, le parasite serait épais, ramassé, relativement court, avec une extrémité postérieure mousse; chez le cheval, ses dimensions seraient presque doublées et l'extrémité postérieure serait effilée.

D'après Plimmer et Bradford, la grosseur et la longueur du parasite varieraient avec la période de la maladie et l'espèce animale : les formes les plus grosses s'observeraient chez le rat, au moment de la mort; les plus petites, chez le lapin, dans les premiers jours de la maladie.

Nous avons observé *Trypan. Brucei* chez différentes espèces animales : rat, souris, cobaye, lapin, chien, cheval, âne, mouton, chèvre, et nous n'avons pas vu des différences aussi importantes que celles signalées par ces auteurs.

Lorsqu'on se contente d'examiner les parasites dans le sang frais, il est facile de commettre des erreurs d'appréciation au sujet de leurs dimensions, la grandeur des hématies qui sert de point de comparaison variant dans les différentes espèces animales. Chez la chèvre, le diamètre des hématies est seulement de 4 μ à 4 μ 1/2; chez la souris, il atteint 5 μ 1/2 à 6 μ et chez le lapin 6 à 7 μ; par suite, si l'on examine des Trypanosomes dans le sang de ces trois espèces, on aura de la tendance à admettre que les parasites sont plus grands chez la chèvre et chez la souris que chez le lapin. Pour se rendre exactement compte des dimensions des Trypanosomes, il est indispensable de faire des mensurations sur des préparations de sang bien fixées et colorées. En procédant ainsi, nous avons constaté que *Trypan. Brucei* avait, à très peu près, les mêmes dimensions chez le rat, la souris, le cobaye, le lapin et le chien, soit 26 à 27 μ de long (y compris le flagelle), sur 1 μ 1/2 à 2 μ 1/2 de large. Chez le cheval et chez l'âne, la longueur est plus grande, elle varie de 28 à 33 μ, la largeur restant la même[1].

Lorsqu'on soumet le sang à la centrifugation, les Trypanosomes s'accumulent à la partie supérieure du culot formé par les hématies. Kanthack, Durham et Blandford conseillent ce procédé pour la recherche du parasite dans un sang qui en renferme très peu. Si le sang est extrêmement riche en Trypanosomes, les parasites forment une couche blanchâtre très visible. On peut avoir ainsi les parasites à un état relativement pur.

Trypanosoma Brucei DANS LES PRÉPARATIONS COLORÉES (fig. 4 de la Planche en couleur). — Après coloration par le procédé préconisé dans le Chap. II, la structure de *Trypan. Brucei* apparaît clairement.

Le protoplasme se colore assez fortement en bleu et on distingue d'ordinaire dans ce protoplasme, principalement dans la moitié antérieure, des granulations assez grosses qui se colorent fortement (fig. XV, 1).

L'extrémité postérieure du parasite a souvent l'aspect d'un cône tronqué.

Le noyau, situé vers la partie moyenne du corps, est allongé; on voit à l'intérieur de nombreuses granulations qui se colorent plus fortement que la masse chromatique principale (X V, , *a*).

Près de l'extrémité postérieure, le centrosome (*b*) se colore plus fortement encore que le noyau; il est souvent entouré d'une petite zone claire.

Le flagelle, libre à la partie antérieure (*d*)[2], se continue en

1. Ce passage est copié dans notre mémoire des *Ann. Inst. Pasteur* (janv. 1902). Nous n'avons jamais varié à cet égard, comme pourrait le faire supposer une phrase du mémoire récent de Kempner et Rabinowitsch. Dans notre note du 17 nov. 1900, nous avons donné 30-34 μ de longueur, car nous n'avions vu alors le Tryp. que dans le sang du cheval. Dans la note du 23 mars 1901, nous avons donné 25 à 30 μ pour les Tryp. observés dans le sang du rat, de la souris, du chien et du lapin; les chiffres que nous avons donnés depuis sont plus précis simplement.

2. On observe une certaine proportion de Trypan. où le protoplasme longe le flagelle jusqu'à son extrémité; il n'y a donc pas à proprement parler, dans ces cas, de partie libre du flagelle. Ces formes particulières sont sans doute en rapport avec une division répétée. D'ailleurs, dans la division d'un Trypan. avec flagelle libre, générale-

arrière, le long de la membrane ondulante (*c*), dont les plis sont rendus très apparents grâce à cette bordure, et va aboutir au centrosome.

Bien que le flagelle semble séparé du centrosome par un petit espace clair, il n'est pas douteux qu'il n'y ait continuité de ces parties. En étudiant plus loin les formes d'involution, nous verrons qu'il est commun de rencontrer des flagelles isolés encore en continuité avec le centrosome, alors que le protoplasme et le noyau ont disparu.

Formes de multiplication. — Bruce admet que la multiplication se fait par division longitudinale, mais il se contente d'énoncer cette opinion en quelques mots.

Kanthack, Durham et Blandford n'ont pas vu les formes de multiplication du parasite; ils signalent l'existence dans les ganglions lymphatiques, dans la moelle des os et dans la rate, de petits éléments de 1 à 2 μ de diamètre, de forme ovale, avec ou sans un court flagelle, qu'ils sont disposés à considérer comme des formes jeunes du parasite.

D'après Plimmer et Bradford, il existerait pour le Trypanosome du Nagana deux modes de reproduction : 1° division directe (longitudinale ou transversale); 2° reproduction précédée d'une conjugaison aboutissant à la formation de corps amiboïdes et de plasmodes qui se trouveraient dans la rate; ces derniers corps, en se segmentant, donneraient naissance à des éléments flagellés. Ce deuxième mode de multiplication serait plus commun que le premier.

Nous avons vu plus haut qu'à l'examen du sang frais on distingue des Trypanosomes, plus larges que les Trypanosomes ordinaires, qui ont deux membranes ondulantes, quelquefois deux flagelles. La simple observation du sang frais montre donc qu'il existe une multiplication par division longitudinale. Pour se rendre compte des différentes phases de la division, il est nécessaire d'examiner des préparations colorées.

Chez les animaux infectés de Nagana, on trouve toujours des formes en voie de division dans le sang; l'étude de ces formes est donc plus facile que pour *Trypan. Lewisi* qui a une période de

ment un des deux nouveaux individus conserve la partie libre du flagelle ancien; l'autre a donc au début un flagelle sans partie libre. L'existence de pareilles formes de *Trypan. Brucei* n'est pas la règle, comme nous verrons qu'elle l'est pour *Trypan. dimorphon* (Chap. VII).

multiplication restreinte, après laquelle on ne voit plus, dans le sang, que des formes adultes.

La figure XV (2, 3, 4 et 5) représente les différentes phases de la division d'un Trypanosome du Nagana[1].

Le Trypanosome qui va se diviser augmente de volume, il s'élargit surtout. Le centrosome, le flagelle, le noyau et le protoplasme se divisent successivement, le centrosome se divisant toujours le premier.

A. *Division du centrosome et du flagelle.* — Le centrosome s'allonge, puis se divise en deux corpuscules arrondis placés

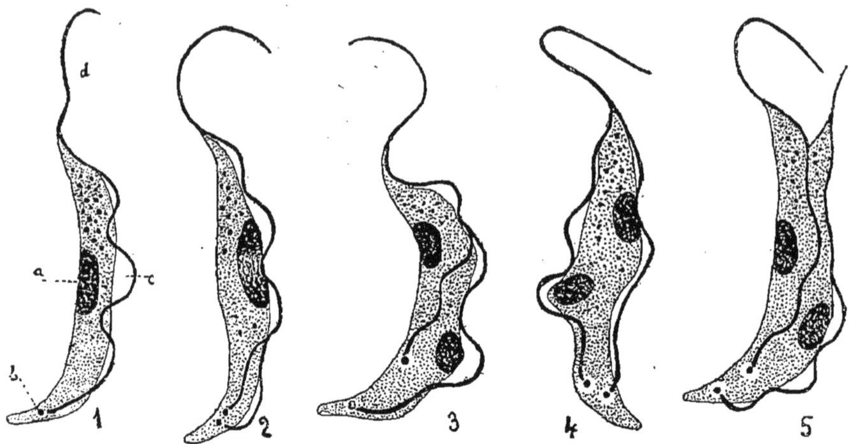

Fig. XV. — MULTIPLICATION DU TRYPAN. BRUCEI.

1. Trypanosome du Nagana (*a*, noyau; *b*, centrosome; *c*, membrane ondulante; *d*, flagelle). — 2. Même Trypanosome au début de la division (il existe 2 centrosomes, flagelle et noyau en voie de division). — 3, 4, 5. Stades plus avancés de division. — Gr. 2 000 diamètres environ.

d'ordinaire l'un au-dessus de l'autre (fig. XV, 2); en même temps, la partie du flagelle adjacente au centrosome s'épaissit et se dédouble.

La figure XV (2, 3 et 4) représente différentes phases du dédoublement du flagelle. Dans la figure XV, 4, les flagelles de nouvelle formation sont indépendants jusqu'au point où le flagelle devient libre; le flagelle se divise parfois dans toute sa longueur.

B. *Division du noyau.* — Le noyau augmente de volume, il s'allonge, la chromatine s'accumule aux extrémités (fig. XV, 2), enfin les noyaux de nouvelle formation se séparent (division

1. LAVERAN et MESNIL, Sur le mode de multiplication du Trypanosome du Nagana, *Soc. de Biologie*, 23 mars 1901.

directe). D'abord accolés, les noyaux s'éloignent bientôt l'un de l'autre (fig. XV, 3 et 4); leur forme est en général ovalaire.

C. *Division du protoplasme.* — Le protoplasme se sépare en deux parties à peu près égales autour des noyaux; sur les préparations bien colorées, cette division est très apparente : un espace clair sépare les deux masses de protoplasme colorées en bleu.

Les deux parasites restent accolés quelque temps, ce qui explique qu'on puisse voir, dans le sang frais, de larges parasites avec deux membranes ondulantes.

Le parasite reste mobile pendant toute la période de division, la mobilité est seulement un peu diminuée.

La séparation peut commencer par la partie antérieure, comme dans la figure XV, 5, ou par la partie postérieure.

Il arrive quelquefois que les deux parasites résultant de la division d'un Trypanosome se divisent eux-mêmes, avant que la séparation du protoplasme soit complète, mais c'est là une exception rare.

L'exsudat péritonéal des animaux inoculés dans le péritoine, les ganglions lymphatiques, la rate, examinés avec soin, ne nous ont pas montré d'autres formes de multiplication. Nous n'avons pas vu les petits éléments que Kanthack, Durham et Blandford ont décrits comme des formes jeunes du Trypanosome du Nagana; nous n'avons pas observé davantage les formes amiboïdes et plasmodiales de Plimmer et Bradford; en étudiant plus loin l'agglutination des Trypanosomes du Nagana et les formes d'involution, nous aurons l'occasion de revenir sur cette question et nous dirons comment Plimmer et Bradford ont pu être conduits à admettre l'existence de conjugaisons et de formes plasmodiales.

Le mode de multiplication de *Trypan. Brucei* est en somme des plus simples : il s'agit toujours d'une division longitudinale; quand les deux Trypanosomes résultant de la division se séparent, ils ont à peu près le même volume. Les formes de multiplication, dans le sang frais, ne diffèrent le plus souvent des formes ordinaires que par leur plus grande largeur; on s'explique ainsi que les auteurs qui n'avaient pas à leur disposition une méthode de coloration leur permettant de suivre les différents stades de la division, aient pu méconnaître le mode de multiplication de ces parasites. On est toujours enclin à rechercher, comme formes de multiplication d'un parasite, de petites formes, et ici, par suite du mode de division, les formes jeunes ont à peu près le même volume que les adultes.

Schilling et Martini[1], qui ont étudié le virus du Togoland, n'ont observé, comme nous, qu'un mode de division de *Trypan. Brucei*, la division longitudinale.

Diagnostic différentiel de Trypan. Brucei avec quelques Trypan. voisins. — Nous avons insisté dans le Chapitre IV sur les différences entre *Trypan. Brucei* et *Trypan. Lewisi*. Pour ce qui regarde les différences entre *Trypan. Brucei* et les autres Trypanosomes pathogènes de Mammifères, nous renvoyons aux chapitres suivants.

Durée de conservation dans le sang « in vitro ». — D'après Bruce, le sang des animaux atteints de Nagana est encore infectieux, 4 jours après qu'il a été recueilli *in vitro*, s'il ne s'est pas desséché; le sang desséché peut être encore infectieux au bout de 24 heures, mais c'est là une exception.

Il résulte des recherches de Kanthack, Durham et Blandford que *Trypan. Brucei* reste vivant, *in vitro*, de 1 à 3 jours, exceptionnellement de 4 à 6.

Dans des préparations de sang bordées à la paraffine, Plimmer et Bradford ont trouvé quelquefois des Trypanosomes vivants au bout de 5 à 6 jours.

Du sang recueilli avec pureté et conservé au contact de l'oxygène, garde sa virulence au moins pendant trois jours, d'après les mêmes observateurs.

Du sang contenant des Trypanosomes du Nagana, recueilli avec pureté, mélangé à de l'eau physiologique citratée et conservé à la température du laboratoire, peut être encore virulent au bout de trois jours; mais ce n'est pas là un résultat constant; du sang conservé depuis 48 heures seulement a parfois perdu sa virulence.

Nous avons vu déjà que, chez les animaux inoculés avec des Trypanosomes conservés *in vitro*, l'apparition des parasites dans le sang retarde beaucoup; c'est là un fait dont on doit tenir grand compte dans ces expériences, faute de quoi on s'exposerait à noter comme négatives des inoculations dont les effets ne sont que retardés.

Les Trypanosomes se conservent mieux, restent plus longtemps mobiles, dans le sang mélangé à du sérum que dans le sang pur. Nous avons vu des Trypanosomes encore mobiles, au bout de trois jours pleins, dans du sang de rat défibriné et mélangé à parties égales à du sérum de cheval; dans le sang pur, on ne trouvait plus, au bout de 24 heures, aucun Trypanosome mobile.

1. E. Martini, *Zeitschr. f. Hyg.*, t. XLII, 1903, pp. 341-350, et *Festschrift zum LX*[ten] *Geburtstage von R. Koch*, Iéna, 1903, p. 219.

Le sérum humain et celui des animaux réfractaires au Nagana (Oiseaux), ne sont pas moins aptes à la conservation des Trypanosomes que les sérums des animaux les plus sensibles. (Voir plus loin, *Cultures*.)

Action du froid. — Nous avons signalé la longue conservation à la glacière du Trypanosome des rats, *Trypan. Lewisi*. Le Trypanosome du Nagana ne jouit pas de la même propriété, il ne se conserve pas mieux à la glacière (5° à 7° au-dessus de zéro) qu'à la température du laboratoire.

L'inoculation du sang conservé trois à cinq jours à la glacière nous a donné, à plusieurs reprises, des résultats négatifs; les résultats peuvent être négatifs alors même qu'on trouve encore, dans les préparations conservées, quelques Trypanosomes un peu mobiles.

Les Trypanosomes se déforment rapidement dans le sang qui est mis à la glacière; nous décrirons plus loin ces altérations, qui ne sont pas spéciales à l'action prolongée du froid. (Voir *Formes d'involution*.)

Les mouvements des Trypanosomes sont ralentis par l'action du froid; ils s'accélèrent quand le sang se réchauffe, au sortir de la glacière.

Si les Trypanosomes du Nagana supportent mal l'action prolongée d'un froid modéré, par contre ils résistent très bien à des abaissements brusques de température à 50, 55° et même 191° au-dessous de zéro, comme le montrent les expériences suivantes dont nous donnons seulement un rapide résumé.

Dans toutes ces expériences, on s'est servi de sang de rat riche en *Trypan. Brucei*, dilué dans l'eau physiologique citratée.

Exp. 1. — Sang soumis 1/2 heure à une température qui varie entre — 15° et — 18° C.

Exp. 2. — Sang soumis 20 minutes à la température de — 15° et ensuite, pendant 8 minutes, à une température de — 25° à — 30°.

Exp. 3. — Sang soumis 30 minutes à la température de — 15° et ensuite, pendant 5 minutes, à une température de — 50° à — 55°.

Exp. 4. — Même expérience que la précédente, à cela près que le réchauffement du sang a été brusque et non lent comme dans l'expérience 3.

Dans tous ces cas, au bout de deux heures, on trouve dans le sang qui s'est décongelé et réchauffé à la température du laboratoire, beaucoup de Trypanosomes d'aspect normal et mobiles.

Les souris inoculées dans le tissu conjonctif sous-cutané avec ces Trypanosomes (2 souris par expérience) sont mortes du Nagana aussi rapidement que les souris témoins, sauf dans l'expérience 4, où il y a eu un retard sur le témoin.

Exp. 5. — Du sang de rat riche en *Trypan. Brucei*, dilué dans l'eau physiologique citratée, est soumis à la température de l'air liquide; au bout de 5 minutes, on retire le tube; on le laisse se réchauffer et on prélève 1/4 cc. qui sert à inoculer la souris 1; le reste est soumis de nouveau pendant 10 minutes à — 191°; il sert après réchauffement à inoculer les souris 2 et 3. Enfin du sang laissé d'une façon continue à — 191° pendant 25 minutes sert à l'inoculation de la souris 4. A un examen rapide, les Trypanosomes de ces expériences ont paru immobiles. Ils étaient encore très virulents :

Souris							
Souris	1	est prise en	5	jours, meurt en	9	jours	3/4
—	2	—	5	—	8	—	1/2
—	3	—	5	—	9	—	3/4
—	4	—	?	—	6	—	
—	Témoin	—	2	—	5	—	1/2

Action de la chaleur. — Deux éléments interviennent : le degré de la température et le laps de temps pendant lequel le sang a été soumis au chauffage.

Des échantillons de sang chauffés : pendant 3 heures à 40°, pendant 1 h. 20 à 42°, se sont montrés encore virulents; d'autres échantillons chauffés : 40 minutes entre 41° et 44°, et 20 minutes à 44°,5, n'ont pas produit l'infection chez les animaux inoculés. Le chauffage à 44° ou 45° tue donc assez rapidement les Trypanosomes, tandis qu'avec les températures de 40° à 43° un chauffage prolongé est nécessaire.

Lorsqu'on examine du sang à Trypanosomes qui a été soumis pendant une heure à la température de 41°, on peut croire que tous les Trypanosomes sont détruits; les parasites sont immobiles, déformés, méconnaissables pour un observateur qui n'aurait pas l'habitude de cet examen, la plupart des parasites sont globuleux et semblent morts, mais le sang injecté à un rat ou à une souris produit encore l'infection, avec un retard.

Chez des animaux inoculés avec le sang chauffé de 1 heure 50 minutes à 3 heures à 40°, nous avons vu apparaître les Trypanosomes dans le sang du cinquième au sixième jour.

On a vu plus haut que la richesse du sang en Trypanosomes varie beaucoup d'une espèce à l'autre, chez les animaux infectés de Nagana. La température du sang semble jouer un rôle important. Lorsque la température s'élève à 40° ou 41°, les Trypanosomes diminuent beaucoup de nombre dans le sang de la grande circulation. Chez le porcelet dont il est question plus haut, la température rectale s'est maintenue à 40° en moyenne et, dans ces conditions, l'examen histologique du sang a toujours été négatif.

Nous n'avons pas seulement étudié l'action du froid et de la chaleur sur les Trypanosomes du Nagana, nous avons soumis ces parasites, *in vitro*, à l'action d'un grand nombre de produits chimiques, afin de rechercher, en vue du traitement, la toxicité de ces produits pour *Trypan. Brucei* (Voir paragraphe 7).

Cultures. — Le beau succès obtenu par Novy et Mc Neal dans la culture de *Trypan. Lewisi* les a engagés à essayer la culture des Trypanosomes pathogènes[1]. Ils y ont réussi pour *Trypan. Brucei*. Les méthodes étant les mêmes que pour le *Trypan. Lewisi*, nous renvoyons à notre exposé (Chap. II). Les auteurs insistent sur ce que le *Trypan. Brucei* ne se cultive qu'exceptionnellement dans l'eau de condensation d'un milieu gélosé contenant la moitié ou moins de son volume de sang. Les meilleurs résultats paraissent être obtenus avec les mélanges renfermant 2 ou 3 parties de sang contre 1 de gélose[2]. Même sur ces milieux, seulement 1 ou 2 d'un grand nombre de tubes cultivent; et encore presque tous les Trypanosomes ensemencés succombent et la culture part, au bout d'une vingtaine de jours, toujours d'un très petit nombre d'individus qui ont survécu (survivance des plus aptes). Pour donner une idée de ces difficultés, il suffit d'ailleurs de dire que, de 50 essais de culture des Trypanosomes du sang d'animaux infectés de Nagana (provenance Zoulouland, Bruce), 4 seulement ont réussi. Mais, à partir du moment où une culture a commencé, les difficultés cessent; les réensemencements se font avec facilité. Les auteurs sont arrivés ainsi à obtenir, par passage de tube en tube, une huitième culture de *Trypan. Brucei*. Au moment de la rédaction de leurs notes, ce Trypanosome avait quitté l'organisme animal depuis plus de 100 jours.

Le 29 janvier 1904 (communic. personnelle), les auteurs étaient parvenus au quatorzième passage de tube en tube.

Les cultures réussissent à la température de la chambre, à 25° et à 34°. Mais, plus la température est élevée, plus la culture qui s'est développée meurt vite. A la température de la chambre, on a vu des cultures encore vivantes après 45 jours.

1. F.-G. Novy et W.-J. Mc Neal, *Journ. of the amer. medic. Assoc.*, 21 nov. 1903; *Journal of infect. Diseases*, t. I, 2 janv. 1904, pp. 1-30.

2. Nous avons vu que *Trypan. Lewisi* pousse dans des milieux avec 1 de sang, pour 2, 5 et même 10 de gélose; mais il préfère aussi les milieux avec 2 de sang, pour 1 de gélose.

Les Trypanosomes *placés à 25° et qui ont véritablement cultivé*, ont rarement la virulence des Trypanosomes du sang; par exception, des Trypanosomes du troisième passage par tube, qui avaient quitté l'organisme animal depuis 62 jours, ont tué des souris en 3 à 5 jours, comme les Trypanosomes de passage par animal. En général, les Trypanosomes des cultures tuent les rats et les souris en 7 à 10 jours, au lieu de 3 à 5 jours. Des cultures vieilles de 22 jours se sont encore montrées virulentes.

C'est la démonstration irréfragable, superflue d'ailleurs, que *Trypan. Brucei* est bien l'agent du Nagana.

Si l'on porte *à 34° des cultures développées à 25°*, elles perdent généralement leur virulence en moins de 48 heures, bien que les Trypanosomes restent encore vivants plusieurs jours.

Dans les tubes destinés à la culture, même quand il n'y pas réussite, les Trypanosomes *ensemencés* restent parfois vivants pendant 10 et même 18 jours. Ces Trypanosomes *ensemencés*, avant de perdre leur mobilité, perdent leur virulence, généralement après 5 jours, exceptionnellement après 10 jours. Avant de perdre leur virulence, ils montrent une certaine atténuation qui se traduit par l'allongement de la période d'incubation (ce sont des résultats de même ordre que ceux obtenus avec les Trypan. conservés); mais la maladie, une fois déclarée, est toujours mortelle. Une inoculation, non suivie d'infection, ne confère aucune immunité.

De même, les essais d'immunisation par les cultures non virulentes n'ont pas donné de résultats appréciables (retard de 1 à 2 jours sur les témoins, à l'inoculation subséquente du virus), bien qu'on ait employé des cultures de virulence atténuée.

En culture à 25°, *Trypan. Brucei* montre 2 gros grains très réfringents dans la moitié antérieure flagellée. A 34°, les grains augmentent de nombre et de dimensions et atteignent 1 μ. Ils sont probablement en rapport avec une altération de la vitalité des parasites; on ne les retrouve plus dans le sang des animaux infectés par ces cultures. Ce fait, joint à tout ce que nous avons dit de la difficulté d'obtenir des cultures, de la perte de la virulence dans les cultures, surtout quand on les porte à 34°, prouve, font très justement remarquer Novy et Mc Neal, qu'on n'a pas encore réalisé le milieu idéal pour la culture de *Trypan. Brucei*.

Dans les cultures de *Trypan. Brucei*, les individus sont, ou bien unis par 2, par les extrémités postérieures, ou bien en colonies de 10 à 20 individus longs et minces, avec mouvements de torsion;

les flagelles paraissent être à l'extérieur. Il y a peu de variations dans les dimensions des individus, ils mesurent de 15 à 17 μ en longueur (sans doute flagelle non compris). Le *Trypan. Brucei* est plus long et proportionnellement plus étroit que le *Trypan. Lewisi*; le flagelle est assez court.

Les mouvements des formes de culture de *Trypan. Brucei* sont lents et tortueux; presque toujours, elles se meuvent sur place. Une onde se déplace lentement le long de la membrane ondulante et donne l'apparence d'une rotation spirale de l'organisme entier.

Agglomération. — Dans un certain nombre de conditions, les Trypanosomes du Nagana se groupent d'une façon très régulière, comme font les Trypanosomes des rats. Ils se réunissent souvent par deux[1]; dans certaines conditions, ils forment des agglomérations primaires en rosaces; on observe rarement les grandes agglomérations secondaires qui sont communes dans le sang contenant des *Trypan. Lewisi*.

Les Trypanosomes s'accolent toujours par leur partie postérieure, il est facile de s'en assurer dans les préparations colorées. La figure XVI, 12, représente des Trypanosomes agglomérés en rosace, vus dans le sang frais; la figure XVI, 13, montre deux Trypanosomes accolés, vus dans une préparation colorée, les deux extrémités postérieures sont aplaties et l'on a de la peine à voir la ligne de séparation des parasites.

Ces Trypanosomes accolés par deux font penser à une conjugaison, mais cette interprétation n'est pas admissible; l'agglomération ne s'observe pas dans le sang pur et frais, elle ne se produit que dans des conditions que l'on peut qualifier d'anormales; de plus le nombre des individus qui s'agglomèrent est très variable.

Avec *Trypan. Brucei*, comme avec *Trypan. Lewisi*, on peut voir les agglomérations se défaire après un temps variable.

Nous avons vu des agglomérations de Trypanosomes se former dans du sang pur retiré du cœur depuis 1/2 heure ou 1 heure, — dans des exsudats péritonéaux, après injection dans le péritoine de rats ou de souris de sang riche en Trypanosomes, — dans du sang mélangé d'eau physiologique, conservé depuis 24 heures à la glacière ou bien chauffé 1/2 heure à 41°.

En mélangeant, à parties égales, du sang de rat ou de souris défibriné, riche en Trypanosomes, et du sérum de cheval, nous

1. Ces unions par deux sont particulièrement abondantes dans l'exsudat péritonéal de rats ou de souris inoculés par la voie péritonéale.

avons obtenu de belles agglomérations persistantes. Les Trypanosomes se déforment au bout de quelques heures.

En mélangeant une partie de sérum de cheval à dix parties de sang, il ne se produit pas d'agglomérations. Le sérum du sang de porc a donné aussi de belles agglomérations.

Le sérum de mouton, mélangé à parties égales à du sang de rat ou de souris riche en *Trypan. Brucei*, a donné, dans un cas, de belles agglomérations; dans un autre cas, des agglomérations moins belles et non persistantes.

Le sérum de chèvre a donné, à parties égales, de petites agglomérations non persistantes.

Le sérum du sang humain ne s'est montré ni agglutinant, ni microbicide.

Les sérums suivants mélangés, à parties égales, avec du sang de rat ou de souris riche en *Trypan. Brucei*, n'ont pas montré de propriétés agglutinantes : sérum de rat normal ou immunisé contre *Trypan. Lewisi* et agglutinant ces Trypanosomes, sérum de poule normale, sérum de poule inoculée à plusieurs reprises avec *Trypan. Brucei*, sérum d'oie normale, sérum d'oie inoculée à plusieurs reprises avec du sang riche en Trypanosomes du Nagana.

Si l'on ajoute à quelques gouttes de sang riche en *Trypan. Brucei* une goutte d'eau légèrement acidulée par l'acide acétique, on voit les Trypanosomes s'agglomérer et se déformer rapidement. En ajoutant une goutte d'eau alcalinisée faiblement par la soude, on n'observe pas d'agglomération.

Les Trypanosomes morts tendent encore à s'agglomérer, mais alors l'agglomération se fait très irrégulièrement.

Formes d'involution. — Lorsque les Trypanosomes du Nagana se trouvent dans des conditions de vie défavorables, conditions qui toutefois ne déterminent pas la mort rapide des parasites, ils présentent des formes d'involution qu'il importe de connaître. Nous avons observé ces formes dans des circonstances variées : sang de rat riche en Trypanosomes, mélangé à du sérum d'autres animaux et conservé quelques heures en goutte pendante ou dans des préparations ordinaires ; sang chauffé à 41° ou 42° pendant 1 heure ou plus ; sang injecté dans le péritoine ou dans le tissu conjonctif d'Oiseaux et examiné au bout de 1 à 3 heures; sang mis à la glacière ou soumis à la congélation ; sang de rats traités par l'arsenic, etc.

La figure XVI, 6 à 11, représente différents aspects de *Trypan. Brucei* en voie d'involution.

Le Trypanosome se raccourcit, se ramasse sur lui-même (fig. XVI, 6), puis se met en boule (fig. XVI, 7); on voit, après coloration, dans les Trypanosomes en boules : le noyau, le centrosome et le flagelle. La figure XVI, 8, représente un Trypanosome qui était en voie de division lorsqu'il s'est mis en boule, on distingue : 2 noyaux, 2 centrosomes et 2 flagelles.

Les Trypanosomes qui se sont mis en boules peuvent former de petites agglomérations (fig. XVI, 9); il est très probable que ce sont ces agglomérats qui ont été vus par Plimmer et Bradford et

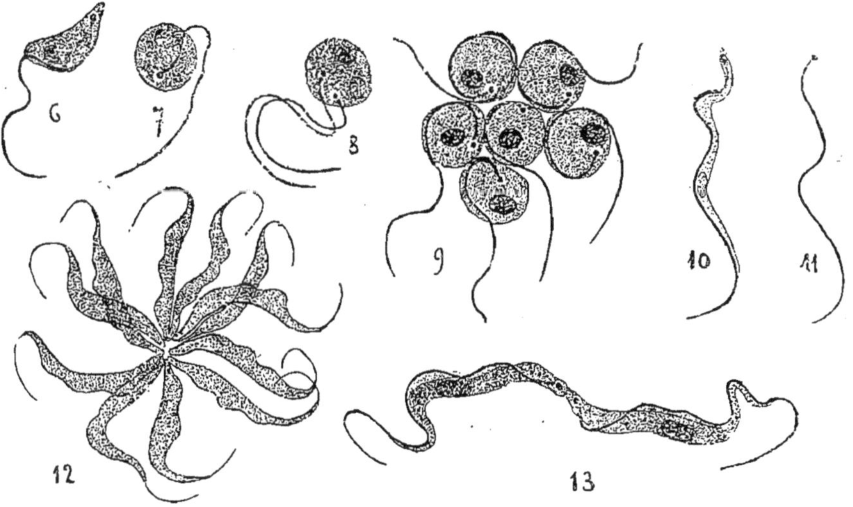

Fig. XVI. — INVOLUTION ET AGGLOMÉRATION DU TRYPAN. BRUCEI.

6, 7, 8. Mise en boule des Trypanosomes dans du sang mélangé à du sérum de cheval. La figure 8 représente un Trypanosome qui était en voie de division quand il s'est mis en boule. — 9. Agglomération de Trypanosomes mis en boules. — 10. Trypanosome en voie de désintégration, le protoplasme a disparu en grande partie, le noyau est très pâle. — 11. Flagelle libre avec le centrosome. Les figures 6 à 11 ont été dessinées à un grossissement de 1.400 diamètres. — 12. Trypanosomes agglomérés en rosace vus dans le sang frais. G. 1 000 D. — 13. Deux Trypanosomes accolés par leur partie postérieure, vus dans du sang desséché et coloré. G. : 1 600 D.

signalés par eux comme des plasmodes donnant naissance à des éléments flagellés.

Les Trypanosomes qui se sont mis en boules et qui ne sont plus animés d'aucun mouvement ne sont pas toujours morts; si l'on injecte du sang ne contenant plus que des éléments parasitaires ainsi déformés à un rat ou à une souris, on voit parfois les Trypanosomes apparaître dans le sang, avec un retard plus ou moins grand, suivant le degré d'altération des parasites.

Si les Trypanosomes restent soumis à l'action d'influences

nocives, ils meurent et subissent des altérations profondes caractérisées comme il suit, dans les préparations colorées : le protoplasme disparaît le premier, il ne se colore plus; la forme du parasite n'est plus indiquée que par une ligne de contour très fine (fig. XVI, 10); le noyau pâlit; à un stade d'altération plus avancé, le protoplasme et le noyau ont disparu, on ne voit plus que le flagelle avec le centrosome qui forme un petit renflement à une de ses extrémités (fig. XVI, 11), ou bien le flagelle seul.

§ 5. — Étiologie du Nagana. — Rôle de la mouche tsétsé et du gros gibier

Les expériences de Bruce ont mis hors de doute le rôle des mouches tsétsé dans la propagation du Nagana[1]. A la vérité, ce rôle était soupçonné depuis longtemps et Livingstone en particulier avait bien observé et bien décrit les effets de la piqûre de la tsétsé sur les animaux domestiques; mais, pendant longtemps, on s'est mépris sur les causes de la nocuité des piqûres faites par cette mouche; on croyait que la tsétsé était venimeuse; plusieurs observateurs ont cherché, vainement d'ailleurs, des glandes à venin chez cet insecte.

C'est à Bruce que revient le mérite d'avoir prouvé que la tsétsé n'est pas venimeuse et que si ses piqûres sont, en général, si dangereuses, c'est que la mouche suce alternativement le sang d'animaux atteints de Nagana et d'animaux sains et qu'elle inocule à ces derniers les Trypanosomes pathogènes.

Il n'est pourtant que juste de constater que certains observateurs avaient soupçonné la vérité à cet égard. « Le germe du venin (poison-germ), écrit Livingstone en 1857,... semble capable, quoique en très petite quantité, de se reproduire lui-même... » En 1875, Mégnin déclare que la mouche tsétsé transporte un virus et n'inocule pas un venin qui lui serait propre. En 1879, au lendemain de la découverte du rôle des moustiques dans la Filariose, J.-J. Drysdale faisait l'hypothèse que la mouche tsétsé « pouvait être l'hôte intermédiaire de quelque ... parasite du sang, ou le convoyeur de quelque venin infectieux ». En 1883, G. Schoch s'exprimait à peu près dans les mêmes termes. En 1884, Railliet et Nocard, partant

1. Pour tout ce qui concerne la Biologie, la Morphologie et la Systématique des tsétsé, voir l'annexe, à la fin de ce livre.

de la même idée, constataient que des inoculations de trompes de tsétsé étaient inoffensives.

Arrivons maintenant au détail des expériences de Bruce qui prouvent d'une manière évidente qu'une mouche tsétsé qui a piqué un animal atteint de Nagana et qui pique ensuite un animal indemne peut transmettre la maladie à ce dernier. Bruce s'est servi de chiens pour ces expériences. Il a d'abord établi que des mouches nourries sur des animaux infectés, *gardées en captivité pendant plusieurs jours* et placées ensuite sur 2 chiens, n'ont pas infecté ces chiens. La tsétsé ne peut donc donner naissance *per se* à aucune maladie locale ou générale chez les animaux sensibles.

Des mouches placées sur un chien malade et tout de suite après sur un chien sain, ont donné la maladie au chien sain.

La mouche a encore un pouvoir infectieux 12, 24 et même 48 heures après avoir piqué un animal malade, mais alors l'infection se produit plus difficilement; des piqûres multiples et répétées sont nécessaires.

Ceci établi, Bruce a voulu savoir si la mouche se comportait comme un simple vecteur, ou bien comme un véritable hôte intermédiaire. Il a vu que le sang à Trypanosomes d'un animal nagané, après dessiccation sur des fils, était encore infectieux, quoique exceptionnellement, 24 heures après, jamais 48 heures après; — qu'en revanche, le sang gardé aseptiquement en milieu humide, était encore infectieux au bout de 4 jours, jamais après 7 jours. Comme la trompe de la mouche empêche jusqu'à un certain point le sang de se dessécher, il est naturel, dans l'hypothèse d'un simple rôle de vecteur, que les chiffres trouvés par Bruce, pour la durée de conservation du virus en opérant avec des mouches, soient intermédiaires entre ceux obtenus avec le sang desséché et le sang liquide.

C'est bien par les mouches que les animaux qui vivent dans les localités à Nagana, contractent la maladie. Des chevaux étaient conduits quelques heures, pendant la journée, dans de pareilles localités; on les empêchait de manger et de boire durant leur séjour; ils étaient piqués par des tsétsé et contractaient la maladie. L'eau de boisson et l'alimentation qui ont été quelquefois incriminées n'ont joué ici aucun rôle dans l'étiologie de la maladie, et on ne peut guère soupçonner que les mouches de l'avoir communiquée.

Une dernière expérience prouve qu'il en est bien ainsi. Des

mouches sont recueillies chaque jour dans une région à Nagana et portées sur un animal sain, *vivant dans une région sans tsétsé*; on a bien soin de recueillir ces mouches sur des animaux sains. Elles donnent la maladie aux animaux (un cheval et un chien) sur lesquels on les porte.

On peut donc conclure, avec Bruce, « qu'il est prouvé que la mouche tsétsé dans la nature convoie ordinairement la maladie d'un animal à l'autre, et que, d'autre part, il n'y a pas de preuve que l'eau de boisson ou les herbes contaminées jouent un rôle dans cette transmission ».

Toutes les espèces du genre *Glossina* sont-elles capable de jouer un tel rôle? Bruce ne parle que de *Glossina morsitans*; mais Austen fait remarquer qu'il a dû confondre 2 espèces, la vraie *Glossina morsitans* et une espèce très voisine, *Glossina pallidipes* (les photographies de la Planche II du mémoire de Bruce se rapporteraient à cette dernière espèce).

La question est loin d'être résolue. Par analogie avec ce qui se passe pour le Paludisme et la fièvre du Texas, certains auteurs, tels que Stuhlmann et Schmidt, pensent que *Glossina morsitans* est la seule espèce capable de convoyer le Nagana. On pourrait objecter de suite que la Trypanosomiase des chameaux du Somaliland est convoyée très vraisemblablement par *Glossina longipennis*, mais comme l'identité de cette maladie avec le Nagana est douteuse, l'objection n'a, à l'heure actuelle, aucune portée.

Un autre ordre de considérations a, à notre avis, plus de valeur. Il ne paraît guère contestable que les *Glossina* ont sur les Trypanosomes africains une action spéciale que n'ont pas les autres mouches. Nous ne pouvons mieux faire que de reproduire le passage suivant de Bruce (p. 5) : « Toutes les mouches suceuses de sang ne sont pas capables de transférer la maladie d'un animal malade à un sain; cela est prouvé, je pense, par le fait qu'ici, à Ubombo, où il y a plusieurs espèces de ces pestes, il n'y a pas eu un seul cas de maladie spontanée, bien que chevaux, bestiaux et chiens sains aient été constamment et étroitement associés avec ceux souffrant de la maladie. Pourquoi en est-il ainsi, c'est jusqu'à présent un mystère, et il faut souhaiter que quelque découverte fasse la lumière sur ce point. Peut-être quelque particularité anatomique de la tsétsé la rend-elle capable d'agir comme convoyeur, peut-être quelque stade inconnu du cycle évolutif du parasite est-il associé avec cette espèce particulière de mouche. »

Les mêmes questions se posent encore à l'heure actuelle.

Les considérations tirées de la distribution géographique comparée des tsétsé et des Trypanosomiases du type du Nagana, ne permettent non plus aucune conclusion ferme. Pourtant, si l'on remarque, — d'une part la concordance assez nette qui existe entre la distribution du Nagana et celle de la *Glossina morsitans* (nous avons éliminé déjà l'objection de la Trypanosomiase des dromadaires du Somaliland[1]), — d'autre part, le fait que le Nagana ne paraît pas exister dans les régions habitées par d'autres tsétsé, on ne peut manquer de voir là un argument, non absolument probant, mais très sérieux, en faveur de la thèse qui soutient que la *Glossina morsitans* (et sans doute aussi la *Glossina pallidipes* qui paraît avoir la même distribution géographique) convoie le Nagana à l'exclusion d'autres *Glossina*.

L'élan est maintenant si bien donné pour l'étude des maladies à Trypanosomes que les faits vont rapidement s'accumuler et permettront d'ici peu de résoudre toutes ces questions.

La démonstration que le Trypanosome du Nagana est convoyé par une tsétsé ne suffit pas à elle seule à trancher le problème de l'étiologie de cette maladie. La maladie se contracte par exemple dans une région où n'existe pas un seul animal domestique malade. Où la mouche puise-t-elle le virus qu'elle inocule? Bruce a encore résolu ce problème.

Quand il est arrivé au Zoulouland, les Européens étaient d'avis que c'était la mouche qui causait la maladie et on a vu qu'ils n'avaient pas tort. Les indigènes de leur côté pensaient que la maladie était causée par la présence du gros gibier, les animaux sauvages contaminant l'herbe ou l'eau par leur salive ou leurs excrétions. *A priori*, les deux théories ne s'excluaient pas et pouvaient d'autant mieux s'accorder que l'association des tsétsé et du gibier sauvage est affirmée par tous les explorateurs.

Bruce a eu le mérite d'accorder complètement les deux théories en prouvant que le sang des animaux sauvages du Zoulouland peut contenir le Trypanosome du Nagana. A la vérité, il est toujours très rare, car Bruce dit, dans son rapport, ne l'avoir jamais

1. « Il n'y a pas, dit Austen, à l'heure actuelle de fait *précis* de présence de Nagana dans une localité où *Gl. morsitans* manque. » La découverte inattendue de *Gl. morsitans* au Togo où l'existence d'une Trypanosomiase voisine du Nagana est reconnue est un fait très important à cet égard. On connaît quelques localités où la *Gl. morsitans* existe et non le Nagana : c'est un fait de même ordre que l'existence de régions à *Anopheles* sans Paludisme.

vu à l'examen microscopique[1]; mais, ce sang, à la dose de 5 ou 10 cc., peut se montrer infectieux pour les chiens.

Ainsi, de 8 buffles examinés, le sang de l'un a infecté un chien; — de 13 « Wildebeeste » (*Catoblepas gnu*), le sang de 3 a infecté des chiens; — de 4 « Koodoo » (*Strepsiceros capensis*), le sang de 3 a infecté des chiens; enfin le sang d'un « Bushbuck » (*Tragelaphus scriptus sylvaticus*) et celui d'une hyène ont été également infectieux.

Ces animaux constituent donc un réservoir de virus où la mouche va puiser. Comme nous l'avons déjà dit dans un paragraphe précédent, l'infection chez eux doit être très chronique et altérer à peine leur santé. Ils n'en constituent qu'un plus grand danger pour les animaux domestiques sensibles qu'on introduit dans leur voisinage.

Le mode de propagation du Nagana par le moyen de la tsétsé est-il le seul mode de propagation de cette maladie? Il paraît bien en être ainsi pour les animaux herbivores. Les animaux carnassiers, tels que les chiens, doivent souvent contracter la maladie en mangeant des animaux qui viennent de succomber au Nagana et dont le sang fourmille de Trypanosomes virulents. Bruce cite des exemples de chiens ayant ainsi contracté la maladie. Nous avons cité le cas de deux chats qui se sont contaminés de cette façon. Il est bien connu que la maladie, chez le chien, dans les pays à Nagana, sévit surtout sur les chiens de chasse qu'on y importe.

Il est facile de concevoir que ce mode de propagation est d'importance tout à fait secondaire à côté du premier. Dans un pays jusque-là indemne, la maladie est incapable de devenir endémique ou même épidémique par ce mode. Au point de vue de la prophylaxie, il n'y a à se préoccuper que du premier.

§ 6. — Traitement.

1° **Traitement par les substances chimiques.** — Arsénite de soude. — Incité par les expériences de Lingard sur le traitement arsenical du Surra, Bruce, au Zoulouland, a traité quelques chevaux et ânes en ajoutant chaque jour à leur nourriture une dose variable de 6 à 12 grains d'arsenic (1 grain = 0 gr. 064), employé sous

1. Il aurait eu depuis l'occasion de l'observer, d'après une communication orale faite à Theiler et publiée par ce dernier.

forme d'arsénite de soude[1]. Dans les conditions les plus favorables, les parasites disparaissent du sang (à l'examen microscopique) peu de jours après le commencement du traitement[2] (et y reparaissent rarement); il n'y a pas d'anémie globulaire; les animaux restent souvent forts et vigoureux et on peut les faire travailler, ce qui est impossible avec un cheval nagané non traité. La survie de ces animaux est notablement plus longue que celle des témoins; mais, à un moment donné, il faut interrompre le traitement (l'animal ne le tolérant plus) et les Trypanosomes font leur réapparition dans le sang. Seul un âne paraît avoir guéri; il n'avait pas acquis l'immunité.

Des chevaux et un âne saturés d'arsenic ont contracté rapidement le Nagana quand on les a conduits dans des régions à tsétsé. Chez un chien, l'emploi préventif de l'arsenic a été également sans effet.

Bruce conclut de ses recherches que l'arsenic est tout à fait inutile comme prophylactique du Nagana, mais qu'il rend des services pour prolonger la vie des animaux après que la maladie a commencé.

Il était indiqué d'essayer sur les animaux de laboratoire les préparations arsenicales qui avaient donné à Lingard et à Bruce quelques résultats favorables dans le traitement du Surra ou du Nagana.

Nous avons expérimenté le traitement arsenical principalement chez le rat, chez la souris et chez le chien.

Nous employons la solution suivante pour le traitement des rats :

Acide arsénieux	1	gramme.
Carbonate de soude	1	—
Eau distillée	500	—

Faire bouillir.

Les seringues de 1 cc. sont graduées d'ordinaire en 20 divisions, ce qui donne 0 mgr. 1 d'acide arsénieux par division.

Pour le traitement des souris, il est bon d'étendre cette solution à moitié; pour le traitement des chiens, on fera usage au contraire d'une solution plus forte.

1. Ce traitement arsenical du Nagana a été appliqué bien avant qu'on ne connût l'agent de la maladie. Voir à ce propos James Braid, G. W. Balfour, Livingstone, (*British medic. Journ.*, 1858, pp. 135, 214-215, 360).

2. Bruce cite une expérience où 5 cc. de sang d'un cheval en traitement n'ont pas infecté un chien.

Au début, nous avons employé la solution arsenicale en injections intra-veineuses chez le chien, mais nous avons constaté que les injections sous-cutanées donnaient des résultats aussi favorables que les injections intra-veineuses et, dès lors, nous avons eu recours exclusivement à la méthode hypodermique qui est plus commode et qui est seule applicable chez les petits animaux.

Les injections arsenicales faites sous la peau du ventre des rats et des souris donnent lieu souvent à des abcès; on évite cet inconvénient en pratiquant les injections dans les muscles de la cuisse. La peau est épilée au préalable et lavée au sublimé. L'injection est un peu douloureuse et provoque, chez les rats et les souris, un malaise évident, qui persiste parfois plusieurs heures.

L'action de l'acide arsénieux sur les Trypanosomes du Nagana est très remarquable, à condition qu'on emploie des doses suffisantes du médicament. Pour le rat et pour la souris, nous avons constaté qu'il fallait employer 0 mgr. 1 d'acide arsénieux pour 20 grammes d'animal.

Soit un rat de 100 grammes infecté de Nagana et ayant de nombreux Trypanosomes dans le sang; on lui injecte dans les muscles de la cuisse 0 mgr. 5 d'acide arsénieux. 1 à 2 heures après l'injection, l'examen du sang ne révèle pas encore de résultat appréciable; mais, au bout de 5 à 6 heures, on constate une diminution dans le nombre des parasites; au bout de 24 heures, on ne trouve plus de Trypanosomes dans le sang, ou du moins ces parasites sont devenus extrêmement rares.

Lorsque les Trypanosomes sont très nombreux dans le sang au moment où l'on commence le traitement, la disparition des parasites est moins rapide; elle n'a lieu qu'en 36 ou 48 heures; parfois même, une deuxième injection arsenicale est nécessaire. Malheureusement, cette disparition des Trypanosomes du sang n'est que temporaire; au bout de 48 heures, de 3 ou 4 jours au plus, les parasites reparaissent; d'abord en petit nombre, ils ne tardent pas à se multiplier si l'on n'intervient pas de nouveau. En pratiquant des injections arsenicales successives à 2 ou 3 jours d'intervalle, on arrive à prolonger beaucoup la vie des animaux; *on ne les guérit jamais*. Il arrive un moment où le traitement arsenical n'est plus supporté : il se produit de la diarrhée, de l'amaigrissement, des névrites, des œdèmes aux points d'inoculation; les animaux meurent du Nagana si l'on interrompt le traitement, d'arsenicisme, si on ne l'interrompt pas.

Alors que les rats infectés de Nagana et non traités meurent au bout de 5 jours en moyenne, les rats traités par l'arsenic peuvent vivre deux mois ou deux mois et demi; les maxima de survie que nous avons observés ont été de 78 et 79 jours[1].

Chez les souris, le traitement arsenical donne les mêmes résultats que chez les rats; il est seulement d'un emploi plus difficile, les doses efficaces d'acide arsénieux étant encore plus voisines que pour le rat des doses toxiques. Chez des souris de 14 à 20 grammes, on peut injecter 0 mgr. 1 d'acide arsénieux.

Chez le chien, le traitement arsenical nous a donné de moins bons résultats que chez le rat; ce traitement prolonge la vie d'une manière évidente, mais dans une proportion bien moindre que chez les rats.

Nous avons injecté aux chiens de 2 mgr. 5 à 3 mgr. 5 d'acide arsénieux par kilogramme d'animal.

Les premières injections arsenicales font disparaître plus ou moins complètement les Trypanosomes du sang des animaux traités, mais les Trypanosomes reparaissent bientôt, et les animaux meurent, malgré des injections répétées; l'acide arsénieux perd son efficacité plus rapidement, semble-t-il, chez le chien que chez le rat.

Sur 9 chiens infectés de Nagana[2] et traités par l'acide arsénieux, la durée moyenne de la maladie a été de 25 jours 1/2; la durée maximum a été de 46 jours. Chez les chiens non traités, la durée de la maladie est de 6 à 16 jours (moyenne 10 j. 1/2).

Mode d'action de l'acide arsénieux sur les Trypanosomes du Nagana. — Lorsqu'on mélange *in vitro* du sang riche en Trypanosomes, étendu d'eau citratée, à la solution arsenicale, les Trypanosomes sont tués rapidement. Si, par exemple, à 15 gouttes de sang riche en Trypanosomes, on ajoute 1 goutte de la solution arsenicale à 2 pour 1000, on constate que les Trypanosomes sont immobilisés au bout de 15 à 20 minutes, parfois plus rapidement, tandis que, dans des préparations témoins (sang non additionné de solution arsenicale), la mobilité persiste.

L'acide arsénieux est donc toxique pour le Trypanosome du Nagana *in vitro*, mais on ne pouvait pas en conclure que, *in vivo*,

1. Pour le détail des expériences, voir *Ann. Inst. Pasteur*, t. XVI, p. 792.
2. Par un virus qui ne provenait pas d'un Ruminant.

l'action était la même; certaines substances très toxiques *in vitro* pour le Trypanosome du Nagana, le formol par exemple, sont en effet sans action *in vivo*.

Pour étudier l'action *in vivo* de l'acide arsénieux sur le Trypanosome du Nagana, nous avons fait des prises successives de sang chez les rats naganés, après avoir pratiqué chez eux des injections arsenicales. Le sang était examiné à l'état frais et après coloration par le procédé ordinaire.

En général, chez un rat nagané, traité par l'acide arsénieux, on trouve, 2 heures après l'injection, des formes d'involution des Trypanosomes; au bout de 4 à 5 heures, la diminution du nombre des Trypanosomes est sensible; au bout de 24 heures, les Trypanosomes ont disparu.

Les formes d'involution, chez les rats traités par l'arsenic, sont les mêmes que celles qu'on observe lorsque du sang riche en Trypanosomes est soumis à une température de 41° à 42° pendant quelque temps : les mouvements des Trypanosomes se ralentissent, les parasites se déforment et deviennent granuleux, ils prennent enfin une forme globuleuse très caractéristique; à une phase plus avancée de l'altération, le protoplasme disparaît, ainsi que le noyau et l'on trouve, dans les préparations colorées, des flagelles isolés, auxquels adhèrent encore, assez souvent, les centrosomes.

Dans certains cas, une leucocytose légère est signalée.

Nous avons cherché vainement à voir des englobements de Trypanosomes mobiles par les leucocytes, mais nous avons vu souvent des leucocytes qui avaient englobé des restes des Trypanosomes; on distinguait parfois le noyau et le centrosome des Trypanosomes englobés.

Nous croyons pouvoir conclure que l'acide arsénieux est microbicide pour les Trypanosomes du Nagana[1] et que les leucocytes n'englobent que des Trypanosomes morts ou en voie avancée d'involution.

Nous avons cherché si la sensibilité des Trypanosomes pour l'arsenic diminuait, *in vitro*, chez les rats traités depuis quelque temps déjà par ce médicament. En mélangeant la solution arsenicale aux mêmes doses : 1° à du sang de rat nagané traité depuis longtemps par l'arsenic; 2° à du sang de rat nagané non traité,

1. L'action de l'acide arsénieux sur les Trypanosomes pathogènes est comparable à celle de la quinine sur l'Hématozoaire du Paludisme. Dans les deux cas, il y a action directe des médicaments sur les Protozoaires parasites.

nous n'avons pas observé de différence notable; les Trypanosomes étaient détruits, dans les deux cas, aussi rapidement.

Pourquoi l'acide arsénieux, bien qu'il exerce une action microbicide manifeste sur les Trypanosomes du Nagana, ne guérit-il jamais les animaux naganés? Les Trypanosomes qui se trouvent dans le sang de la grande circulation sont détruits; mais, dans certains *coins* de l'organisme, ils échappent évidemment à l'action du médicament. Dès que la majeure partie de l'acide arsénieux a été éliminée ou fixée par les tissus, ces Trypanosomes passent de nouveau dans le sang et s'y multiplient rapidement.

On pouvait supposer que la rate servait de refuge aux Trypanosomes du Nagana comme aux Hématozoaires du Paludisme. L'expérience nous a prouvé que le traitement arsenical ne donne pas de meilleurs résultats, chez les animaux dératés, que chez les autres.

Trypanroth. — On verra (Chap. ix) que Ehrlich et Shiga ont préconisé une substance colorante rouge de la série de la benzopurpurine, qu'ils appellent « *Trypanroth* », pour le traitement des souris cadérées.

D'après ces savants, ce corps agit moins bien sur les infections à Nagana des souris; la disparition des Trypan. n'est jamais définitive; il y a toujours récidive.

Nous avons pu vérifier cette action du trypanroth, employé aux doses indiquées par Ehrlich et Shiga sur des souris et sur un rat ayant de nombreux *Trypan. Brucei* dans leur sang. A condition que l'intervention ne soit pas trop tardive, il y a disparition des Trypanosomes du sang en 24 à 48 heures; leur nombre ne commence guère à diminuer et les formes d'involution à apparaître qu'au bout de 24 heures. L'action est donc plus lente que celle de l'arsenic, ou même que celle du sérum humain (voir *infra*).

In vitro, le trypanroth est très peu microbicide. Au bout de 3 heures de contact avec le trypanroth (1 partie de la solution au 100e contre 1 partie de sang citraté à Trypan.), les Trypan. sont dans le même état que dans la préparation témoin. On comprend donc que les formes d'involution apparaissent assez tardivement dans le sang des animaux traités. On retrouve dans les leucocytes les restes chromatiques des Trypan. touchés par le trypanroth[1].

1. Une souris de 19 grammes a, le 7 avril 1904, de nombreux Trypan. dans son sang; elle reçoit 1/2 cc. d'une solution au 100° de trypanroth; le 9, les Trypan. ont disparu. Ils sont redevenus très nombreux le 15; nouvelle injection de 1/2 cc. et nouvelle disparition. Le 24 avril, encore Trypan. nombreux; nouvelle injection de 1/2 cc.; le lendemain matin, la souris meurt avec Trypan. peu nombreux dans le sang.

Nous n'avons obtenu aucun résultat en cherchant à traiter des rats, des souris, ou des chiens par des injections sous-cutanées des substances chimiques suivantes : cacodylate de soude, arrhénal, eau iodée, iodure de potassium, sels de quinine, bleu de toluidine, bleu de méthylène (toutes substances d'ailleurs peu actives *in vitro* sur les Trypanosomes); sublimé, iodure double d'arsenic et de mercure, sels d'argent (lactate, fluorure ou tachiol et caséinate ou argonine), formol, substances très actives *in vitro* sur les Trypanosomes.

Parmi les médicaments que nous avons expérimentés, sans succès, dans le Nagana, nous citerons encore : l'acide phénique, l'acide salicylique, le chinosol, l'essence d'ail, la solution de chlorure de chaux, le chloral, et plus récemment l'argent colloïdal[1]. Il en est de même de la bile glycérinée d'animaux (chiens) morts du Nagana.

2° **Essais de sérothérapie.** — Nos recherches ont porté sur l'action des sérums normaux et du sérum provenant d'animaux ayant acquis l'immunité contre le Nagana. Parmi les sérums normaux, le sérum humain a seul montré des propriétés microbicides pour *Trypan. Brucei.*

Sérum humain. — Injecté à dose suffisante aux animaux naganés, le sérum humain exerce sur la marche de la maladie une action manifeste[2] : les Trypanosomes disparaissent du sang au moins d'une façon temporaire, l'évolution de la maladie est retardée, parfois même, on obtient des guérisons complètes.

Le sérum fourni par les adultes est beaucoup plus actif que le sérum des nouveau-nés[3].

Le sérum humain conserve quelque temps son activité quand il a été recueilli avec pureté; le sérum impur, dans lequel se développent des champignons ou des bactéries, devient rapidement inactif.

Le sérum humain desséché conserve, pendant au moins six mois, les propriétés du sérum liquide. 0 gr. 1 de sérum desséché correspond à peu près à 1 cc. de sérum liquide et, pour l'emploi, doit être dissous dans 1 cc. d'eau distillée.

1. R. Blanchard a aussi essayé sans succès ce médicament sur les Trypanosomes du Nagana chez la marmotte.

2. A. Laveran, *Acad. des Sciences*, 1er avril 1902 et 6 juillet 1903; A. Laveran et F. Mesnil, *Ann. Inst. Pasteur*. 25 nov. 1902.

3. Ce fait est évidemment à rapprocher de ceux signalés par Halban et Landsteiner, (*Münch. med. Woch.*, 1902, n° 12) qui ont montré que le sérum maternel est plus hémolytique, plus bactéricide, etc., que le sérum fœtal.

La sérosité pleurale est moins active que le sérum du sang de la saignée : la sérosité de l'ascite est encore moins active que la sérosité pleurale.

Nos expériences sur le traitement du Nagana par le sérum humain ont porté presque exclusivement sur des rats et sur des souris ; il n'est pas facile, en effet, de se procurer du sérum humain à une époque où la saignée est tombée dans le discrédit, et nous devions ménager les petites quantités de sérum que nous réussissions à nous procurer ; quelques expériences ont été faites, cependant, sur des chiens.

Chez les souris de 10 à 20 grammes, la dose de sérum humain employée a été en général de 1/2 à 1 cc. ; chez les rats de 50 à 100 grammes, elle a été de 1 à 2 cc.

Si, à une souris de 20 grammes environ, ayant des Trypanosomes du Nagana dans le sang, on injecte 1/2 à 1 cc. de sérum humain, on constate, au bout de 24 à 36 heures, que les Trypanosomes ont disparu du sang. Il en est de même si, chez un rat nagané de 100 grammes environ, on injecte 1 à 2 cc. de sérum humain.

La disparition des Trypanosomes est moins rapide quand les parasites sont très nombreux au moment où l'injection est pratiquée ; il faut tenir compte aussi de la différence d'activité des sérums. Nous avons eu des sérums qui, à la dose de 1/4 et même 1/10 de cc., faisaient disparaître les Trypanosomes du sang de souris de 15 grammes.

Il arrive quelquefois que les Trypanosomes ne reparaissent pas, mais ce sont là des exceptions. Bien que nous ayons traité par le sérum humain un grand nombre de souris et de rats naganés, nous n'avons noté que quatre cas de guérison chez des souris, après une ou deux injections. Deux de ces souris, réinoculées 25 et 30 jours après leur guérison, ont contracté une infection ordinaire à Trypanosomes.

En règle générale, le sérum humain ne fait disparaître que d'une façon temporaire les Trypanosomes ; après un laps de temps assez variable, les parasites reparaissent, ce qui nécessite des interventions successives.

Chez les souris et les rats naganés, à la suite d'une injection de sérum humain, les Trypanosomes disparaissent souvent pendant 4 à 8 jours ; chez quelques-unes de nos souris traitées par le sérum humain, les Trypanosomes ont disparu du sang pendant 12 et même 18 et 19 jours.

Lorsque les Trypanosomes ont reparu dans le sang d'un animal traité, ils pullulent de nouveau rapidement, comme chez des animaux non traités, et la mort arriverait bientôt, si l'on n'intervenait pas de nouveau.

On peut pratiquer ainsi, chez un animal nagané, une série d'injections de sérum humain et prolonger de beaucoup son existence; il est à noter que, dans les cas où la guérison a été obtenue, c'est à la suite d'une seule injection ou de deux injections : jamais les animaux qu'il a fallu traiter pendant longtemps n'ont guéri.

On pouvait prévoir que le sérum humain injecté à plusieurs reprises à un animal nagané perdrait de son activité sur les Trypanosomes; il en est bien ainsi, mais la diminution d'activité ne se produit qu'à la longue, si bien qu'on peut traiter un animal avec succès pendant deux et trois mois.

En général, chez les animaux traités par le sérum humain, nous avons attendu que les Trypanosomes reparaissent dans le sang pour pratiquer une nouvelle injection; dans quelques cas, nous avons fait des injections tous les 2 ou 3 jours sans attendre que les Trypanosomes reparaissent. Les résultats définitifs n'ont pas été meilleurs.

Les injections de sérum humain sont très bien supportées; nous avons injecté jusqu'à 2 cc. de sérum à une souris de 15 grammes, sans produire d'accidents.

Les injections étaient faites, chez les rats et les souris, sous la peau ou dans les muscles des cuisses, avec les précautions antiseptiques ordinaires.

Lorsqu'on a à sa disposition du sérum humain de bonne qualité, on peut facilement prolonger la vie des souris et des rats naganés pendant deux mois, alors que les animaux témoins, non traités, meurent en 4 à 5 jours. Dans quelques cas, les animaux traités ont survécu pendant trois mois.

En alternant l'emploi de l'acide arsénieux et celui du sérum humain, nous avons obtenu des résultats encore plus favorables : un rat a survécu 127 jours, une souris 103 jours, mais nous n'avons pas obtenu de guérisons avec l'emploi alternatif ou même simultané des deux médications.

Mode d'action du sérum humain. — Il est difficile d'étudier *in vitro* l'action du sérum humain sur les Trypanosomes du Nagana, parce que les mouvements de ces Trypanosomes se ralentissent assez rapidement. Lorsqu'on mélange du sang riche en Trypanosomes, par parties égales, à du sérum humain, on constate, au bout de 1/2 heure ou 1 heure, que les mouvements des Trypanosomes sont ralentis et, en général, au bout de 2 à 3 heures, que les Trypanosomes sont immobiles; mais les choses se passent à peu près de même dans le sang qui n'a pas été mélangé à du sérum humain. L'action du sérum humain sur les Trypanosomes n'est pas assez rapide pour être étudiée, comme celle de l'acide arsénieux, *in vitro*.

Le sérum humain n'agglutine pas les Trypanosomes du Nagana, alors que les sérums de cobaye, de chèvre et surtout de porc, qui n'ont aucune propriété curative, donnent lieu à de belles agglutinations. On voit ici, une fois de plus, que le pouvoir agglutinant est indépendant du pouvoir microbicide.

En examinant avec soin le sang des animaux traités par le sérum humain, on peut se rendre compte du mode d'action du sérum. L'examen doit être fait, à plusieurs reprises, dans les 24 heures qui suivent l'injection de sérum, chez un animal ayant de nombreux Trypanosomes dans le sang.

Pendant les premières heures après l'injection, les Trypanosomes gardent leur aspect normal; au bout de 4 à 5 heures, on constate dans le sang frais et, mieux encore, sur les préparations de sang fixé et coloré, que beaucoup de Trypanosomes sont déformés en têtards ou en boules; le corps des Trypanosomes tend à devenir sphérique. A une phase plus avancée, le protoplasme et le noyau des Trypanosomes en voie d'involution disparaissent. Les altérations que subissent les Trypanosomes sont, comme on voit, les mêmes que celles qu'on observe chez les animaux naganés, traités par l'acide arsénieux.

Il n'y a pas de leucocytose marquée; on trouve des leucocytes qui contiennent des restes reconnaissables (par exemple noyau et centrosome) des Trypanosomes, mais la phagocytose ne paraît s'exercer que sur les Trypanosomes morts ou en voie d'involution avancée.

Le sérum humain a donc, sur les Trypanosomes du Nagana, une action microbicide analogue à celle de l'acide arsénieux.

Le sérum humain, chauffé pendant 1 heure à 56°, conserve environ la moitié de son activité; il suffit d'augmenter un peu les doses pour obtenir encore de bons résultats. Une souris traitée uniquement avec du sérum chauffé à 56° a vécu 43 jours.

Le sérum humain, chauffé à 62°, perd la plus grande partie de son activité.

Il ne paraît pas douteux qu'il existe une étroite relation entre l'immunité de l'homme pour le Nagana et l'action microbicide du sérum humain sur *Trypan. Brucei*; le principe actif du sérum émane vraisemblablement des leucocytes. On s'explique ainsi que le sérum soit plus efficace que la sérosité pleurale et que la sérosité de l'ascite, très pauvre en leucocytes, soit à peu près inactive. Dans une expérience, le plasma humain citraté s'est montré très peu actif, en comparaison du sérum; mais on conçoit que le plasma humain puisse contenir assez de principes actifs pour protéger l'organisme contre l'invasion des Trypanosomes, sans qu'il ait une activité suffisante pour être curatif quand il est injecté aux animaux et dilué dans une masse relativement grande de plasma inactif.

Peut-être, aussi, la substance microbicide du sérum humain est-elle, dans le sang de l'homme, uniquement renfermée dans les leucocytes, les rendant ainsi capables de détruire les Trypanosomes du Nagana.

Il était intéressant de savoir si des injections répétées de sérum humain, faites chez un animal nagané, ne donnaient pas lieu à la formation d'un anticorps qui neutralisait à la longue le principe actif du sérum. Les expériences faites n'ont pas confirmé cette hypothèse.

Sérum normal d'origine animale. — Le sérum d'aucun animal ne possède une activité comparable à celle du sérum humain sur les Trypanosomes du Nagana. Les sérums suivants, injectés à des rats ou à des souris naganés, ne nous ont donné que des résultats négatifs : sérum de poule ou d'oie, sérum de cheval, de mouton, de chèvre, de porc.

Les singes étant, dans l'échelle des êtres, les animaux les plus voisins de l'homme, il était intéressant de comparer l'action du sérum de singes sur les Trypanosomes du Nagana à celle du sérum humain. Le sérum d'un cercopithèque s'est montré tout à fait inactif, ce qui est d'accord avec la grande réceptivité des singes de ce groupe pour le Nagana. Le sérum d'un chimpanzé, même à la dose de 1 cc., n'a influé en rien sur la marche d'une infection à *Trypan. Brucei* chez la souris.

Sérum d'animaux réfractaires au Nagana, ayant reçu des injections répétées de sang riche en *Trypan. Brucei*. — Nous avons injecté à plusieurs reprises à des Oiseaux (oie, poule) du sang riche en Trypanosomes; le pouvoir curatif du sang des Oiseaux ainsi traités s'est toujours montré nul.

Sérum d'animaux ayant acquis l'immunité pour le Nagana. — Le Nagana, qui est toujours mortel pour un grand nombre de Mammifères, est moins sévère pour quelques espèces; la chèvre, le mouton et les Bovidés donnent une assez forte proportion de guérisons, et les animaux guéris possèdent l'immunité pour le Nagana.

Nous avons vu guérir ainsi (voir *supra*) une chèvre et deux moutons. Après nous être assurés que ces animaux étaient bien guéris et qu'ils possédaient l'immunité pour le Nagana, nous avons recherché si leur sérum avait des propriétés curatives. Ces sérums ne se sont montrés actifs qu'*en mélange* avec le sang contenant des Trypanosomes du Nagana[1]; injectés chez des animaux naganés, ils n'ont jamais enrayé l'évolution de la maladie; leur action a même été nulle lorsqu'on les injectait *en même temps* que le sang virulent, mais en un autre point du corps.

Nous avons cherché à renforcer l'immunité de la chèvre et du mouton en injectant à ces animaux des doses massives de sang à Trypanosomes; par exemple, la chèvre a reçu à 16 reprises du sang de *chien* à Trypanosomes (voir *supra*). Son sérum essayé à titre curatif sur des souris, à la dose de 1 et même 2 cc., a toujours montré une action nulle.

En résumé, en ce qui concerne le traitement du Nagana, l'acide arsénieux, le trypanroth et le sérum humain sont les seuls médicaments auxquels nous ayons reconnu une activité incontestable.

L'acide arsénieux peut rendre des services quand il s'agit de prolonger la vie d'animaux de trait; en dehors de ces conditions spéciales, son emploi ne peut pas être conseillé; les animaux ainsi traités ne guérissent presque jamais, ils sont une cause d'infection pour les animaux sains; enfin, il serait dangereux de donner, à des animaux destinés à la boucherie, les fortes doses d'acide arsénieux qui sont nécessaires pour combattre le Nagana.

Le sérum humain, qui nous a donné quelques guérisons complètes chez les souris, ne fait, le plus souvent, comme l'arsenic, que retarder la mort; d'ailleurs, le traitement des gros animaux par le sérum humain est impraticable, à cause des doses de sérum qu'il faudrait employer.

1. Encore faut-il faire remarquer que cette faible activité disparaît généralement au bout de quelques jours dans les sérums conservés à la glacière, contrairement à ce qui a lieu pour le sérum humain.

§ 7. — **Prophylaxie.**

Pour protéger des animaux contre une maladie microbienne, on peut employer des sérums immunisants, ou bien inoculer aux animaux des microbes affaiblis, des virus atténués, de manière à produire des atteintes de la maladie qui, quoique légères, confèrent l'immunité. On a essayé de ces deux méthodes pour immuniser les animaux contre le Nagana.

1° Recherche d'un sérum immunisant. — Le sérum humain a, pour le Nagana, un pouvoir préventif très faible. Si, à une souris, on inocule 1/10 de cc. de sang à Trypanosomes mélangé à 4/10 de cc. de sérum humain, ou à une dose plus forte, l'animal ne s'infecte pas; il en est parfois de même lorsque le virus et le sérum sont injectés simultanément sur deux points différents du corps; mais, ici, le résultat n'est pas constant : il arrive que l'infection se produit avec un retard.

Si on inocule à un rat 1 cc. de sérum humain et, 24 heures après, du sang à Trypanosomes, l'animal s'infecte, mais la période d'incubation est prolongée; c'est seulement au bout de 5 à 9 jours que les Trypanosomes apparaissent dans le sang du rat. Lorsqu'on pratique des inoculations de Nagana avec du sang pris chez un animal qui a reçu récemment une injection de sérum humain, on constate de même que la période d'incubation se trouve allongée; une fois que les Trypanosomes se sont montrés dans le sang, la maladie évolue comme à l'ordinaire.

Le Nagana s'est développé chez des souris inoculées avec des Trypanosomes qui avaient été imprégnés de sérum humain, puis lavés; il y a eu seulement un retard plus ou moins marqué dans l'apparition des Trypanosomes.

Les souris inoculées avec un mélange de sang à Trypanosomes et de sérum humain chez lesquelles l'infection ne se produit pas, n'acquièrent aucune immunité pour le Nagana.

Les sérums de chien, de mouton, de chèvre, de cheval, de poule, d'oie, mélangés au sang à Trypanosomes, n'empêchent pas l'infection de se produire chez les animaux auxquels on injecte le mélange, et la durée de l'incubation n'est pas allongée; les propriétés du sérum humain sont donc bien spéciales à ce sérum.

On pouvait espérer que le sérum des animaux guéris du Nagana et ayant acquis l'immunité pour cette maladie aurait des propriétés immunisantes supérieures à celles du sérum humain; ici encore, nos espérances ont été déçues, comme le montrent les observations qui suivent.

Le sérum d'un bouc infecté de Nagana depuis 47 jours et encore en cours d'infection a montré une faible activité préventive : deux souris inoculées avec 1/10 de cc. de sang à Trypanosomes et 1 ou 2 cc. du sérum (en mélange) ont survécu. Le sérum de ce bouc ne s'est montré actif qu'*en mélange*.

Le sérum de la chèvre guérie du Nagana, ayant l'immunité pour cette maladie, et à laquelle des injections successives de sang riche en Trypanosomes ont été faites (voir l'observation p. 135), a été essayé 4 à 8 jours après chaque réinoculation; il n'a montré qu'une très faible activité préventive, comparable à celle qu'il acquiert très vite en cours d'infection. Mais cette activité n'augmente pas. La chèvre a été réinoculée tous les 8 jours environ avec 30 à 40 cc. de sang de chien.

Ce sérum de chèvre immunisée, mélangé *in vitro* à du sang à Trypanosomes, n'exerce pas d'action microbicide nette. Dans le mélange, laissé 1 ou 2 heures à la température du laboratoire, puis porté à la glacière, on voit, 24 heures plus tard, la plupart des Trypanosomes encore vivants, quoique de mobilité diminuée. Ce sérum se comporte donc comme un sérum neuf. Il n'est pas plus agglutinant qu'un sérum de chèvre neuve.

Ce sérum ne s'est montré actif qu'*en mélange* avec le virus, et encore à la dose énorme de 1 cc. pour une souris. — A dose plus faible, il prolongeait seulement la période d'incubation de 1 ou 2 jours. — Le sérum injecté 24 heures avant le virus, ou en même temps que lui, mais en un autre point du corps, n'agit pas ou allonge la période d'incubation de 1 à 2 jours.

Nous avons eu des résultats semblables avec le sérum des deux moutons qui ont guéri du Nagana et qui ont reçu ultérieurement l'un 6, l'autre 3 inoculations de sang nagané. Le sérum de ce dernier mouton a protégé la souris à la dose de 1/2 cc. en mélange avec le virus, et à la dose de 2 cc. inoculé en un autre point du corps.

D'après Schilling[1], les bœufs qui ont acquis l'immunité, donnent, à la suite d'injections répétées de sang à Trypanosomes, un sérum

1. Schilling, *Centralbl. f. Bakter.*, I., t. XXXI, 1902, p. 452.

qui montre des propriétés microbicides pour le Trypanosome du Nagana. L'auteur cite l'expérience suivante : à un taureau ayant eu une atteinte de Nagana et paraissant bien guéri, on injecte sous la peau 19 cc. de sang défibriné d'un cheval ayant de nombreux Trypanosomes; le neuvième jour après l'injection, on trouve, chez le taureau, de rares Trypanosomes qui ont disparu le douzième jour; on pratique une nouvelle injection de sang à Trypanosomes dans le péritoine; on constate alors que le sérum du taureau a une action spécifique *in vitro* sur les Trypanosomes du Nagana, qui s'immobilisent en 30 et même 21 minutes, quand on mélange ce sérum à du sang à Trypanosomes.

Cette observation n'a pas été vérifiée par Nocard. Il a inoculé à une vache, en 8 jours, 852 cc. de sang de chat ou de chien, très riche en Trypanosomes. Le sérum s'est montré très agglutinant pour les Trypanosomes, mais non microbicide. *In vivo*, ce sérum employé *en mélange* avec du sang à Trypanosomes, retardait notablement l'apparition des Trypanosomes chez les souris inoculées. Non employé en mélange, il n'avait aucune action.

Le sérum de cette vache[1], ayant acquis l'immunité pour le Nagana, n'avait donc qu'une très faible activité préventive, bien qu'on se fût efforcé de renforcer l'immunité au moyen d'injections intrapéritonéales de sang riche en Trypanosomes.

Aucune des souris ayant résisté dans toute cette série d'expériences, n'avait acquis ainsi une résistance quelconque au virus.

Les sérums de poule et d'oie ayant reçu des injections de sang riche en Trypanosomes, ont montré une activité préventive nulle ou très faible. Nous devons signaler, cependant, le fait suivant : une souris inoculée avec 1/2 cc. de sérum de poule traitée, en mélange avec du sang à Trypanosomes, a survécu 15 jours, alors qu'une souris témoin mourait au bout de 7 jours; les Trypanosomes inoculés dans cette expérience étaient peu mobiles au moment de l'inoculation.

Les sérums des rats naganés ayant reçu de 3 à 7 injections arsenicales n'ont montré qu'une action préventive très faible. Nous avons constaté, comme Bruce, que l'arsenic n'avait pour le Nagana aucune vertu préventive. Les animaux traités préventivement par

1. Cette vache, comme celle dont nous parlons p. 132, a montré une poussée thermique à 40°,8 trois jours après l'inoculation et on a vu quelques Trypanosomes à l'examen microscopique. Le lendemain, la température était revenue à la normale. C'est à partir de ce jour que la vache a reçu des doses énormes de sang virulent. Son état a néanmoins été excellent et son sang n'a pas été virulent plus de 2 mois.

l'arsenic s'infectent aussi facilement et aussi rapidement que les autres, et l'évolution de la maladie n'est pas modifiée.

2° Essais d'atténuation du virus. — Nous avons employé différents procédés pour atténuer la virulence des Trypanosomes du Nagana.

Le sang des animaux atteints de Nagana perd assez rapidement sa virulence, quand il est conservé à la glacière ou à la température du laboratoire; au bout de quelques heures, les mouvements des Trypanosomes sont considérablement ralentis; au bout de 24 heures, on ne trouve que de rares Trypanosomes mobiles, quelquefois tous les Trypanosomes sont immobiles. Lorsqu'on inocule du sang ainsi conservé, la période d'incubation est notablement plus longue qu'avec le sang frais, contenant des Trypanosomes très mobiles, mais l'affaiblissement des Trypanosomes n'a pas d'autre effet sur l'évolution de la maladie; dès que les Trypanosomes se sont montrés dans le sang des animaux inoculés, ils s'y développent avec la rapidité ordinaire, et la maladie ne perd rien de sa gravité.

Nous avons expérimenté avec du sang à Trypanosomes chauffé à différentes températures et pendant un temps variable.

Lorsqu'on examine du sang riche en Trypanosomes du Nagana qui a été chauffé pendant 1 heure à la température de 41°, on constate que les parasites sont immobiles, déformés, globuleux; le sang ainsi chauffé produit l'infection avec un retard très marqué, mais la maladie ne perd rien de sa gravité; un chauffage plus prolongé à 41° et un chauffage d'une durée plus courte aux environs de 44°, tuent les Trypanosomes. On voit donc que, par le chauffage, on ne réussit pas à atténuer la virulence du Nagana ou que, du moins, l'atténuation ne se traduit que par l'allongement de la période d'incubation de la maladie.

Nous avons vu (p. 153) que les Trypanosomes des cultures de Novy et Mc Neal cessent d'être virulents quelques jours avant leur mort. On obtient cette perte de virulence en 48 heures en portant à 34° les cultures développées à 25°. Des souris qui ont reçu plusieurs inoculations de ces Trypanosomes non virulents, se sont montrées presque aussi sensibles aux Trypanosomes virulents (même déjà légèrement atténués par la culture) que des souris témoins.

En mélangeant au sang d'un animal nagané une solution de bleu de toluidine à 1 p. 100, on atténue la virulence des Trypanosomes du Nagana. Chez les animaux inoculés avec ce mélange, la période d'incubation est plus longue que chez les animaux inoculés avec le sang pur.

Chez deux rats inoculés avec un mélange de sang à Trypanosomes 8 parties, et bleu de toluidine 1 partie, préparé depuis 20 minutes, les Trypanosomes ne se sont montrés dans le sang que du septième au huitième jour.

Chez un cobaye inoculé avec un mélange de sang à Trypanosomes et de solution de bleu de toluidine à 1 p. 100, fait depuis 2 minutes, les Trypanosomes ne se sont montrés dans le sang qu'au bout de 12 jours.

En général, l'affaiblissement de la virulence des Trypanosomes ne se révèle que par cet allongement de la période d'incubation; la maladie, une fois déclarée, suit son cours normal. Il y a cependant des exceptions.

Chez une souris infectée avec du sang à Trypanosomes mélangé de bleu de toluidine, les Trypanosomes ont apparu le huitième jour seulement après l'inoculation, et l'infection a eu une marche traînante tout à fait exceptionnelle.

Chez un rat inoculé dans les mêmes conditions, les Trypanosomes se sont montrés dans le sang le cinquième jour après l'inoculation, et ils ont *disparu définitivement* au bout de 3 à 4 jours : fait unique dans l'histoire du Nagana des rats. Ce Nagana atténué n'avait pas donné l'immunité au rat.

Ce dernier fait est à rapprocher des exemples de réinfection que nous avons cités (p. 168) chez des souris guéries du Nagana au moyen du sérum humain. Il semble prouvé qu'une atteinte de Nagana provoquée par un virus atténué ou jugulée par le traitement ne suffit pas à donner l'immunité; nous n'avons observé l'immunité contre le Nagana que chez des animaux (chèvre, mouton, vache) qui, après une infection de longue durée, avaient guéri spontanément. On peut en conclure qu'on arrivera difficilement à immuniser des animaux contre le Nagana, en leur inoculant des Trypanosomes à virulence atténuée et en provoquant chez eux des formes légères du mal[1].

Des inoculations préalables de sang à Trypanosomes conservé quelques jours à la glacière, ou quelques heures au-dessus de 40°,

1. Une femelle de rat, inoculée le 23 septembre 1902 et soumise au traitement mixte alternatif par le sérum humain et l'arsenic, à partir du 25, fait, le 14 octobre, 7 petits, tous vivants et bien conformés; elle les élève. Le 10 novembre, les petits mangent seuls; deux d'entre eux sont inoculés sous la peau avec du sang à Trypanosomes en même temps que deux petits du même poids, provenant d'un rat non nagané; les quatre petits rats présentent la même sensibilité au Nagana, sensibilité un peu plus grande que celle des rats adultes.

ou mis un certain temps en contact avec une matière colorante et ayant perdu toute virulence, n'empêchent pas l'infection que produit un virus frais ou atténué dans les conditions que nous venons d'exposer et ne changent rien à la marche de cette infection.

On verra (p. 182 et 185) que R. Koch et Schilling ont essayé d'atténuer la virulence, pour les Bovidés, de Trypan. voisins de celui du Nagana en faisant passer ces parasites par des espèces animales différentes et qu'ils disent avoir obtenu, par ce procédé, quelques résultats favorables. Les faits cités par ces auteurs ne nous paraissent pas concluants. Koch aurait obtenu son « vaccin » par deux passages seulement, le premier par le rat, le second par le chien.

De la guérison des deux bœufs de Koch, on ne peut rien conclure; il n'est pas rare, en effet, de voir le Nagana et le Surra des bœufs se terminer spontanément ainsi, et les animaux qui guérissent ont l'immunité comme l'avaient les bœufs de Koch.

Dans un premier mémoire, Schilling disait avoir vacciné 2 veaux en leur inoculant du virus de troisième passage de chien à chien. Mais il a reconnu très vite que 2 ou même 3 passages par chien ou rat ne suffisaient pas pour atténuer le virus vis-à-vis des Bovidés, et dans son mémoire de janvier 1903, il parle d'un virus qui a subi 7 passages alternativement par chien et rat, puis de 18 à 21 exclusivement par chiens. Nous sommes loin des 2 passages de Koch. 36 bœufs ont été ainsi inoculés avec ces virus, chacun à 2-3 reprises; ils ont montré une infection légère et passagère[1] et ont été ensuite conduits dans une région à tsétsé. Que sont-ils devenus? Schilling n'a plus donné de leurs nouvelles, bien qu'il ait déclaré, dans ce mémoire de janvier 1903, qu'il fallait attendre le 1er mars 1903 pour être fixé sur la valeur du procédé de vaccination.

Le procédé, de l'aveu de Schilling, ne vaut rien pour la vaccination du cheval.

D'après nos observations, la virulence de *Trypan. Brucei* peut être un peu atténuée par le passage chez des espèces différentes, mais le Trypanosome se désadapte peu en passant d'une espèce à

1. La moitié environ de ces bœufs ont présenté, 10 jours après leur inoculation, des parasites dans la circulation. A la fin du premier mois, on a constaté des propriétés microbicides du sérum de 5 Bovidés sur 8 examinés à ce point de vue : les Trypanosomes d'un exsudat péritonéal de chien sont tués après un contact de 20 minutes avec le sérum de bœuf employé à la même dose que l'exsudat. Nous avons déjà cité un fait semblable p. 175.

l'autre et, en tous cas, il récupère rapidement sa virulence, comme le prouve l'expérience suivante :

Le 24 avril 1902, un chien est inoculé avec le sang d'un mouton infecté de Nagana depuis 6 mois. Le 1er mai, les Trypan. apparaissent chez le chien.

Le 2 mai, on inocule, avec quelques gouttes du sang du chien, fortement dilué dans l'eau physiologique citratée, un rat et deux souris; l'inoculation est faite sous la peau.

Le 4 mai, les Trypan. apparaissent dans le sang du rat; le 6 mai, ils sont très nombreux, et le rat est trouvé mort le 7 au matin.

Le 4 mai, les Trypan. apparaissent dans le sang des souris ; le 6, ils sont très nombreux, et, le 7 au matin, les deux souris sont trouvées mortes.

Des Trypanosomes qui avaient passé par le mouton (6 mois) et ensuite par le chien ont donc donné lieu, chez le rat et la souris, à des infections aussi aiguës que celles qui sont produites par les Trypanosomes inoculés de rat à rat ou de souris à souris.

Il est possible, d'ailleurs, que l'atténuation du virus pour une espèce donnée se produise à la suite de très nombreux passages chez une autre espèce; c'est peut-être le cas du virus avec lequel nous avons fait nos expériences. Alors que le Nagana est très grave chez les Bovidés, en Afrique, notre virus, inoculé par Nocard à trois vaches, n'a produit, chez ces animaux, que des infections légères. La différence d'action peut tenir à une question de race des Bovidés; mais elle peut tenir aussi à une atténuation due aux innombrables passages, par Mammifères divers (autres que des Ruminants), qu'a subis le virus depuis 1896, époque à laquelle il a été importé du Zoulouland en Europe. En tous cas, il serait très important d'essayer la virulence des Trypanosomes, que nous avons actuellement en mains, sur les Bovidés de l'Afrique australe; peut-être, si notre seconde hypothèse est vraie, ce virus est-il devenu un vaccin, utilisable en Afrique, pour préserver les Bovidés de l'infection naturelle.

En résumé, on n'a pas mieux réussi à prévenir le Nagana qu'à le guérir; mais nous ne donnons pas comme définitifs les résultats auxquels nous sommes arrivés; nous comptons poursuivre nos recherches, et ces recherches, si importantes, seront évidemment poursuivies également par d'autres observateurs. Peut-être des expériences faites sur des espèces animales autres que celles qui étaient à notre disposition pourraient-elles aboutir. Il serait intéressant, par exemple, d'expérimenter sur les antilopes ou sur les buffles d'Afrique qui, souvent infectés de Nagana, présentent à la maladie une grande résistance. De pareilles expériences ne pourraient être faites qu'en Afrique.

Dans l'état actuel de nos connaissances, on peut dire qu'il n'existe aucune médication efficace et pratique contre le Nagana et qu'on ne connaît pas de procédé sûr d'immunisation des animaux contre cette maladie.

Les mesures de prophylaxie destinées à restreindre les zones d'endémicité du Nagana et à empêcher son importation dans les pays encore indemnes ont, par suite, une très grande importance.

On devra donc rechercher avec précision les zones dangereuses. La chose est relativement facile, puisqu'on sait que ce sont certaines espèces de mouches tsétsé (il sera utile, par de nouvelles expériences calquées sur celles de Bruce, de déterminer très exactement lesquelles) qui propagent la maladie.

La civilisation d'un pays a pour résultat constant la destruction ou le refoulement du gros gibier; on peut donc espérer que les zones à Nagana iront en se restreignant, à mesure que les Européens avanceront davantage dans ce continent africain, dont les côtes seules étaient connues naguère, mais que sillonnent déjà, sur beaucoup de points, des chemins de fer de pénétration. En fait, Foà et Theiler ont déjà constaté que la destruction du gros gibier a pour effet d'assainir les régions à tsétsé et à Nagana. Quant à agir directement sur la mouche, il n'y faut guère songer, pour le moment du moins.

Quand on connaît bien les zones à tsétsé et à Nagana, on peut souvent prendre des mesures préventives efficaces, s'il s'agit seulement de traverser ces régions; une de ces mesures, la meilleure peut-être, consiste à ne voyager que la nuit; la tsétsé ne pique en effet que le jour. On a conseillé d'enduire les animaux que l'on veut protéger avec différentes substances, la créoline notamment. Dans l'hinterland du Togo, les indigènes enduisent les animaux avec le suc d'une plante : *Amomum Melegueta*, pour les protéger contre les piqûres de la tsétsé. La fumée éloigne les tsétsé et peut être utilisée, dans les campements par exemple.

On a obtenu de bons résultats en plaçant des chevaux dans des boxes dont les orifices sont pourvus de gaze et d'autres dans des étables où on laissa fumer un feu d'engrais de cheval [1].

1. Rapport de Pitchford, du Natal, analysé *in Bull. Soc. d'études colon.*, juin 1903.

Des mesures de police sanitaire s'imposent pour empêcher l'importation du Nagana principalement dans les régions à tsétsé indemnes (voir Prophylaxie du Surra, p. 246).

MALADIES AFRICAINES VOISINES DU NAGANA DU ZOULOULAND

§ 1. — Trypanosomiase de l'Est africain allemand.

C'est surtout à Koch[1] que nous sommes redevables de nos connaissances sur la Trypanosomiase de cette région. Il l'a observée lors de son voyage de 1897; elle sévit en particulier sur les bœufs. La période d'incubation est de 9 à 12 jours. Au début, la maladie se traduit par une hausse de la température et l'apparition d'Hématozoaires dans le sang. Puis l'animal devient faible, anémique, maigre et la mort arrive plus ou moins vite. Presque tous les bœufs meurent.

D'après Sander[2], la Trypanosomiase des Bovidés présenterait une forme foudroyante et une forme chronique.

Le vétérinaire Schmidt[3] déclare que la période d'incubation est de 5 à 6 semaines. La présence des parasites coïncide avec les poussées de température. Le nombre des parasites, la condition de l'animal, et la somme de travail qu'on lui fait fournir affectent le cours de la maladie. Les bœufs mis au repos résistent des années, tandis que ceux qui travaillent ont une maladie aiguë. Les bœufs sont plus sensibles que les mules.

Koch a fait un certain nombre d'expériences durant son court séjour dans la colonie allemande. Nous résumons ici celles de ses

1. R. Koch, Reiseberichte, etc., Berlin, 1898, pp. 65-72, 87-88, et *Deutsches Kolonialblatt*, n° 24, 1901. — Stuhlmann a publié une carte où sont notés : 1° les endroits précis où la maladie a été constatée; 2° les routes suivant lesquelles des troupeaux de bestiaux se sont contaminés. La maladie existe : dans la région des monts Usambara (limite nord de la colonie, à partir de la mer); — dans la région en regard de Daressalam et de l'île Mafia, depuis la mer [la maladie existe peut-être dans l'île Mafia ellemême, d'après Panse, *Zeitschr. f. Hyg.*, t. XLVI, 1904, p. 376] jusqu'à Ussagora, et dans toute la vallée de la Rouaha; — en face de Kiloa; — dans la vallée de la Ruvuma, qui sert de limite sud à la colonie, depuis la mer jusqu'au lac Nyassa; — enfin, tout à fait dans l'intérieur, en face du lac Tanganyika, par 5° environ de latitude S.

2. L. Sander, *Deutscher kolon. Kongress*, 1902.

3. Schmidt, *in* Stuhlmann, *Ber. üb. Land. u. Forstwirtschaft in Deutsch-Ostafrika*, t. I, juin 1902, p. 137.

expériences qu'il a exposées à l'appui de son principe de vaccination dont nous avons déjà parlé (p. 178).

Point de départ : le sang, avec très nombreux Trypanosomes, d'un bœuf à maladie spontanée est inoculé aux animaux suivants :

	Dose.	Résultat.
1 âne de Massaï......	5 cc.	Reste sain.
1 vache..............	5 —	Meurt en 39 jours.
2 veaux..............	5 —	Meurent en 41 et 49 jours.
2 singes (sp. ?).......	4 —	Restent sains.
2 cobayes............	2 —	*Idem.*
2 rats................	2 —	Meurent en 34 et 52 jours.
1 chien..............	5 —	Meurt en 19 jours.

Le sang d'un des 2 rats de l'expérience précédente est inoculé à :

1 rat qui meurt en 68 jours (Trypan. dans le sang 13 jours après l'inoculation);
1 chien qui meurt en 42 jours.

Le sang du chien est inoculé à :

2 chiens qui meurent en 19 et 26 jours;
3 rats qui meurent en 67, 73 et 80 jours;
4 ânes de Massaï qui restent sains;
2 bœufs qui montrent des parasites à partir du 10-13e jour, durant 3-4 semaines; puis on ne voit plus rien; les bœufs sont guéris et ils ont l'immunité. A aucun moment, ces bœufs n'ont été malades.

Nous avons vu que Koch a regardé cette expérience sur les bœufs comme fondamentale pour la vaccination des Bovidés contre le Nagana.

Les faits annoncés par Koch relatifs à l'immunité des ânes de Massaï (ou des hybrides de Massaï et de Mascate) ont été accueillis avec un certain scepticisme, bien que Koch ait invoqué en plus de ses expériences l'opinion courante.

On lui a reproché d'avoir simplement mis le sang à Trypanosomes au contact d'une écorchure de l'oreille des ânes, procédé d'inoculation qui n'est pas infaillible.

Depuis, des faits précis sont venus contredire l'affirmation de Koch. Stuhlmann[1] a vu, à Mombo, au pied des monts Usambora, des Trypanosomes dans le sang d'ânes de Massaï malades.

Kummer[2] a observé une grande mortalité parmi les ânes de l'Est africain allemand, toutes les fois que ces ânes ont été conduits dans

1. STUHLMANN, *loc. cit.*
2. KUMMER, *Tropenpflanzer*, 1902, n° 10, pp. 525-526.

des régions à tsétsé, et il a trouvé des Trypanosomes dans le sang des animaux malades. Il ajoute que les différences de race des ânes utilisés dans la région sont inappréciables pour un Européen.

Grothusen[1] constate également que les ânes de Massaï sont sensibles au Nagana. Avec le sang d'un de ces ânes, il a frotté une blessure de l'oreille d'un zèbre. Ce zèbre est mort 17 jours plus tard, après avoir présenté les symptômes du Nagana et avec beaucoup de Trypanosomes dans le sang. Ce fait, corroboré par celui de Martini, obtenu avec un virus provenant du Togo, est important, car il établit d'une manière indiscutable la sensibilité aux Trypanosomiases africaines du zèbre, que l'on regardait comme réfractaire à ces maladies.

Les quelques faits expérimentaux donnés par Koch révèlent d'assez grandes différences dans la virulence entre le Trypanosome de l'Est africain allemand et celui du Zoulouland : nous voyons en effet les singes et les cobayes réfractaires (ou au moins peu sensibles), et les rats présenter une maladie à marche chronique (au lieu de mourir en quelques jours); la maladie des chiens est aussi plus longue qu'avec le Nagana du Zoulouland.

Sur la morphologie du Trypanosome, nous ne possédons que le dessin très schématique que Koch a publié dans ses *Reiseberichte*, suffisant pour une différenciation avec le *Trypan. Lewisi*, que Koch avait surtout en vue, mais non pour une comparaison précise avec le *Trypan. Brucei* du Zoulouland.

De nouveaux documents sont évidemment nécessaires pour qu'on puisse se prononcer sur les rapports du Nagana du Zoulouland et de celui de l'Afrique orientale allemande.

Le convoyeur de la maladie paraît bien être la *Glossina morsitans*.

§ 2. — Trypanosomiase du Togoland.

L'existence d'une Trypanosomiase au Togo a été reconnue par Koch qui a examiné à Berlin, en 1895, deux préparations de sang de cheval provenant de cette colonie allemande du golfe de Guinée.

Nous possédons à l'heure actuelle des documents assez importants sur le Nagana du Togoland, grâce aux travaux de Schilling et de Ziemann exécutés dans la colonie même et à ceux de Martini

1. Grothusen, *Archiv f. Schiffs u. Tropenhyg.*, t. VII, août 1903, p. 387.

qui ont eu pour point de départ la découverte, dans le sang d'un poney du Togo, importé au jardin zoologique de Berlin, d'un Trypanosome pathogène pour les Mammifères.

D'après Schilling[1], la maladie sévit sur les chevaux, les ânes et les Bovidés de tout l'hinterland du Togo. La fièvre est intermittente; il n'y a pas de parallélisme net entre la température et le nombre des parasites. Les symptômes ne sont pas constants; le parasite manque fréquemment à l'examen microscopique.

Chez un cheval qu'il a observé dans les 10 derniers jours de sa vie, Schilling a noté de l'amaigrissement, un gonflement des testicules, du pénis, des articulations et un œdème de la région ventrale; yeux troubles avec mucus purulent; liquide purulent s'écoulant du nez; appétit conservé jusqu'à la fin. 7 jours avant la mort, le cheval n'avait que 25 à 30 p. 100 du taux normal (humain) de l'hémoglobine. Aucune lésion à l'autopsie. Pas plus chez ce cheval que chez les autres, Schilling n'a observé d'hypertrophie de la rate.

Les Trypanosomes peuvent manquer dans le sang et la cavité péritonéale au moment de la mort; ils ne manquent jamais, d'après Schilling, dans la moelle des os. L'anémie ne serait pas due à une destruction d'hématies dans le sang périphérique, mais à un arrêt de formation dans la moelle des os.

Schilling a fait des inoculations à des animaux variés : chevaux, ânes, bœufs, chèvres, porcs et chiens. Tous se sont montrés sensibles, sauf le porc.

La marche de la maladie expérimentale du cheval diffère de celle de la maladie naturelle en ce que les symptômes sont moins accusés; les œdèmes font presque complètement défaut.

La maladie du cheval peut être aiguë ou chronique; la mort survient en un temps variable de 43 jours à plus de 8 mois.

L'âne du Soudan paraît plus sensible que le cheval; deux ânes ont succombé 11 et 18 jours après l'inoculation.

Dans son premier mémoire, Schilling décrit l'évolution du parasite chez plusieurs chiens inoculés sous la peau ou dans le péritoine; chez les chiens inoculés dans le péritoine et aussi chez un chien auquel on a frotté une écorchure de l'oreille avec du sang à Trypanosomes, il y a eu culture intra-péritonéale en même temps que culture intra-sanguine. Un chien, inoculé dans le péritoine avec 1 cc. de sang de cheval pauvre en Trypanosomes, meurt en 28 jours.

1. SCHILLING, *Centralbl. f. Bakter.*, *I*, *Origin.*, t. XXX, 30 oct. 1901, p. 545; t. XXXII, 16 avril 1902, p. 452, et t. XXXIII, janv. 1903, p. 184.

Schilling a encore infecté un chien en le faisant piquer, à plusieurs reprises, par une tsétsé qui avait piqué auparavant un chien avec nombreux Trypanosomes dans le sang.

Deux chiens inoculés, à Berlin, avec le Trypanosome de Schilling, par Stähelin[1], dans le but d'étudier les échanges chez les animaux naganés, sont morts l'un en 24 jours, l'autre en 28; ils ont montré, au cours de la maladie, une fièvre rémittente, du chémosis, un trouble de la cornée, de l'hypopyon, de l'amaigrissement; les 2 derniers jours, de l'hypothermie.

Schilling s'est surtout préoccupé de la vaccination des Bovidés. Un bœuf inoculé avec du virus de cinquième passage par Bovidés, a succombé en 41 jours. En revanche, des bœufs ou des veaux inoculés avec du virus qui a passé un certain nombre de fois par chien ou par rat (3 fois de chien à chien dans une première expérience; 7 fois alternativement par chien et rat, puis exclusivement par chien jusqu'au 18-21e passage, dans une seconde expérience), contractent une infection légère et passagère qui leur confère l'immunité. Nous avons déjà discuté (p. 178) la signification de ces faits.

En 1900, Ziemann[2] a observé deux chevaux et une chienne avec infection spontanée. Le sang de la chienne lui a servi à infecter une chèvre qui est devenue malade. Cette chèvre a montré des Trypanosomes nombreux après 8 jours, rares après 11, nombreux après 12, 13 jours, rares après 14, 16 jours, très rares après 17 jours; puis il a été exceptionnel d'en voir 1 au microscope et l'animal a guéri.

Les autres animaux inoculés par Ziemann n'ont rien contracté; c'étaient : un canard, une poule, un pigeon et un cochon de lait.

Cette dernière observation corrobore celle de Schilling. Elle est en revanche en contradiction avec les expériences faites avec le virus du Zoulouland (voir p. 130). Disons de suite que Martini, avec son virus du Togo, a reconnu la sensibilité du porc[3].

Martini a également inoculé son virus à un buffle femelle d'Égypte et à un zèbre originaire de Kilimandjaro (Est africain allemand).

Le buffle a succombé en 6 semaines à une Trypanosomiase typique (sévère anémie, etc.) avec une quantité énorme de Trypanosomes dans le sang. Le zèbre a résisté plus longtemps (inocula-

1. Stähelin, *Archiv f. Hyg.*, t. L, 1904, p. 77.
2. Ziemann, *Berl. klin. Woch.*, 6 oct. 1902, p. 930.
3. Martini, *Arch. f. Schiffs u. Tropenhyg.*, t. VII, nov. 1903, p. 499.

tion sous-cutanée); bien que les Trypanosomes existassent dans le sang déjà 14 jours après l'inoculation, l'animal a continué pendant 3 mois 1/2 à se bien porter; mais il a succombé 15 jours plus tard, après avoir montré tout le cortège des symptômes morbides du Nagana chez les Équidés [1].

Martini [2] a donné une étude morphologique extrêmement précise de son Trypanosome d'origine togolaise; il ne paraît différer en rien d'essentiel du *Trypan. Brucei* type.

§ 3. — Trypanosomiases, autres que la Dourine, observées en Algérie.

La première observation d'un Trypanosome en Algérie est celle de Chauvrat, faite en 1892 [3]. Ce vétérinaire le découvrit dans le sang d'un cheval atteint d'anémie intense; ce cheval mourut quelques jours plus tard. Chauvrat pensa qu'il avait eu affaire à un cas de Surra.

Ce cas a été interprété depuis comme Dourine, à la suite des découvertes de Rouget, puis de Schneider et Buffard, d'un Trypanosome chez les Équidés atteints de cette maladie. Il semble, maintenant que l'existence d'autres Trypanosomiases algériennes que la Dourine paraît démontrée, qu'il faille écarter ce diagnostic rétrospectif de Dourine [4]. Mais un léger doute devra toujours subsister, aucune expérience n'ayant été tentée par Chauvrat.

1. MARTINI, *Deutsche medic. Woch.*, 6 août 1903, pp. 573-575. Il fait remarquer que cette réceptivité du zèbre (voir aussi p. 183) à l'inoculation expérimentale contraste avec ce fait qui paraît bien établi que le zèbre traverse impunément les régions à Nagana et que son sang ne renferme jamais de Trypan. et n'est pas infectieux pour les animaux sensibles. Martini reconnaît que la question nécessite d'autres recherches, par exemple chez des animaux laissés plus longtemps dans les régions à tsétsé et soumis au travail.

2. MARTINI, *Zeitschr. f. Hyg.*, t. XLII, 1903, p. 341, et *Koch's Festschrift*, Iéna, 1903, p. 219.

3. CHAUVRAT, *Rec. méd. vétérinaire*, 8e série, t. III, n° 11, 15 juin 1896, p. 344. Chauvrat a publié cette note à la suite de l'annonce par LEGRAIN, de Bougie, de la découverte d'un Trypanosome « dans des sortes de dilatations variqueuses développées sur la surface externe du péricarde d'une vache sacrifiée à l'abattoir » [Analyse *in Rec. méd. vétér.*, 15 avril 1896, p. 266].

4. Le cheval venant de Barika a été amené à Batna, où il est mort 6 jours après. C'était un vrai squelette ambulant, atteint d'anémie extrême, vacillant sur ses membres raides et infiltrés; la région ventrale était également infiltrée. La veille de la mort, la température était 39°,2. A l'autopsie, faite immédiatement après la mort, Chauvrat a vu dans le sang du cœur un grand nombre de Trypan. très mobiles, de 60 μ de long (sic), s'accolant souvent par leurs grosses extrémités. Chauvrat a conclu à un cas erratique de Surra ou de Nagana. Le fait de trouver des Trypan. nombreux dans le sang ne s'accorde guère avec la Dourine.

Nous réservons pour le chapitre Dourine la question de savoir si le Trypanosome observé par Rouget en 1894 et décrit par lui en 1896 était ou non le Trypanosome de la Dourine.

Il ne saurait guère y avoir de doute pour la Trypanosomiase des chevaux de l'extrême sud oranais signalée l'an dernier par les vétérinaires militaires Szewzyck [1] et Rennes [2], ni pour la Trypanosomiase des dromadaires du département de Constantine, récemment décrite par les frères Sergent [3] : il paraît bien s'agir de Trypanosomiases différentes de la Dourine.

TRYPANOSOMIASE DES ÉQUIDÉS. — La maladie des Équidés de Szewzyck et Rennes a été observée sur des chevaux des spahis de Sidi-Medjaheb et de Beni-Ounif (vallée de la Zousfana; Rennes propose le nom provisoire de *mal de la Zousfana* pour désigner cette maladie).

Le diagnostic microbiologique a été fait par le Dr Schneider sur des lames de sang qui lui ont été envoyées par Szewzyck : il y a trouvé des Trypanosomes *abondants*, différant (?) morphologiquement du Trypanosome de la Dourine.

La maladie, dit Rennes, a la marche des Trypanosomiases à longue durée; un caractère spécial lui est donné par certaines formes nerveuses et l'absence à peu près absolue des œdèmes communs aux affections du même genre.

L'évolution est lente et insidieuse : au début, l'anémie ne se révèle que par la pâleur des muqueuses, la mollesse au travail de l'animal et sa fatigue facile. La température est un peu au-dessus de la moyenne, 38° le matin, 38°,5 à 39° le soir.

L'amaigrissement, accompagné de faiblesse générale, s'accentue. De temps en temps, on observe des accès fébriles violents et fugaces (en quelques heures, la température monte de 38° à 42°, parfois 43°). L'appétit est faible. On observe de l'hématurie : c'est un symptôme fugace, d'un ou deux jours de durée, qui revient à intervalles variés.

Maigre et affaibli, l'animal vit encore des mois. A la faiblesse du train postérieur, avec flexions brusques du boulet, succède la paraplégie; l'animal tombé sur sa litière a une agonie de 3 à 5 jours avec paralysie du rectum et de la vessie.

La maladie dure en tout de 4 à 6 mois.

1. SZEWZYCK, *Bull. Soc. centr. méd. vétérin.*, 8e série, t. X, 30 avril 1903, p. 220.
2. RENNES, *Ibid.*, 30 sept. 1903, p. 424; 30 avril 1904, p. 248.
3. ED. et ET. SERGENT, *C. R. Soc. Biologie*, t. LVI, 23 janv. 1904, p. 120.

Mais, dans certains cas, se présentent des troubles nerveux : Rennes a observé un cas d'ataxie franche et un cas de paraplégie temporaire, suivie d'incoordination, puis d'un accès vertigineux qui emporta le malade.

Rennes a pu inoculer avec succès la souris grise, la gerboise et le chien.

La *souris grise* meurt 2-3 jours après l'inoculation intra-péritonéale, 15-20 jours après l'inoculation sous-cutanée; dans ce dernier cas, la marche de la maladie (paralysie complète de l'arrière-train, contractures généralisées, dyspnée intense) est encore très rapide; c'est l'incubation qui est très longue.

Le parasite pullule dans le sang lorsque se manifestent les premiers symptômes. A l'autopsie, on constate une hypertrophie considérable de la rate.

La maladie évolue chez la *gerboise* comme chez la souris.

Le *chien* est plus résistant; par exemple : un chien inoculé le 12 avril 1903 était encore vivant le 16 mai. Il a montré, durant ce temps, d'abord de l'engorgement au point d'inoculation, puis de l'amaigrissement et de la pâleur des muqueuses, des lésions de l'œil (conjonctivite et opalescence de la cornée, puis trouble de l'humeur aqueuse). Le Trypanosome est visible à l'examen microscopique déjà 6 jours après l'inoculation.

Chez d'autres chiens suivis plus longtemps, Rennes a noté, en dehors des œdèmes de la région d'inoculation, des périodes fébriles, de l'anémie et de l'amaigrissement (phénomènes assez constants dans les Trypanosomiases), de l'hyperesthésie générale, particulièrement de la région lombaire, et surtout des phénomènes très accentués de somnolence et d'hébétude. Rennes regarde ces derniers phénomènes comme les plus caractéristiques de l'évolution du mal. Au bout de 3 mois, aucun animal n'avait encore succombé. Rennes croit que quelques-uns de ces chiens sont en voie de guérison. Il insiste sur l'absence des lésions caractéristiques de la Dourine et sur l'analogie symptomatique de cette maladie du chien avec la maladie du sommeil de l'homme.

« L'absence pour ainsi dire absolue des œdèmes, l'absence absolue de toute plaque cutanée, de toute élevure des poils, les accidents nerveux particuliers, enfin la propagation de la maladie, en dehors du coït, différencient nettement, dit Rennes, le mal de la Zousfana de la Dourine. »

Le dernier caractère différentiel nous paraît important. L'abondance des parasites dans le sang du cheval n'est pas non plus un caractère de Dourine.

Rennes insiste sur les ressemblances avec le mal de Caderas. Elles existent en effet; mais elles ne permettent pas de conclure à l'identité des deux maladies. Il est regrettable que l'attention n'ait pas été attirée sur les dimensions et l'aspect du centrosome dans le Trypanosome du mal de la Zousfana : la simple constatation de ces caractères aurait suffi en effet à résoudre la question.

Il est peu probable que le Trypanosome de Szewzyck et Rennes ait les caractères du Trypanosome du Caderas; Schneider qui l'a observé sur préparations colorées, et qui signale entre lui et le Trypanosome de la Dourine, des différences (dimensions plus considérables, richesse plus grande en granulations protoplasmiques), à la vérité d'une appréciation plutôt difficile, n'aurait sans doute pas manqué d'insister sur une différence aussi nette du côté des centrosomes, si elle avait existé.

Trypanosomiase des dromadaires ou El Debab[1]. — Nous reproduirons presque textuellement les faits publiés par MM. Ed. et Ét. Sergent, en les complétant à l'aide des renseignements inédits que ces observateurs nous ont communiqués.

Ils ont constaté, en octobre 1903, la présence de Trypanosomes dans le sang de plusieurs dromadaires (à l'Oued-Athménia, département de Constantine). Sur un troupeau de vingt bêtes, trois étaient infectées. Deux d'entre elles étaient considérées comme malades par les chameliers. L'une de ces bêtes, une vieille chamelle, avait avorté chaque fois qu'elle avait été pleine; il y avait deux ans qu'elle était malade; à part son état de maigreur accentuée, on n'a relevé aucun signe pathologique extérieur; pas d'ulcérations à la vulve, à l'anus, rien au ventre, aux yeux, aux lèvres. Température buccale 38°,9. On trouvait jusqu'à trois Trypanosomes par champ d'immersion. La troisième bête était un chamelon de six mois, qui ne présentait aucun symptôme de maladie; on comptait deux à trois Trypanosomes par préparation.

1. C'est le nom que se proposent d'adopter MM. Sergent. Dans les publications de la période de 1850-1860, en particulier dans le mémoire de Vallon sur le dromadaire, c'est ainsi qu'est désignée cette maladie des dromadaires qui a fait à cette époque l'objet de plusieurs travaux. *El debab* veut dire la mouche ou le taon. D'après les renseignements tout à fait affirmatifs des Arabes, recueillis par MM. Sergent, la maladie se contracterait dans le Tell, durant la courte période de l'été (40 jours seulement) où existent les taons. Voir à ce sujet : Railliet, *Zool. médic. et agricole*, p. 793.

En somme, le seul symptôme est l'amaigrissement progressif qui aboutit à la mort.

La morphologie de ce Trypanosome rappelle celle des Trypanosomes du Nagana et du Surra; il ne présente aucun caractère différentiel marquant. Le centrosome se colore bien; les formes de division se voient dans le sang périphérique.

Ed. et Ét. Sergent ont inoculé le Trypanosome du sang de la vieille chamelle à différents animaux de laboratoire. Ils ont fait en plus des séries de passages par rats et souris, de façon à constater les variations éventuelles de la virulence.

Dès le début des expériences, les *rats blancs* se sont montrés sensibles au Trypanosome d'une façon fort régulière ; la maladie a duré, en moyenne, chez les animaux observés : 16 jours lorsque l'inoculation était faite sous la peau, et 9 jours et demi lorsqu'elle était faite dans le péritoine. L'incubation était respectivement de 3 et de 1 jour. Les Trypanosomes, 3 ou 4 jours après leur apparition dans le sang des rats, y diminuent de nombre, ou en disparaissent complètement pendant quelques jours, puis ils reparaissent d'une façon définitive. Quand la mort survient, les Trypanosomes sont devenus très nombreux, ou bien, au contraire, ils diminuent de nombre dans les derniers jours de la vie.

A l'autopsie, la seule lésion constatée est une hypertrophie énorme de la rate, qui pèse jusqu'à dix fois son poids normal.

Les *rats d'égout* réagissent généralement comme les rats blancs; mais il y en a qui résistent plus longtemps. Ainsi, MM. Sergent ont depuis 4 mois et demi un rat d'égout qui a montré des Trypanosomes dans son sang, d'abord presque chaque jour, puis à intermittences assez longues, et qui est encore infecté.

Les *souris blanches* semblent être un peu moins sensibles que les rats blancs; quelques-unes sont mortes en une dizaine de jours avec une pullulation intense des parasites dans leur sang, mais chez d'autres la maladie traîne, et à certains jours les Trypanosomes font défaut dans le sang périphérique. L'incubation moyenne est de 4 jours quand l'inoculation est sous-cutanée, et de 2 jours quand elle est intra-péritonéale. A l'autopsie, on constate une hypertrophie très considérable de la rate.

Les *souris grises* réagissent d'une façon très irrégulière : certaines n'ont pas été infectées par l'inoculation de sang virulent. D'autres ont eu une légère infection qui n'a pas persisté et elles paraissent avoir guéri.

Par passages répétés par rats et souris, la virulence qui était d'abord assez variable suivant les individus inoculés (particulièrement chez les souris), est devenue plus fixe et en même temps s'est exaltée; ainsi, maintenant, la maladie évolue avec accroissement *constant* du nombre des Trypanosomes dans le sang.

Les *lapins* réagissent à l'inoculation du Trypanosome comme à celle des autres Trypanosomes pathogènes des Mammifères : l'infection a chez eux une marche irrégulière, des poussées de Trypanosomes sont constatées de temps à autre dans le sang, correspondant parfois, mais pas toujours, à une élévation de la température. On constate aussi de l'œdème des parties génitales et de l'anus, la chute des poils à la queue et à la base des oreilles, de la conjonctivite purulente. La durée de la maladie a été, chez 3 lapins, de 19 jours en moyenne; mais d'autres lapins ont survécu 50 jours. L'incubation est de 8 jours et demi après l'inoculation sous-cutanée, de 6 jours après l'inoculation intra-péritonéale, de 2 jours après l'inoculation intra-veineuse.

Chez les *cobayes*, la plus courte durée de la maladie a été de 12 jours, mais certains résistent plus de 4 mois, deux cobayes encore vivants sont infectés depuis 4 mois 1/2 et 7 mois 1/2. L'incubation a été plusieurs fois de 3 jours, après l'inoculation sous-cutanée, mais elle a été parfois beaucoup plus longue; elle a été de 4 jours et demi après l'inoculation intra-péritonéale. — Les Trypanosomes sont généralement nombreux dans le sang du cobaye, et l'animal peut vivre ainsi pendant des semaines. Les lésions externes, si caractéristiques chez le lapin, font défaut.

Chez le *chien*, la marche de l'infection est assez irrégulière, l'apparition des Trypanosomes dans la circulation périphérique correspondant à des poussées de température. Chez un chien, mort 30 jours après l'inoculation, la pullulation des Trypanosomes constatée à la fin de la vie a été accompagnée d'une forte hypothermie. — Un deuxième chien mort en 35 jours et un troisième mort en 37 jours n'ont pas montré cette hypothermie.

Un *macaque* (bonnet-chinois), inoculé sous la peau, n'est mort que 2 mois et 8 jours après l'inoculation. Les Trypanosomes ont été assez nombreux du quatrième au septième jour; à ce moment, le singe a montré une forte hypothermie et les Trypanosomes ont disparu à l'examen microscopique. Ils sont redevenus assez nombreux du quinzième au dix-septième jour. Depuis ils ont été rares ou même souvent absents à l'examen microscopique, en particulier durant le dernier mois. Le singe était généralement en hypothermie et la présence de Trypanosomes correspondait nettement aux poussées au-dessus de 37°. Le singe est mort en hypothermie après avoir dormi pendant 2-3 jours; le dernier jour, la température était au-dessous de 25° et pourtant les Trypanosomes étaient visibles.

Une *chèvre* de 34 kilos a contracté une infection à la suite de l'inoculation sous-cutanée de sang de rat. Au bout de 5 jours, les Trypan. ont été visibles à l'examen microscopique; on ne les a ensuite revus (toujours rares) que du dixième au quatorzième jour. Depuis, l'examen microscopique a toujours été négatif. Mais des rats inoculés 1 mois et 2 mois après l'inoculation de la chèvre, avec 5 cc. de son sang, ont très rapidement contracté une infection. La chèvre, qui paraissait en voie de guérison, a succombé assez brusquement 3 mois après son inoculation. Le poids qui était tombé à 21 kilos était, au moment de la mort, de 27 kg. 500.

Enfin MM. Sergent ont infecté un *cheval* le 11 février 1904; il est mort le 23 mai 1904. Il a présenté une fièvre intermittente : poussées de température au voisinage de 40°, du 8e au 11e jour, du 16e au 18e jour; — entre 40° et 41°, du 23e au 26e jour, du 34e au 38e jour, du 45e au 48e jour, vers le 66e, le 77e et le 95e jours; dans l'intervalle, la température était généralement normale. Ces poussées de température correspondent rigoureusement aux poussées de Trypanosomes qui ne sont le plus souvent visibles à l'examen microscopique que durant ces périodes fébriles; pendant plusieurs des poussées, ils y ont été nombreux. Les Trypanosomes étaient rares ou absents les jours qui ont précédé la mort. Cette marche de la maladie rappelle évidemment celle du Surra.

Déjà au bout de 8 jours, le cheval montrait une plaque d'œdème ventrale de la largeur de la main, en même temps que de l'œdème du fourreau. Cet œdème a progressé sous forme d'une bande longitudinale occupant toute la région ventrale. — Dans le courant du deuxième mois, le cheval a eu des urines noirâtres ou rougeâtres; on n'y a décelé ni globules rouges, ni hémoglobine. Le cheval est mort très amaigri.

Cette Trypanosomiase des dromadaires ne paraît pas être la Dourine : les caractères de virulence du Trypanosome vis-à-vis de la chèvre et du macaque, et le fait qu'un chamelon, n'ayant pas encore coïté, fut infecté, rendent ce diagnostic improbable.

On peut ajouter que les caractères de la maladie expérimentale du cheval diffèrent assez notablement de l'évolution normale de la Dourine : les poussées fébriles ne sont pas limitées au début de la maladie; les Trypanosomes sont assez souvent présents et même nombreux à l'examen microscopique, ce qui n'est jamais le cas avec la Dourine.

Le Trypanosome de MM. Sergent est évidemment différent de celui du Caderas, puisque son centrosome est très visible.

Quels sont les rapports de cette Trypanosomiase des dromadaires avec le Nagana et le Surra? C'est une question dont l'étude devra être poursuivie. En particulier, une comparaison avec la Trypanosomiase des dromadaires de Tombouctou s'impose. La maladie frappe les mêmes animaux; les indigènes la désignent, dans les deux régions, par le même nom arabe (*el debab*). La propagation doit, selon toute vraisemblance, se faire par ces *debab* qui sont des mouches (taons) voisines, sinon identiques. Ce sont les deux seules maladies africaines où l'on incrimine des Insectes qui ne sont pas des tsétsé. Enfin, si les relations des caravanes entre Tombouctou et le Touat ne sont pas fréquentes, elles n'en existent pas moins, et l'on conçoit que les maladies algériennes et soudanaises en question puissent avoir un foyer commun d'origine.

§ 4. — Trypanosomiases du Soudan [1].

TRYPANOSOMIASE DES DROMADAIRES OU MBORI. — Au commencement de l'année 1903, le vétérinaire militaire Cazalbou a été chargé d'étudier la maladie du dromadaire appelée *Mbori* ou encore *maladie de la mouche* qui détruit la plupart des animaux de cette espèce venant du Sahara au Soudan.

Cazalbou a examiné, à Tombouctou, 17 dromadaires qui lui avaient été signalés comme infectés. Les animaux étaient amaigris et, 16 fois sur 17, l'examen du sang révélait l'existence des Trypanosomes.

Les animaux malades ont des poussées de fièvre pendant lesquelles la température s'élève jusqu'à 40°,5 et c'est au moment de ces poussées que les Trypanosomes se rencontrent en plus grand nombre dans le sang.

1. A. LAVERAN, Rapports à l'Académie de médecine, 30 juin 1903 et 26 avril 1904.

La fièvre et l'amaigrissement sont les seuls symptômes constants de la maladie. Il n'y a pas d'œdème, pas d'engorgement des membres, pas de paralysie. On constate souvent un larmoiement abondant et, dans certains cas, de la diarrhée.

La maladie se termine d'ordinaire par la mort; la durée moyenne est de 5 à 6 mois. Les animaux qui guérissent possèdent l'immunité.

Cazalbou a ramené à Ségou 2 chiens et 2 moutons qui avaient été inoculés à Tombouctou avec le sang des chameaux atteints de Mbori, ce qui lui a permis d'étudier l'évolution de la maladie chez différentes espèces animales. Un chien ramené à Paris a permis à l'un de nous de corroborer et compléter les expériences de Cazalbou.

Les résultats des recherches effectuées avec ce Trypanosome peuvent être résumés comme il suit.

Rats et souris. — Chez les *rats gris* du Soudan, inoculés par Cazalbou, sous la peau ou dans le péritoine, avec du sang riche en Trypanosomes, les parasites apparaissent dans le sang du 2e au 3e jour et leur nombre augmente progressivement jusqu'à la mort, qui survient du 8e au 9e jour. Chez les *rats blancs* de Paris, les Trypanosomes apparaissent dans le sang du 3e au 4e jour; ils deviennent de plus en plus nombreux jusqu'à la mort qui survient du 13e au 16e jour. Il y a une forte hypertrophie de la rate : 2 grammes 50 à 3 grammes pour des rats de 165 à 190 grammes.

Chez les *souris grises* (sp.?) du Soudan, les Trypanosomes apparaissent du 3e au 6e jour après l'inoculation; après quelques poussées initiales, ils ne se montrent ensuite qu'en petit nombre et à intervalles plus ou moins grands. Sur quatre souris inoculées à Ségou, deux sont mortes le 141e et le 115e jour après l'inoculation, les deux autres étaient encore vivantes les 138e et 148e jours après l'inoculation.

Deux *souris grises sauvages* de Paris sont mortes en 8 et 9 jours.

Trois *souris blanches* de Paris sont mortes en 7, 14 et 24 jours : apparition des Trypanosomes dans le sang 2 à 3 jours après l'inoculation; augmentation régulière jusqu'au moment de la mort.

Chez le « *rat géant* » du Soudan, les Trypanosomes apparaissent le septième jour; à partir de ce moment, leur nombre augmente jusqu'à la mort qui survient du onzième au treizième jour. Les adultes sont plus résistants que les jeunes.

Cobayes et lapins. — Sur quatre *cobayes* inoculés à Paris, un seul a montré des Trypanosomes assez nombreux; chez les trois autres, les parasites ont toujours été notés comme rares ou très rares; trois de ces cobayes sont morts en 27, 28 et 40 jours; le quatrième est encore vivant 2 mois après l'inoculation. Chez les cobayes qui ont succombé, l'hyperplénie était nulle ou peu marquée.

Deux *lapins* inoculés, l'un dans le péritoine, l'autre sous la peau, se sont infectés. Un mois après l'inoculation, les Trypanosomes sont très rares dans le sang; un de ces lapins est très amaigri et présente une blépharo-conjonctivite double.

De ces deux lapins, le premier est mort au 51e jour de la maladie, le deuxième vit encore, 2 mois après l'inoculation; les Trypanosomes sont extrêmement rares dans le sang.

Chiens. — Quatre chiens du Soudan sont morts 30, 48, 56 et 75 jours après l'inoculation. Le chien qui a transporté le virus du Soudan en France a succombé en 65 jours. Deux chiens inoculés à Paris sont morts l'un 12 jours, l'autre 17 jours après l'inoculation, avec de nombreux Trypanosomes dans le sang.

Les principaux symptômes de la maladie chez les chiens soudanais sont : poussées fébriles qui coïncident avec des poussées de Trypanosomes, amaigrissement et engorgement de l'auge et de la gorge (noté 3 fois sur 4). A l'autopsie : infiltration séreuse du tissu conjonctif de l'auge et de la gorge et hypertrophie des ganglions lymphatiques de la région cervicale. L'hypertrophie de la rate était très marquée 2 fois sur 4. — Chez le chien soudanais amené en France, du poids de 8 kgr. 300, la rate pesait 160 grammes; chez le chien mort en 12 jours, du poids de 9 kgr. 500, la rate pesait 60 grammes.

Chats. — Une jeune chatte de quatre mois, inoculée le 24 juillet 1903 par Cazalbou, a montré des Trypanosomes le septième jour et ensuite d'une manière intermittente; le 1er janvier 1904, cent soixante et un jours après l'inoculation, l'animal était encore vivant.

Moutons et chèvres. — Deux *béliers* inoculés à Tombouctou avec le sang d'un dromadaire sont morts en 20 et 21 jours; mais il n'est pas démontré qu'ils aient succombé à la Trypanosomiase.

Un bélier, inoculé le 20 mai 1903, a présenté une série de poussées fébriles (températures de 40°,3 à 40°,9); 70 jours après l'inoculation, le sang de ce bélier était encore infectieux pour les rats; 100 jours après, il ne l'était plus. Ce bélier doit donc être considéré comme ayant guéri.

Une *chèvre*, inoculée le 6 août 1903, était encore infectée le 10 novembre (97e jour). Les principaux symptômes ont été : des poussées fébriles et de l'engorgement des ganglions pharyngiens. A aucun moment, la présence des Trypanosomes n'a été constatée à l'examen microscopique ; l'inoculation du sang à des rats a été nécessaire pour déceler l'infection. Terminaison de la maladie non connue.

Un *mouton* et un *bouc* inoculés à Paris se sont infectés. Les Trypanosomes sont extrêmement rares dans le sang. Il n'y a pas eu de poussées fébriles chez ces animaux.

Biches du Soudan. — Une biche, inoculée, a montré à plusieurs reprises des Trypanosomes en assez grand nombre dans le sang ; au 183e jour de l'inoculation, l'animal était en excellent état.

Une autre biche, inoculée en même temps que la précédente, est morte rapidement avec des accidents nerveux : incoordination des mouvements, phénomènes convulsifs ; les Trypanosomes étaient nombreux dans le sang.

Chevaux. — Trois chevaux ont été inoculés par Cazalbou, deux dans la veine jugulaire, le troisième dans le tissu conjonctif sous-cutané ; tous trois se sont infectés. Les Trypanosomes apparaissent dans le sang vers le cinquième jour, ils s'y développent par poussées qui correspondent d'ordinaire à des poussées de fièvre.

En dehors de la fièvre, les principaux symptômes notés ont été : l'amaigrissement, de l'œdème des bourses et du fourreau, de l'engorgement des boulets, des sueurs profuses, du larmoiement, des pétéchies des conjonctives ; à la deuxième période de la maladie, une éruption papuleuse abondante surtout à la tête, à l'encolure, sur les épaules, le dos et la croupe. Les papules se couvrent de croûtes qui, en tombant, laissent à nu de petites plaies circulaires, superficielles.

L'un des chevaux est mort le 136e jour après l'inoculation ; les deux autres ont été perdus de vue aux 184e et 144e jours de la maladie.

Agent pathogène. — Le Trypanosome de la Mbori mesure de 20 à 25 μ de long sur 1 μ 1/2 à 2 μ de large à la partie moyenne ; assez effilé en général, il se rapproche plus par son aspect de *Trypan. Evansi* que de *Trypan. Brucei*. Le centrosome a le même volume que chez *Trypan. Brucei* et chez *Trypan. Evansi*. D'une façon générale, il n'y a aucune particularité de structure qui le différencie de ces deux Trypanosomes.

Le sérum humain et le trypanroth agissent bien sur les Trypanosomes de la Mbori qu'ils font disparaître du sang chez les souris et chez les rats d'une façon temporaire ou même définitive (expériences en cours).

Mode de propagation. — Il ne paraît pas y avoir de tsétsé dans la région de Tombouctou; les indigènes s'accordent à dire que la Mbori est propagée par un mouche *debab*; c'est un *Tabanus*.

En résumé, la Mbori ne se différencie nettement ni du Nagana (à Paris, les chiens meurent en 12 jours), ni du Surra, ni de la Trypanosomiase des dromadaires d'Algérie.

Bon nombre de symptômes de la Mbori se retrouvent dans le Nagana ou dans le Surra : poussées fébriles irrégulières, œdème des bourses et du fourreau chez le cheval, ecchymoses des muqueuses et en particulier de la conjonctive (souvent notées dans le Surra, comme dans la Mbori), hypertrophie de la rate.

D'autres symptômes semblent particuliers à la Mbori : engorgement de l'auge et de la région de la gorge chez le chien, hypertrophie des ganglions cervicaux chez plusieurs espèces; chez le cheval, éruption papuleuse analogue à l'éruption qu'on observe dans le Caderas.

Ces caractères cliniques sont assez spéciaux pour justifier, provisoirement, l'opinion de Cazalbou, qui fait de la Mbori une entité morbide distincte.

Trypanosomiase des Bovidés ou Soumaya. — Cazalbou décrit sous le nom de *Soumaya* ou *Souma*, emprunté au dialecte des Bambaras, une Trypanosomiase qui règne périodiquement sur les Bovidés au Soudan français et qui en détruit un grand nombre. En 1903, cette épizootie paraît avoir commencé sur les bœufs à bosse (zébus) du Macina, qui sont arrivés malades à Ségou. Le Macina, centre d'élevage situé en amont et au sud-ouest de Tombouctou, est périodiquement inondé par le Niger; c'est au mois de novembre, lorsque les troupeaux sont ramenés dans les régions qui s'assèchent, que l'épizootie éclate en général; de là, elle se propage dans les pays voisins, à la Guinée, jusqu'à la côte d'Ivoire et jusqu'au Dahomey; son extension est favorisée par l'exportation considérable de bétail du Macina.

En 1903, de janvier à juillet, sur 4 694 Bovidés conduits à Ségou, il y a eu 676 morts; c'est au mois de juin que la mortalité a atteint son maximum (155 p. 1000). Si, comme il est probable, l'infection s'est produite en novembre, la durée moyenne de la maladie sur les animaux qui ont succombé a été de 7 à 8 mois.

Les deux races bovines du Soudan, le bœuf à bosse ou zébu et le bœuf sans bosse, ainsi que leurs produits de croisement, sont atteints par la Soumaya.

Le début de la maladie est insidieux. Vers le troisième mois, on constate un certain degré d'amaigrissement qui se prononce de plus en plus. La peau devient sèche, le poil se pique; il existe du larmoiement et, de temps à autre, un peu de diarrhée. Chez le zébu dont le fanon est toujours développé, on observe souvent dans cette région des œdèmes qui s'étendent parfois à la région inférieure du thorax. Chez le bœuf sans bosse, ces œdèmes sont rares. A la dernière période de la maladie, l'amaigrissement est très prononcé; en même temps, l'allure devient lourde et traînante. Le poil, rare, s'arrache facilement. L'anémie est très marquée. Les fonctions digestives se font mal, la diarrhée est commune.

Le tracé de la température révèle, pendant tout le cours de la maladie, des poussées fébriles irrégulières; les oscillations ont souvent une grande amplitude (de 41°,5 à 35°,5); la mort se produit en hyperthermie.

La durée de la maladie varie de 4 à 12 mois; la moyenne est de 7 à 8 mois.

En dehors de l'amaigrissement, on ne constate à l'autopsie aucune lésion importante; l'hypertrophie de la rate est notée comme assez rare.

Les Trypanosomes sont toujours rares ou très rares dans le sang; ils ont la plus grande ressemblance avec le Trypanosome de la Mbori.

Cazalbou suppose que la Soumaya est propagée par un gros *Tabanus*; cette mouche abonde, au Soudan français, dans les régions humides, sur les bords des mares et sur les rives des cours d'eau.

Cazalbou a fait quelques expériences sur différents animaux pour rechercher le pouvoir pathogène du Trypanosome de la Soumaya.

Trois *rats gris* sont morts en 27, 30 et 58 jours.

La *souris* meurt du 4ᵉ au 7ᵉ mois après l'inoculation.

Chez le *chien* du Soudan, l'infection, qui ne se traduit que par l'amaigrissement, aboutit à la mort au bout de 3, 4 ou 5 mois.

Le *chat* serait réfractaire.

CHAPITRE VII

TRYPANOSOMIASE DES CHEVAUX DE GAMBIE

AGENT PATHOGÈNE : *Trypan. dimorphon*, Dutton et Todd, 1904.

§ 1. — Évolution de la maladie chez les chevaux.

Cette Trypanosomiase a été découverte par Dutton et Todd[1] au cours de l'expédition entreprise en vue d'étudier la Trypanosomiase humaine, découverte elle-même l'année précédente par Dutton. Les deux savants ont exploré la Gambie du 2 septembre 1902 au 7 mai 1903 et ont pu examiner en tout 36 chevaux. Les chevaux sont fort rares en Gambie; Dutton et Todd estiment que leur nombre ne dépasse pas 100 sur le territoire entier de la colonie. La plupart sont d'origine sénégalaise.

De ces 36 chevaux, 10 avaient des Trypanosomes dans le sang : 8 ont été observés dans la région côtière (5 au cap Sainte-Marie, 3 à Bathurst); 2, au contraire, ont été observés très loin de la mer, à Maka, poste du territoire français, à peu de distance au nord du fleuve Gambie. Il est donc probable que la maladie sévit dans toute l'étendue de la colonie anglaise et s'étend même aux régions voisines du Sénégal.

Durant leur séjour à Saint-Louis et à Dakar, au Sénégal, Dutton et Todd ont examiné, avec un résultat négatif, un certain nombre d'animaux malades, chevaux, mules, bestiaux et chameaux venant d'une région du Soudan où existe une maladie dont les symptômes rappellent de près la Trypanosomiase des chevaux de Gambie.

1. J.-E. DUTTON et J.-L. TODD, 1st Report of the Trypanosomiasis expedition to Senegambia (1902). *Johnston a. Thompson Yates Labor. Report.*, t. V, 1903.

Un seul des 10 chevaux avec Trypanosomes paraissait nettement malade au moment de l'examen du sang (il est mort 6 jours après). La maladie est d'ailleurs tellement insidieuse qu'elle échappe à la sagacité, pourtant assez grande, des indigènes. Ils voient leurs animaux succomber à une simple inanition, disent-ils.

Aucun autre animal que le cheval ne paraît sensible à la maladie naturelle. Il en est ainsi en particulier des bestiaux et autres animaux domestiques qui, pourtant, comme nous le verrons, sont sensibles à la maladie expérimentale.

Maladie naturelle du cheval. — Voici, d'après Dutton et Todd, le résumé des symptômes observés chez les chevaux spontanément infectés.

Le premier symptôme est la perte de la vigueur ordinaire. La température ne dépasse guère 39°. Les parasites sont rares, jusqu'à 10 par lamelle, souvent moins; ils peuvent même être absents durant de longues périodes.

Deux ou trois semaines plus tard, l'animal paraît réellement malade : il maigrit, sa tête devient pendante, ses yeux ne sont plus aussi brillants; son cavalier s'aperçoit de sa faiblesse. A cette période, il y a des poussées périodiques de température, généralement accompagnées de la présence de parasites dans le sang.

Le mois suivant, l'amaigrissement est encore plus marqué; on commence à voir les côtes. Il semble que la chair passe de la poitrine au ventre; malgré cet élargissement de l'abdomen, il n'y a pas d'œdème. Le scrotum se relâche et les testicules pendent si bas qu'on s'imagine, au premier abord, qu'ils sont œdématiés. A certains moments, il y a un léger écoulement aqueux des yeux.

Chez aucun des chevaux malades, Dutton et Todd n'ont observé, ni d'œdème net de l'abdomen, du scrotum ou des membres, ni de hérissement du poil (*staring of the coat*), symptômes signalés chez les chevaux naganés.

La dernière phase que nous venons de décrire a duré chez un des chevaux 10 mois; pendant ce temps, les parasites n'ont été vus dans le sang que 4 fois; chaque fois, leur présence a été accompagnée d'une légère élévation de température à 39°,5 environ.

La maladie continuant à évoluer, l'amaigrissement devient de plus en plus marqué. Les côtes et le bassin sont proéminents. L'animal a un aspect apathique tout à fait caractéristique. Toujours pas d'œdèmes. Souvent, léger écoulement blanchâtre des yeux. Souvent aussi, des eschares apparaissent dans la région lombaire, là où les os sont proéminents. Pas d'hémorragies ni du côté des muqueuses, ni du côté du rein. A cette période, les parasites sont présents dans le sang d'une façon à peu près constante et souvent y sont très nombreux.

La température, presque toujours très élevée (jusqu'à 40°,5), présente des fluctuations (voir fig. XVII, tracé A).

Dutton et Todd ont vu mourir 2 chevaux. L'un a traîné 3 jours, à peine capable de se lever, dans un état de faiblesse extrême. Respiration très pénible; sueurs presque continuelles. Immédiatement avant la mort, légère convulsion.

Le second animal a succombé presque subitement. C'est celui dont nous avons reproduit le tracé de température (fig. XVII, A). A l'autopsie de ces deux animaux, on a noté un œdème gélatineux, jaunâtre, autour du fourreau et, chez le premier cheval, à l'abdomen; — du liquide ambré dans le péritoine, la plèvre et le péricarde; — une hypertrophie générale des ganglions lymphatiques. Pas d'hypertrophie de la rate; foie adipeux. Poumons congestionnés. Vers la fin de la vie seulement, il y a eu diminution des hématies et de l'hémoglobine.

Il est impossible de préciser la durée de la maladie. Un cheval est infecté depuis plus d'un an. De deux poulains d'un an, l'un était encore vivant six mois après que la maladie avait été reconnue, l'autre avait succombé deux mois après.

Peut-être y a-t-il des chevaux qui guérissent.

Un diagnostic ferme de la maladie ne peut être posé qu'après la découverte du Trypanosome dans le sang. Mais on peut suspecter tous les animaux qui présentent une expression d'abattement et dont la température dépasse 38°,3 (101° Fahr.).

En résumé, la maladie naturelle des chevaux rappelle un peu le Nagana par sa marche clinique; mais les symptômes sont beaucoup plus discrets que ceux du Nagana, et le cours de la maladie est beaucoup plus chronique.

Nous avons pu, avec le virus qui nous a été obligeamment fourni par MM. Dutton, Todd et Annett, infecter un certain nombre d'animaux et en particulier un cheval [1]. L'observation très complète que nous pouvons donner de ce cheval corrobore et, à certains égards, complète la description de Dutton et Todd.

Maladie expérimentale du cheval. — Le cheval infecté est fort

1. Laveran et Mesnil, *C. R. Acad. Sciences*, t. CXXXVIII, 21 mars 1904, p. 732.

et a les membres particulièrement trapus. Il pèse 575 kilogr. Il est

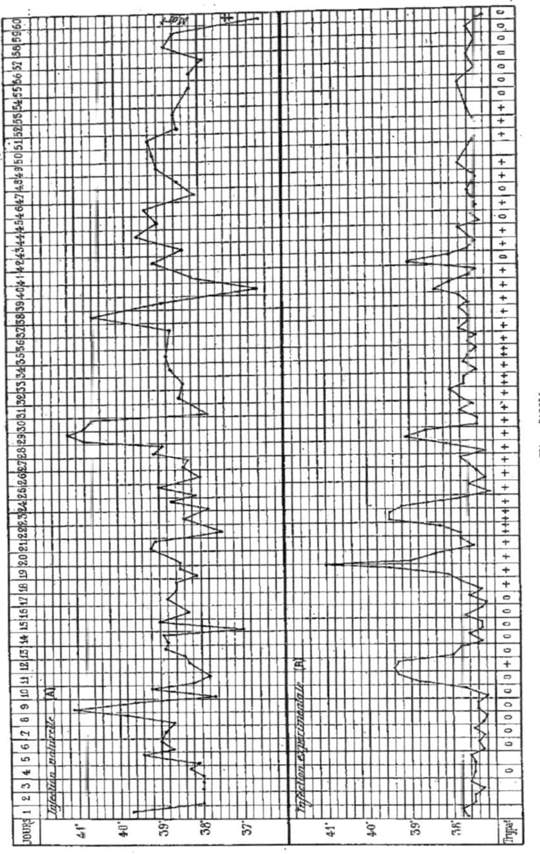

Fig. XVII.

A, Tracé de la température d'un cheval spontanément infecté pendant les deux derniers mois de sa vie (d'après Dutton et Todd).
B, Tracé de la température du cheval infecté expérimentalement pendant les deux premiers mois qui ont suivi l'inoculation.

inoculé le 13 novembre 1903 sous la peau du cou avec 1/2 cc. de sang dilué de rat avec Trypanosomes non rares. La courbe B de la figure XVII donne la marche de la température pendant 2 mois à partir du jour de l'inoculation et en même temps des croix indiquent la présence et la fréquence relative des Trypanosomes dans le sang. Ce cheval n'a jamais eu de fièvre continue; on note les 11ᵉ et 12ᵉ jours une poussée à 39°,4, correspondant à l'apparition des Trypanosomes dans le sang; puis une période apyrétique de 7 jours sans Trypanosomes à l'examen microscopique. Les 19ᵉ et 20ᵉ jours, poussée à 41°; les 23ᵉ et 24ᵉ jours, poussée à 39°,5; le 29ᵉ, poussée à 39°,1. Durant cette période du 18ᵉ au 30ᵉ jour, les Trypanosomes sont toujours présents dans le sang, à l'examen microscopique, mais ne sont jamais nombreux; ils continuent à y être visibles jusqu'au 53ᵉ jour, bien que la température soit revenue à la normale (légère poussée à 39° le 42ᵉ jour). Depuis, la température ne s'éloigne plus de la normale et les Trypanosomes n'ont été vus qu'une fois à l'examen microscopique (le 81ᵉ jour). Mais ils ont persisté, car le sang pris au 105ᵉ jour s'est montré infectieux à la dose de 1/2 cc. pour la souris, et le sang pris au 121ᵉ, au 157ᵉ et au 183ᵉ jour l'a été à la dose de 2 cc. 5 pour le rat (longue incubation).

Vers le 50ᵉ jour, les bourses se sont montrées distendues et, 2 jours après, on a remarqué une large plaque d'œdème tout à fait caractéristique vers le milieu de la région ventrale; elle a persisté 1 mois 1/2 environ et a complètement disparu. Aucun autre symptôme externe n'a été noté.

A aucun moment, le cheval n'a paru malade; son poids a légèrement augmenté. Il paraît en bonne voie de guérison.

Il convient d'attirer l'attention sur l'œdème de notre cheval qui rappelle tout à fait l'œdème naganique, et qui, d'après Dutton et Todd, n'existe pas chez les chevaux malades de Gambie.

§ 2. — Évolution de la maladie chez les Mammifères autres que le cheval.

La maladie naturelle n'a, comme nous l'avons déjà dit, été observée que chez le cheval. Mais Dutton et Todd ont montré, et nos recherches personnelles nous permettent de confirmer, que la plupart des Mammifères sont plus ou moins sensibles au *Trypan. dimorphon*.

Nous allons résumer brièvement les résultats auxquels on est parvenu à ce jour.

Rongeurs. — Les rats, souris, cobayes et lapins sont sensibles.

Chez le *rat*, d'après Dutton et Todd, l'incubation varie en moyenne entre 3 jours et 12 jours. La mort est survenue, à une exception près, de 20 à 70 jours après l'inoculation. Les Trypanosomes sont presque toujours présents dans le sang. Parfois, quand la maladie évolue en 20-25 jours, le nombre des Trypanosomes augmente graduellement jusqu'à la mort. Chez les rats un peu plus résistants, il y a, à certains moments, baisse du nombre des Trypanosomes; on peut même ne plus en voir à l'examen microscopique. Chez certains de ces rats, Dutton et Todd ont noté de l'œdème de la *tunica vaginalis* et de la paroi de l'abdomen; parfois une légère diminution dans le nombre des hématies.

Les faits que nous avons observés concordent avec ceux de Dutton et Todd; nous trouvons comme durée moyenne de la maladie chez les rats blancs ou pie de laboratoire, 23 jours; maximum 42 jours, minimum 10 jours. Les Trypanosomes sont généralement nombreux. A l'autopsie, la rate est considérablement hypertrophiée, surtout chez les rats qui ont présenté une certaine résistance; par exemple chez un rat de 125 grammes, qui a résisté 42 jours, elle pesait 5 grammes.

Les *souris*, d'après Dutton et Todd, sont un peu plus sensibles que les rats : 2 à 7 jours d'incubation, mort en 16 jours à un mois.

Dans nos expériences, les souris blanches de laboratoire ont montré à peu près la même résistance que les rats; pourtant certaines résistent des mois. On a tantôt une infection aiguë à marche assez rapide (au moins 8 jours), tantôt une infection à marche lente (pouvant durer plus de 5 mois), mais se terminant toujours par la mort. Dans un cas comme dans l'autre, les Trypanosomes, durant le cours de l'infection, sont généralement nombreux à l'examen microscopique. Si la maladie se prolonge, l'hypertrophie de la rate qui atteint des proportions inouïes, est véritablement caractéristique. La souris est déformée, on sent facilement au palper la rate énorme formant une tumeur abdominale. Chez 2 souris de 24 à 25 grammes où la maladie a duré 92 et 111 jours, les rates pesaient respectivement 2 gr. 62 et 2 gr. 55. Même quand la maladie évolue en 1 à 2 semaines, le poids de la rate d'une souris de 20 grammes n'est jamais inférieur à 0 gr. 40, c'est-à-dire encore 6 fois le poids normal.

Une de nos souris mérite une mention particulière. Elle est morte après 5 mois 1/2 d'infection.

Inoculation le 12 novembre 1903, prise le 18 novembre; mort le 24 avril 1904. En novembre et décembre, elle a reçu trois injections de sérum humain qui ont fait disparaître momentanément les Trypanosomes. En janvier, les Trypanosomes ont été toujours présents à l'examen microscopique, tantôt nombreux, tantôt rares. Depuis le milieu de février, les Trypanosomes ont toujours été ou nombreux ou très nombreux. Depuis le 15 janvier, la rate était énorme; à l'autopsie elle pesait 3 grammes (Poids de la souris, 27 grammes).

La virulence des Trypanosomes de cette souris s'était atténuée. Ainsi, un rat inoculé sous la peau le 2 mars 1904, n'a montré des Trypanosomes dans son sang que le 2 avril. De deux souris inoculées le 18 mars, l'une, inoculée dans le péritoine, a été prise le 30 et est morte le 4 avril; l'autre, inoculée sous la peau, n'a été prise que le 8 avril. A diverses reprises, nous avons constaté, à l'examen microscopique de préparations colorées, de nombreux Trypanosomes intra-leucocytaires, toujours en boule, reconnaissables à leur noyau et à leur centrosome; nous n'avons jamais pu arriver à saisir l'englobement de Trypanosomes ayant conservé leur forme.

Dans les derniers temps de la vie, le poil était devenu rare.

Deux *cobayes*, inoculés par Dutton et Todd, sont morts en 29 et 31 jours, avec respectivement 8, 4 jours d'incubation. Température entre 39°,5 et 40°. Parasites presque toujours présents à l'examen microscopique, nombreux au moment de la mort. — Nous avons également tué 2 cobayes, l'un en 30 jours, l'autre en 24 jours; les Trypanosomes sont non rares ou nombreux dans les derniers jours. Légère hypertrophie de la rate.

Un *lapin*, inoculé par Dutton et Todd, a eu une incubation de 13 jours et est mort 53 jours après l'inoculation. La température a toujours été élevée; elle a même atteint 42°.

Les deux lapins que nous avons inoculés sous la peau sont morts en 76 et 115 jours. L'incubation a été d'une dizaine de jours: les Trypanosomes ont toujours été rares à l'examen microscopique. Le premier lapin est mort très anémié et cachectique; le second était comme paralysé la veille de sa mort, mais il n'avait pas diminué de poids. — Rate, 20 grammes pour des lapins de 2 kilogrammes environ.

Singes. — Un *Cercopithecus* (?) (singe des palétuviers), inoculé par Dutton et Todd, a montré des Hématozoaires 4 jours après l'inoculation sous-cutanée de sang très riche en Trypanosomes. Malheureusement, il s'est échappé la nuit suivante.

Trois *Cynocephalus sphinx* « babouin », inoculés par Dutton et

Todd, se sont montrés absolument réfractaires : leur sang, même à la dose de 3 cc. et 3 cc. 5, n'a jamais infecté les rats.

En poursuivant ces recherches à Liverpool, Thomas et Linton (communication particulière) ont réussi à infecter un babouin.

Nous avons inoculé un cynocéphale sans succès avec *Trypan. dimorphon.*

Chiens. — Les résultats sur les chiens sont intéressants. Trois jeunes chiens, inoculés par Dutton et Todd, ont succombé en 19, 32 et 36 jours (incubations respectives : moins de 8 jours, 11 jours et 3 jours) avec fièvre rémittente, Trypanosomes toujours présents, assez nombreux ou nombreux au moment de la mort.

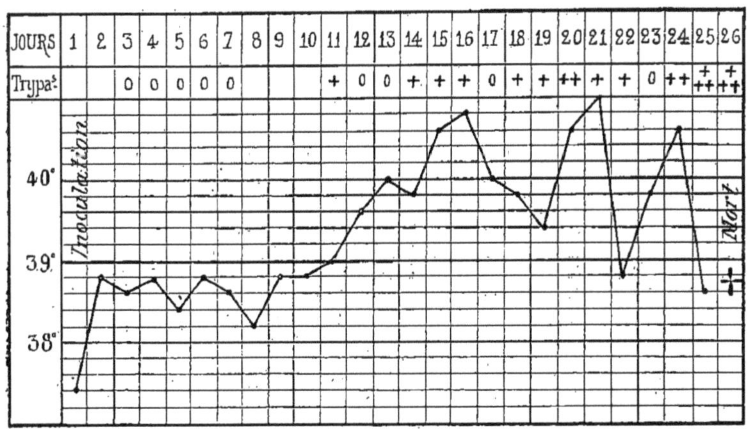

Fig. XVIII. — Tracé de température d'un chien infecté avec Trypan. dimorphon. 0, pas de Trypan. ; + Trypan. rares ; ++ Trypan. non rares ; +++ Trypan. assez nombreux.

Un chien adulte, inoculé par nous, s'est comporté de la même façon : incubation 10 jours, mort en 25 jours ; fièvre continue (voir la courbe ci-dessus) ; Trypanosomes presque toujours présents à l'examen microscopique, assez nombreux peu avant la mort. Durant toute la maladie, aucun symptôme externe n'a attiré notre attention.

Dutton et Todd ont inoculé une chienne qui était encore vivante 10 mois et demi plus tard. La maladie, à son début, a évolué comme chez les autres chiens : incubation 9 jours ; Trypanosomes toujours présents à l'examen microscopique, quoique rares, durant 4 mois ; poussées à 39°-40° à chaque recrudescence des Trypanosomes, à 40°,2, à leur première apparition. Depuis, la chienne a toujours été en bonne santé et elle est sans doute guérie, car, au dixième mois, 2 cc. 1/2 de son sang ne se sont plus montrés infectants.

A l'autopsie de notre chien, nous n'avons noté qu'une hypertrophie de la rate qui avait bien sextuplé de poids (97 grammes pour un chien de 7 kg. 500).

Bovidés. — Dutton et Todd ont inoculé un veau mâle de 6 mois et un bœuf adulte. Chez le premier, 9 jours après, chez le second, 12 jours après, on découvre, après avoir centrifugé le sang, quelques parasites. Les Trypanosomes restent d'ailleurs toujours rares. Ainsi, pour le bœuf, 1/2 cc. de sang ne contenait en général que 3 parasites. Chez le veau, 2 jours après l'inoculation, la température monte à 40°,6, mais tombe le jour suivant; la température est élevée du septième au neuvième jour, puis le onzième jour; il y a encore une faible poussée le dix-huitième jour. L'animal meurt 20 jours après l'inoculation.

Chez le bœuf, les 20 premiers jours, la température est toujours au-dessous de 39°; vers la fin du 1er mois, elle atteint 40°,5 pendant 2 jours. L'animal meurt 40 jours après l'inoculation.

En somme, les bœufs paraissent très sensibles à la Trypanosomiase de Gambie. Dutton et Todd n'ont pourtant observé aucun cas de maladie spontanée.

Les 2 protocoles d'autopsie ne révèlent rien de très caractéristique, sauf peut-être une hypertrophie des ganglions lymphatiques qui sont congestionnés ou œdématiés.

Chèvres. — Deux ont été inoculées par Dutton et Todd. Les incubations ont été de 3 à 4 jours. Pendant les 2 à 3 semaines qui suivent, on voit quelquefois des parasites à l'examen microscopique, toujours en petit nombre. A la première apparition des Trypanosomes, la température a monté à 40°,7; une fièvre irrégulière a suivi. Les deux animaux étaient encore vivants, 9 mois et 10 mois 1/2 après leur inoculation; le sang de l'un d'eux était encore infectieux 5 mois après l'inoculation.

Nous avons, de notre côté, infecté deux chèvres, par inoculation sous la peau de l'oreille, de sang de rat, avec *Trypan. dimorphon*. L'une d'elles (I) a succombé en 12 jours 1/2 à une infection aiguë. 6 jours après l'inoculation, la température est à 39°,5; le lendemain et le surlendemain, à 40°,6; les jours suivants, 41°, 40°,5, 40°,5 et 39°,5. Les Trypanosomes, rares 7 jours après l'inoculation, ont été assez nombreux du huitième jour jusqu'à la mort.

L'autre chèvre (II) est encore vivante (elle a été inoculée le

28 décembre 1903) et paraît en voie de guérison. La maladie a débuté comme chez la chèvre I : forte fièvre, Trypanosomes assez nombreux à l'examen microscopique. Mais ensuite, la température est revenue peu à peu, par une série d'oscillations (voir la courbe ci-dessous, fig. XIX), à la normale ; les Trypanosomes sont devenus rares ; ils sont vus à l'examen microscopique journalier pendant 1 mois ; depuis lors, cet examen a été toujours négatif ; mais une souris, inoculée avec 0 cc. 5 de sang de la chèvre pris au bout de 2 mois, et un rat, inoculé avec 2 cc. 5 de sang pris au bout de 3 mois 1/2, ont contracté une infection. L'état général est bon.

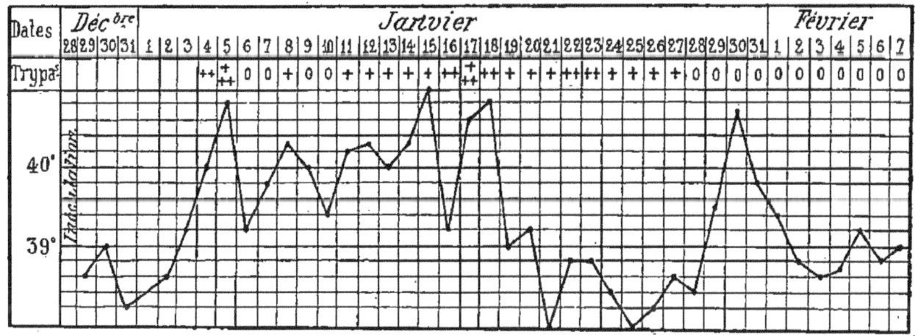

Fig. XIX. — Tracé de température d'une chèvre infectée avec Trypan. dimorphon.

0, pas de Trypan. ; + Trypan. rares ; ++ Trypan. non rares ; $\overset{+}{++}$ Trypan. assez nombreux.

La marche de la maladie, chez cette chèvre, ressemble beaucoup à celle des deux chèvres de Dutton et Todd.

Moutons. — Dutton et Todd ont infecté un mouton indigène âgé de 6 mois. Les parasites ont apparu au bout de 8 jours ; ils ont été assez nombreux la deuxième semaine ; puis rares, mais constamment présents, jusqu'au quarantième jour ; depuis absents. A l'apparition des parasites, la température atteint 41°,9 ; plus tard, on a une fièvre irrégulière avec poussées entre 40°,5 et 41°.

L'animal a succombé 182 jours après l'inoculation, sans symptômes, en route pour l'Angleterre.

Oiseaux. — Deux poules ont été inoculées à diverses reprises sans succès par Dutton et Todd.

En résumé, le *Trypan. dimorphon* détermine, chez les Mammifères mis jusqu'ici en expérience, soit une maladie aiguë ou subaiguë (Rongeurs, chiens, Bovidés), soit une maladie chronique (chèvres et moutons), jamais une maladie aussi aiguë que le *Trypan. Brucei*. Enfin, les cynocéphales sont en général réfractaires.

§ 3. — Étude du *Trypanosoma dimorphon*.

A l'état frais, entre lame et lamelle, ce Trypanosome se reconnaît, à première vue, à ce que les dimensions des diverses formes sont extrêmement inégales. On aperçoit des formes de 20 μ à 25 μ qui, par leur aspect général, rappellent de très près les *Trypan. Brucei* : seule, la partie antérieure est moins effilée; nous en verrons la raison tout à l'heure. On aperçoit d'autres formes qui n'ont pas plus de 12 μ de long; l'extrémité postérieure est nettement arrondie et le corps va en s'amincissant graduellement jusqu'à l'extrémité postérieure; ces éléments ont un mouvement tout à fait caractéristique; ils se déplacent en se tortillant sur eux-mêmes à la façon d'un têtard, puis s'arrêtent brusquement et repartent de la même façon; la membrane ondulante est très peu apparente. Il y a toutes les formes de passage entre les 2 types extrêmes.

Sur les préparations colorées, on retrouve ces diverses formes. Mais, comme nos observations ne concordent pas complètement avec celles de Dutton et Todd, il nous semble préférable de résumer séparément les observations de ces savants, puis les nôtres.

Dutton et Todd distinguent trois formes du parasite :

1° Forme en têtard « tadpole form ». Longueur 11 à 13 μ, largeur 0 μ 8 à 1 μ. La partie libre du flagelle est très courte; le centrosome est presque terminal; en avant de lui, on trouve un espace clair; il y a quelques rares granules chromatiques. Le corps s'élargit pour se diviser en 2. — On rencontre cette forme chez le cheval, le rat et la souris au début de l'infection; elle tend ensuite à disparaître.

2° Forme allongée « long form ». Long. 26 à 30 μ, largeur 1 μ 6 à 2 μ. Le corps est long et mince; la partie libre du flagelle est longue. L'extrémité postérieure (portion post-centrosomique) est assez longue; elle mesure de 1 μ 6 à 3 μ 2 et ressemble à une tête de brochet. Pas de granules protoplasmiques cyanophiles. Cette forme domine dans les jours qui précèdent la mort de l'animal.

3° Forme tronquée « stumpy form ». Le corps est court (16 à 19 μ) et assez trapu (3 μ 5 de large); la partie libre du flagelle est très courte; on ne voit pas de formes de division; le centrosome est tout près de l'extrémité postérieure arrondie; en avant de lui, on distingue généralement un espace clair; le protoplasme renferme quelques granules chromatiques.

Cette forme est très commune dans le sang, quand la maladie n'est pas encore très avancée. En somme, elle ne diffère que par sa largeur de la forme dite « en têtard » et les trois catégories de formes se réduisent à deux. D'où le nom de *dimorphon* proposé par les savants de l'École de Liverpool pour désigner le Trypanosome des chevaux de Gambie (Lettre du Dr Annett du 18 décembre 1903).

Pour notre part, nous ne sommes pas arrivés à distinguer les formes « en têtard » et « tronquée ». Nous avons vu des formes courtes ayant de 10 à 15 μ de long sur 0 μ 7 à 1 μ 1/2 de large. Jamais nous n'avons vu de formes paraissant bien conservées avec 3 μ 5 de large. Il en est de même des formes en boule que Dutton et Todd font dériver des formes tronquées. Nous reconnaissons l'existence d'une variété courte et d'une variété allongée (de 22 μ de long en moyenne). Alors que la largeur de la variété courte est au voisinage de 1 μ, celle de la variété allongée oscille aux environs de 1 μ 5. On ne peut regarder la petite forme comme une forme jeune de la grande, puisque l'une et l'autre se reproduisent par division longitudinale.

Nous différons surtout des savants anglais en ce qui regarde la grande forme : ils décrivent et figurent un long flagelle libre. D'après nos observations, le protoplasme du corps se continue le long du flagelle jusqu'à son extrémité ou presque.

Par conséquent, aussi bien pour la forme allongée que pour la forme courte, la partie véritablement libre du flagelle est nulle ou rudimentaire. Nous avons déjà signalé une disposition semblable chez les *Trypan. Brucei* qui viennent de se diviser. Ici, c'est la règle pour toutes les formes que l'on observe dans le sang.

Comme nous l'avons dit en parlant des Trypanosomes vus à l'état frais et d'accord avec Dutton et Todd, il existe toutes les formes de passage entre les deux formes courte et allongée (voir fig. XX, 1 à 4). Certaines formes allongées ont l'extrémité post-centrosomique terminée en pointe (fig. XX, 1 et 5), d'autres (fig. XX, 2) l'ont arrondie, comme toutes les formes courtes; la figure XX, 6, représente un état intermédiaire. — La membrane ondulante n'est jamais très développée; chez les petites formes, elle est accolée assez étroitement au corps proprement dit.

La figure XX (5 à 7) représente la division d'une forme allongée (5 et 6) et d'une forme de passage (7) entre les courtes et les allongées. C'est la division longitudinale égale ou subégale typique. Rien de particulier à signaler.

Un dernier détail à noter : la coloration bleue particulièrement intense que prend le protoplasme de toutes les formes de *Trypan. dimorphon*; on distingue très rarement quelques granulations protoplasmiques.

Nous avons observé les formes à protoplasme pâle, dont parlent Dutton et Todd et qu'ils comparent aux formes hyalines de Plimmer

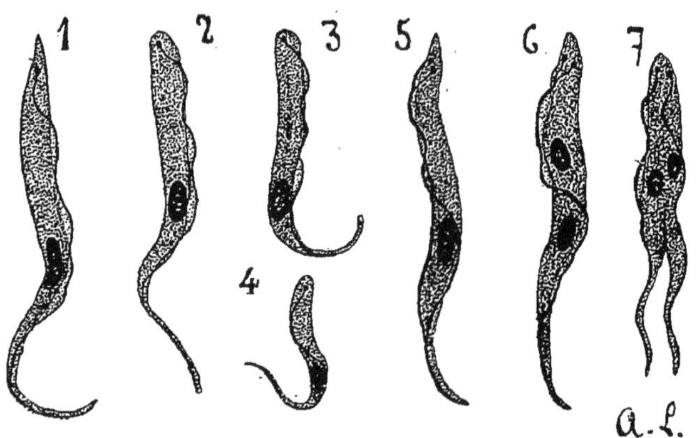

Fig. XX. — TRYPANOSOMA DIMORPHON.

1 et 2. Grandes formes. — 3. Forme moyenne. — 4. Petite forme. — 5, 6 et 7. Formes en voie de division. (Gr. 2 000 diamètres environ.)

et Bradford de *Trypan. Brucei*. Nous pensons que, dans un cas comme dans l'autre, il s'agit de formes d'involution.

Les différences morphologiques entre *Trypan. dimorphon* et les Trypanosomes du type *Brucei* sont tellement nettes qu'il nous paraît inutile d'y insister.

Une particularité intéressante du *Trypan. dimorphon*, c'est sa tendance manifeste à s'agglutiner dès que le sang d'un rat ou d'une souris qui en renferme beaucoup est mis entre lame et lamelle. Sur les préparations colorées, on rencontre un grand nombre de Trypanosomes associés par deux. Au lieu que les parties postérieures viennent simplement s'affronter par leurs extrémités, comme c'est le cas chez *Trypan. Brucei* et *Lewisi*, ici l'accolement se fait latéralement, et il y a contact sur une certaine longueur : les centrosomes se trouvent souvent en regard.

Nous avons soumis, à l'action de l'air liquide, du sang citraté et dilué de rat contenant de nombreux Trypanosomes. Ce sang, avant l'action de l'air liquide, a tué, à la dose de 2 gouttes, une souris en 13 jours, une autre en 15 jours. — Soumis 1/4 d'heure à l'action de l'air liquide, la grande majorité des Trypanosomes ont été tués; il en est néanmoins resté de vivants; car, à la dose de 1/2 cc., ce sang a tué une souris en 27 jours, une autre en 32 jours. — Soumis 1 heure à la température de — 191°, il contenait encore quelques rares Trypanosomes bien mobiles; néanmoins, ce sang, à la dose de 1 cc., n'a pas infecté les deux souris inoculées. A plus forte raison, du sang maintenu 24 heures à — 191° et dans lequel l'examen microscopique ne laissait plus voir que de petites boules, n'a produit aucune infection. Les souris traitées par le sang refroidi 1 heure et 24 heures n'avaient acquis, de ce chef, aucune immunité.

Nous n'avons fait qu'un essai de culture du *Trypan. dimorphon* dans le milieu de Novy et Mc Neal. Dans ces conditions, nous avons conservé des Trypanosomes vivants pendant plus d'un mois à la température de 25°; mais, à partir du quinzième jour, ils ont été constamment en diminuant de nombre. Dans la seconde quinzaine, nous avons vu des formes avec 3 et même 4 flagelles qui nous ont bien paru être des formes nouvelles de multiplication; mais le développement s'est arrêté là; les réensemencements ont été négatifs.

§ 4. — Individualité du *Trypan. dimorphon*.

La Trypanosomiase des chevaux de Gambie existant côte à côte avec la Trypanosomiase humaine, il y avait lieu de se demander si les deux agents de ces maladies, *Trypan. dimorphon* et *Trypan. gambiense*, étaient réellement des espèces distinctes. Nous sommes d'accord avec Dutton, Todd et Annett, pour résoudre la question par l'affirmative :

1° Morphologiquement, *Trypan. dimorphon* diffère de *Trypan. gambiense*, comme de tous les autres Trypanosomes bien caractérisés jusqu'à ce jour;

2° Les animaux ayant acquis l'immunité pour *Trypan. gambiense* sont sensibles à *Trypan. dimorphon*. C'est ce que nous avons constaté pour les souris. Nous devons même faire remarquer que, chez ces souris (6 en tout), l'infection à *Trypan. dimorphon* a toujours été du type aigu;

3° Le sérum humain, inefficace sur *Trypan. gambiense* (voir *infra*), a, au contraire, une action évidente, quoique plus faible que dans le Nagana, le Surra et le Caderas, sur *Trypan. dimorphon.*

Il était également utile de comparer *Trypanosoma dimorphon* avec les divers agents des autres Trypanosomiases animales. Les différences morphologiques entre *Trypan. dimorphon* et les autres Trypanosomes, les particularités de son action sur les divers Mammifères sensibles, laissaient déjà peu de doutes sur son individualité. Il ne saurait en subsister aucun à la suite de nos expériences sur les deux chèvres dont nous avons parlé plus haut.

La chèvre I (celle qui a succombé si rapidement) avait, en effet, l'immunité à la fois contre le Nagana du Zoulouland, le Caderas et le Surra de Maurice (voir son histoire Chap. VI, VIII et IX) : elle a été infectée de Nagana du 25 octobre 1901 à mars 1902, de Caderas du 8 novembre 1902 à avril 1903, de Surra du 5 juin 1903 à fin octobre 1903. Après chaque guérison, elle était éprouvée au virus dont elle venait de guérir. En plus, elle est éprouvée au Nagana le 20 mai 1903 et le 15 décembre 1903; elle ne contracte pas d'infection; mais, à la suite de la deuxième épreuve, le parasite de Bruce reste dans le sang au moins une semaine. C'est le 28 décembre qu'elle a été injectée avec le *Trypan. dimorphon.*

La chèvre II avait l'immunité contre le Caderas et le Surra.

Nous avons vu que ces 2 chèvres s'étaient montrées très sensibles à l'inoculation du *Trypan. dimorphon*, en particulier la chèvre I qui y a succombé en 12 jours et demi.

§ 5. — Mode de propagation.

On trouve en Gambie, le long des bords de la rivière et dans la brousse jusqu'à 2 milles de distance de toute collection d'eau, de nombreuses *Glossina palpalis* [1]. Cette mouche est surtout abondante dans les marais à palétuviers (mangrove-swamps). En revanche, dans les mêmes conditions, elle manquerait au Sénégal.

Dutton et Todd ont fait un certain nombre d'expériences pour mettre en évidence le rôle possible de ces mouches dans la transmission des Trypanosomiases de Gambie. Des mouches prises dans une localité où 5 chevaux sur 6 souffraient de Trypanosomiase, n'ont pas infecté 3 rats blancs (le premier a été en contact avec

1. Var. *tachinoïdes*, d'après Austen.

44 mouches, le second avec 69, le troisième avec 62). — D'autres mouches ont été portées sur un rat après avoir, au préalable, piqué un cheval et un rat infectés. Dans une expérience, comme dans l'autre, les résultats ont été négatifs.

Dutton et Todd ont eu le même insuccès en se servant de deux espèces de *Stomoxys*, très abondantes sur la Gambie supérieure. Leurs échecs tiennent peut-être, pensent-ils, à ce que leurs expériences ont été faites durant la saison sèche. Peut-être tiennent-ils aussi au choix de l'animal de l'expérience, le rat.

§ 6. — Traitement.

L'un de nous [1] a fait des essais avec l'arsenic (arsénite de soude) et le sérum humain. L'un et l'autre agissent.

Le sérum humain injecté, à dose suffisante, à des souris ou à des rats ayant des *Trypanosoma dimorphon* assez nombreux dans leur sang, fait disparaître d'ordinaire ces Trypanosomes en 36 ou 48 heures; les parasites ne tardent pas à reparaître. Dans les cas où les Trypanosomes sont nombreux, l'injection de sérum humain peut avoir seulement pour effet de diminuer le nombre des parasites. L'activité du sérum humain est en somme réelle, mais plus faible que dans le Nagana, le Surra et le Caderas.

L'acide arsénieux agit également sur le *Trypan. dimorphon*, mais plus faiblement, semble-t-il, que dans les autres Trypanosomiases.

Nous avons constaté aussi l'action du trypanroth sur l'infection à *Trypanosoma dimorphon* des souris : il produit une disparition temporaire des parasites de la grande circulation.

1. A. Laveran, *C. R. Acad. Sciences*, t. CXXXVIII, 22 février 1904, p. 450.

CHAPITRE VIII

SURRA

AGENT PATHOGÈNE : *Trypan. Evansi*, Steel, 1885.

Ce nom est employé de temps immémorial par les indigènes de certains districts de l'Hindoustan pour désigner une maladie des chevaux, caractérisée par un état de cachexie profonde, sans aucune lésion *post mortem* en rapport avec cette cachexie. Grâce aux travaux de ces 25 dernières années, on peut dire maintenant que le Surra est une maladie spontanée, non seulement des chevaux, mais en général des Équidés, des chameaux, des Bovidés; on a signalé aussi des épizooties de chiens de chasse dans certains districts de l'Inde. D'après G. H. Evans (cité par Lingard), les éléphants, en Birmanie, seraient également atteints.

La maladie ressemble beaucoup au Nagana; c'est comme lui une sorte d'anémie pernicieuse, avec fièvre, rémittente ou intermittente, amaigrissement, malgré la conservation de l'appétit, œdèmes des membres et de la région ventrale, souvent lésions des yeux et des paupières; grande faiblesse musculaire et parésies finales. La maladie, chez le cheval, dure de 1 à 2 mois, parfois moins; elle peut évoluer aussi rapidement chez le chameau, mais sa durée habituelle est de 3 ans (d'où le nom *Tebersa*, qui veut dire *trois ans*, donné à la maladie des chameaux dans certains districts du Punjab).

Les bœufs de l'Inde résistent généralement, et on a vu là, pendant longtemps, la différence principale entre le Surra et le Nagana. A l'île Maurice, où la maladie a été récemment importée de l'Inde, la mortalité des bœufs a été considérable.

§ 1. — Historique. — Répartition à la surface du globe.

En 1880, Griffith Evans[1], observant dans le Dera Ismaïl Khan (Punjab), près de l'Indus, découvrit, dans le sang des chevaux, mulets et chameaux atteints de Surra, la présence d'un organisme filiforme, très mobile, qu'il prit au premier abord pour un spirille, mais dont il reconnut vite, avec Lewis qui venait de découvrir le Flagellé du sang des rats, la nature animale. Il conclut nettement que la cause immédiate du Surra est le parasite caractéristique du sang. Par inoculation sous-cutanée de sang, il réussit à transmettre la maladie au chien et au cheval.

J.-H. Steel[2], en 1885, trouva le même organisme dans le sang des mules de transport, en Birmanie anglaise. Il le rapprocha du parasite de la fièvre récurrente de l'homme et le nomma *Spirochæte Evansi*. Il transmit la maladie au singe macaque et au chien.

Ce fut Crookshank[3] qui, à Londres, grâce à l'examen de préparations de sang de chameaux, qu'Evans lui avait fait parvenir, mit en évidence les principaux caractères de l'Hématozoaire (membrane ondulante, ses rapports avec le flagellum, etc.).

Cet Hématozoaire est maintenant désigné universellement sous le nom de *Trypanosoma Evansi* (Steel).

La découverte d'Evans et Steel fut bientôt confirmée par un certain nombre de médecins et de vétérinaires anglais de l'Inde : Vandyke Carter, Gunn, C. E. Nuttall, etc., et surtout Lingard[4].

Dès lors, on pouvait donner au mot *Surra* un sens véritablement *spécifique* et en même temps une extension du terme s'imposait,

1. G. Evans, *Report on Surra*, published by the Punjab Government, Military department, 3 déc. 1880.

2. J.-H. Steel, *Report on his investigation into an obscure and fatal disease among transport mules in British Burma*, 1885.

3. Crookshank, Flagellated Protozoa in the Blood of diseased and apparently healthy animals, *Journal of the R. microsc. Soc.*, déc. 1886, pl. 17.

Crookshank rapprocha le parasite du Surra des *Hæmatomonas* (Flagellés du sang des Poissons) de Mitrophanov; il eut seulement le tort de faire rentrer le genre *Hæmatomonas* dans un autre genre de Flagellés, *Trichomonas*. Osler (*British med. Journ.*, 12 mars 1887) fit revivre le genre *Hæmatomonas*; enfin, Balbiani (*Journal de Micrographie*, 1888, p. 399) adopta l'ancien nom générique de Gruby, *Trypanosoma*.

4. H. Vandyke Carter, *Scientif. mem. by med. officers of the Army of India*, 1887, Calcutta, 1888. — Alfred Lingard, *Report on Horse Surra*, vol. I, Bombay, 1893. — *Summary of further report on Surra*, Bombay, 1894. — *Idem*, 1895. — *Annual report of the imperial bacteriologist* for the official year 1895-1896. — *Report on Surra in Equines, Buffaloes and Canines*, etc., vol. II, Bombay, 1899.

puisqu'il devait désigner toutes les formes morbides, présentées par diverses espèces animales, et relevant de l'Hématozoaire d'Evans.

De l'enquête à laquelle on s'est livré depuis 20 ans, dans l'Inde et la Birmanie, et qui est résumée dans les rapports successifs de Lingard parus de 1893 à 1899, il résulte qu'on doit ranger sous la rubrique *Surra* un grand nombre de maladies qui portaient des noms distincts suivant le district où elles sévissaient, suivant l'espèce animale plus particulièrement atteinte, suivant le symptôme qui avait le plus attiré l'attention[1].

Dès 1886, le vétérinaire français Blanchard[2] observait au Tonkin une épizootie des mules due selon toute vraisemblance au Trypanosome d'Evans.

Dans ces dernières années, la présence du Surra a été constatée dans presque toutes les régions de l'Indo-Chine française (1901-1903), aux Indes néerlandaises à partir de 1899, aux Philippines (1901), à l'île Maurice (1902); les observations et expériences faites dans ces divers pays ont beaucoup contribué à préciser nos connaissances sur cette épizootie meurtrière.

Pour l'Inde et les pays limitrophes, le dernier rapport de Lingard (1899) contient, sur la distribution géographique du Surra, des renseignements précis que nous résumons brièvement. La maladie existe dans de très nombreux districts du Punjab (22 sur 31), des provinces nord-ouest de l'Inde, dans la division de Kumaon (contreforts de l'Himalaya), dans la portion N.-E. du district de Jalpaiguri (Bengale), dans le Rajputana, dans la présidence de Bombay. En d'autres termes, presque toute la région nord de l'Inde est contaminée et, par le Rajputana, la maladie atteint dans l'ouest la région de Bombay. Le Deccan est à peu près indemne. Lingard note une épidémie en 1893 à Secunderabad (Hyderabad). La maladie est, d'après les renseignements que nous ont fournis les Drs Donovan et Gouzien, inconnue au voisinage de Madras et des possessions françaises du sud-est de la presqu'île indienne[3].

En dehors de l'Inde, le Surra existerait en Perse, d'après Haig (cité par Lingard); en tous cas, il sévit sûrement sur le littoral du golfe Persique, car on a trouvé que, parmi les chevaux importés à Bombay, certains avaient déjà des Trypanosomes.

1. Consulter à cet égard la page 1 du dernier *Report* de Lingard.
2. Voir MOLLEREAU, *Bullet. Soc. centrale méd. vétér.*, 30 déc. 1888, p. 694.
3. DONOVAN a vu cependant, chez un veau des environs de Madras, des Trypanosomes semblables à *Trypan. Evansi* (lettre particulière).

Presque toute la Birmanie anglaise, le Manipour et l'Assam sont contaminés (les observations de Steel ont été faites à Rangoon et à Tanghoo); il en est de même des régions limitrophes de Chine: provinces de Shan (d'après Lingard), Yunnan (d'après le vétérinaire français Blin), et on ne peut avoir aucune idée de l'extension de cette épizootie dans le Céleste empire. Il y a des raisons de croire qu'en Corée la maladie des poneys et des bœufs signalée par W. G. Campbell (cité par Lingard), n'est autre que le Surra; mais la preuve microscopique n'en a pas encore été fournie.

Dans les possessions françaises de l'Indo-Chine, le Surra n'est pas inconnu. Blanchard l'a observé parmi les mules importées au Tonkin; aujourd'hui le Surra est endémique dans cette région.

D'après les renseignements recueillis par Blin et Carougeau, vétérinaires à l'Institut Pasteur de Nha-Trang, renseignements que le Dr Yersin, directeur de l'Institut, et M. Carougeau nous ont très aimablement communiqués, les régions les plus atteintes sont le Laos, le Haut-Tonkin[1], l'Annam (en particulier la région de Nha-Trang). Les chevaux et les chiens (surtout les chiens européens) sont atteints. En certains points, cette épizootie est si répandue qu'elle empêche l'élevage du cheval. Elle serait transmise par les taons (?). Les études expérimentales faites par Carougeau au laboratoire de Nha-Trang[2], l'examen des préparations de sang d'animaux infectés (chevaux et chiens) que ce vétérinaire a eu l'obligeance de nous envoyer à deux reprises, ne nous ont laissé aucun doute sur la nature de l'épizootie d'Indo-Chine.

Le sud de nos possessions indo-chinoises lui-même n'est pas indemne. On vient d'observer à Hatien, port de mer à la frontière de la Cochinchine et du Cambodge, une épizootie des chevaux due à un Trypanosome[3].

La carte ci-jointe (fig. XXI) indiquant la répartition du Surra en Asie est empruntée, pour ce qui concerne les Indes, au *Journal of the R. army med. corps*, janvier 1904.

Aux Indes néerlandaises, le Surra a été observé d'abord sur les Équidés et les buffles (variété *Karbouw*[4]) des districts de Samarang

1. L'enzootie du Haut-Tonkin se relie évidemment à celle du Yunnan, d'où les chevaux sont fréquemment importés au Tonkin.

2. Carougeau, *Bull. Soc. centrale méd. vétérin.*, 30 juin 1901, p. 295.

3. Kermorgant, *Bull. Acad. Médecine*, t. L, 3 nov. 1903, p. 262. — Montel, *Ann. d'hyg. et de méd. coloniales*, 1904, t. VII, p. 219. La présence des Trypanosomes du Surra dans le sang des animaux atteints par cette épizootie a été constatée par l'un de nous.

4. L.-A. Penning, *Veeartsenijk. Bladen v. Ned. Indië*, t. XII et XIII, 1899-1900.

et de Rembang, à Java. Il paraît en voie d'extension ; par ex., Schat[1] le signale dans le centre de Java (districts de Kediri et de Soerabaya) où il a produit, en 1901, une épizootie sur les bœufs et les buffles. Grâce aux mesures énergiques prises (abatage ou isolement des animaux infectés, protection contre les piqûres des mouches), on a pu limiter l'épizootie et il sera sans doute possible de l'empêcher de s'installer dans cette région.

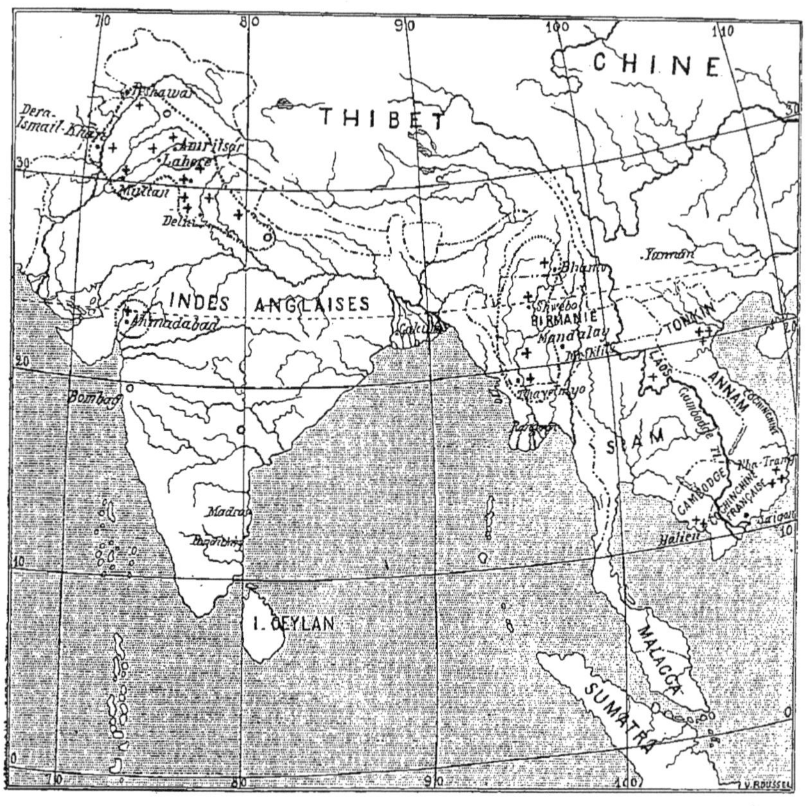

Fig. XXI.

Carte donnant la répartition du Surra dans l'Inde et dans l'Indo-Chine. Les zones dans lesquelles la maladie est endémique sont marquées d'une +, celles dans lesquelles le Surra n'a été observé qu'à l'état sporadique ou sous forme d'épizootie passagère sont marquées d'un o.

A Sumatra, la maladie spontanée du cheval aurait été observée par Vrijburg, vétérinaire à Deli[2].

1. SCHAT, Mémoire publié en 1902 dans les *Archives de l'industrie sucrière à Java* ; nous devons la traduction de ce mémoire (écrit en langue hollandaise) à l'obligeance de M. Van Reuth et du Dr L. Vincent.

2. A. VRIJBURG, *Veeartsenijk. Bladen v. Ned. Indië*, t. XIII, cité par J.-K.-F. DE DOES, *Geneesk. Tijdschr. v. Nederl. Indië*, t. XLI, 1901.

En un mot, tout le sud des régions asiatique et indo-malaise est atteint par la redoutable épizootie.

Depuis septembre 1901, la présence du Surra a été constatée aux îles Philippines, et elle a été l'occasion pour le *Bureau of animal Industry* de Washington de publier, dans son *Bulletin* n° 42 (1902), sous les signatures de Salmon et Stiles, un *Emergency Report on Surra* où se trouve résumé tout ce qui a été publié sur les Trypanosomes en général et le Surra en particulier. Dans leur travail, Salmon et Stiles reproduisent les rapports du vétérinaire J.-G. Slee et des Drs Allen M. Smith et J.-J. Kinyoun. Découverte d'abord chez des chevaux à Manille, on a bientôt reconnu que l'épizootie s'étendait à toute l'île de Luçon. Elle sévit aussi sur les buffles var. *Kerabau* (J.-J. Curry).

Musgrave et Williamson ont donné des détails circonstanciés sur la maladie des chevaux [1]. Pour eux, les quelques cas observés par Curry sur les buffles restent tout à fait isolés et il ne faut y attacher aucune importance.

Quant à l'origine de la maladie, on n'est pas encore fixé. Salmon et Stiles penchent pour une importation récente : des troupes indo-anglaises l'auraient portée de l'Inde en Chine et, les Américains, de la Chine à Luçon. Les médecins et vétérinaires qui ont étudié l'épizootie sur place, sont d'avis, au contraire, que la maladie existait aux Philippines avant l'occupation américaine et qu'elle y était connue chez les chevaux, sous le nom de *Calentura*. Le rapport de L.-M. Maus [2], daté de septembre 1901, est très probant à cet égard; l'auteur décrit d'une façon très reconnaissable le Trypanosome du sang des chevaux atteints de *Calentura*, sous le nom de Spirille, sans se douter par conséquent qu'il avait devant lui un Protozoaire flagellé, parasite de maladies connues et classées.

Dans leur récent travail, Musgrave et Williamson affirment que le Surra n'aurait pas existé aux Philippines avant mai 1901. L'enquête à laquelle ils se sont livrés les a amenés à soupçonner des chevaux australiens d'avoir importé la maladie. Il convient de dire que la présence du Surra en Australie n'a pas encore été démontrée. Musgrave et Clegg ont publié un travail important sur l'épizootie de Surra aux Philippines.

1. W.-E. Musgrave et N.-E. Williamson, *Biolog. Laboratory*, 1903, n° 3, 26 pages. — W.-E. Musgrave et M. T. Clegg, Trypanosoma and Trypanosomiasis with special reference to Surra in the Philippine islands. Depart. of the interior. *Biological laboratory*, n° 5, Manila, 1903.

2. Résumé in *New-York medic. Journ.*, 8 février 1902, éditorial article.

A l'île Maurice, une épizootie à Trypanosomes a été signalée au cours de 1902, au début de la campagne sucrière ; elle a atteint les Équidés et les Bovidés. En juin 1902, d'après le vétérinaire Deixonne, la mortalité était déjà effrayante ; la plus grande partie des animaux de trait avaient succombé[1].

M. le Dr Alfred Lesur écrivait à l'un de nous, à la date du 27 juin 1902 : « Le Surra règne à Maurice depuis la fin de l'année dernière. Le marché de Madagascar qui, de tout temps, a fourni à la colonie ses bœufs de charroi et de boucherie nous ayant été virtuellement fermé par la concurrence des autorités militaires anglaises pour la guerre du Transvaal, des commerçants de notre place ont imaginé de faire venir de l'Inde des bœufs à meilleur compte. Il en est arrivé une cargaison au mois de septembre 1901. Un certain nombre de ces animaux ayant succombé pendant la traversée, le navire fut mis en quarantaine. La mortalité persistant, l'autorité sanitaire fit pratiquer des autopsies qui ne révélèrent pas la cause de la mort. On se contenta d'interprétations banales et le débarquement fut autorisé. Même succession de décès à l'étable d'entrepôt, même mystère sur la cause de la maladie. Finalement, les animaux survivants furent livrés à leurs destinataires qui les dirigèrent sur une localité du nord de l'île où ils créèrent un foyer d'infection qui s'étendit de proche en proche. A l'heure actuelle, l'île Maurice est contaminée dans presque toute son étendue.

« L'épizootie, à ses débuts, paraissait régner presque exclusivement sur les bœufs, elle a atteint ensuite les mules, les ânes et les chevaux, sans cesser pour cela de sévir sur les bœufs. La destruction des animaux de trait a pris de telles proportions, que les agriculteurs se demandent avec anxiété s'ils pourront faire la récolte. On a déjà commencé, il est vrai, d'importer de nouvelles bêtes, saines cette fois, mais, comme aucune loi n'oblige les propriétaires d'animaux malades à les abattre, c'est un nouvel aliment qu'on offre à la perpétuation de l'épizootie.

« La nature de la maladie a été complètement méconnue au

1. Consulter au sujet de l'épizootie de Maurice : A. Laveran, *Acad. de méd.*, 28 oct. 1902. — Rapports d'Edington des 8, 14 et 18 août 1902. — Rapport du Comité d'enquête chargé d'étudier les mesures à prendre pour enrayer les progrès de l'épizootie de Maurice, 1903. — Vassal, Sur le Surra de Maurice, *Journ. officiel de Madagascar*, 27 juin 1903. — Nous nous sommes servis en outre pour l'étude de cette épizootie de lettres qui ont été adressées à l'un de nous par M. le Dr Alfred Lesur et par M. Deixonne, vétérinaire à Maurice.

début, ce qui s'explique par ce fait que les vétérinaires de Maurice n'avaient jamais eu l'occasion d'observer le Surra. Le diagnostic porté était, en général, celui de gastro-entérite due à une alimentation défectueuse..

« Au mois de mars dernier, mon frère le Dr Aimé Lesur, sur la prière d'un de ses amis dont l'écurie était ravagée par l'épizootie, fit l'examen microscopique du sang de mules malades et constata l'existence de nombreux Trypanosomes qu'il retrouva également dans le sang des bœufs. J'ai eu à mon tour, quelques semaines plus tard, lorsque l'épizootie se fut étendue à la localité que j'habite, l'occasion de faire les mêmes constatations devenues à présent banales pour quiconque possède un microscope. »

Depuis lors la ruine s'est complétée; à la date du 29 janvier 1903 M. Deixonne nous écrivait que les chevaux et les mules avaient disparu presque complètement. A Port-Louis, il avait fallu faire assurer le service des vidanges par dès prisonniers qui, sous la surveillance de policemen, étaient employés à la traction des charrettes.

De juillet à octobre 1902, on a enregistré, à Maurice, la mort de 1 882 Solipèdes et de 1 681 Bovidés (Vassal).

L'importation de l'épizootie de Maurice par des Bovidés venant de l'Inde a été contestée par Edington, mais il est démontré que des animaux malades venant de l'Inde ont été importés à Maurice à la fin de 1901 et les arguments qui ont été fournis pour montrer qu'avant cette époque le Surra était endémique à Maurice sont tout à fait insuffisants. La gravité exceptionnelle que la maladie a prise dans ce pays est bien en rapport avec l'idée d'importation, les maladies épidémiques ou épizootiques ayant d'ordinaire une extension plus rapide et une gravité plus grande dans les régions jusque-là indemnes, que dans leurs zones d'endémicité.

En 1901, Vassal a observé à l'île de la Réunion un cas isolé de Surra chez une vache qui, vaccinée contre la peste bovine par le procédé Turner et Kolle en août 1901, succomba le 20 septembre suivant « avec des Trypanosomes en extrême abondance dans le sang, la rate et les reins » [1]. Bien que, dès lors, son attention ait été attirée sur le Surra, Vassal n'en a jamais observé d'autres cas. L'origine de ce cas isolé reste d'autant plus énigmatique que la vache qui l'a présenté était, nous a dit le Dr Vassal, née à Saint-Denis de la Réunion.

1. Vassal, *Revue agricole de la Réunion*, décembre 1901.

M. Deixonne a bien voulu nous faire parvenir, par l'entremise de M. le Dr Vassal, des Trypanosomes vivants provenant d'animaux atteints par l'épizootie de Maurice, ce sont ces Trypanosomes qui nous ont permis d'étudier la maladie.

L'épizootie de Maurice, après une période d'accalmie, pendant les six derniers mois de 1903, était en recrudescence marquée au mois de février 1904[1].

§ 2. — **Animaux susceptibles de contracter le Surra. — Symptômes et évolution de la maladie chez les Équidés, les Bovidés, le chien, etc.**

Comme le Nagana, le Surra est inoculable à la plupart des Mammifères[2], mais, à l'état d'infection naturelle, on ne l'observe que chez les Équidés, chez les Bovidés, les Camélidés et plus rarement chez les chiens. Nous étudierons d'abord les symptômes et la marche de la maladie chez ces animaux; nous nous occuperons ensuite des espèces chez lesquelles le Surra n'est connu que comme maladie expérimentale.

Équidés. — Le cheval, le mulet et l'âne sont très sensibles au Surra.

Dans certaines parties des Indes, le Surra donne lieu fréquemment à de graves épizooties sur les chevaux. En 1890, 40 poneys meurent du Surra à Katgodam; de 1891 à 1893, il en meurt 50. En 1893, une épizootie de même nature règne dans les écuries entre Saharanpore et Mussoorie. Plusieurs épizooties de Surra ont atteint les chevaux dans le Sind.

Le premier symptôme de la maladie naturelle est l'élévation de température. Dans l'infection expérimentale (voie sous-cutanée ou intra-veineuse), Lingard a constaté, par de nombreuses expériences, que la durée d'incubation varie de 4 à 13 jours. Dans un certain nombre de cas, l'élévation thermique est bientôt suivie d'une éruption d'urticaire. On constate des pétéchies sur les muqueuses, principalement sur la nictitante, du larmoiement, des œdèmes. L'animal est abattu et montre une grande faiblesse; généralement l'appétit est conservé. Les muqueuses deviennent

1. Lettre de M. Deixonne datée de Maurice, 11 février 1904.

2. La maladie ne paraît pas transmissible à l'homme; Schat s'est piqué plusieurs fois impunément, avec des aiguilles ayant servi à prendre du sang à des animaux infectés de Surra. Les Oiseaux sont réfractaires (Lingard, Penning).

très pâles, puis prennent une teinte jaunâtre. L'anémie est constante et progressive; on constate une augmentation du nombre des leucocytes (le nombre des éosinophiles diminue). Les hématies ne s'agglutinent plus en piles; elles deviennent pâles.

La fièvre est rémittente, ou bien elle présente des intermittences plus ou moins régulières; intermittences qui peuvent atteindre de 1 à 6 jours.

Contrairement à ce qui arrive en général dans le Nagana, le Trypanosome n'existe pas d'une façon continue (à l'examen

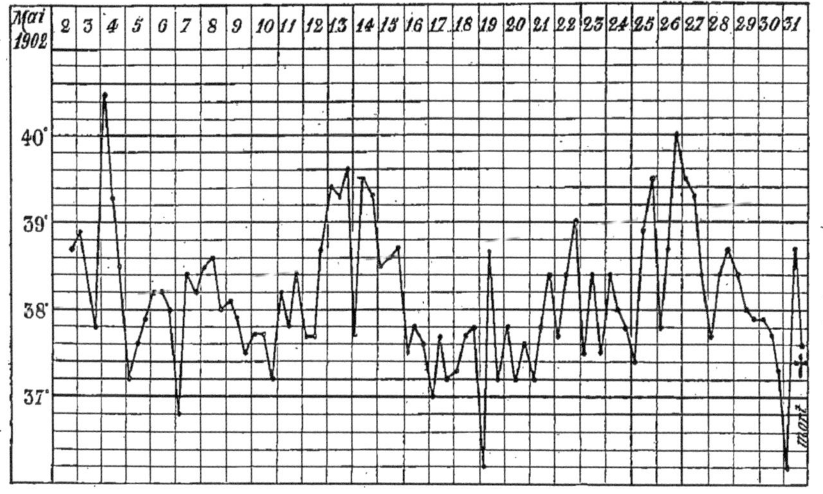

Fig. XXII.

Tracé thermométrique d'un cheval mort de Surra pendant l'épizootie de Maurice.

microscopique). Lingard insiste sur ce point. D'abord peu abondant dans le sang, il croît plus ou moins rapidement en nombre jusqu'à un maximum; le nombre des parasites par mmc. excède rarement 400; il peut atteindre 350 000; puis il décroît, et ainsi de suite; il peut être absent pendant 1 à 6 jours consécutifs; les périodes d'absence des Trypanosomes correspondent nettement aux périodes d'apyrexie.

La mort est fatale. Elle survient au bout d'un temps variable après le début de la maladie. Steel donne 52 jours pour le cheval, 30 pour le poney.

Sur 35 chevaux infectés expérimentalement par Lingard, 9 sont morts moins de 6 jours après la première apparition des Trypanosomes dans le sang, 25 de 6 à 45 jours après cette première apparition; 1 est mort 56 jours après. De 76 chevaux ayant contracté une infection spontanée :

4 sont morts moins de 6 jours après la 1re apparition des Tryp. dans le sang.
63 — 6 à 55 — —
9 — 55 à 110 — —

La durée moyenne de la maladie de la *mule* serait, d'après Steel, de 19 jours seulement.

Lingard a infecté, par voie sous-cutanée, un *âne*; la période

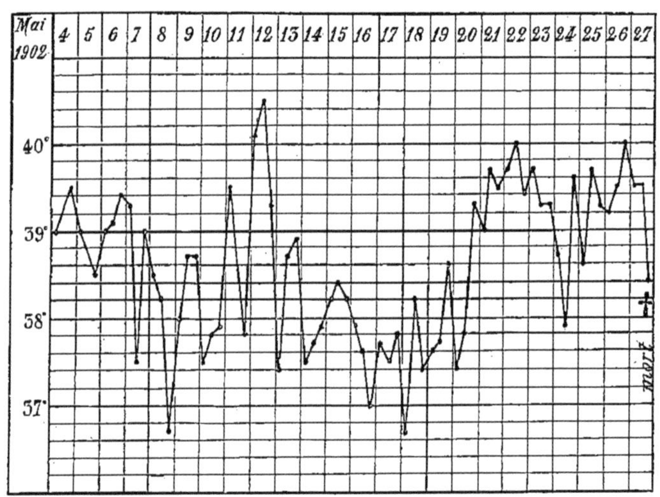

Fig. XXIII.

Tracé thermométrique d'un cheval mort de Surra pendant l'épizootie de Maurice.

latente a été de 3 jours 1/2 et la durée de la maladie de 9 jours.

Pendant l'épizootie de Maurice, la mortalité du Surra chez les chevaux et les mulets a été de 100 pour 100. Dans certaines exploitations agricoles, tous les Équidés ont été enlevés par l'épizootie.

Dans une lettre, datée du 27 juin 1902, M. le Dr Alfred Lesur décrit comme il suit les symptômes observés chez les Équidés, pendant l'épizootie de Maurice.

« Le début de la maladie est insidieux. Le premier phénomène qu'on observe est un changement dans l'allure. L'animal n'a plus son ardeur habituelle, il est mou au travail, paresseux. Il y a souvent, en même temps, diminution de l'appétit, mais ce symptôme n'est pas constant.

« La fièvre ne tarde pas à apparaître. Le thermomètre monte souvent à 41 degrés et même au-dessus. Un certain nombre d'animaux meurent à cette période, mais c'est la minorité. Chez les autres, la température, après avoir oscillé à ces degrés élevés pendant deux ou trois jours, s'abaisse soit spontanément, soit sous l'influence du traitement. Des exacerbations se produisent à 4, 5, 9 ou 10 jours d'intervalle.

« Peu après le début de la fièvre, se montrent des œdèmes assez considérables siégeant au poitrail, à l'hypogastre, très souvent au fourreau de la verge, chez le mâle, œdèmes fibrineux ne donnant à l'incision qu'une faible quantité de sérosité dans laquelle on trouve de nombreux Trypanosomes. Ces œdèmes peuvent disparaître et se reproduire ensuite dans le cours de la maladie.

« L'anémie survient rapidement et atteint un degré extrême. Les conjonctives sont exsangues, la muqueuse buccale prend la couleur de l'ivoire.

« A cette période de la maladie, l'animal a perdu l'appétit; il est très faible et tombe facilement dans sa stalle, souvent pour ne plus se relever.

« La mort peut survenir d'une façon foudroyante à la première période de la maladie; beaucoup d'animaux qui ne paraissaient pas malades et qui travaillaient encore sont morts ainsi.

« Le Trypanosome n'est présent, en quantité appréciable, dans le sang recueilli à la périphérie, que d'une façon passagère et intermittente. Tel animal qui avait des Trypanosomes en abondance un mardi, par exemple, n'en laissait pas voir un seul le samedi suivant. Cette disparition, peut-être seulement apparente, ne coïncide pas avec une amélioration de l'état de l'animal[1]. »

M. le Dr Alfred Lesur a bien voulu nous envoyer des tracés sur lesquels on constate les poussées successives qui caractérisent la fièvre symptomatique du Surra, les figures XXII et XXIII reproduisent deux de ces tracés.

Bovidés, buffles. — Les Bovidés résistent beaucoup mieux que les Équidés. Lingard a donné la maladie à des bœufs, par inoculation de sang. Tous ont résisté. Les symptômes morbides ont été peu accentués. Il se produit du gonflement aux points d'inoculation. On observe généralement une poussée thermique au début de l'infection; puis, de loin en loin, quelques autres poussées. Les

1. Lettre particulière du Dr A. Lesur; voyez A. Laveran, *Acad. de Médecine*, 28 oct. 1902.

Hématozoaires ne sont guère observables à l'examen microscopique que du quatrième au dixième jour qui suivent l'inoculation, rarement plus tard; mais le sang reste infectieux pour le cobaye assez longtemps (dans un cas il était infectieux le 163e jour après l'inoculation; il ne l'était plus le 234e). L'animal revient à la santé après avoir montré un amaigrissement profond. Ces résultats de Lingard ont été confirmés par Rogers. Une deuxième inoculation n'est suivie d'aucun symptôme; dans un cas on a vu un Trypanosome (forme géante), au microscope, 6 jours après. Les inoculations au cobaye faites plus tard ont été négatives. Il y a donc *immunité*.

Vrijburg, à Sumatra, a confirmé ce point relativement aux zébus.

Steel regarde le bœuf comme insensible, il s'est contenté de l'examen microscopique du sang, le bœuf qu'il a inoculé a pourtant montré des poussées de température, dont une particulièrement nette peu de jours après l'inoculation.

Lingard a observé la maladie spontanée des bœufs de l'Inde, la guérison est la règle, mais les bœufs passent par un état d'émaciation extrême. Le sang est riche en Trypanosomes durant les paroxysmes.

Lingard a constaté la sensibilité relativement grande du *buffle*. Chez deux buffles, la période d'incubation a été de 5 jours. Le premier a succombé en 125 jours après avoir montré 12 paroxysmes fébriles et 11 intermissions. Émaciation considérable, appétit vorace jusqu'au bout.

Le deuxième buffle est mort en 51 jours.

Penning (*l. c.*, deuxième mémoire) a décrit avec soin les épizooties de Surra des buffles à Samarang et à Rembang (Java). La maladie est généralement à marche chronique, mais il y a des cas de mort brusque. On note ordinairement un amaigrissement graduel, faibles oscillations de température, inflammation mucopurulente de la cornée, des paupières et du nez. Chez quelques animaux, œdèmes, en particulier de l'abdomen.

Pendant l'épizootie de Maurice, la mortalité chez les Bovidés a rarement dépassé 25 à 30 pour 100, alors que, chez les Équidés, elle était de 100 pour 100 (Deixonne). Les animaux bien nourris et qui ne sont pas astreints à un travail fatigant résistent beaucoup mieux que ceux qui sont mal nourris et surmenés. A Maurice, les troupeaux de souche, affectés à la reproduction, ont joui d'une immunité presque complète alors que, dans certains districts, la mortalité des Bovidés soumis à un travail très pénible s'élevait à 75 et à 80 pour 100. Les bœufs surmenés, alors qu'ils sont infectés, meurent d'anémie plutôt que de Surra; l'inoculation de leur sang à des animaux sensibles donne souvent, à la dernière période de la maladie, des résultats négatifs (Deixonne).

Les symptômes du Surra chez les Bovidés, à Maurice, étaient beaucoup moins constants et beaucoup moins apparents, en général, que chez les Équidés. La maladie se traduisait seulement, dans un grand nombre de cas, par des accès de fièvre qui passaient inaperçus si l'on ne prenait pas la température des animaux.

Les Trypanosomes sont en petit nombre dans le sang et l'examen histologique ne révèle pas, en général, leur présence, l'inoculation à des animaux très sensibles est donc indispensable pour faire sûrement le diagnostic.

On peut observer cependant, chez les Bovidés, des formes très graves et à évolution très rapide. Pendant l'épizootie de Java, ces formes graves et compliquées ont été particulièrement fréquentes. Nous empruntons au Dr Schat la description de ces formes en la résumant.

La respiration et le pouls sont très accélérés, la température est de 40° à 40°,5; naseaux secs; yeux larmoyants, rougeur intense des conjonctives.

Éruption pustuleuse avec production de croûtes et petits abcès superficiels sur diverses parties du corps, notamment au cou, au ventre et aux pattes de derrière.

Muqueuse buccale parsemée de taches rouges, perte de l'appétit, déjections presque continuelles consistant en une matière rougeâtre, mélangée avec des restants d'aliments non digérés. Dans les cas légers, déjections de couleur jaune verdâtre sans traces de sang.

Chez un bœuf, on observa une véritable sueur sanguine; on voyait perler des gouttelettes de sang à la surface de la peau, sans traces de piqûres; chez d'autres Bovidés, on constata des hémorragies par les naseaux, par les oreilles ou un écoulement abondant d'un liquide verdâtre par les naseaux.

Dans les cas graves, les animaux succombaient dans les 24 heures qui suivaient l'apparition des symptômes de la maladie[1]; dans

1. Cela ne veut pas dire que le Trypanosome du Surra peut tuer les Bovidés en 24 heures ni même en quelques jours, mais que la maladie qui était latente peut se traduire tout à coup par des accidents rapidement mortels.

pouvait alors se terminer par guérison.

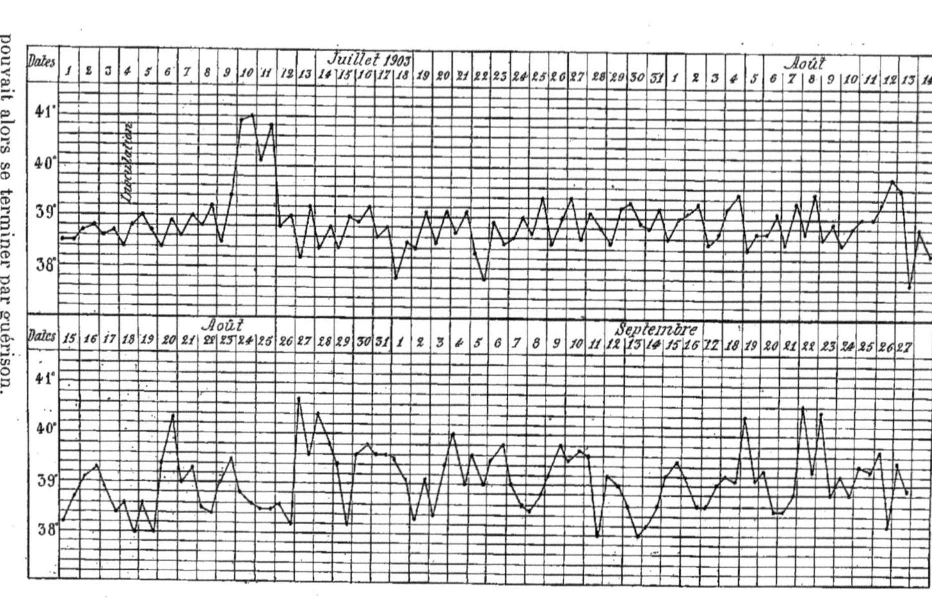

Fig. XXIV.

Tracé thermométrique d'un veau inoculé le 4 juillet 1903 avec le sang d'une souris infectée de Surra.

Les bœufs dits *Madoereesche* étaient moins souvent atteints que les bœufs javanais purs et, quand ils étaient atteints, ils résistaient mieux que ces derniers.

L'existence des Trypanosomes a été constatée chez des animaux qui ne paraissaient pas malades, il existe donc des formes latentes.

Schat a observé quelquefois des Trypanosomes en grand nombre dans le sang des Bovidés.

On trouvera dans l'ouvrage, déjà cité, de Musgrave et Clegg des détails intéressants sur l'évolution du Surra chez les Bovidés pendant l'épizootie des Philippines. Un bœuf est mort en 24 jours.

Plusieurs Bovidés ont été inoculés du Surra à Alfort par Nocard ou par M. Vallée.

La figure XXIV, que nous devons à M. Vallée, reproduit le tracé thermométrique d'un veau inoculé de Surra le 4 juillet 1903. Ce veau n'a jamais présenté de troubles apparents. Son sang était encore virulent au mois de février 1904. L'animal est encore vivant (mai 1904).

Un Bovidé est mort du Surra à Alfort.

Chameaux. — D'après Lingard, les symptômes de la maladie spontanée des *chameaux* sont : fièvre, enflures (poitrine, fourreau et scrotum des mâles, mamelles des femelles) ; ces enflures donnent des abcès avec beaucoup de pus. L'anémie augmente progressivement ; malgré le bon appétit conservé, l'amaigrissement est continu. Le parasite existe dans le sang seulement au moment des paroxysmes (jusqu'à 41°). Il y aurait un léger pourcentage de guérisons, quand la maladie peut dépasser 3 ans.

Éléphants. — Le Surra des éléphants de l'Inde et de Birmanie n'est rien moins que démontré. Nous ne possédons à cet égard que l'affirmation de G. H. Evans, reproduite par Lingard (Summary of further report, 1894) : en 1893, en Birmanie, 14 éléphants sur 32 seraient morts de la maladie. Dans son « annual report » pour 1895-1896, Lingard parle incidemment des Trypanosomes de l'éléphant comme s'il les avait vus ; dans sa liste des animaux chez lesquels le Surra a une marche invariablement fatale, l'éléphant figure avec un point d'interrogation.

Chien. — Le Surra a été observé assez souvent, à l'état d'infection naturelle, chez le chien.

Lingard constate, dans ses rapports successifs, l'existence d'épizooties de Surra sévissant sur les chiens de chasse importés d'Angleterre : il a observé de ces épizooties dans l'île de Bombay et divers autres points de cette présidence; il cite l'opinion de G. H. Evans relativement à l'existence du Surra des chiens à Mandalay (Birmanie) et celle de H. T. Pease sur le Surra des chiens dans le district de Karnal (Punjab).

En 1891, une maladie qui paraît devoir être rapportée au Surra règne dans plusieurs meutes de Bombay. En 1893, Lingard[1] observe une épizootie de Surra sur des chiens anglais destinés à la chasse au renard.

Les principaux symptômes notés sont les suivants : poussées fébriles, anorexie, œdème de la tête et de la gorge, injection des conjonctives; dans quelques cas : épanchements intra-articulaires, opacité de la cornée avec cécité partielle ou totale.

L'examen histologique du sang, fait au moment des paroxysmes fébriles, révélait l'existence des Trypanosomes.

Nous avons déjà dit que des cas spontanés de Surra du chien avaient été notés en Indo-Chine.

Pendant l'épidémie de Maurice, un certain nombre de chiens sont morts de Surra, nous reviendrons plus loin sur ces faits; le mode d'infection, chez les chiens, ne paraît pas être le même que chez les chevaux et les bœufs, ce qui rend compte de la rareté relative de la maladie chez les premiers de ces animaux.

Il est facile d'infecter de Surra les chiens par inoculation sous-cutanée du virus.

Lingard a infecté expérimentalement 7 chiens; ils ont succombé 14 jours et demi, 21, 27 1/2, 29, 34, 36, 47 et 97 jours après l'inoculation de sang provenant d'animaux divers. Le chien mort en 97 jours avait été inoculé avec le sang d'un Bovidé atteint de Surra spontané (la période d'incubation n'avait été que de 5 jours).

Tous ces cas expérimentaux de Surra présentent les mêmes symptômes que les cas spontanés.

Les Trypanosomes apparaissent dans le sang des chiens inoculés sous la peau, de 5 à 7 jours après l'inoculation. La température s'élève à ce moment et les poussées fébriles se répètent dans le cours de la maladie, comme on le voit sur les tracés ci-après (fig. XXV et XXVI). La pullulation des Trypanosomes n'est pas

1. Lingard, Rapport de 1894. D'après Lingard, le Surra des chiens régnait dès 1869 aux chenils de Ootacamund et en 1884 14 couples de chiens succombèrent, dans les meutes de Madras, à la même maladie dont la véritable nature fut méconnue jusqu'en 1893.

régulière, le nombre des parasites diminue à certains moments, mais ces périodes d'arrêt ou de recul dans la multiplication des Trypanosomes sont courtes. Dans les derniers jours de la maladie, les Trypanosomes sont très nombreux dans le sang; leurs mouvements ralentis annoncent l'approche de la mort.

Le Surra du chien est toujours mortel. Dans nos expériences, la durée moyenne de la maladie a été de 28 jours.

Nous donnons ci-dessous les observations de deux chiens ino-

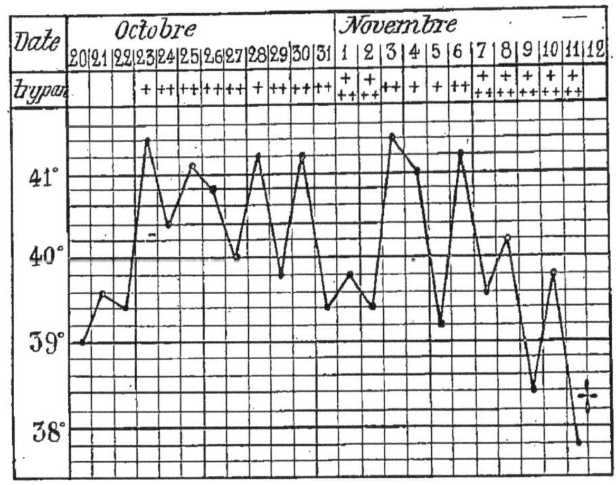

Fig. XXV.

Tracé thermométrique du chien n° 4 infecté de Surra par inoculation intra-veineuse. Les signes qui figurent dans la colonne *Trypan.* doivent être interprétés comme il suit : 0, pas de Trypanosomes à l'examen microscopique ; + Trypanosomes rares ; ++ assez nombreux ; +++ nombreux ou très nombreux.

culés de Surra, le premier dans la veine, le deuxième sous la peau.

Chien n° 4. Poids : 11 kilogr. Le 20 octobre 1903 le chien est inoculé dans la veine, on injecte 1 cc. de sang dilué de souris infectée de Surra. La température de l'animal prise avant l'injection est de 39°. Le 23 octobre, l'examen histologique du sang révèle l'existence de Trypanosomes rares; en même temps on constate une poussée fébrile bien marquée (41°,4). Du 24 au 30 octobre la fièvre persiste avec des rémissions peu marquées, le nombre des Trypanosomes augmente rapidement du 23 au 25, puis reste à peu près stationnaire jusqu'au 31 octobre. Les 31 octobre, 1 et 2 novembre, la température s'abaisse (39°,4 à 39°,8), les Trypanosomes sont très nombreux dans le sang. Les 3 et 4 novembre, poussée fébrile (41°,4); le nombre des Trypanosomes diminue, les parasites sont assez rares le 4 novembre. Le 5, défervescence. Le 6, accès de fièvre (41°,2). La température s'abaisse les jours suivants et le chien a, le 11 novembre, une température de 37°,8, notablement inférieure à la normale. A partir du 7 novembre, et jusqu'à la mort qui survient dans la nuit du 11 au 12, les Trypanosomes sont notés comme très nombreux.

Le chien a maigri, il ne pèse plus au moment de la mort que 9 kg. 800. Hypersplénie très marquée ; la rate pèse 210 grammes, soit environ 10 fois le poids normal.

Aucun symptôme n'a été noté du côté des yeux ; au moment de la mort, les cornées sont transparentes ; il n'y a pas d'œdèmes.

Chien n° 5. Poids 12 kg. 500. Le 20 octobre 1903, le chien est inoculé sous la peau avec 1 cc. de sang dilué de souris infectée de Surra. Le

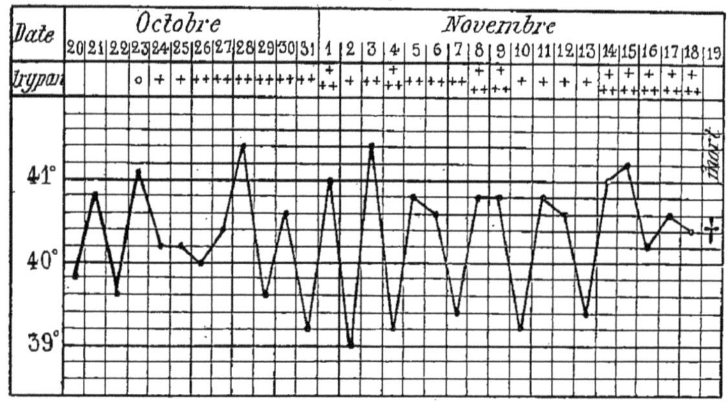

Fig. XXVI.

Tracé thermométrique du chien n° 5 inoculé de Surra le 20 octobre 1903, mort le 19 novembre 1903.

20 octobre la température du chien est de 39°,8. Le 23, la température monte à 41°,1 (voir le tracé fig. XXVI), cependant l'examen histologique du sang est négatif. Le 24, les Trypanosomes sont très rares, ils sont rares le 25, assez nombreux les jours suivants. A partir du 28, on observe une fièvre intermittente ou rémittente. Le 18 novembre, veille de la mort, la température est de 40°,3. L'existence des Trypanosomes a été constatée tous les jours de la maladie, avec des variations dans le nombre des parasites qui sont indiquées sur le tracé thermométrique. Le 18 novembre les Trypanosomes étaient très nombreux. On n'a noté ni œdèmes, ni symptômes oculaires.

Mort le 19 novembre. Poids : 12 kg. 200. La rate pèse 170 grammes, soit 5 fois environ le poids normal. L'autopsie ne révèle rien d'autre d'anormal.

En dehors des espèces animales chez lesquelles le Surra a été observé à l'état naturel, *Trypan. Evansi* est inoculable à un grand nombre de Mammifères; nous rangerons ces animaux par ordre de sensibilité décroissante au virus.

Souris. — Les Trypanosomes apparaissent, en moyenne, le cinquième jour après inoculation sous la peau, le quatrième jour après inoculation dans le péritoine.

A partir du moment où les Trypanosomes se sont montrés dans le sang, ils augmentent progressivement de nombre; pendant les derniers jours, ils sont très nombreux, aussi nombreux que les hématies. Leurs mouvements sont très ralentis dans les heures qui précèdent la mort de la souris infectée de Surra.

La maladie, abandonnée à elle-même, se termine toujours par la mort; dans les derniers jours, la souris perd sa vivacité habituelle, elle reste immobile, ramassée sur elle-même, le poil hérissé. La durée moyenne de la maladie, après inoculation sous-cutanée, a été de 11 jours et demi.

Chez quelques souris, inoculées avec du sang de chèvre ou de chien surrés, l'évolution de la maladie a été anormale. Les Trypanosomes, après s'être montrés dans le sang, diminuaient de nombre ou même disparaissaient (à l'examen histologique) pour reparaître bientôt et se multiplier jusqu'au moment de la mort; la durée de la maladie était de 14 à 16 jours; dans un cas, elle a été de 24 jours. Chose curieuse, sur trois souris inoculées dans des conditions qui paraissent identiques, l'évolution du Surra peut être anormale dans un cas, normale dans les deux autres.

Le sang de chèvre ou de mouton surré est d'ordinaire très pauvre en Trypanosomes, ce qui explique en partie l'évolution anormale du Surra chez les souris inoculées avec le sang de cette provenance.

Rats. — Après inoculation sous la peau, les Trypanosomes du Surra apparaissent du cinquième au sixième jour dans le sang des rats blancs; ils augmentent rapidement de nombre et sont toujours très nombreux au moment de la mort. La terminaison est mortelle; la durée de la maladie est en moyenne de 11 jours. Dans les derniers jours, les rats infectés de Surra sont manifestement malades, ils se ramassent sur eux-mêmes, leur poil est hérissé; nous n'avons pas observé de morts subites avec mouvements convulsifs, comme dans le Nagana.

Singes. — Steel a mis en évidence la sensibilité du singe au Surra. Il a inoculé un singe de la « variété commune birmane » (probablement un macaque), sous la peau de la face interne de la cuisse, avec une seringue de sang. Il y avait des Trypanosomes dans le sang le troisième jour après l'inoculation, plus rien le cinquième jour et ainsi pendant 4 jours consécutifs, puis les Trypanosomes ont reparu.

Il y a eu poussée de température dès le soir du deuxième jour; ultérieurement, nombreuses poussées. La courbe de température donnée par Steel est très intéressante, mais ne porte que sur le premier mois. Un des premiers symptômes fut un écoulement rougeâtre de la vulve. Le singe devint très faible, l'air hagard. Après le second mois, grande faiblesse des membres; gonflement des pieds; puis ulcères aux pieds, l'os est mis à nu. Finalement, paupières supérieures œdémateuses; l'animal meurt après quelques heures de coma et de léger délire.

Carougeau, Musgrave, Williamson et Clegg (*loc. cit.*) ont aussi constaté la sensibilité du singe au Surra.

Lapins. — La sensibilité des lapins au Surra a été constatée par Lingard, Carougeau et Penning; ce dernier observateur note que les lapins surrés présentent parfois les mêmes symptômes que les lapins dourinés.

Contrairement à ce qui arrive chez les souris et chez les rats, les Trypanosomes sont toujours rares dans le sang des lapins. Au début de l'infection, les animaux mangent bien et augmentent de poids, à la fin ils maigrissent rapidement. Exemple : un lapin du poids de 2 kgr. 270 est inoculé par nous de Surra le 22 mai 1903; le 14 juin le lapin ne paraît pas malade, il pèse 2 kgr. 420; les Trypanosomes sont très rares dans le sang. Mort le 25 juin; le poids au moment de la mort est de 1 kgr. 695; les Trypanosomes sont toujours très rares.

Au début de l'infection, au moment où les Trypanosomes apparaissent dans le sang, on observe souvent une légère poussée fébrile.

La maladie qui se termine toujours par la mort a une durée moyenne d'un mois.

Cobayes. — Chez les cobayes inoculés sous la peau, les Trypanosomes apparaissent du sixième au septième jour après l'inoculation, parfois un peu plus tard. Il se produit en même temps une légère poussée fébrile; la température s'est élevée, dans un cas, de 39° (normale) à 40°,3; à 40°,2 dans un autre cas, la poussée fébrile a été passagère et ne s'est pas reproduite. Les animaux mangent bien, ils continuent à augmenter de poids, au moins pendant la première partie de la maladie; c'est seulement pendant la dernière période qu'ils maigrissent.

Exemple : un cobaye du poids de 700 grammes est inoculé par nous de Surra le 22 mai 1903. Le 14 juin, l'animal pèse 830 grammes; il ne paraît pas malade bien que les Trypanosomes soient assez nombreux dans le sang. Le 30 juin l'animal meurt, il ne pèse plus que 670 grammes.

La pullulation des Trypanosomes n'est pas régulièrement progressive, comme cela est de règle chez la souris et chez le rat; elle a lieu par poussées; au moment des poussées, les Trypanosomes sont nombreux ou assez nombreux dans le sang, tandis que, dans les intervalles des poussées, ils deviennent rares, à ce point que l'examen histologique du sang peut être négatif. Au moment de la mort les Trypanosomes sont souvent rares.

La durée moyenne de la maladie, toujours mortelle, a été, dans nos expériences, de 80 jours, avec un maximum de 104 jours et un minimum de 39 jours.

En raison de leur prix peu élevé et de leur résistance à la maladie, les cobayes sont les animaux de choix pour l'entretien du virus du Surra; il suffit d'inoculer un cobaye tous les mois pour être sûr de ne pas perdre le virus.

Caprins. — Steel regarde la *chèvre* comme insensible; celle qu'il a inoculée a montré pourtant, 9 jours après, une poussée à 41°,5 (normale 40°). Grande émaciation au bout de 1 mois.

Deux *chèvres*, inoculées par Lingard, ont succombé au Surra. Dans les deux cas, la période d'incubation a été de 6 jours; puis la température s'est élevée (42°,2 chez une chèvre) et les Trypanosomes ont apparu dans le sang.

La première chèvre a présenté une fièvre rémittente; elle est morte le 53e jour de la maladie. La seconde a montré également une fièvre rémittente; les Hématozoaires ont été présents 15 jours dans le sang, puis ont disparu; la chèvre est morte au bout de 4 mois et demi.

Penning donne la chèvre comme réfractaire.

Nous avons fait, de notre côté, quelques expériences sur des chèvres. 5 à 6 jours après l'inoculation du Surra, on observe une poussée fébrile, la température monte à 40°, puis redescend à la normale; une seconde poussée se produit parfois au bout de quelques jours. En dehors de ces accès de fièvre qui passeraient inaperçus si l'on ne prenait pas la température des malades, l'infection ne se traduit, chez les caprins, par aucun symptôme; les animaux ne maigrissent pas, il ne se produit pas d'œdème. Les Trypanosomes sont toujours si rares dans le sang que l'examen histologique ne révèle pas leur présence; il est nécessaire d'inoculer le sang à des rats ou à des souris pour s'assurer si les animaux sont infectés ou non.

La maladie se termine d'ordinaire par guérison; la durée de l'infection est de 5 mois environ. Les chèvres, après guérison, ont l'immunité pour le Surra.

Ovinés. — Un *bélier* a été inoculé à deux reprises, à intervalles

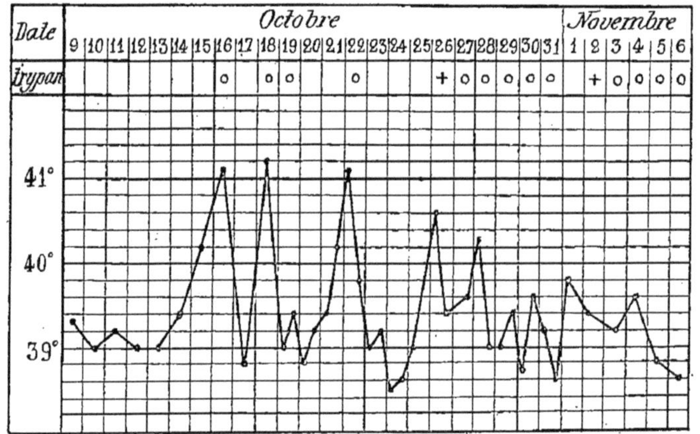

Fig. XXVII.

Commencement du tracé thermométrique d'un mouton inoculé de Surra le 13 octobre 1903. L'existence de Trypanosomes dans le sang a été notée le 26 octobre et le 2 novembre 1904. Au bout de 3 mois le sang du mouton était encore virulent.

de 14 jours, par Lingard. Le sixième jour après la deuxième inoculation, la température a atteint 41°,9. Jamais on n'a observé d'Hématozoaires à l'examen microscopique du sang; mais le sang, 18 jours après la deuxième inoculation, s'est montré infectieux pour le cobaye; 28 jours après, on a observé de l'œdème de l'enveloppe testiculaire; 45 jours après, la présence de Trypanosomes a été constatée dans cette enveloppe. L'animal, au bout de 104 jours, a montré de la parésie à gauche. Il a succombé en 127 jours.

L'évolution du Surra chez les Ovinés de nos pays est, à très peu près, la même que chez les Caprins. La maladie ne se traduit que par quelques poussées fébriles pendant lesquelles la température monte à 40° ou 41°. (Voir tracé ci-dessus, fig. XXVII.) Les animaux mangent bien et augmentent souvent de poids pendant la durée de la maladie. Les Trypanosomes sont en général très rares dans le sang, cependant l'examen histologique permet quelquefois de constater leur présence.

La maladie peut se terminer par guérison; sa durée est de 5 à 6 mois. Les animaux, après guérison, ont l'immunité pour le Surra.

§ 3. — Anatomie pathologique.

Comme dans le Nagana, l'hypersplénie est constante chez les souris, les rats et les chiens, inconstante chez les cobayes; elle fait d'ordinaire défaut chez les lapins. Cette lésion paraît être en rapport avec l'abondance des Trypanosomes dans le sang au moment de la mort.

Chez une souris de 20 grammes qui meurt de Surra, le poids moyen de la rate est de 0 gr. 80; chez des rats de 170 grammes le poids moyen de ce viscère est de 3 gr. 40; chez des chiens de 20 kilogr. le poids moyen de la rate a été de 180 grammes. On a vu plus haut que, chez un chien de 9 kilogr., la rate pesait 210 grammes, soit environ dix fois le poids normal.

Chez des cobayes du poids moyen de 465 grammes, le poids moyen de la rate a été de 2 gr 23; il y a de grands écarts entre les poids notés; chez un cobaye de 370 grammes la rate pesait 0 gr. 75, chez un autre cobaye de même poids elle pesait 1 gr. 670.

Chez les lapins du poids moyen de 1 kg. 377, le poids moyen de la rate a été de 3 gr. 50.

En dehors de l'hypersplénie, le Surra ne produit pas en général de lésions anatomiques macroscopiques. Dans quelques autopsies de rats ou de chiens, nous avons noté de la congestion pulmonaire et de petites ecchymoses sous-pleurales.

Chez les buffles qui meurent du Surra, on constate, d'après Penning, l'hypertrophie des ganglions lymphatiques et du foie, rarement de la rate et toujours à un faible degré, des hémorragies péricardiques et sous la muqueuse intestinale.

§ 4. — Agent pathogène *(Trypan. Evansi.)*

Le Trypanosome du Surra qui a été découvert par Evans a une grande analogie avec le Trypanosome du Nagana, au point de vue morphologique, comme au point de vue des accidents qu'il produit. La plupart de nos observations ont été faites sur des Trypanosomes provenant de l'épizootie de Maurice, mais nous avons pu comparer les Trypanosomes de cette provenance à des Trypanosomes venant d'Asie; ces derniers spécimens nous ont été envoyés par M. Carougeau, vétérinaire de l'Institut Pasteur de Nha-Trang (Annam); ils ont été trouvés identiques à ceux de Maurice.

Trypan. Evansi mesure, en moyenne, 25 μ de long sur 1 μ 1/2 de large. Dans la longueur, la partie libre du flagelle compte pour 6 μ environ.

Des formes plus grandes (30 μ de long sur 2 μ à 2 μ 1/2 de large) ne sont pas très rares, mais il s'agit d'éléments en voie de division. On ne trouve pas de petites formes mesurant moins de 22 μ de long.

Les formes les plus grandes (jusqu'à 35 μ de long) ont été trouvées dans le sang des Équidés.

Trypan. Evansi est si voisin de *Trypan. Brucei* qu'il nous paraît inutile d'en donner une description complète, il nous suffira d'indiquer les quelques particularités qui distinguent, en général, ces deux espèces de Trypanosomes.

Trypan. Evansi est plus effilé d'ordinaire que *Trypan. Brucei*; l'extrémité postérieure a une forme variable, comme chez tous les Trypanosomes; elle est tantôt en cône allongé, tantôt en cône tronqué; les noyaux et les centrosomes ont le même aspect dans les deux espèces; la partie libre du flagelle est plus longue chez *Trypan. Evansi* que chez *Trypan. Brucei* et le protoplasme est d'ordinaire moins riche en granulations chromatiques chez le premier de ces Trypanosomes que chez le second.

La figure XXVIII représente, à côté de Trypanonomes du Surra (1 et 2), des Trypanosomes du Nagana (3 et 4) et des Trypanosomes du Caderas (5 et 6), ces derniers bien caractérisés par la petitesse des centrosomes.

Dans le sang à l'état frais, examiné entre lame et lamelle, *Trypan. Evansi* est plus mobile que *Trypan Brucei*; on voit fréquemment un Trypanosome se déplacer et sortir du champ, ce qui est très rare quand on observe des Trypanosomes du Nagana.

Malheureusement aucun de ces caractères, secondaires d'ailleurs, n'est constant et, pour le même Trypanosome, la morphologie est un peu variable avec l'espèce animale et suivant que l'examen a lieu au début de l'infection ou à la dernière période; il en résulte que le diagnostic différentiel de *Trypan. Evansi* et de *Trypan. Brucei* est impossible s'il doit se baser sur l'examen d'un très petit nombre de parasites; avec un peu d'habitude on arrive au contraire à distinguer les deux Trypanosomes, quand on dispose de préparations bien colorées et riches en parasites.

La multiplication se fait par bipartition, comme pour *Trypan. Brucei*, le centrosome, le noyau et le flagelle se dédoublent (fig. XXVIII, 2), enfin le protoplasme se divise. Quelquefois une nouvelle division se produit avant la division du protoplasme et l'on trouve, dans un même Trypanosome de grandes dimensions,

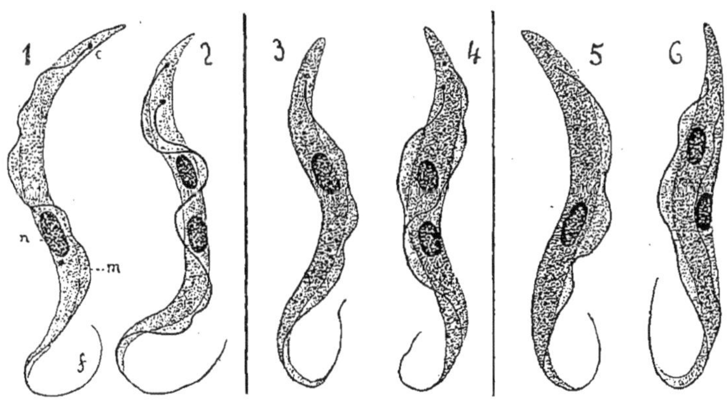

Fig. XXVIII.

1 et 2. Trypanosomes dans le sang d'une mule, épizootie de Maurice : *n*, noyau; *c*, centrosome; *m*, membrane ondulante; *f*, flagelle. Le Trypanosome représenté dans la figure 2 est en voie de division : il y a 2 noyaux, 2 centrosomes et le flagelle, dans sa partie attenante aux centrosomes, est en voie de division. — 3 et 4. Trypanosomes du Nagana; un des parasites est en voie de division. — 5 et 6. Trypanosomes du Mal de Caderas; un des parasites est en voie de division. Gr. 2000 diamètres environ.

4 noyaux et 4 centrosomes; c'est là une exception rare à la règle qui est la bipartition égale.

Les Trypanosomes du Surra s'agglutinent dans les mêmes conditions à peu près que ceux du Nagana; nous avons obtenu, en particulier, de belles agglutinations (primaires, secondaires et tertiaires) en mélangeant une goutte de sang riche en Trypanosomes à une goutte de sérum de chèvre. Avec le sérum de cheval nous avons eu seulement des agglutinations primaires, lâches.

Les Trypanosomes agglutinés s'altèrent rapidement, surtout au centre des agglomérations secondaires ou tertiaires; toute la partie centrale de ces amas devient rapidement granuleuse.

L'agglutination se fait, comme pour *Trypan. Brucei*, par les extrémités postérieures.

Trypan. Evansi est peu résistant lorsque le sang, défibriné ou mélangé à de l'eau physiologique citratée, est conservé à la température du laboratoire ou mis à la glacière.

Après trois jours de conservation à la glacière, on trouve des Trypanosomes qui ont gardé leur forme, mais qui sont immobiles ou très peu mobiles et qui ont perdu leur virulence.

Du sang de cobaye surré soumis pendant 15 minutes à la température de —191° (air liquide) s'est montré encore virulent; deux souris inoculées avec ce sang ont été prises en 6 et 8 jours et sont mortes en 15 et 18 jours.

Nous avons essayé de cultiver *Trypan. Evansi* sur sang-gélose par le procédé de Novy. Sur six essais de culture, un seul a réussi et la culture n'a pu être réensemencée qu'une fois. Les Trypanosomes se montraient, dans ces cultures, sous l'aspect de petits éléments isolés mobiles ou de rosaces comparables à celles des cultures de *Trypan. Lewisi*, mais beaucoup plus petites que ces dernières. Les flagelles de tous les éléments des rosaces sont au centre de ces dernières. Au bout de trois mois on trouvait encore, dans les cultures (deuxième ensemencement), des Trypanosomes mobiles et des rosaces. L'inoculation de la culture, faite à plusieurs reprises chez des souris, n'a donné que des résultats négatifs; il n'est donc pas douteux que le Trypanosome en s'accommodant aux conditions de la culture *in vitro* avait perdu sa virulence. Les souris qui avaient reçu du produit de culture n'ont montré aucune immunité; inoculées ensuite avec du sang frais virulent, elles sont mortes aussi rapidement que des souris témoins.

§ 5. — Le Surra est une entité morbide bien distincte.

Trypan. Evansi a des ressemblances si grandes avec *Trypan. Brucei*, au point de vue morphologique, comme au point de vue de l'action pathogène sur les différentes espèces animales, qu'on était en droit de se demander s'il ne s'agissait pas du même Trypanosome ou du moins de deux variétés du même Trypanosome. L'opinion générale était que Surra et Nagana étaient deux noms d'une même maladie.

Une épreuve s'imposait, pour trancher cette question : il fallait inoculer le Surra à un animal ayant l'immunité pour le Nagana e constater si l'animal s'infectait ou non. Il arrive qu'une forme légère d'une maladie ne protège pas contre une forme grave; dans le cas particulier cette objection était sans valeur, car la virulence du Nagana est égale, sinon supérieure, à celle du Surra.

Nous avons pu réaliser cette expérience et démontrer que des animaux immunisés contre le Nagana sont sensibles au Surra; il résulte également de nos observations que le Surra et le Caderas constituent deux entités bien distinctes[1].

Les animaux qui nous ont servi pour établir ces faits sont *deux chèvres* (I et II) et *un bouc*. Tous les trois avaient été infectés, en octobre-novembre 1902, avec du sang d'animal *cadéré*; à aucun moment, ils n'ont montré de phénomènes morbides; le poids a toujours été en augmentant. L'infection à Trypanosomes du Caderas a duré 5 mois environ.

La *chèvre I*, préalablement à l'infection par le Caderas, était solidement immunisée contre le Nagana. C'est un des deux animaux qui nous ont servi à établir l'autonomie mutuelle du Nagana et du Caderas. L'immunité de cette chèvre pour le Nagana s'est maintenue : une injection sous-cutanée de sang nagané, faite le 20 mai 1903, n'a amené aucune nouvelle infection. Le 5 juin 1903, les *deux chèvres* ont reçu chacune, sous la peau de l'oreille, 0 cc. 5 de sang dilué de souris avec très nombreux Trypanosomes du Surra. En même temps, le *bouc* (de poids intermédiaire aux poids des deux chèvres) était inoculé avec 0 cc. 5 de sang dilué de souris avec Trypanosomes du Caderas.

Les *deux chèvres* ont réagi de la même façon à l'injection de Surra : elles ont montré une légère poussée thermique à 40°,5, resp. 40°, le cinquième resp. sixième jour après l'inoculation. La température était redescendue à la normale (entre 38° et 39°) le lendemain et elle y est restée depuis.

Nous n'avons jamais observé de Trypanosomes à l'examen microscopique du sang des deux chèvres; mais les inoculations de ce sang à la dose de 0 cc. 5 dans le péritoine de souris se sont montrées positives, ainsi qu'en témoignent les expériences suivantes :

1° *Sang retiré 5 jours après l'inoculation des chèvres.* — Les deux souris qui ont reçu le sang de la *chèvre I* montrent des Trypanosomes dans leur sang à l'examen microscopique 5, resp. 6 jours après leur inoculation. Celles qui ont reçu le sang de la *chèvre II* montrent des Trypanosomes 5, resp. 7 jours 1/2 après leur inoculation.

2° *Sang retiré 10 jours après l'inoculation des chèvres.* — Les deux souris qui ont reçu le sang de la *chèvre I* montrent des Trypanosomes dans leur sang à l'examen microscopique 4, resp. 5 jours après leur inoculation. Celles qui ont reçu le sang de la *chèvre II* montrent des Trypanosomes 3 jours après leur inoculation.

L'infection des deux chèvres suit donc une marche sensiblement iden-

1. Laveran et Mesnil, *Acad. des Sc.*, 22 juin 1903.

tique; l'immunité de la *chèvre I* pour le Nagana n'a modifié en rien sa réceptivité pour le Surra.

Le *bouc* réinoculé avec du sang cadéré n'a pas contracté de nouvelle infection, ce qui confirme le fait, déjà établi, que les animaux guéris du Caderas ont bien l'immunité pour cette maladie. En revanche, l'exemple des deux chèvres prouve qu'ils sont sensibles au Surra.

Nocard, Vallée et Carré ont constaté qu'une vache ayant l'immunité pour le Nagana restait sensible au Surra[1], ce qui confirme les résultats que nous avons obtenus chez les Caprins.

§ 6. — **Etiologie. — Mode d'infection.**

L'étiologie du Surra est encore mal élucidée. Depuis de longues années, les indigènes de divers districts de l'Inde incriminent des mouches qu'ils appellent Burra Dhang (*Tabanus tropicus* et *Tab. lineola*) d'être les propagatrices de la maladie. Griffith Evans, après sa découverte du parasite, considéra également comme possible l'inoculation de la maladie à un animal sain par ces taons venant de piquer un animal malade. En 1888, Kay Lees (cité par Lingard), étudiant la maladie dans les Naga-Hills, au nord-est de l'Assam, incrimine la mouche tsétsé[2]. Dans son rapport de 1894 Lingard énumère ainsi qu'il suit les causes du Surra dans l'Inde : 1° eau de boisson fortement souillée à la fin de la saison chaude; 2° herbes souillées provenant de localités inondées; 3° ingestion, avec le grain, d'excréments de rats et de bandicoots; 4° chez les chiens de chasse, l'ingestion de viande d'animaux atteints de Surra; chez les chiens terriers, la destruction des rats malades.

Dans son dernier rapport, postérieur à la découverte par Bruce du rôle de la tsétsé dans la transmission du Nagana, Lingard fait une place aux mouches piquantes dans les modes de propagation du Surra, mais sans rien abandonner de ses autres conceptions.

Dans un remarquable mémoire publié en 1901[3], L. Rogers a montré que les mouches de cheval de l'Inde pouvaient transmettre le Surra au chien et au lapin, quand elles avaient piqué depuis peu (moins de 24 heures) un animal infecté de cette maladie; il a fait remarquer que les cas latents de Surra des Bovidés devaient servir

1. Vallée et Carré, *Acad. des Sc.*, 19 octobre 1903.
2. L'existence de la mouche tsétsé aux Indes est très improbable.
3. L. Rogers, *Proceedings of the R. Soc.*, 4 mai 1901.

souvent comme source d'infection. Rogers a réfuté avec d'excellents arguments les opinions émises par Lingard sur l'infection au moyen d'eau ou d'aliments souillés, en particulier par les excréments de rats; excréments d'autant plus inoffensifs que le Trypanosome ordinaire du rat, *Trypan. Lewisi*, n'a rien à voir avec le Surra.

Les expériences de Lingard sont entachées d'une cause d'erreur grave, attendu qu'elles ont été faites dans une zone où le Surra est endémique et qu'aucune précaution n'a été prise pour garantir les animaux contre les mouches piquantes.

A Java en 1901 on remarqua, pendant l'épizootie de Surra, dans les étables et autour des animaux malades, une grande abondance de mouches. La présence de Trypanosomes fut constatée chez des mouches recueillies sur des bœufs malades. Quelques gouttes du liquide pris dans ces mouches, inoculées à un lapin, produisirent l'infection caractérisique, le lapin succomba au Surra au bout de quatre semaines. L'expérience répétée avec des mouches prises sur des chevaux malades donna les mêmes résultats.

Une grosse mouche de cheval (probablement un *Tabanus*) colorée en rouge ou de teinte roussâtre, très commune à Java, joue peut-être un rôle dans la propagation du Surra chez les chevaux, mais cette mouche ne va pas dans les étables; d'après Schat, c'est le *Stomoxys calcitrans* qui serait, à Java, le principal agent propagateur du Surra, cette mouche s'attaque aux Bovidés aussi bien qu'aux Équidés.

Pendant l'épizootie de Maurice, il ne paraît pas douteux que les mouches ont été les agents de propagation du Surra. La tsétsé est inconnue à Maurice, mais un grand nombre d'autres mouches piquantes tourmentent souvent les animaux au travail. D'après Daruty de Grandpré, c'est un Stomoxe, *St. nigra*, qui a joué à Maurice le rôle que joue en Afrique la tsétsé pour la propagation du Nagana. Dans certaines localités où l'on n'a pas trouvé de mouches piquantes, l'épizootie ne s'est pas propagée (Albion Dock, par exemple); les vaches appartenant aux Indiens, enfermées dans des cases obscures dans lesquelles les mouches ne pénètrent pas, ont été indemnes.

Dans une lettre datée du 12 novembre 1903, M. Deixonne nous annonce que le Surra n'a pas reparu chez les Équidés et il ajoute : « J'attribue ce fait à l'influence du froid sur l'éclosion des Stomoxes. Notre hiver a été très long et les mouches sont encore peu abondantes ».

Dans une autre lettre datée du 11 février 1904[1], le même observateur constate que l'épizootie de Maurice a repris violemment, au moment de l'apparition des Stomoxes, et que les animaux récemment achetés meurent en grand nombre.

Musgrave et Clegg disent avoir réussi à transmettre le Surra à des singes, à des chevaux, à des chiens, à des rats et à des cobayes par des piqûres de mouches nourries sur des animaux infectés. Les mêmes observateurs auraient réussi à transmettre la maladie par les puces de chien à chien, de rat à rat et de rat à chien[2].

Les Carnassiers peuvent contracter le Surra en mangeant des animaux atteints de cette maladie, mais l'infection n'est possible que s'il existe, à la peau qui est souillée par le sang ou surtout à la muqueuse buccale, des plaies ou de simples érosions. Ce mode de propagation du Surra n'est pas rare chez les chiens.

Steel a constaté qu'un jeune chien nourri de viande de mule morte de Surra, avait 13 jours après des parasites dans le sang; ce chien a eu une fièvre relativement peu accentuée. Dans le cours de la maladie qui a duré 51 jours, il a montré de l'hypertrophie des ganglions inguinaux gauches, de l'œdème du périnée, du gonflement de la tête.

Penning cite le cas d'un chien qui s'est infecté en mangeant le foie et la rate d'un lapin mort de Surra.

Lingard rapporte les faits suivants : le 8 janvier 1893, 4 chiens de chasse et un terrier sont mordus par une hyène, pendant une chasse, les 5 chiens deviennent aveugles et meurent du 12 mars au 16 avril. Les animaux chassés avaient été, outre l'hyène, le renard et le chacal. Un chien qui n'avait pas assisté à la curée resta en parfaite santé.

Il est probable, dit Lingard, que les chacals et les renards sont souvent infectés de Surra; en 1893, pendant une chasse, quelques-uns de ces animaux parurent malades; incapables de fuir, ils furent dévorés par les chiens dont plusieurs contractèrent la maladie[3].

A Maurice, des chiens se sont infectés en buvant le sang de bœufs qu'on saignait. Deixonne qui signale ces faits ajoute que les chiens ont très souvent des blessures de la muqueuse buccale[4].

Lorsqu'on fait manger à des animaux sensibles au Surra les vis-

1. La dernière lettre que j'ai reçue de M. Deixonne, qu'une mort subite et imprévue a enlevé prématurément à la science, à ses parents et à ses amis. (A. LAVERAN.)

2. MUSGRAVE et CLEGG, *op. cit.*, p. 86 et 87.

3. LINGARD, Rapport de 1894.

4. Rapport de la Commission de l'épizootie de Maurice, p. 18.

cères d'animaux atteints de cette maladie, on constate que l'infection se produit rarement, *à moins qu'on ne lèse au préalable la muqueuse buccale*. L'expérience suivante nous paraît intéressante à ce point de vue.

Le 18 octobre 1903 nous donnons à manger à 5 jeunes rats (poids moyen 65 grammes), les viscères d'une souris ayant des Trypanosomes du Surra en grand nombre. Le 19 octobre, on donne aux mêmes rats les viscères d'un rat qui vient de mourir de Surra (Trypanosomes en grand nombre et encore très mobiles au moment de l'autopsie du rat). On s'assure que chacun des rats mange une part des viscères.

Le 27 octobre, le sang d'un des rats contient de nombreux Trypanosomes et ce rat meurt le 28 octobre. Les quatre autres rats ne s'infectent pas.

Le 14 novembre, on inocule le Surra (inoculation sous-cutanée) à deux des rats qui s'infectent comme des rats neufs.

Le 19 novembre, on entaille légèrement la lèvre supérieure des deux rats encore indemnes et on leur donne à manger les viscères d'un rat infecté de Surra ; le 25 novembre, on constate l'existence de nombreux Trypanosomes dans le sang des deux rats.

Il ne nous paraît pas douteux que le rat qui s'est infecté seul dans la première partie de l'expérience et qui est mort le 28 octobre devait avoir quelque érosion de la peau ou de la muqueuse buccale qui a servi de porte d'entrée aux Trypanosomes et qu'il n'y a pas lieu d'incriminer, dans ce cas, l'ingestion des Trypanosomes, ingestion qui n'a produit aucun accident chez les autres rats.

En résumé, le Surra est propagé principalement, comme le Nagana, par les mouches piquantes, il ne se contracte pas par ingestion d'eau ou de fourrages souillés, mais les Rongeurs et les Carnivores peuvent s'infecter en mangeant des animaux morts du Surra, s'ils ont des plaies ou des érosions de la peau ou de la muqueuse buccale, condition qui est d'ailleurs souvent remplie (érosions du museau, blessures de la muqueuse buccale produites par des os, etc.).

§ 7. — **Traitement. — Prophylaxie.**

Lingard, aux Indes, a expérimenté un grand nombre de produits chimiques pour le traitement du Surra du cheval ; le sublimé, l'iode et l'iodure de potassium, le bichromate de potasse, l'iodoforme, la térébenthine, l'acide phénique, les alcaloïdes du quinquina, l'iodure double de potassium et de mercure, la liqueur de potasse ont été employés sans succès.

L'arsenic seul a donné quelques résultats favorables. 21 chevaux ont été soumis à ce moyen de traitement, un seul a guéri. Ce cheval était au 21ᵉ jour de la maladie quand on a commencé le traitement; il a reçu 455 grains d'acide arsénieux en 63 jours et de l'iodure de sodium à la dose de 2 drachmes, deux fois par jour, pendant 62 jours[1]. L'animal put reprendre son service, dans la police montée, au bout de 100 jours; il était en bonne santé 3 ans et 2 mois plus tard.

Lingard conseille de prescrire aux chevaux atteints de Surra l'acide arsénieux pendant 2 mois, à la dose de 12 grains par jour, et ensuite l'iodure double d'arsenic et de mercure pendant 6 mois.

Le trypanroth, à la dose de 3 à 4 milligrammes chez les souris et de 2 centigrammes chez les rats, fait disparaître temporairement (3 à 20 jours) les Trypanosomes de la grande circulation; nous avons obtenu de bons résultats, chez les rats, en associant l'acide arsénieux au trypanroth (expériences en cours).

L'iodure double d'arsenic et de mercure employé préventivement n'a pas donné de résultats favorables.

Lingard a employé, sans succès, pour le traitement du Surra : les injections de sérum obtenu en filtrant sur porcelaine un sang très riche en Trypanosomes et les injections sous-cutanées de sérum d'un Bovidé guéri du Surra et ayant acquis l'immunité pour cette maladie[2].

Pendant l'épizootie de Maurice, un grand nombre de médications ont été expérimentées également sans succès : injections hypodermiques et intra-veineuses de quinine, acide arsénieux et liqueur de Fowler, cacodylate de soude, arrhénal, injections intra-veineuses de sublimé aux doses préconisées par Baccelli dans le traitement de la fièvre aphteuse.

Edington avait conseillé l'emploi, à titre préventif et à titre curatif, de la bile d'animaux morts de Surra, additionnée du tiers de son poids de glycérine. La bile glycérinée était injectée dans les veines à la dose de 20 cc. pour les mules, de 10 cc. pour les chiens. Les résultats de ce mode de traitement ont été absolument nuls.

E. R. Rost a préconisé l'emploi des injections de sérum de chèvre

1. Le drachme = 3 gr. 888, le grain = 0 gr. 064.
2. Lingard, *Report on Surra*, vol. II, part. 1, Bombay, 1899, p. 61.

pour le traitement du Surra[1]; d'après cet observateur, les Trypanosomes du Surra meurent au bout de 1/2 minute à 2 minutes 1/2 dans le sang additionné de 1 p. 100 de sérum de chèvre. Cette assertion n'a pas été vérifiée pour le Surra et, en ce qui concerne le Nagana, nous avons constaté que le sérum de chèvre n'avait pas d'action spéciale sur les Trypanosomes.

L'action du sérum humain sur le Trypanosome du Surra est tout à fait semblable à celle de ce sérum sur les Trypanosomes du Nagana et du Caderas. Chez une souris de 15 à 20 grammes, si l'on injecte 1 cc. de sérum ou 0 gr. 10 de poudre de sérum desséché on voit disparaître les Trypanosomes en 24 ou 36 heures. Au bout de 8 à 10 jours les Trypanosomes reparaissent en général[2]. Une souris guérie de Surra après une seule injection de sérum humain (10 centigrammes de poudre de sérum desséché) n'avait pas l'immunité, une nouvelle inoculation du virus a produit, chez elle, une infection qui s'est terminée par la mort et dont la marche a été seulement un peu plus traînante qu'à l'ordinaire.

Il ne peut pas être question, bien entendu, d'utiliser le sérum humain pour le traitement des gros animaux, en raison des doses qui seraient nécessaires.

Deixonne, frappé de voir que la rate était fortement augmentée de volume dans le Surra, a splénectomisé des chiens et leur a inoculé le Surra après guérison de l'opération; les chiens splénectomisés sont morts plus rapidement que les témoins[3]. On a vu (p. 118) que nous étions arrivés à des résultats semblables avec le Nagana.

La thérapeutique est donc impuissante et tous les efforts doivent tendre à prévenir l'importation du Surra dans les pays qui en sont indemnes, à empêcher son extension dans les régions où il est endémique ou dans lesquelles l'importation est un fait accompli. L'histoire des épizooties de Surra qui ont régné à Java et à Maurice montre bien l'importance des mesures prophylactiques sur la marche et le degré de gravité de la maladie.

A Maurice, la nature de l'épizootie a été méconnue pendant plusieurs mois et par suite aucune mesure prophylactique n'a été prise au début, c'est-à-dire au moment même où ces mesures sont les plus efficaces. Des animaux malades circulaient librement, étaient

1. E.-R. Rost, Rapport sur la possibilité de traiter le Surra par des injections d'un sérum antiparasitaire. *Journal of Path. and Bacter.*, vol. VII, p. 285, juin 1901.
2. A. Laveran, *Acad. des Sc.*, 6 juillet 1903.
3. Deixonne, Lettre du 29 janvier 1903.

vendus à vil prix et disséminés dans l'île; des bêtes arrivées à la dernière période du mal étaient même abandonnées sur les routes. Lorsque le diagnostic de Surra a été enfin posé, l'épizootie avait pris une telle extension que l'abatage des animaux malades, préconisé par l'un de nous, présentait de grandes difficultés; on a reculé d'abord devant ces difficultés; on a cherché des moyens de traitement et un temps précieux pour l'application des mesures prophylactiques a été encore perdu. La Commission d'enquête chargée d'étudier les mesures à prendre contre le Surra a conclu très judicieusement qu'il fallait abattre les animaux malades, isoler les animaux suspects et prohiber pendant trois mois l'importation d'animaux dans l'île Maurice. Mais le rapport de cette Commission est daté du 16 février 1903 et les débuts de l'épizootie remontent à la fin de 1901!

Les mesures prophylactiques, quoique tardives, ont donné à Maurice des résultats appréciables.

Dans une lettre datée du 10 avril 1903, M. Deixonne écrit : « La maladie sévit toujours avec intensité chez les propriétaires qui négligent les précautions les plus élémentaires. Là où l'on fait l'abatage systématique et où les précautions sont prises, l'épizootie bat en retraite ».

Dans une lettre antérieure (29 janvier 1903), le même observateur écrivait : « Je conseille, pour les chevaux, le filet qui les protège efficacement contre les mouches et, pour les écuries, les doubles portes à toile métallique fine. Le mieux serait évidemment la déclaration obligatoire des cas avec l'abatage sans indemnité pour les Équidés, avec indemnité pour les Bovidés que nous savons pouvoir guérir souvent. »

Il est rationnel de refuser des indemnités pour les Équidés, chez lesquels le Surra est toujours mortel, et d'en donner pour les Bovidés qui peuvent guérir, mais dont l'abatage est d'intérêt général attendu que les animaux malades sont, pendant plusieurs mois, une cause d'infection pour les animaux indemnes.

La chair des Bovidés malades peut être utilisée sans danger pour l'alimentation de l'homme, quand l'état général des animaux est d'ailleurs satisfaisant.

Les Trypanosomes meurent, dans le sang des animaux morts, au bout d'un temps qui varie avec les conditions atmosphériques, mais dont le maximum peut être fixé à 24 heures. C'est surtout dans les heures qui suivent la mort que les cadavres des animaux surrés sont dangereux au point de vue de la transmission de la maladie. Si les cadavres ne peuvent pas être enfouis immédiatement, on prendra les précautions nécessaires pour que les mouches ne sucent pas le sang et pour que les chiens, les chats et les Rongeurs ne viennent pas se nourrir des débris des animaux morts naturellement ou abattus.

Pendant les épizooties de Surra qui ont régné à Java en 1900 et 1901, les mesures prophylactiques excellentes qui ont été prises ont réussi à empêcher l'extension de la maladie et à prévenir un désastre comparable à celui de Maurice. La nature de l'épizootie a été rapidement reconnue, ce qui a permis de prescrire en temps opportun les mesures préventives.

Les districts dans lesquels des cas de Surra avaient été constatés étaient déclarés infectés. Toutes les étables étaient visitées, les animaux malades étaient abattus ou isolés des animaux sains; on allumait de grands feux dans les pâturages afin de chasser les mouches.

Pour l'isolement des animaux suspects, on choisira des localités où les mouches piquantes sont inconnues ou très rares et dans le voisinage desquelles il n'y a pas de grandes exploitations agricoles.

En 1902, nous avons attiré l'attention des pouvoirs publics sur les dangers que les maladies à Trypanosomes font courir à nos colonies et en particulier à Madagascar et à la Réunion et nous avons indiqué les mesures qu'il était urgent de prendre[1].

L'importation des animaux provenant de régions contaminées par une épizootie à Trypanosomes doit être, disions-nous, interdite ou sévèrement réglementée.

Les animaux vivants, importés de régions suspectes, doivent être examinés avec soin par des vétérinaires, à l'arrivée dans les ports, et abattus si l'existence d'une maladie à Trypanosomes est constatée.

Alors même que des animaux infectés de Surra ou de Nagana ont été introduits dans un pays indemne, on peut prendre encore des mesures efficaces pour empêcher la propagation de la maladie, à condition que le diagnostic soit porté rapidement. Les animaux infectés seront abattus dès que la maladie aura été reconnue, les animaux suspects seront isolés.

D'après Musgrave et Clegg un certain nombre de rats d'égout

1. Laveran et Nocard, *Acad. de médecine*, 1er juillet 1902.

seraient infectés de Surra à Manille et, pour prévenir l'extension des épizooties de Surra, la destruction des rats devrait être recommandée.

Pour que les mesures prophylactiques soient efficaces, il faut que la nature de la maladie soit reconnue rapidement, il importe donc d'attirer l'attention des vétérinaires sur les maladies à Trypanosomes dont la fréquence et la gravité longtemps méconnues ne sont plus contestables.

Sur notre proposition l'Académie de médecine a émis, le 1er juillet 1902, le vœu « que l'importation en France ou dans les Colonies françaises d'animaux provenant de pays où règnent le Surra, le Nagana ou d'autres maladies à Trypanosomes, soit interdite ou sévèrement réglementée ».

Appendice.

Lingard (*Centralbl. f. Bakter., I, Orig.*, t. XXXV, p. 234) a décrit et figuré un Trypanosome géant dans le sang de Bovidés de l'Inde, qu'il utilisait dans ses expériences sur le Surra.

Il n'a observé le Trypanosome géant en question que chez deux Bovidés : une fois chez un taureau, 5 jours après une seconde inoculation de Surra, 4 fois chez une vache également inoculée, à 2 reprises, de Surra.

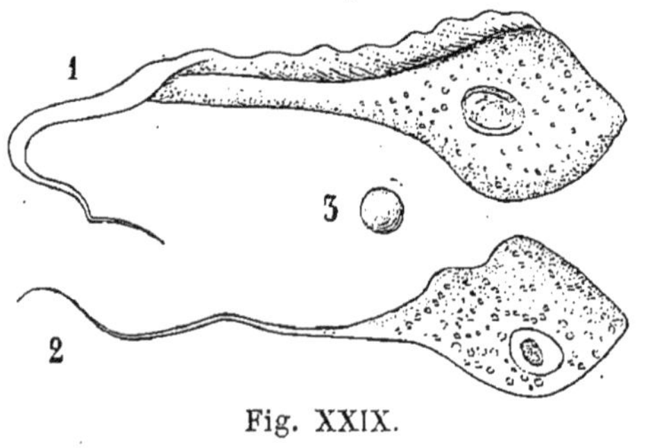

Fig. XXIX.

Dans son *Report on Surra*, t. II, part I, p. 83, Lingard parle aussi d'un « long et actif Trypanosome » qu'il n'a vu qu'une fois dans le sang du taureau n° 4. Il ne fait aucune allusion à cette observation dans son travail sur le Trypanosome géant.

La longueur du Trypanosome géant est de 14 à 23 fois, la largeur de 2 fois 1/2 à 3 fois 1/2 le diamètre d'une hématie de Bovidé (voir fig. XXIX, 3, une hématie représentée au même grossissement que 2 Trypanosomes).

Le corps du Trypanosome (fig. XXIX, 1, 2) présente généralement un renflement, plus ou moins près de l'extrémité antérieure, d'où forme en têtard ou en fuseau. La membrane ondulante est bien développée. Lingard représente un noyau au centre de la partie renflée. Observé longtemps entre lame et lamelle, le Trypanosome prend une forme d'obus, puis de sphère. Il n'a pas été vu en préparation colorée.

Ce parasite n'a vraisemblablement aucun rapport avec le *Trypan. Evansi* du Surra (il y a eu dans ces deux cas simple coïncidence); il ne paraît pas infectieux pour les espèces animales autres que les Bovidés. Le sang de la vache inoculé à 2 cobayes (1/2 cc. à chacun), au moment de la deuxième apparition du Trypanosome géant, leur a donné le Surra.

CHAPITRE IX

CADERAS

AGENT PATHOGÈNE : *Trypan. equinum*, Voges, 1901.

Synonymie : Peste de cadeiras (Brésil); Mal de caderas, Tumby-babá ou Tumby-á (Paraguay, République Argentine); Flagellose des Équidés, Trypanosomose des Équidés, etc.

§ 1. — Historique. — Répartition.

Le *Mal de caderas* ou, pour abréger, le *Caderas* est une épizootie des Équidés de l'Amérique du Sud; le Trypanosome qui est l'agent pathogène du Caderas a été découvert par le Dr Elmassian, directeur de l'Institut bactériologique de l'Assomption, capitale du Paraguay[1]. Cette découverte a été rapidement confirmée dans le laboratoire de Voges, à Buénos-Aires, où le Caderas était à l'étude depuis un certain temps[2].

Des travaux importants ont été publiés sur cette question par Voges[3], Lignières[4], Sivori et Lecler[5], Elmassian et Migone[6].

Grâce à l'obligeance de MM. Elmassian et Lignières qui nous ont fait parvenir des animaux infectés, nous avons pu étudier à Paris le Trypanosome du Caderas et son action pathogène sur différents animaux.

1. ELMASSIAN, Conférence faite au conseil national d'hygiène le 19 mai 1901. Assunçion, 1901. — *Revista de la Sociedad medica argentina*, 1902, t. X.
2. VOGES, *Berl. tierärztl. Woch.*, 3 octobre 1901. — J. ZABALA (en collaboration avec C. Malbran et O. Voges), *Anales d. Departem. nac. de Higiene*, Buénos-Aires, IX, nov. 1901.
3. VOGES, *Zeitschr. f. Hygiene*, 1902, t. XXXIX, fasc. 3.
4. J. LIGNIÈRES, *Revista de la Sociedad medica argentina*, 1902, t. X, p. 481.
5. FR. SIVORI et E. LECLER, Le Surra américain ou mal de caderas, Buénos-Aires, octobre 1902.
6. ELMASSIAN et MIGONE, *Ann. de l'Inst. Pasteur*, 1903, p. 241.

D'après Lacerda, le Caderas aurait été importé dans l'île Marajo, près de l'embouchure de l'Amazone, et de là, la maladie se serait propagée jusqu'à l'État de Matto Grosso; ce qui est certain, c'est qu'à partir de 1860 le Caderas a donné lieu dans cet État à de grands ravages, à ce point que, tous les chevaux ayant disparu, les habitants en furent réduits à se servir de Bovidés comme bêtes de trait et même comme montures; de jeunes taureaux furent dressés à cet usage. La maladie a pris aujourd'hui une grande extension; elle sévit dans une partie du Brésil et de la Bolivie, dans tout le Paraguay, dans les territoires argentins du Chaco, de Formosa et de Misiones et dans les provinces argentines de Corrientes, de Santiago del Estero et de Catamarca.

L'épizootie règne surtout dans les régions marécageuses et pendant les mois où il pleut le moins (d'avril à septembre).

§ 2. — Animaux susceptibles de contracter le Caderas; symptômes et évolution de la maladie chez les Équidés et chez plusieurs autres Mammifères.

Le Caderas sévit presque exclusivement sur les chevaux à l'état d'infection naturelle[1], mais il est inoculable à un grand nombre d'espèces de la classe des Mammifères. L'infection est tantôt aiguë ou subaiguë et mortelle, tantôt à forme lente et bénigne. On peut classer comme il suit les Mammifères auxquels le Caderas a été inoculé avec succès, en commençant par ceux qui présentent les formes de la maladie les plus aiguës et les plus graves : souris, rat, loutre, hérisson, chien, chat, carpincho, coati, singe, cheval, mulet, âne, lapin, cobaye, mouton, chèvre, porc, bœuf.

D'après Voges la maladie serait inoculable aux poules, aux canards et aux dindons; aucun autre observateur n'a réussi à infecter des Oiseaux avec le Trypanosome du Caderas; les inoculations faites à des poules nous ont toujours donné, pour notre part, des résultats négatifs.

Nous étudierons d'abord le Caderas chez le cheval, puisqu'il s'agit essentiellement d'une épizootie des Équidés, épizootie des plus graves.

Équidés. — On a vu plus haut que, dans certaines régions de

1. Elmassian, au cours d'une grave épizootie de Caderas, a observé récemment plusieurs cas d'infection spontanée chez des chiens (lettre du 28 février 1904).

l'Amérique du Sud, on en était réduit à monter des Bovidés, faute de pouvoir conserver des chevaux.

Les régiments de cavalerie envoyés dans le Chaco contre les Indiens ont perdu un grand nombre de chevaux et de mulets par cette épizootie; Voges cite l'exemple d'un régiment qui recevait, au mois de juin, 600 chevaux et qui, au mois de novembre de la même année, n'en avait plus que 100.

Le mulet et l'âne surtout résistent mieux que le cheval.

Le premier signe de la maladie chez le cheval est l'amaigrissement qui fait des progrès rapides, bien que l'appétit soit conservé.

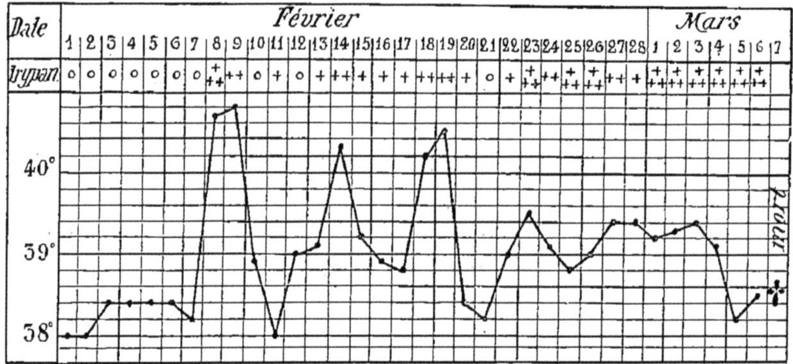

Fig. XXX.

Caderas chez un cheval de race commune. Forme aiguë. Le 31 janvier 1902 injection intra-veineuse de 20 cc. de sang provenant d'un cheval qui ne montrait pas de parasites dans le sang, mort en 34 jours (figure empruntée à Lignières).

Lorsqu'on applique le thermomètre, on constate souvent des températures fébriles (40°, 41°). Au bout d'un temps variable, on s'aperçoit que le train de derrière est paresseux, le cheval traîne ses jambes, les sabots rasant le sol. Ces troubles vont en s'accentuant et deviennent caractéristiques; quand on excite un animal à marcher, il s'avance en chancelant, la croupe se balance de droite à gauche, ce qui a valu à la maladie la dénomination de *mal de caderas* ou *maladie de la croupe*. Il arrive un moment où la station debout devient impossible; si l'animal est à l'écurie, il prend des points d'appui sur les murs; s'il est en plein air, il chancelle et tombe. L'animal qui s'est abattu peut vivre encore quelques jours, si l'on prend soin de mettre de la nourriture à sa portée; sinon, l'inanition accélère le dénouement qui est toujours mortel.

La fièvre est irrégulière (comme le montre le tracé que reproduit la figure XXX) avec des exacerbations qui peuvent atteindre 41° et 41°,8 et des rémissions pendant lesquelles la température descend parfois au-dessous de la normale, à 36° et 35°.

D'après Elmassian, il existe presque toujours des troubles de la sécrétion urinaire, l'albuminurie et l'hématurie sont fréquentes. L'hématurie, très légère d'ordinaire et appréciable seulement au microscope, est parfois abondante.

Sur plus de 30 cas d'infection naturelle, Sivori et Lecler n'ont jamais observé l'hématurie.

Les auteurs s'accordent à dire qu'on ne trouve pas de Trypanosomes dans les urines ; même dans les cas compliqués d'hématurie, Lignières n'a pas vu de Trypanosomes vivants dans l'urine. Les parasites meurent sans doute rapidement dans ce milieu.

La peau est parfois le siège, principalement à l'encolure et sur la croupe, d'une éruption légère, exsudative ; les plaques de 3 à 4 centimètres de diamètre sont couvertes de petites croûtes ; les poils tombent au niveau de ces plaques.

On observe des infiltrations passagères, principalement au niveau des articulations ; il n'y a pas d'œdèmes abondants et persistants comme dans le Nagana.

Les lésions des organes génitaux font défaut, même chez les chevaux inoculés sur des excoriations du pénis (Elmassian).

Les paupières sont le siège d'un léger œdème accompagné de conjonctivite et de chémosis. La kératite interstitielle, l'hypopyon, l'iritis exsudative sont des complications assez fréquentes.

Les chevaux chez lesquels des symptômes de parésie ont commencé à se manifester meurent d'ordinaire en un mois ou deux.

Le Caderas a parfois, chez le cheval, une évolution lente ; d'après Elmassian, c'est à cette forme qu'il faut rapporter les épizooties connues au Paraguay sous la dénomination de *Baacy-poy*. La maladie est insidieuse et, pendant des mois entiers, ne se manifeste que par l'amaigrissement des animaux qui en sont atteints. Les parésies, pour être tardives, n'en sont pas moins caractéristiques. L'examen histologique du sang ne révèle pas l'existence des Trypanosomes, mais si l'on injecte du sang à des animaux sensibles au Caderas, on provoque l'infection caractéristique[1].

La maladie, que son évolution soit rapide ou lente, est toujours mortelle chez les Équidés.

1. ELMASSIAN et MIGONE, *Ann. de l'Inst. Pasteur*, 25 avril 1903, p. 254.

Chez les chevaux inoculés sous la peau ou dans la veine avec du sang virulent, la durée du Caderas varie de 1 à 4 mois; d'après les expériences citées par Lignières, la durée minima de la maladie expérimentale chez le cheval serait de 34 jours, la durée maxima de 134 jours.

Les Trypanosomes apparaissent dans le sang du cinquième au huitième jour après l'inoculation et, à ce moment, on observe une poussée fébrile très marquée; pendant le cours de la maladie, ces poussées se répètent à diverses reprises et la multiplication des Trypanosomes procède aussi par poussées, dans l'intervalle desquelles l'examen histologique du sang est souvent négatif. Elmassian et Voges ont constaté que le nombre des parasites diminuait beaucoup quand la température du cheval s'élevait à 41°.

L'anémie est de règle, mais elle n'atteint pas les mêmes proportions que dans d'autres maladies produites par des Hématozoaires, dans les Piroplasmoses en particulier.

L'influence individuelle joue un rôle bien marqué dans la rapidité avec laquelle le Caderas évolue : les animaux jeunes, les malades, ceux qui appartiennent à des races fines, résistent moins que les animaux adultes, sains et de races communes (Lignières).

Pour l'étude de l'infection expérimentale chez les animaux autres que les Équidés, nous suivrons l'ordre indiqué plus haut, c'est-à-dire l'ordre de sensibilité décroissante au virus.

L'inoculation du Caderas est très facile et on peut dire que, chez les espèces sensibles, elle réussit toujours. Nous avons employé en général l'inoculation sous-cutanée; les inoculations intra-veineuses ou intra-péritonéales diminuent la durée de la période d'incubation.

Il suffit pour produire l'infection d'inoculer une très petite quantité de virus, mais la quantité de Trypanosomes inoculés a une influence manifeste sur l'évolution de la maladie. Si l'on injecte à une souris du sang très pauvre en Trypanosomes, l'incubation sera longue et la durée totale de la maladie atteindra ou dépassera 10 jours; si l'on injecte à forte dose du sang riche en Trypanosomes, la durée de l'incubation sera très courte et la mort arrivera souvent le cinquième jour après l'inoculation; la durée de la maladie aura donc été moitié moindre que dans le premier cas.

Souris. — Après inoculation sous-cutanée du sang virulent, chez la souris blanche, les Trypanosomes apparaissent, en moyenne, dans le sang au bout de deux jours et demi et la durée totale de la maladie (à dater de l'inoculation) est de 6 jours (maximum : 8 jours 1/2, minimum : 3 jours 1/2).

Après inoculation dans le péritoine, les Trypanosomes apparaissent dans le sang au bout de 30 à 40 heures et la durée de la maladie est de 5 jours.

Les souris grises sont un peu plus résistantes que les blanches.

Lorsqu'on inocule du sang très pauvre en Trypanosomes (sang de chèvre ou de mouton infectés de Caderas, par exemple), l'incubation de la maladie s'allonge, elle est de 6 jours en moyenne et la durée de la maladie est portée à 10 jours (maximum : 19 jours, minimum : 6 jours 1/2).

En général, le nombre des Trypanosomes augmente d'une façon régulière chez les souris infectées de Caderas jusqu'au moment de la mort et, à ce moment, les parasites sont extrêmement nombreux. Chez des souris inoculées avec du sang de Ruminants, nous avons observé quelques exceptions à cette règle. Les Trypanosomes assez nombreux le septième jour après l'inoculation, par exemple, sont rares ou très rares le huitième ou le neuvième jour, mais bientôt la pullulation reprend sa progression croissante jusqu'à la mort.

A la dernière période de la maladie la souris se met en boule, le poil se hérisse et des symptômes paralytiques précèdent de peu la mort qui est la terminaison constante.

Rats. — Chez les rats blancs ou pie, après inoculation sous-cutanée, l'incubation est de 3 à 4 jours; la durée moyenne de la maladie est de 7 jours et demi; après inoculation dans le péritoine, l'évolution est un peu plus rapide.

Chez les rats inoculés dans le péritoine avec du sang de chèvre ou de mouton *très pauvre en Trypanosomes*, la durée moyenne de l'incubation a été de 8 jours et la durée de la maladie de 16 jours (maximum : 21 jours, minimum : 7 jours et demi).

Lignières note que les rats pie résistent mieux que les rats blancs et les rats gris mieux encore. Un rat d'égout auquel nous avons inoculé le Caderas est mort en 12 jours.

D'après Voges, les rats gris survivraient quelquefois. Chez les rats blancs et pie la maladie est toujours mortelle.

Les Trypanosomes se multiplient dans le sang jusqu'au moment de la mort; à ce moment ils sont toujours extrêmement nombreux.

Les symptômes qui précèdent la mort sont les mêmes que chez la souris; nous n'avons pas observé la mort subite, comme dans certains cas de Nagana des rats.

Campagnol (*Arvicola arvalis*). — Un campagnol a montré des Trypanosomes 36 heures après l'inoculation, dans le péritoine, du sang d'un animal infecté de Caderas. De deux autres campagnols inoculés sous la peau, l'un a montré des Trypanosomes 2 jours après l'inoculation, l'autre au bout de 8 jours seulement. Ces animaux sont morts trop rapidement pour qu'on ait pu suivre chez eux la marche complète de l'infection. La différence observée dans la période d'incubation est probablement en rapport, comme dans le Nagana, avec des variations individuelles de sensibilité des animaux (cf. Cobayes naganés).

Hérisson. — Le hérisson (*Erinaceus europæus*) est très sensible au Caderas. Deux hérissons inoculés avec du sang de cobaye cadéré sont morts en 6 et 9 jours, avec des Trypanosomes très nombreux dans le sang.

Loutre. — Deux loutres (*Nutria* sp. ?) auxquelles Voges a inoculé le Caderas sont mortes en 10 jours.

Mulita. — Le mulita (*Tatu hybridus*) est très sensible, il meurt de Caderas en 10 jours d'après Lignières.

Singes. — Les singes sont également très sensibles au Caderas. La durée de la maladie est de 7 à 15 jours, suivant la quantité de sang injectée.

Chez *Nictipithecus felinus* l'incubation a été de 3 à 5 jours, la durée de la maladie de 5 à 8 jours (Elmassian et Migone).

Le 8 octobre 1902 un singe (*Cercopithecus fuliginosus* ou espèce très voisine) est inoculé par nous, sous la peau, avec du sang de souris cadérée. La température du singe est à ce moment de 38°,5. Le 13 octobre, l'examen du sang révèle l'existence de Trypanosomes assez rares, en même temps la température s'élève. Du 14 au 16 inclus, la température se maintient à 39° ou 39°,3; en même temps le nombre des parasites augmente d'une façon régulière. A partir du 17 octobre la température s'abaisse, le 20 elle est de 35°,7, c'est-à-dire très inférieure à la normale. Le 19 nous notons des Trypanosomes assez nombreux, les 20 et 21 l'examen histologique du sang est au contraire négatif.

Le singe meurt dans la nuit du 21 au 22 octobre. La durée de la maladie a été par conséquent de 13 jours et demi.

La mort en hypothermie est la règle dans le Caderas et dans le Nagana, chez le singe, comme dans l'infection produite par *Trypan. gambiense*.

Chien. — Après inoculation sous-cutanée, les Trypanosomes

apparaissent du quatrième au cinquième jour. La durée moyenne de la maladie a été de 36 jours dans nos expériences.

La multiplication des Trypanosomes dans le sang du chien n'est pas aussi régulière que chez les animaux précédents, il y a des poussées dans l'intervalle desquelles les Trypanosomes deviennent parfois très rares, mais ces intervalles sont toujours courts. Au moment de la mort, les Trypanosomes sont nombreux ou très nombreux dans le sang.

Les seuls symptômes constants sont l'amaigrissement et une élévation plus ou moins marquée de la température, notamment au moment où les Trypanosomes apparaissent dans le sang (voir le tracé reproduit dans la figure XXXI).

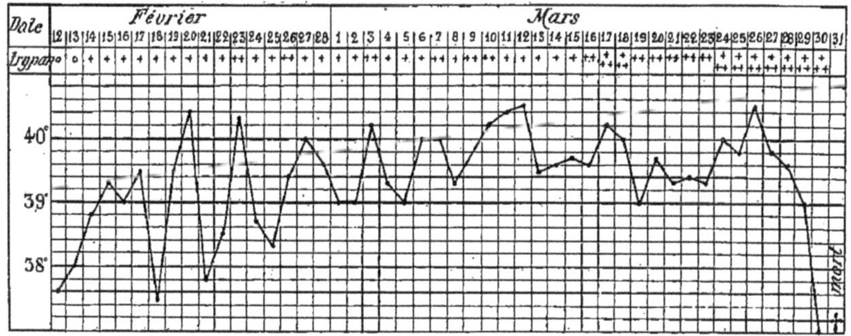

Fig. XXXI.

Tracé thermométrique d'un chien inoculé le 12 février 1902 dans la veine avec 1/2 cc. de sang de rat très riche en Trypanosomes du Caderas. Mort en 48 jours. (Figure empruntée à Lignières.)

Lorsque la maladie n'évolue pas très rapidement, on note souvent de l'œdème du fourreau de la verge et du scrotum, de la conjonctivite, de l'iritis parfois double avec hypopyon, ce qui peut produire la cécité complète; enfin, à la dernière période, la parésie du train postérieur.

La maladie se termine toujours par la mort.

Lapin. — Chez les lapins inoculés par la voie hypodermique, les Trypanosomes apparaissent dans le sang au bout de 4 à 5 jours. La durée moyenne de la maladie, chez les lapins que nous avons inoculés à Paris, a été de 33 jours; durée maxima : 46 jours. Voges indique une durée plus longue (1 à 3 mois).

Les Trypanosomes sont rares ou très rares dans le sang des lapins infectés de Caderas.

Les symptômes généraux sont : l'amaigrissement et des poussées de fièvre.

Les symptômes locaux notés le plus souvent sont : la blépharo-conjonctivite, l'œdème de la base des oreilles avec perte des poils par plaques, le coryza avec tuméfaction et exulcérations des narines, des œdèmes des régions anale et vulvaire, la tuméfaction des testicules ou même l'orchite.

La blépharo-conjonctivite constitue une grave complication si les lapins ne sont pas bien soignés ; les paupières se collent et le pus s'accumule au-dessous, les cornées s'enflamment; il peut en résulter une cécité complète qui empêche les lapins de se nourrir et qui hâte la mort. Il suffit de laver tous les matins les yeux des lapins avec de l'eau boriquée pour empêcher cet accident de se produire.

La sérosité des œdèmes du lapin contient souvent plus de Trypanosomes que le sang (Lignières).

Carpincho (*Hydrochœrus capibara*). — Chez ce gros Rongeur qui est commun dans l'Uruguay et dans certaines parties de l'Argentine et qui paraît jouer un rôle dans la propagation du Caderas, l'incubation est de 10 jours, la durée de la maladie de 1 à 2 mois. A la dernière période on observe des phénomènes paralytiques.

Coati (*Narica nasua* Lin.). — Chez deux coati inoculés de Caderas par Lignières, la mort est survenue en 47 jours dans un cas, en 20 jours dans l'autre. Elmassian indique une durée plus longue de la maladie chez cet animal.

Les principaux symptômes sont : l'amaigrissement, l'anémie, l'œdème de la face, la faiblesse et à la dernière période la parésie du train postérieur. Les Trypanosomes se trouvent presque constamment dans le sang et souvent ils y sont en grand nombre (Lignières), leur multiplication se fait par poussées.

Cobaye. — Après inoculation sous-cutanée, les Trypanosomes apparaissent en moyenne dans le sang au bout de 9 jours. La durée moyenne de la maladie a été, dans nos expériences, de 84 jours (maximum : 120 jours, minimum : 29 jours).

La multiplication des Trypanosomes se fait par poussées, au moment de ces poussées les parasites sont souvent nombreux dans le sang des cobayes; dans les intervalles, les Trypanosomes deviennent assez rares pour que l'examen histologique du sang ne révèle pas leur présence.

Au début de l'infection on n'observe aucun symptôme morbide, les cobayes mangent bien et augmentent souvent de poids. La dernière période est marquée par de l'amaigrissement; dans certains cas, par des œdèmes partiels qui se localisent d'ordinaire à la tête et à la région anale et vulvaire.

La blépharo-conjonctivite double, et l'opacité des deux cornées étaient très marquées chez un de nos cobayes mort au 136e jour de la maladie.

Tous nos cobayes inoculés de Caderas sont morts; d'après Voges, ces animaux guériraient quelquefois.

Chat. — D'après Lignières, Elmassian et Migone, les jeunes chats meurent en 50 à 80 jours, tandis que les chats adultes résistent longtemps, bien que les parasites soient souvent nombreux dans leur sang. Lignières cite l'observation d'un chat qui, infecté depuis près de 8 mois, ne paraissait pas malade. Les principaux symptômes, à la dernière période, sont : l'amaigrissement et l'anémie.

Porc. Mouton. Chèvre. Bovidés. — Ces animaux ne présentent, en général, aucun trouble morbide apparent à la suite de l'inoculation du Caderas, si bien que plusieurs observateurs ont admis qu'ils étaient réfractaires à cette maladie. Il faut ajouter encore que l'examen histologique du sang de ceux de ces animaux qui ont été inoculés avec le virus du Caderas est presque toujours négatif. En réalité le porc, le mouton, la chèvre et les Bovidés prennent le Caderas, mais la maladie a chez eux une forme atténuée et elle se termine presque toujours par la guérison. Lorsqu'on prend la température des animaux inoculés, on constate qu'il y a de temps à autre des poussées fébriles et si l'on inocule le sang à des animaux très sensibles, comme les souris et les rats, on produit des infections caractéristiques; les Trypanosomes existent donc dans le sang, mais en assez petit nombre pour qu'ils échappent presque toujours à l'examen histologique.

Nous avons inoculé de Caderas : 2 moutons (dont un ayant l'immunité pour le Nagana); 3 représentants de la race caprine : une chèvre (chèvre I) ayant depuis 6 mois l'immunité pour le Nagana et ayant reçu depuis ce moment des doses considérables de sang de chien riche en *Trypan. Brucei*; — un chevreau de 14 kilogr.; — une chevrette de 8 kg. 500 (chèvre II).

Un seul de ces animaux a succombé : le mouton ayant l'immunité pour le Nagana; il est mort 66 jours après l'inoculation; au moment de la mort, son sang était virulent à la dose de 1/40 de cc.

Les autres animaux se sont toujours montrés en excellente santé : augmentation régulière du poids; pas de poussée thermique dans les jours qui ont suivi l'inoculation; jamais de parasites visibles à l'examen microscopique. Au début, le sang se montrait virulent pour la souris à 1/10 de cc. (incubation 5 jours). Au bout de 3 mois, cette dose ou bien n'était pas infectieuse, ou bien donnait à la souris une infection à incubation longue et à marche ralentie. Plus tard encore, vers la fin de l'infection, il arrive que 3 cc. de sang n'infectent pas un rat. Nous avons considéré les animaux comme guéris lorsque 8 cc. de sang de chacun d'eux injectés à 2 rats ne produisaient pas d'infection. Le mouton a été infecté 4 mois et demi; les 3 caprins de 5 mois à 5 mois et demi.

Chez le porc, le sang est virulent 2 mois encore après l'inoculation du Caderas.

Chez les Bovidés, le sang est virulent pendant plusieurs mois.

Les animaux qui ont résisté au Caderas jouissent de l'immunité pour cette maladie; on peut leur inoculer de très fortes doses de virus sans les infecter de nouveau.

§ 3. — Anatomie pathologique.

En dehors de l'anémie qui est plus ou moins prononcée, on peut dire qu'il n'y a pas de lésion constante, commune aux différentes espèces animales sensibles au Caderas. La tuméfaction de la rate qui s'observe toujours chez les rats, les souris et les chiens qui meurent de Caderas, est peu marquée d'ordinaire chez les cobayes et elle fait défaut chez les lapins.

Chez des souris du poids moyen de 24 grammes, le poids moyen de la rate a été de 0 gr. 840 (maxima : 1 gramme et 1 gr. 25).

Chez des rats du poids moyen de 215 grammes, le poids moyen de la rate a été de 2 grammes (maximum : 3 grammes).

Chez un chien de 4 kg. 700, la rate pesait 36 grammes; chez deux autres chiens, du poids de 12 kilogr. et de 25 kilogr., les poids des rates ont été respectivement de 109 et de 345 grammes.

Chez le singe dont il est question plus haut, du poids de 1 265 grammes, la rate, grosse et diffluente, pesait 14 grammes.

Chez les cobayes de 500 grammes environ, morts de Caderas, le poids moyen de la rate était de 2 grammes (maximum : 5 grammes chez un cobaye de 670 grammes; minimum : 0 gr. 720 chez un cobaye de 400 grammes). Dans un cas, la rate pesait 12 grammes, mais elle était le siège d'un vaste infarctus qui avait produit une rupture de la rate.

Chez des lapins du poids moyen de 1 kg. 500, le poids de la rate a été seulement de 1 gr. 68, c'est-à-dire inférieur au poids moyen de ce viscère chez des rats de 215 grammes.

Chez le cheval, la rate est congestionnée, augmentée de volume; les ganglions mésentériques sont hypertrophiés. Les lésions des reins sont communes : néphrite, hémorragies interstitielles. Enfin on observe souvent des épanchements de sérosité dans le péritoine, dans la plèvre, dans le péricarde et un exsudat gélatineux, citrin, dans le canal rachidien (Elmassian et Migone).

§ 4. — Agent pathogène[1].

Voges a donné au Trypanosome du Caderas le nom de *Trypan. equina*, qui doit être changé en *Trypan. equinum*, *Trypanosoma* étant du neutre[2].

Dans le sang frais, *Trypan. equinum* a la plus grande ressemblance avec *Trypan. Evansi* et *Trypan. Brucei*; c'est seulement sur des préparations bien fixées et colorées qu'on arrive à distinguer le premier de ces Trypanosomes des deux autres.

Les mouvements de *Trypan. equinum* qui sont vifs au moment où l'on vient de recueillir le sang, se ralentissent assez rapidement dans les préparations de sang ordinaires.

Chez les animaux qui ont de nombreux Trypanosomes dans le sang, les mouvements des parasites se ralentissent d'ordinaire dans les dernières heures de la maladie, peut-être sous l'influence de l'état asphyxique qui précède la mort.

Trypan. equinum mesure de 22 à 24 μ de long, sur 1 μ 5 de large environ; les formes en voie de multiplication peuvent atteindre 28 à 30 μ de long, sur 3 à 4 μ de large. Dans les formes ordinaires, le flagelle mesure 5 μ de long environ.

Chez les différentes espèces animales la longueur du parasite est la même, les mensurations nous ont donné les mêmes chiffres chez la souris, le rat, le singe, le cobaye, le chien et chez le cheval.

Le principal caractère différentiel de *Trypan. equinum* avec les

1. Voir les travaux cités dans le § 1, et A. Bachmann et P. de Elizalde, *An. d. circulo medico argentino*, 31 mars 1903.

2. Postérieurement Lignières a proposé le nom de *Trypan. Elmassiani*, qui ne peut pas être maintenu.

Trypanosomes voisins : *Trypan. Evansi*, *Trypan. Brucei*, *Trypan. equiperdum*, est fourni par l'aspect particulier que présente le centrosome. (Fig. XXXII, 1, et fig. 5, Planche en couleur.)

Alors que, chez ces derniers Trypanosomes, le centrosome est très visible et qu'il se colore fortement en violet foncé par le procédé ordinaire, chez *Trypan. equinum* ce corpuscule est assez peu visible pour que quelques observateurs aient pu nier son existence[1]. En réalité le centrosome existe, mais il est très petit et il se colore comme le flagelle, ce qui le rend moins visible encore. Le centrosome qui mesure 1/2 μ environ chez *Trypan. Brucei* et

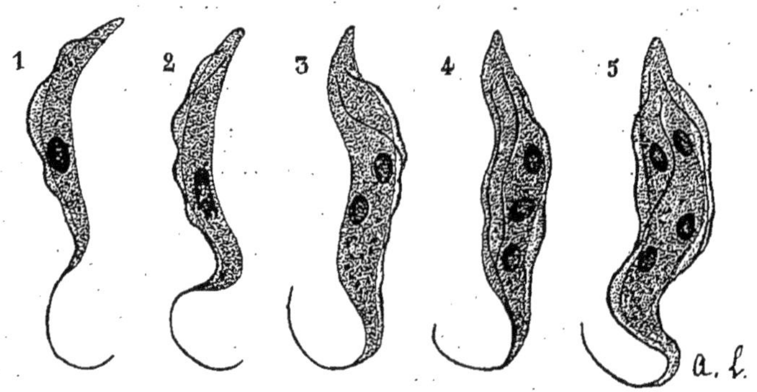

Fig. XXXII.

1. *Trypan. equinum* forme normale. — 2 et 3. Formes de multiplication ordinaires par bipartition; la figure 2 montre le commencement de la division. — 4 et 5. Formes de division plus rares en trois et en quatre. (Gr. 2 000 diamètres environ.)

Trypan. Evansi a, tout au plus, 1/3 de μ chez *Trypan. equinum*; cette particularité permet de reconnaître facilement ce dernier Trypanosome des Trypanosomes voisins, lorsqu'on a à sa disposition des préparations bien colorées.

Nous avons inoculé, à une souris, le Caderas et le Nagana et nous avons constaté que les deux infections se développaient simultanément avec prépondérance du Nagana; à un moment donné on distinguait facilement, dans les préparations de sang colorées, les Trypanosomes du Caderas de ceux du Nagana, grâce à la différence d'aspect des centrosomes.

Le noyau, la membrane ondulante et le flagelle ont les mêmes aspects, à peu près, que chez *Trypan. Evansi*. Le nombre des gra-

1. Lignières, *op. cit.* L. admet que la naissance du flagelle est parfois un peu grossie et arrondie, c'est précisément cet épaississement à la naissance du flagelle, plus constant que ne l'admet L., qui constitue, d'après nous, le centrosome rudimentaire de *Trypan. equinum*.

nulations chromatiques du protoplasme est très variable; chez les souris et chez les rats, ces granulations sont plus nombreuses à la dernière période de la maladie qu'à ses débuts.

La multiplication se fait presque toujours par bipartition égale. Le centrosome et l'extrémité adjacente du flagelle se divisent en général les premiers (fig. XXXII, 2 et 3). Le noyau se divise ensuite, en même temps que le dédoublement du flagelle s'achève.

En dernier lieu le parasite qui a une largeur double de celle des Trypanosomes normaux présente deux noyaux, deux centrosomes, deux membranes ondulantes et deux flagelles; le protoplasme se divise enfin.

On trouve quelquefois des parasites avec trois ou quatre noyaux (Fig. XXXII, 4 et 5); il paraît évident que, dans ces cas, la division des noyaux et des centrosomes a continué alors que le protoplasme ne s'était pas encore divisé.

D'après Lignières, le Trypanosome du Caderas peut se conserver vivant pendant trois jours à la glacière. A la température ordinaire du laboratoire, le parasite meurt plus rapidement.

La vitalité des Trypanosomes est plus grande dans le sang mélangé à du sérum que dans le sang défibriné pur. Les sérums des différentes espèces animales se comportent, à ce point de vue, de façons assez différentes. C'est le mélange avec le sérum de poule qui a donné, dans les expériences faites par Lignières, les résultats les plus favorables (survie des Trypanosomes 11 jours); viennent ensuite : les sérums de cheval et de mouton (6 jours), les sérums de rat, de bœuf, de grenouille (5 jours), les sérums de porc, de chat, de chien (4 jours); ce sont les sérums d'homme, de cobaye et de lapin qui ont donné les chiffres de survie des Trypanosomes les plus faibles (3 jours environ).

Lignières a obtenu de belles agglutinations des Trypanosomes du Caderas avec les sérums normaux de mouton, de porc, de lapin, de cheval et surtout avec les sérums de bœuf, de mouton, de porc et de chat cadérés.

Les sérums normaux de bœuf, d'homme, de rat et de chat n'ont donné que de petites agglutinations.

Les sérums normaux de grenouille, de poule, de cobaye et de chien n'ont pas donné d'agglutinations dans les expériences faites en tubes.

Les Trypanosomes du Caderas s'agglutinent comme *Trypan.*

Lewisi et *Trypan. Brucei* par leurs extrémités postérieures; les rosaces qui se forment ainsi sont plus petites et plus fragiles que celles qu'on obtient avec *Trypan. Lewisi*. L'agglutination n'est jamais totale; il y a toujours, dans les préparations, un certain nombre de parasites libres.

Action du froid et de la chaleur. — Le Trypanosome du Caderas résiste beaucoup mieux au froid qu'à la chaleur. Dans une expérience de Lignières, le sang refroidi pendant 2 heures à la température de —20° s'est montré encore virulent. Dans une autre expérience, du sang refroidi pendant 5 heures à — 10° avait perdu sa virulence.

Nous avons fait quelques expériences pour connaître, sur *Trypan. equinum*, l'action des grands froids qu'on obtient avec l'air liquide.

Une souris qui a reçu 1/5 de cc. de sang cadéré soumis 5 minutes à —191° C. a été prise au bout de 9 jours et elle est morte au bout de 16 jours et demi.

Une souris qui a reçu 1/5 de cc. du même sang soumis 5 minutes et ensuite 10 minutes à —191° a été prise au bout de 8 jours et elle est morte au bout de 12 jours 1/2.

Une souris témoin qui avait reçu 1/10 de cc. du sang d'un animal cadéré a été prise en 5 jours et elle est morte au neuvième jour.

Le Trypanosome résiste donc bien, au moins pendant quelques minutes, aux refroidissements que produit l'air liquide.

Il faut tenir compte, non seulement du degré de froid, mais aussi de la durée de l'exposition au froid. De même pour l'exposition à la chaleur.

Les Trypanosomes du Caderas meurent après 5 h. 40′ d'exposition à 40°, après 4 heures d'exposition à 41°, après 45′ à 42°, après 20′ à 43°, après 10′ à 44°, après 8′ à 45°, après 5′ à 53° (Lignières).

Les formes d'involution qu'on observe dans le sang chauffé sont les mêmes que celles qui ont été décrites déjà pour *Trypan. Brucei* : formes en têtards, en boules.

Des essais de culture de *Trypan. equinum* sur sang-gélose à la température du laboratoire ne nous ont donné que des résultats négatifs; 6 à 8 jours après l'ensemencement des tubes, on ne retrouvait aucun Trypanosome mobile et des souris inoculées ne s'infectaient pas.

§ 5. — Le Caderas est une entité morbide bien distincte.

Voges a assimilé le Caderas à la Dourine, Sivori et Lecler l'ont assimilé au Surra; ces opinions ne sont plus soutenables depuis que la maladie est mieux connue.

Au point de vue morphologique, le Trypanosome du Caderas se distingue des Trypanosomes du Nagana, du Surra et de la Dourine par la petitesse de son centrosome; le Caderas ne se propage pas de la même façon que la Dourine, la plupart des Mammifères sont sensibles au Caderas, alors que le nombre des espèces sensibles à la Dourine est très limité; enfin des animaux qui ont acquis l'immunité pour le Nagana, pour le Surra ou pour la Dourine s'infectent de Caderas comme des animaux neufs, et réciproquement.

Au cours de nos recherches, une chèvre et un mouton, immunisés contre le Nagana, se sont montrés aussi sensibles au Caderas que des animaux neufs de même espèce et ont contracté une infection de même durée[1]. Lignières a fait la contre-partie de cette expérience en établissant qu'un bœuf, un mouton et un porc, guéris d'une infection à Caderas, étaient aussi sensibles au Nagana que les animaux neufs de même espèce et contractaient une infection de même durée[2].

Deux chèvres (I et II) guéries du Caderas avaient conservé leur sensibilité au Surra[3].

Nocard et Lignières ont constaté enfin que des chiens, ayant l'immunité pour la Dourine, se montraient aussi sensibles au Caderas que les animaux neufs servant de témoins; nous reviendrons sur ces faits dans le chapitre consacré à la Dourine.

§ 6. — Mode de propagation.

Le Caderas est facilement inoculable, il suffit d'inoculer sous la peau de l'animal qu'on veut infecter, de très faibles quantités de virus ou de déposer des traces de virus à la surface de quelque plaie ou excoriation.

1. *C. R. Acad. Sciences*, t. CXXXV, 17 nov. 1902, p. 838.
2. *Bol. Agricultura y Ganaderia*, 3e année, n° 50, Buenos-Aires, 1er février 1903.
3. A. Laveran et F. Mesnil, *Acad. des Sc.*, 22 juin 1903, p. 1529.

L'ingestion de sang ou de pulpe d'organes contenant des Trypanosomes ne donne que des résultats négatifs, si les muqueuses n'ont pas été lésées récemment.

Les rapports sexuels n'interviennent pas comme dans la Dourine (Lignières).

A priori on devait supposer que les mouches piquantes propageaient le Caderas comme elles propagent le Nagana et le Surra. Cette opinion a été défendue par quelques observateurs, mais elle est encore contestée et elle ne concorde pas avec un certain nombre de faits relatifs aux conditions dans lesquelles se propage le Caderas.

Voges constate que, dans les régions où sévit le Caderas, il y a beaucoup d'Insectes qui piquent les chevaux; il signale en particulier un *Tabanus* et une mouche piquante connue dans la République Argentine sous le nom de *Mosca brava* comme étant probablement les agents de propagation de la maladie.

D'après Sivori et Lecler, le Caderas est propagé par les taons (*Tabanus* sp?), par *Mosca brava*, qui d'après le Dr Brauer de Vienne serait le *Stomoxys nebulosa* Fabr. et aussi par *St. calcitrans*. Ces observateurs auraient réussi à infecter des chevaux en les faisant piquer par des mouches qui avaient sucé le sang d'animaux malades.

Lignières constate que *St. calcitrans* est très répandu dans les régions où règne le Caderas, mais il ajoute qu'il n'a jamais observé de contamination par cette mouche, dans les infirmeries où des chevaux atteints de Caderas étaient mélangés à des chevaux sains ou atteints d'autres maladies et dans lesquelles les taons et les *St. calcitrans* abondaient.

Une épizootie de Caderas qui régnait au Paraguay dans une propriété, ne s'est pas étendue à une propriété voisine qui n'était séparée de la première que par une barrière en fils métalliques (Elmassian et Migone).

Le seul fait sur lequel les observateurs soient d'accord, c'est que les carpinchos (*Hydrochœrus capibara*), très abondants au Paraguay et dans le Chaco argentin, sur les bords des petits cours d'eau qui arrosent les champs d'élevage, sont la source à laquelle l'agent de transmission vient probablement puiser le virus.

Les carpinchos sont atteints, de temps à autre, par une épizootie dont la nature est inconnue; ils se jettent alors sur les rives des cours d'eau pour y mourir. Quand les fermiers du Paraguay trouvent des cadavres de carpinchos dans leurs pâturages, ils peuvent prévoir que le Caderas sévira prochainement sur les chevaux. Il n'est pas possible de ne pas être frappé de l'analogie qui existe entre cette mortalité des carpinchos précédant les épizooties de Caderas, et la mortalité des rats précédant les épidémies de peste. Elmassian qui nous a signalé ces faits [1] a recherché vainement jusqu'ici des carpinchos infectés spontanément de Caderas, mais il faut dire qu'il est très difficile de se procurer des carpinchos vivants.

§ 7. — Traitement. — Prophylaxie.

La quinine, le bleu de méthylène, l'acide salicylique, le permanganate de potasse, l'iodure de potassium, le sublimé en injections intra-veineuses, l'arrhénal ont été employés, sans succès, dans le traitement du Caderas (Voges, Lignières).

L'acide arsénieux a donné ici, comme dans le Nagana, quelques résultats favorables, encore s'agit-il seulement d'améliorations passagères.

Chez les rats et les souris cadérés, on obtient avec l'acide arsénieux les mêmes effets que dans le Nagana; on fait disparaître temporairement les Trypanosomes de la circulation générale, on prolonge la vie des animaux, on ne les guérit pas. La dose efficace d'acide arsénieux est de 0 mgr. 5 pour 100 grammes d'animal. Un rat ainsi traité a vécu 130 jours après avoir été inoculé de Caderas [2].

Il arrive un moment où l'acide arsénieux n'agit plus sur les Trypanosomes, et provoque des accidents d'intolérance.

P. Ehrlich et K. Shiga ont employé avec succès dans le traitement du Caderas, chez les souris, un produit colorant de la série Benzopurpurine auquel ils ont donné le nom de *trypanroth* [3].

Si l'on injecte en même temps à une souris, sur des points différents, du virus de Caderas, et de la solution de trypanroth, l'infection ne se produit pas. Chez les souris traitées de 1 à 3 jours après l'inoculation du Caderas, les résultats sont remarquables. Après injection de 0 cc. 30 de la solution de trypanroth à 1 p. 100, les Trypanosomes ne tardent pas à disparaître du sang; dans un

1. Lettre du 24 décembre 1903.
2. Pour les détails du traitement arsenical, voir Chap. VI, p. 161.
3. P. Ehrlich et K. Shiga, *Berlin. klin. Wochenschr.*, 28 mars et 4 avril 1904.

certain nombre de cas il y a des rechutes (très tardives parfois, au bout de 65 jours dans un cas), mais souvent la guérison est définitive.

Les animaux, débarrassés de leurs Trypanosomes, par inoculation, au quatrième jour de la maladie, de trypanroth, acquièrent de ce fait une certaine immunité contre les Trypanosomes : inoculés de 1 à 7 jours après cette guérison (apparente ou réelle), ils ne contractent de nouvelle infection qu'après une incubation qui peut aller de 12 à 60 jours. Même 21 jours après la disparition des Trypanosomes, les souris ont encore une très légère immunité; après 30 jours, il n'en reste plus trace.

La comparaison avec les expériences de prévention prouve que la production de substances immunisantes est liée à la destruction des Trypanosomes sous l'action du médicament.

Le pouvoir préservatif ou curatif du trypanroth a été aussi très marqué quand on administrait le médicament à l'intérieur. Chez des souris nourries pendant 8 jours avec du biscuit au trypanroth, l'infection par les Trypanosomes du Caderas s'est produite, mais s'est terminée par la guérison.

Chez les rats, les résultats obtenus avec le trypanroth ont été beaucoup moins favorables que chez les souris; en injectant à un rat 2 cc. de la solution au centième, on voit les Trypanosomes disparaître, mais cette disparition n'est que temporaire.

Chez les cobayes et chez les chiens, les résultats ont été encore moins favorables.

Le trypanroth n'a pas d'action toxique *in vitro* sur les Trypanosomes du Caderas. Ehrlich et Shiga supposent que cette matière colorante agit en provoquant la formation, chez la souris, d'une substance toxique pour les Trypanosomes, substance qui ne persiste pas longtemps dans le sang; 2 à 3 jours après qu'elles ont reçu une injection de trypanroth, les souris peuvent être inoculées avec succès.

Nous avons traité par le trypanroth 4 souris cadérées, en intervenant au moment où les Trypanosomes étaient nombreux dans le sang; les souris ont reçu en moyenne 0 cc. 2 de la solution à 1 p. 100 pour 10 grammes. Les Trypanosomes ont disparu du sang en 24 à 48 heures. Chez une souris, ils ont reparu 15 jours après et ont occasionné la mort. Chez une autre, ils ont fait une apparition 1 mois après, puis ont disparu à nouveau sans traitement, pour reparaître 10 jours plus tard et causer la mort. Les

2 dernières souris n'ont eu aucune récidive : elles étaient encore vivantes 2 mois après l'injection de trypanroth.

Le mouton, la chèvre, le bœuf et le porc qui ont résisté à une atteinte de Caderas possèdent l'immunité pour cette maladie; le sérum de ces animaux acquiert, au cours de l'infection, des propriétés préventives, faibles et peu durables malheureusement.

Le sérum d'une chèvre qui, avant l'inoculation du Trypanosome du Caderas, n'avait aucune action sur ce Trypanosome, a acquis des propriétés préventives nettes. — 3 mois après l'inoculation, il empêchait, à la dose de 1 cc., l'infection par le Trypanosome du Caderas auquel on le mélangeait (1/10 cc. sang dilué). Plus tard (vers la fin de l'infection et après la guérison), ce sérum ne s'est plus montré préventif.

Le sérum du mouton vacciné contre le Nagana n'avait, avant l'inoculation de Caderas, aucun pouvoir protecteur vis-à-vis du *Trypan. equinum*. — 1 mois après, il empêchait en mélange, à la dose de 2 cc., l'infection d'une souris (à la dose de 1 cc., retard considérable dans la marche de la maladie). — Au moment de la mort, 2 mois après l'inoculation du Caderas, le sérum s'est montré protecteur pour la souris à 1 cc.

De même, vers la fin de leur infection, le sérum de l'autre mouton et le sérum du chevreau se sont montrés protecteurs, en mélange, aux doses respectives de 1 et de 1/2 cc. pour la souris.

Les essais faits pour obtenir des sérums préventifs ou curatifs par d'autres procédés ont échoué jusqu'ici.

Un jeune taureau a été inoculé par Voges pendant un an et demi avec des doses croissantes de sang virulent; au bout de ce temps, le sérum du Bovidé n'avait pas de propriétés curatives.

Dans d'autres expériences du même auteur, la virulence des Trypanosomes a été affaiblie avec le formol ou avec la chaleur; on a inoculé d'abord des Trypanosomes morts, puis des Trypanosomes dont la vitalité était plus ou moins affaiblie. Ou bien les Trypanosomes restent vivants et gardent leur virulence, ou bien ils meurent et ils n'exercent alors aucune action préventive (Voges).

Le sérum humain est aussi actif contre le Caderas que contre le Nagana.

Lorsque à une souris de 20 grammes environ, ayant des Trypanosomes du Caderas rares ou même assez nombreux dans le sang, on injecte sous la peau 0 cc. 50 à 1 cc. de sérum humain ou

0 gr. 10 de poudre de ce sérum en dissolution dans l'eau, on constate au bout de 24 à 36 heures que les Trypanosomes ont disparu. La disparition est d'autant plus rapide que les Trypanosomes sont moins nombreux au moment où le sérum est injecté. Quand les parasites sont très nombreux, le traitement est souvent inefficace; la mort arrive avant que le sérum ait eu le temps d'agir.

Les Trypanosomes disparaissent pendant 6 à 8 jours, après quoi ils reparaissent, en général, et il est nécessaire d'intervenir de nouveau. Une fois seulement sur 10 une souris a guéri, après une injection de sérum humain.

En pratiquant des injections successives, on prolonge beaucoup la vie des animaux; chez les souris traitées, la moyenne de la survie, après inoculation du Caderas, a été de 57 jours, alors que les souris témoins (non traitées) mouraient en 6 à 8 jours. Une souris traitée a survécu 113 jours. Il arrive un moment où le sérum humain n'agit plus sur les Hématozoaires.

La souris qui a guéri n'avait pas l'immunité pour le Caderas; elle n'a pas résisté à une nouvelle injection de sang virulent.

Chez les rats infectés de Caderas, l'action du sérum humain est la même que chez les souris. Pour un rat de 150 à 200 grammes on injectera 2 cc. de sérum ou 0 gr. 25 à 0 gr. 30 de poudre en dissolution dans l'eau.

Le mode d'action du sérum humain sur les Trypanosomes du Caderas est le même que sur les Trypanosomes du Nagana (voir p. 169).

En associant l'action du sérum humain à celle de l'acide arsénieux, on peut prolonger de beaucoup la vie des animaux; un rat ainsi traité a survécu 4 mois 1/2 à l'inoculation du Caderas.

Ce traitement ne peut pas être utilisé, bien entendu, pour les grands Mammifères.

L'impuissance de la thérapeutique augmente ici, comme pour le Nagana et le Surra, l'importance de la prophylaxie; malheureusement nous ne connaissons pas encore l'agent de dissémination de la maladie, ce qui ne permet pas de formuler, avec précision, les mesures prophylactiques qu'il convient de prendre pour s'opposer à l'extension des épizooties de Caderas.

Le Caderas sévit principalement dans les endroits marécageux et le long des cours d'eau où abondent les carpinchos, il est donc indiqué de choisir, pour l'élevage des chevaux, des terrains secs et de détruire les carpinchos.

Les vétérinaires devront faire l'examen de tous les chevaux malades, dans les régions où règne le Caderas; il importe que le diagnostic soit porté de bonne heure. Les animaux infectés de Caderas seront abattus ou isolés, les animaux sains resteront à l'écurie. Voges conseille de garnir les fenêtres des écuries de toiles métalliques; nous avons vu que le rôle des mouches piquantes dans la propagation du Caderas n'était pas démontré, l'efficacité de cette mesure est par conséquent douteuse.

CHAPITRE X

DOURINE OU MAL DU COÏT[1]

AGENT PATHOGÈNE : *Trypan. equiperdum*, Doflein, 1901.

§ 1. — Aperçu historique et Distribution géographique.

Cette autre épizootie due à un Trypanosome est aussi une maladie des Équidés. Mais, elle affecte un caractère très particulier de ce fait qu'elle ne se transmet que par le coït : seuls, en effet, les Équidés reproducteurs sont atteints naturellement, et pourtant les chevaux hongres et les mulets sont très sensibles à l'inoculation expérimentale.

Cette affection a été constatée et caractérisée en Europe au commencement du XIXe siècle; c'est la seule maladie à Trypanosomes qui paraît régner sur cette partie du monde[2]. Elle a été signalée dans une grande partie de l'Europe : Espagne, Allemagne, Suisse, Autriche-Hongrie, Russie, Turquie. En France, elle n'a fait que de brèves incursions dans les départements pyrénéens. — Grâce aux règlements de police sanitaire, qui peuvent se résumer en l'abatage ou la castration de tout étalon contaminé, la Dourine a disparu de la plupart des contrées que nous venons de citer. Elle n'existe plus qu'en Espagne (surtout en Navarre), un peu en Hongrie et dans les gouvernements du Sud de la Russie, enfin en Turquie qui importe de nombreux chevaux provenant de pays infectés.

On la retrouve sur toute la bordure sud de la mer Méditerranée :

1. En allemand *Beschälkrankheit*.
2. Nous empruntons tous ces détails au Traité de NOCARD et LECLAINCHE, *Les maladies microbiennes des animaux*, t. II, Paris, Masson, 1903, p. 615-616.

au Maroc, en Algérie[1], en Tunisie, en Tripolitaine, en Syrie, probablement dans toute l'Asie-Mineure et en Perse.

Aux États-Unis, où elle serait d'importation assez récente, la Dourine continue à exercer quelques ravages. Ainsi, dans son rapport général pour 1901, Salmon, chef du « Bureau of animal Industry », note 12 chevaux (2 étalons et 10 juments) qui ont été abattus pour cause de Dourine. La maladie existe dans les États de Nebraska, Wyoming, le sud du Dakota. Malgré tous les efforts tentés pour la supprimer, on n'a encore pu y parvenir, car elle sévit sur les chevaux demi-sauvages des Indiens de Rosebud et de Pine Ridge.

« Au Chili, l'affection, restée méconnue jusqu'en ces dernières années, sévit en certaines provinces » (Monfallet).

Enfin, son existence est probable à Java[2]. On a découvert en effet en 1900, au haras de l'État, à Soemedang, une véritable « maladie du coït »; l'étude en a été faite par de Does au laboratoire de Weltevreden.

Le Trypanosome de la Dourine paraît avoir été vu, pour la première fois en 1894, par Rouget, dans le sang d'un cheval du dépôt de remonte de Constantine atteint de cette maladie. Rouget fit avec ce Trypanosome, pendant 2 ans 1/2, sur des Mammifères variés, de nombreuses et intéressantes expériences qu'il publia en décembre 1896[3]. Malheureusement, le virus fut perdu sans que Rouget ait pu reproduire, avec lui, la maladie expérimentale chez le cheval.

A leur tour, en 1899, Schneider et Buffard[4] trouvèrent un Trypanosome chez deux chevaux dourinés d'Algérie et plus tard chez un baudet. Plus heureux que leur prédécesseur, ils purent reproduire expérimentalement la Dourine chez le cheval, après passage du virus par le chien. Leurs expériences ont été contrôlées par Nocard, à l'école d'Alfort[5], et depuis lors le rôle causal de ce Trypa-

1. Voir en particulier Buffard et Schneider, *La prophylaxie de la Dourine*, Lyon, 1901. Dans la seule année 1902, Billet et Marchal (in Schneider et Buffard, *Rec. méd. vétérin.*, 1902, p. 723) ont observé 16 cas de Dourine au dépôt de remonte de Constantine.

2. De Does, Boosardige dekziekte in het Soemedangsche, *Veeartsenijkundige Bladen voor Nederl. Indië*, t. XIII et XIV, 1900 et 1901 (cité d'après Nocard et Leclainche, *Les maladies microbiennes des animaux*, 3e édition, t. II, p. 584).

3. Rouget, *Ann. Inst. Pasteur*, t. X, 1896, p. 716.

4. Schneider et Buffard, Notes communiq. à l'*Acad. de Médecine*, séances des 25 juill., 19 sept., 3 oct., 21 nov. 1899, janv. 1900. — *Archives Parasitologie*, t. III, 1900, p. 124. — Mémoire *in extenso* : *Rec. méd. vétérin.*, 1900, p. 81-105, 157-169, 220-234.

5. Nocard, *Bull. Acad. Médecine*, t. LXIV, séance du 31 juillet 1900, p. 154-163.

nosome dans la Dourine est généralement admis. Ce Trypanosome a été nommé par Doflein [1], au commencement de juillet 1901, *Trypan. equiperdum*; quelques jours plus tard (15 juillet), nous [2] le baptisions *Trypan. Rougeti*. Le nom de Doflein a la priorité.

En 1902, Schneider et Buffard ont émis quelques doutes sur la vraie nature de la maladie du cheval d'où Rouget avait retiré son Trypanosome, émettant l'avis qu'il s'agissait non de Dourine, mais de Surra ou de Nagana.

Schneider et Buffard concluent à l'existence probable, en Algérie, de Trypanosomiases autres que la Dourine. Cette existence est maintenant un fait reconnu, grâce aux constatations de Szewzyck et de Rennes d'une part, d'Ed. et Ét. Sergent d'autre part (voir p. 186 et suivantes).

Il est extrêmement probable que l'observation de Chauvrat, de 1892, doit être rapportée à une de ces Trypanosomiases différentes de la Dourine. Quant au cas de Rouget, nous continuerons à le rapporter à la Dourine, nous réservant d'examiner plus loin la valeur des arguments produits par Schneider et Buffard contre le diagnostic Dourine, et de ceux fournis par Rouget pour défendre ce diagnostic.

§ 2. — La Dourine des Équidés.

Nous empruntons presque textuellement à l'excellent travail de Schneider et Buffard la description des symptômes de la maladie naturelle chez les Équidés reproducteurs.

Cheval. — La Dourine du cheval affecte une forme chronique et une forme aiguë, cette dernière bien plus rare que la première.

Dourine chronique. — Dans la forme chronique, on distingue trois phases qui sont le plus souvent assez bien séparées.

1re Période. Période des œdèmes. — Les premiers signes de l'infection se montrent du onzième au vingtième jour qui suivent le coït infectant chez l'*étalon*; ils consistent presque toujours en un peu d'œdème du bord inférieur du fourreau; cet œdème passe le plus souvent inaperçu, surtout si le vétérinaire ou le chef de la station de monte n'a pas noté l'état du fourreau avant la saison de monte.

1. Doflein, Die Protozoen, etc., Iéna, 1901, p. 66.
2. Laveran et Mesnil, *C. R. Acad. Sciences*, 15 juillet 1901, p. 131.

Ce premier œdème s'étend peu à peu à la partie inférieure du fourreau, aux bourses, à la région inguinale; il peut même gagner la paroi abdominale inférieure. Le plus souvent, cet œdème est froid et indolore; quelquefois, cependant, il est chaud et sensible.

L'extrémité du pénis est infiltrée; le cheval a des demi-érections fréquentes; les ganglions superficiels de l'aine s'engorgent. Souvent l'œdème initial n'existe que d'un seul côté, de même que l'adénite peut être unilatérale.

Chez la *jument*, les symptômes sont moins visibles que sur l'étalon. Ils consistent au début en un gonflement unilatéral ou bilatéral de la vulve, remontant parfois jusqu'à l'anus; la muqueuse vaginale est d'un rouge vif; il y a un écoulement muqueux ou poisseux, peu prononcé au début.

L'appétit est toujours conservé; la température oscille entre 38° et 38°,5. Le coït est encore possible, les chevaux entrant facilement en érection.

Plus tard, un mois après l'apparition des premiers symptômes, l'engorgement du début se résorbe et se localise aux parties génitales, en diminuant toutefois de volume. Quelquefois il disparaît totalement; seule, l'extrémité de la verge reste infiltrée.

A ce moment, les reins sont sensibles à la pression; ils s'affaissent quand ils reçoivent le poids d'un cavalier. Le cheval est essoufflé après un court temps de trot; on note un commencement d'amaigrissement.

2e Période. Période des plaques. — Caractérisée par l'apparition du seul symptôme pathognomonique de la maladie : les plaques.

Elles apparaissent ordinairement 40 à 45 jours, quelquefois 2 mois, après le coït infectant.

A leur niveau, on dirait qu'on a glissé un disque de métal sous la peau; leur diamètre varie de celui d'une pièce de 2 francs à celui de la paume de la main; le poil de la région est hérissé et la peau épaissie.

Quelquefois, au lieu de plaques nettement circulaires, on aperçoit simplement de petits soulèvements de poils dans les régions où les plaques se trouvent habituellement.

Sur certains étalons, elles sont parfois œdémateuses : dans ce cas, lorsqu'elles s'effacent, elles laissent transsuder un peu de sérosité qui agglutine les poils.

La durée des plaques est très variable; apparues le matin, elles peuvent disparaître dans la nuit qui suit. Elles peuvent aussi durer

5 à 8 jours. On les observe le plus souvent sur les côtes et sur la croupe, mais parfois sur l'encolure, les cuisses, les épaules.

A cette période (fig. XXXIII), l'amaigrissement s'accentue; les animaux restent longtemps couchés, et ils se relèvent avec difficulté comme si l'arrière-train était paralysé.

En marche, ils rasent le sol avec les pieds de derrière, il y a flexion brusque des boulets au moment de l'appui du membre. Les engorgements des synoviales articulaires et tendineuses des mem-

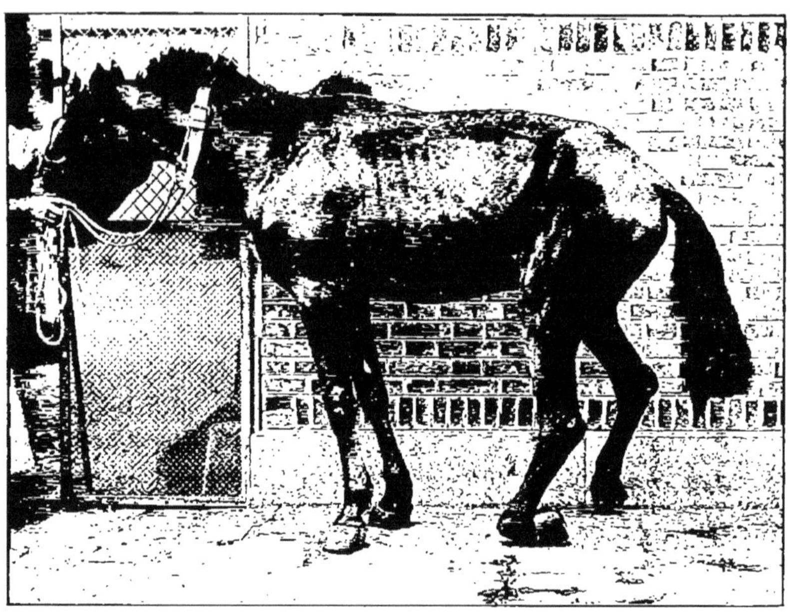

Fig. XXXIII.

Cheval douriné à la fin de la deuxième période. Remarquer l'extrême maigreur de l'animal, l'affaissement du train postérieur et la flexion du boulet de la jambe postérieure gauche. (Photographie de la collection Nocard, communiquée par M. Vallée.)

bres postérieurs sont fréquents. Les ganglions inguinaux deviennent énormes et peuvent s'abcéder; ceux de la poitrine et de l'auge s'engorgent.

L'appétit est conservé : les malades mangent comme avec rage; l'œil est souvent fixe; la température monte fréquemment le soir à 39° pour descendre à 38°,5 le matin. Le coït est presque impossible pour les étalons. Les juments avortent la plupart du temps.

3e Période. Période d'anémie profonde et de paraplégie. — A cette phase de la maladie, les muqueuses ont une teinte pâle; l'amaigrissement est considérable; les malades ne peuvent se déplacer sans buter, tellement leur faiblesse est grande; l'appétit devient irrégulier. Il se produit souvent des abcès superficiels qui ont peu de tendance à la guérison; quelquefois il y a des troubles oculaires : conjonctivite, kératite ulcéreuse. La miction est difficile, l'urine est chargée; les articulations des membres et du rachis deviennent le siège de craquements au moindre déplacement; les fractures sont fréquentes.

Vers la fin, la paraplégie s'établit complètement : l'animal tombe pour ne plus se relever; on peut le piquer, inciser sa peau sans qu'il manifeste la moindre douleur, tellement sa sensibilité est diminuée. Nous verrons que ces lésions nerveuses correspondent souvent à des foyers de ramollissement de la moelle.

La durée de l'affection est variable : deux à dix mois, exceptionnellement une ou deux années.

Schneider et Buffard[1] signalent deux cas de guérison. N'y a-t-il pas eu plus tard une rechute?

Dourine aiguë. — Quelquefois, la Dourine prend un caractère nettement aigu; à l'engorgement du début, succèdent une paralysie aiguë soudaine ou des accès de vertige qui emportent le malade en quelques jours.

Chez la jument, la forme aiguë est moins rare que chez l'étalon; c'est ordinairement quelques jours après l'apparition des plaques que la paralysie arrive soudainement.

Dourine expérimentale. — L'inoculation sous-cutanée du virus reproduit la maladie naturelle, chez le cheval ou chez l'âne; l'incubation varie entre 7 et 20 jours, suivant la quantité de Trypanosomes injectés.

Il n'y a aucune espèce de distinction à établir, tant au point de vue des symptômes qu'à celui des lésions, avec la Dourine spontanée. En particulier, les tracés thermiques sont généralement identiques. On a, parfois, dans ces cas, des courbes thermiques très élevées rappelant tout à fait celles du début du Nagana et du Surra. Nocard en a eu plusieurs exemples très nets. « J'ai pu, écrit Nocard (*Soc. Biologie*, 4 mai 1901), tuer des chevaux vigoureux en 4, 6 et 8 semaines, et la courbe de leur température était identique à celle qui caractérise le Surra et le Nagana. »

Nous reproduisons (fig. XXXIV, A) un tracé de Dourine expérimentale où la température, dans le second septénaire qui a suivi

1. Schneider et Buffard, *La prophylaxie de la Dourine*, p. 4.

l'inoculation (de 5 cc. de sang virulent de chien), a été plusieurs jours au-dessus de 39°,5. Mais on a observé des cas de Dourine spontanée avec, au début, une élévation thermique allant jusqu'à 40°.

Ane. — Les symptômes de la Dourine sur le baudet ou l'ânesse sont très discrets; le plus souvent, on reconnaît qu'un baudet est douriné aux victimes qu'il a faites dans la région où il opère.

Le seul signe qui ne fasse jamais défaut consiste dans un œdème

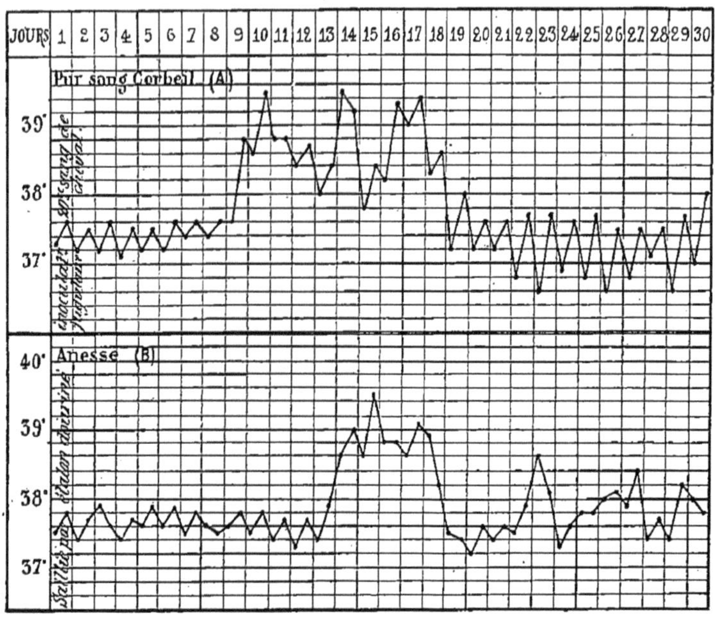

Fig. XXXIV.

A. Tracé de température d'un cheval douriné durant le premier mois qui a suivi l'inoculation. — B. Tracé d'une ânesse dans les mêmes conditions. (Tracés pris par Nocard, communiqués par M. Vallée.)

de l'extrémité du pénis. L'œdème du fourreau se montre assez tard. Les plaques se montrent très rarement (seulement chez 2 p. 100).

Sur les baudets les moins résistants à la maladie, la Dourine évolue comme chez le cheval. Mais ces cas sont rares. L'amaigrissement est très accentué; le fourreau et les bourses s'engorgent, enfin la paralysie s'établit.

Certains baudets résistent plus de 3 ans à la Dourine. Les Arabes prétendent même qu'il y en a qui guérissent. Mais, on ne connaît aucun cas authentique de guérison.

La Dourine expérimentale du baudet a les allures cliniques de la Dourine spontanée chez cet animal (voir fig. XXXIV, B).

Recherche du parasite. — « La recherche du parasite sur l'animal naturellement infecté est difficile. On le trouve dans le sang prélevé au niveau des engorgements et des plaques, mais nous l'avons rarement décelé dans celui des vaisseaux. La sérosité qui s'écoule tout d'abord, après ponction des œdèmes ou des plaques, paraît en être dépourvue : elle ne le contient que si elle est teintée de sang, les parasites étant d'autant plus nombreux que la teinte hématique est plus prononcée, ce qui permet d'établir d'une part, que *le Trypanosome est bien un parasite du sang*, d'autre part, que très vraisemblablement, les plaques et les engorgements sont le résultat d'embolies, *des amas d'Hématozoaires devant, à un moment donné, obturer les petits vaisseaux*.

« Le moment le plus convenable pour découvrir le Trypanosome dans les plaques, est leur tout premier début : *c'est alors qu'il faut chercher le parasite, le succès de l'examen dépendant de cette précaution*. Avec l'extension de la lésion cutanée, le parasite devient plus rare dans les préparations, et, quelques heures après l'éclosion des plaques, on peut ne le point rencontrer comme s'il avait très rapidement disparu. Il semble persister davantage dans les œdèmes....

« Au début de toute lésion de Dourine, nous avons constamment trouvé le Trypanosome. A la dernière période du mal, alors qu'il n'existe plus de plaques, le Trypanosome semble moins répandu dans l'économie. Les examens de sang à l'état frais ne le montrent qu'en petite quantité, mais l'inoculation de ce même sang produit l'infection. » (Schneider et Buffard.)

Anatomie pathologique. — A l'autopsie, les lésions les plus nettes et les plus caractéristiques portent sur les ganglions lymphatiques et la moelle épinière.

Les *ganglions lymphatiques* sont volumineux, infiltrés et ramollis. Cette hypertrophie commence aux groupes ganglionnaires de la cavité abdominale et du train postérieur ; peu à peu, elle gagne les ganglions de la région antérieure du corps et, dans les formes lentes, tout le système lymphatique est finalement envahi. D'après von Thanhoffer, l'examen d'une coupe de ganglion montre des foyers gris foncé dus à des reliquats d'hémorragies capillaires.

Les lésions de la *moelle épinière* se montrent surtout dans les régions lombaire et sacrée. Sur des longueurs allant jusqu'à 6-8 centimètres, la moelle est transformée en une bouillie rougeâtre, diffluente. C'est là une lésion qui ne s'observe dans aucune autre maladie à Trypanosomes. Il convient de dire que, même dans la Dourine, elle n'existe que si la paralysie a duré longtemps.

A l'examen histologique, bien fait par le savant hongrois Marek, on constate une dégénérescence des fibres nerveuses des cordons postérieurs; les autres parties de la moelle (substance grise, autres faisceaux de la substance blanche) sont en bon état. Quelques fibres nerveuses, surtout du côté sensitif, sont dégénérées dans les racines des nerfs rachidiens. Dans les nerfs des membres postérieurs, les fibres nerveuses sont dégénérées en divers points; les nerfs des membres antérieurs sont moins altérés.

Étant donnés ces faits, Marek désigne la Dourine sous le nom de *Polynévrite infectieuse du cheval.*

Les autres lésions sont moins caractéristiques et surtout moins importantes : exsudats gélatiniformes sous la peau; transsudats séreux des plèvres et du péritoine; émaciation et pâleur des muscles qui présentent, en certains points, de la dégénérescence graisseuse et de l'atrophie des faisceaux.

§ 3. — La Dourine expérimentale chez les chiens, lapins, rats et souris. — Animaux réfractaires.

Le chien, le lapin et, dans certains cas, le rat et la souris sont sensibles au Trypanosome de la Dourine.

La maladie peut être transmise par tous les modes d'inoculation; elle évolue plus vite quand on injecte le sang dans le péritoine ou dans les veines; l'inoculation intra-cérébrale ou intra-oculaire provoque hâtivement l'apparition des accidents nerveux; c'est à l'inoculation sous-cutanée qu'il faut recourir si l'on veut reproduire la maladie sous la forme qui se rapproche le plus de la maladie naturelle.

Rouget a reconnu le premier que, *contrairement à ce qui se passe pour les autres Trypanosomes pathogènes,* « la solution de continuité des téguments n'est même pas indispensable, car le Trypanosome traverse les muqueuses saines : une goutte de sang riche en parasites, déposée dans le cul-de-sac conjonctival inférieur d'un lapin, suffit à lui donner la maladie. Nous avons observé aussi un cas d'infection probable par la voie vaginale. Un lapin mâle, au début de l'affection, est placé intentionnellement dans une cage avec une femelle neuve; celle-ci a été contaminée. »

Cette expérience a été vérifiée un grand nombre de fois par Schneider et Buffard. Ils citent dans leur mémoire (p. 226-228) les faits suivants : deux chiens ont contracté la Dourine après avoir couvert une chienne infectée expérimentalement (par injection dans le vagin de sang d'une plaque d'un étalon douriné); — une lapine a contracté la Dourine par le coït avec un lapin (infecté expérimentalement par inoculation sous-cutanée de sang douriné); — inversement, un lapin a contracté la Dourine en couvrant une lapine dourinée. On peut donc contaminer un animal, chienne ou lapine, en déposant avec soin sur la vulve quelques gouttes de sang ou de sérosité contenant des Trypanosomes.

« L'absorption par les voies digestives, dit Rouget, de produits divers riches en parasites n'a jamais été suivie de succès. »

Naturellement, la matière inoculée ne donne la Dourine qu'autant qu'elle renferme le Trypanosome spécifique. C'est là un fait important à retenir quand il s'agit du sang qui, nous l'avons dit, est toujours pauvre en parasites. Cette notion explique les résultats contradictoires des anciens expérimentateurs : il est souvent nécessaire d'inoculer 5, 10, 15 ou 20 cc. pour obtenir un résultat positif.

Nocard a vu, dès 1892, que la moelle épinière est virulente au niveau des foyers de ramollissement.

Le chien étant très sensible à la Dourine, l'inoculation à cet animal de sérosité sanguinolente, ou, à son défaut, de sang, constituera, dans les cas douteux (par exemple, cas des baudets), un moyen précieux pour confirmer le diagnostic. Mais il ne faut pas oublier que si l'on utilise le sang, on doit en inoculer toujours de 10 à 20 cc.

Chiens. — Le chien ne contracte jamais la Dourine naturelle; mais il est très sensible aux inoculations expérimentales de matière virulente d'Équidés dourinés.

En 1892, Nocard[1] montre que le chien contracte une maladie qui rappelle de très près la Dourine du cheval, en lui inoculant, dans la chambre antérieure de l'œil, de la matière nerveuse d'un foyer de ramollissement de la moelle chez un cheval affecté.

Rouget (*l. c.*) a observé la Dourine expérimentale du chien; il

1. Nocard, *C. R. Acad. Sciences*, t. CXIV, 1892, p. 188.

insiste surtout sur les lésions oculaires (exophtalmie, kératites suivies de staphylomes, hypopion), les troubles moteurs très accentués et l'œdème très manifeste des organes génitaux externes.

Schneider et Buffard ont donné la Dourine au chien en lui inoculant, dans le tissu cellulaire du bas-ventre, du sang ou de la moelle fraîche d'animaux dourinés.

6 à 8 jours après l'inoculation, les animaux ont une température comprise entre 39° et 39°,5. De 12 à 20 jours après l'inoculation, on observe un vaste œdème au ventre, généralement autour du point d'inoculation, en même temps qu'une tuméfaction des organes génitaux (balanite aiguë chez le mâle, vive inflammation de la muqueuse génito-urinaire chez la femelle avec écoulement vaginal abondant). La fièvre est continue (39° à 39°,5); l'appétit est conservé bien que l'animal paraisse inquiet et malade. La démarche est hésitante; les reins sont voussés en contre-haut et très sensibles à la pression. L'engorgement des organes génitaux persiste seul.

A la période d'état, apparaissent l'amaigrissement (malgré une bonne alimentation), les troubles de la locomotion (surtout à l'arrière-train), les œdèmes localisés, les plaques cutanées. Ces dernières, qu'on ne distingue bien que chez les animaux tondus, ont les caractères des plaques des Équidés; ponctionnées à leur début, le sang qui s'écoule renferme de nombreux Trypanosomes.

On constate aussi des arthrites avec épanchement, des troubles oculaires (opacités cornéennes et cristalliniennes, conjonctivite purulente et kératite ulcéreuse avec hypopion).

La fièvre est toujours continue (39° à 40°). Chez les animaux très résistants, au bout de 3 à 4 semaines, la température s'abaisse entre 38°,3 et 38°,9.

Il y a toujours des périodes de mieux, mais ces améliorations ne sont que passagères, l'issue étant presque toujours fatale. Pourtant Nocard a vu des chiens guérir après avoir été extrêmement malades.

La période d'état dure un mois en moyenne. Parfois la mort survient brusquement, le malade étant frappé de paralysie. Le plus souvent, l'amaigrissement devient extrême : l'animal représente un vrai squelette ambulant; il finit par ne plus manger; au moindre effort, sa respiration prend un caractère dyspnéique. La mort est subite, due probablement à une syncope.

Lapins. — Rouget a bien reconnu la sensibilité du lapin au Trypanosome de la Dourine.

« La fièvre est irrégulière; elle n'apparaît pas ordinairement dans les premiers jours qui suivent l'inoculation; le thermomètre oscille entre 39°,5 et 40°, sans rémissions matinales accentuées, puis la température revient à la normale, et l'on note, de temps à autre, des ascensions brusques que n'explique pas l'examen de l'animal.

« Un des premiers symptômes est l'œdème des oreilles, partiel ou total; elles deviennent chaudes, tombantes et conservent l'empreinte du doigt.

« Par transparence, on aperçoit les vaisseaux dilatés, gorgés de sang. La sérosité recueillie par des mouchetures renferme le parasite, parfois en abondance. Cet œdème persiste pendant une ou plusieurs semaines; alors, les lésions s'accentuent; les veines se thrombosent, la peau est sèche, couverte de squames, les poils tombent, et nous avons noté deux fois des eschares larges comme des pièces d'un franc, dont l'élimination produisait une perforation du cartilage....

« A la dernière période, les membres s'infiltrent et s'ulcèrent; les ongles sont longs et cassants, la peau se recouvre de croûtes, les poils tombent; en même temps, on note une parésie de l'arrière-train, qui peut aller jusqu'à la paraplégie complète, et intéresser les sphincters. L'état général décline rapidement, quoique les animaux se nourrissent jusqu'aux derniers jours; l'amaigrissement est progressif, la cachexie fatale; les animaux inoculés perdent plus du tiers de leur poids primitif.

« Du côté des yeux, on note une conjonctivite muco-purulente avec présence du parasite dans l'exsudat. Les paupières sont gonflées; le pus se dessèche sur les parties voisines qu'il irrite. Nous n'avons pas trouvé de lésions manifestes du globe oculaire, contrairement à ce qu'on observe chez la souris et chez le chien.

« Quelques animaux présentent du jetage; les narines se recouvrent de croûtes épaisses, adhérentes, au-dessous desquelles les tissus sont détruits et les os dénudés.

« Les organes génitaux externes sont toujours atteints. Chez les femelles, la vulve et l'anus sont tuméfiés; la muqueuse congestionnée saigne facilement, et présente parfois une ou deux ulcérations longues à se cicatriser. Chez les mâles, on note de l'œdème du fourreau, du paraphimosis : l'extrémité de la verge, mise à nu, peut se nécroser.

« Enfin nous avons relevé trois cas d'eschares siégeant sur les enveloppes des bourses, et ayant occasionné un fongus du testicule.

« Chez le lapin, la durée de la maladie varie de 1 à 3 ou 4 mois, suivant son âge et son poids. La mort est survenue chez tous nos inoculés (25). »

De même que chez les Équidés et les chiens, le parasite est assez rare dans le sang. Il y apparaît d'une façon irrégulière, intermittente; mais, dit Rouget, « nous n'avons pu établir aucune relation entre les accès fébriles observés et la présence du parasite dans le sang. Pour rechercher en quels points de l'organisme le Trypanosome peut ainsi se retrancher, nous avons sacrifié plusieurs lapins, présentant les signes d'une infection manifeste, mais dans le sang desquels le microscope ne découvrait aucun Protozoaire. Nous en avons rencontré dans la rate, les milieux oculaires, à la surface des muqueuses, dans les plaques d'œdème localisé, mais jamais dans la moelle des os. »

De notre côté, nous avons pu observer deux lapins, inoculés avec la sérosité d'œdème de chien douriné, le premier dans la vulve, le second sous la peau. Le premier a montré très vite le cortège de symptômes si bien décrits par Rouget et a succombé en 2 mois 1/2. Le second n'a montré de symptômes externes qu'au bout de 2 mois 1/2; il a succombé 9 mois après l'inoculation, après avoir guéri en grande partie de ses lésions cutanées et oculaires. Au septième mois après l'inoculation, ses lésions ressemblaient à s'y méprendre à celles de deux lapins naganés que nous possédions au même moment. Mais, chez ces deux lapins, les lésions avaient apparu beaucoup plus vite et la mort est survenue rapidement.

« A l'autopsie, dit Rouget, en plus des lésions précédemment décrites, on trouve : une hypertrophie des ganglions lymphatiques, de la sérosité dans le péritoine, de la congestion du foie et de la rate; les autres organes paraissent sains. Le parasite se rencontre partout, dans les humeurs, les viscères, les glandes (testicules) et à la surface des muqueuses (urètre).

« Des lapins préalablement dératés ont été inoculés après guérison complète du traumatisme : l'affection a évolué régulièrement comme chez les témoins. »

Rats et Souris. — Pour ce qui concerne la sensibilité des rats et des souris, les observations de Rouget, d'une part, de Schneider et Buffard de l'autre, diffèrent notablement, et ces différences constituent l'aliment principal de la discussion de ces savants.

Voici d'abord les faits constatés par Rouget : « En inoculant dans la peau de faibles quantités de virus (1/10 de cc. d'un mélange de bouillon et de sang infectieux en proportions telles qu'une goutte de la dilution montre 1 à 2 parasites par champ de microscope), on peut déjà au bout du troisième jour (trois fois 24 heures) constater la présence du Trypanosome dans le sang recueilli à l'extrémité de la queue sectionnée.

« L'injection dans le péritoine permet de faire la même constatation après 36 ou 48 heures. L'injection de doses massives diminue encore la période d'incubation. Les parasites se multiplient rapidement, et leur nombre va croissant jusqu'à la mort qui survient du cinquième au onzième jour après l'inoculation. A ce moment les Trypanosomes sont plus nombreux que les hématies.

« Les souris ne paraissent malades que dans les heures qui précèdent la mort ; elles sont alors immobiles, ramassées, les yeux clos, le poil sec et hérissé ; elles sont insensibles aux excitations extérieures. Les cornées deviennent alors blanches et opaques, soit partiellement, soit en totalité.

« A l'autopsie, on trouve parfois dans le péritoine un épanchement sanguinolent ; mais on note surtout de l'hyperémie des parois abdominales, de l'augmentation de volume du foie et principalement de la rate, dont le poids peut atteindre 2 grammes. La rate est lisse, distendue, de couleur rosée ; le foie est manifestement congestionné ; la vessie est distendue par l'urine. Les autres organes ne présentent aucune lésion macroscopique appréciable ; les poumons paraissent toujours sains. Les ganglions lymphatiques correspondant au point d'inoculation sont hypertrophiés. Le parasite existe dans le parenchyme de tous les viscères ; on le rencontre, en outre, dans les divers milieux oculaires, dans les testicules, mais pas dans l'urine ni le contenu du tube digestif.

« Les souris grises et les rats blancs réagissent de la même manière ; la durée de l'affection est un peu plus longue (15 jours) chez ces derniers.

« Les rats d'égout présentent quelques particularités : les uns sont réceptifs, d'autres absolument réfractaires ; chez d'autres enfin, l'Hématozoaire se multiplie temporairement dans le sang, comme on peut s'en assurer par des examens répétés, puis il disparaît définitivement, laissant l'animal bien portant. Sur 30 rats pris au piège dans les égouts de l'hôpital militaire de Constantine,

7 ont succombé à la septicémie, 9 ont été complètement réfractaires; 14 ont montré une réceptivité atténuée. »

Nocard, qui a expérimenté avec le Trypanosome de Schneider et et Buffard, dit (*l. c.*, p. 162) : « Pour ma part, je n'ai pas réussi à tuer une seule souris; au début, mes souris montraient un petit nombre de parasites dans le sang de la queue, 6 à 8 jours après l'inoculation; aujourd'hui que le nombre de mes passages par le chien dépasse 28, non seulement les souris ne meurent pas, mais elles paraissent totalement réfractaires. » Plus tard [1], il dit : « Pour le rat, qui s'était d'abord montré aussi réfractaire que la souris, l'inoculation intra-cérébrale m'a permis de tuer un jeune rat de six semaines environ et, dans les derniers jours, le sang de ce rat contenait des Trypanosomes en quantité notable. Depuis lors le parasite réadapté à l'organisme du rat tue en 6 à 15 jours tous les rats blancs inoculés, même sous la peau, avec une trace de sang infecté. » Nocard nous a dit avoir perdu, pendant les vacances de 1901, cette race virulente et n'avoir pas réussi à la reconstituer.

De leur côté, Schneider et Buffard n'ont jamais réussi à infecter ni rats, ni souris avec leurs Trypanosomes [2].

D'après ces auteurs, il en a été de même de Billet et Marchal, à Constantine, opérant sur des souris grises [3].

Cette différence dans les résultats expérimentaux a amené Schneider et Buffard à émettre la supposition que le cheval de Rouget n'avait pas la Dourine [4]. Rouget [5] s'est empressé de répondre et a mis en lumière ce fait qu'il n'inoculait les rats et les souris qu'après un passage par lapin, ce que ne faisaient ni Schneider et Buffard, ni Nocard.

1. Nocard, *C. R. Soc. Biologie*, 4 mai 1901, p. 464-466.
2. Buffard et Schneider, *Rec. méd. vétér.*, 15 déc. 1902, p. 721-727.
3. Le Dr Billet vient de nous confirmer le fait dans une lettre particulière. Aucune des origines de Trypanosomes qu'il a eus à sa disposition ne s'est montrée infectieuse pour la souris.
4. En ce qui concerne le diagnostic, notons qu'il avait été porté d'une façon ferme en 1894, par le vétérinaire Busy. Ce n'est qu'en 1899 que Busy, sans doute sous l'influence des faits nouveaux relatifs à la multiplicité des épizooties à Trypanosomes, a émis quelques légers doutes sur son premier diagnostic, dans un rapport que Schneider et Buffard ont rendu public. — Si on lit les deux rapports successifs de Busy (in Buffard et Schneider, *loc. cit.*, p. 726-727), on constate que le cheval a été malade au moins 3 mois 1/2 avant de mourir, qu'il a eu de l'œdème du fourreau et des bourses, de la tuméfaction de la muqueuse urétrale et du champignon pénien; — « des plaques circonscrites, arrondies, saillantes » sur les flancs et sur la croupe (premier rapport; dans le deuxième, Busy ne parle plus que de petites *élevures* de poils); — pas de fièvre. — Tout cela paraît bien se rapporter à la Dourine et ne se rapporte pas du tout au *mal de la Zousfana* (voir p. 187) où les œdèmes font défaut.
5. Rouget, *Rec. méd. vétérin.*, 15 février 1903, p. 81-90.

Partant de cette donnée, Nocard a fait de nouveaux essais d'infection de la souris, et voici ce qu'il nous écrivait à cet égard à la date du 18 juin 1903 :

« Avec du sang parasité d'un lapin dourinique, j'ai inoculé 3 souris. Le sixième jour, 2 souris avaient des Trypanosomes assez rares ; l'une a guéri ; l'autre au contraire est devenue plus malade, au point que le quatorzième jour, la voyant prête à mourir, je la tue pour recueillir le sang ; les Trypanosomes y étaient en nombre colossal.

« A diverses reprises, j'avais déjà inoculé le sang de cette souris à 6 autres, sans qu'aucune eût présenté des Trypanosomes. Le jour de la mort, je les ai toutes réinoculées et en plus 4 souris neuves. 3 jours après, j'ai vu des Trypanosomes peu nombreux dans le sang de trois souris neuves et d'une ancienne ; mais, au lieu d'augmenter de nombre, les parasites ont rapidement disparu !

« Depuis, j'ai inoculé à deux reprises 6 souris neuves (en tout 12) avec de grandes quantités de sang (jusqu'à 2 cc.), pris à des lapins dourinés prêts à mourir, soit dans le péritoine, soit sous la peau, et je n'ai rien obtenu ! Ce sang était pourtant parasité, car il a donné la maladie à des lapins et à des chiens.

« J'ai donc été victime d'un cas particulier de susceptibilité individuelle et l'hypothèse de Rouget reste à démontrer. »

Dans leur revue récente sur les Trypanosomes [1], Rabinowitsch et Kempner disent que, partant d'un Trypanosome de la Dourine, qui n'était pas virulent du tout pour les rats, ni pour les souris (origine : Nocard, c'est-à-dire Schneider et Buffard), ils ont réussi, après plus de 10 passages, à infecter les rats blancs. Ils ne donnent pas d'autres détails.

Enfin, Rouget vient de publier les résultats de nouvelles expériences sur la souris et le rat, avec un parasite provenant d'un étalon du dépôt de remonte de Blidah ; elles confirment de tous points ses résultats de 1896 [2].

En résumé, nous voyons les Trypanosomes de Rouget tuer à coup sûr les souris blanches et grises, les rats blancs, et un certain

1. Rabinowitsch et Kempner, *Centralbl. f. Bakter.*, *I*, *Origin.*, t. XXXIV, 1903 (voir p. 815).

2. Rouget, *C. R. Soc. Biologie*, t. LVI, 7 mai 1904, p. 744. D'après Rouget, le diagnostic de Dourine pour cet étalon de Blidah ne saurait être mis en doute, car il y a eu contrôle expérimental. Un cheval hongre a été inoculé avec du sang parasité de l'étalon, et l'observation de la maladie ainsi transmise a été suivie pas à pas par le vétérinaire militaire Chenot.

pourcentage de rats d'égout, — le Trypanosome de Schneider et Buffard, entre les mains de Nocard, tuer une série de rats et une souris, donner des infections légères et passagères à d'autres souris, enfin n'avoir aucune action sur de nombreux rats et souris; entre les mains de Rabinowitsch et Kempner, arriver à être virulent pour le rat.

En conséquence nous pensons que Rouget a eu entre les mains le Trypan. de la Dourine et, pour ce qui regarde la sensibilité des rats et des souris, nous concluons qu'elle est assez variable suivant l'origine du Trypan. expérimenté (il y aurait plusieurs variétés de Dourine), suivant les espèces animales par lesquelles on l'a fait passer, suivant enfin les rats et les souris employés.

Animaux réfractaires. — D'après Nocard (*Biologie*, 1901, p. 465), « les Ruminants de toute espèce paraissent absolument réfractaires à la Dourine, il en est de même pour les macaques ».

« A tout âge et dans toutes les conditions, dit Rouget en 1896, le cobaye s'est montré réfractaire. »

Avec un Trypanosome d'une autre origine (1904), Rouget a vu tous ses cobayes s'infecter (communic. particulière).

« Les Oiseaux (poules, pigeons, moineaux) et les chauves-souris sont réfractaires, quels que soient le mode d'inoculation et la quantité de Trypanosomes introduits dans l'organisme. Des poules et des pigeons, refroidis par les procédés habituels, ont constamment montré une immunité absolue....

« Les animaux à sang froid (couleuvres, lézards, grenouilles) ne sont pas réceptifs. Des grenouilles placées à l'étuve à 37°, ont été inoculées à plusieurs reprises dans le sac lymphatique dorsal, jamais le parasite ne s'est multiplié; on n'en retrouvait plus trace après 36 heures. » (Rouget).

§ 4. — Étude du *Trypanosoma equiperdum*.

Le Trypanosome de la Dourine est certainement celui des Trypanosomes pathogènes pour lequel on possède le moins de renseignements relatifs à la morphologie et à la biologie.

Le mémoire de Rouget de 1896 renferme quelques figures qui donnent une idée très exacte de l'aspect général des Trypanosomes dans le sang frais. Mais, en 1896, la technique était insuffisante pour mettre en évidence les particularités morphologiques distinctives des Trypanosomes.

Dans leurs mémoires de 1900, Schneider et Buffard ont donné un grand nombre de figures du Trypanosome, accompagnées d'une longue description. Description et figures manquent de précision. Les auteurs ont certainement vu des rosaces d'agglutination à un petit nombre d'éléments et peut-être des figures de division longitudinale.

Depuis lors, Schneider et Buffard ne sont plus revenus sur la morphologie de leur Trypanosome. On trouve seulement, dans le Traité de technique microbiologique de Nicolle et Remlinger, paru en 1902, à la page 897, des figures de Schneider, reproduisant, heureusement complétés, quelques-uns des dessins de 1900 : on y voit représentés cinq stades de division longitudinale du parasite, rappelant de très près les figures que nous avions données un an auparavant du Trypanosome du Nagana.

Ayant pu, en 1900, grâce à l'obligeance de MM. Nocard et Schneider, étudier le Trypanosome de la Dourine dans la sérosité sanguine des œdèmes du cheval et du chien, nous avons, à deux reprises, donné des renseignements morphologiques sur ce Flagellé (*Biologie*, 17 novembre 1900 et 23 mars 1901), établir en particulier que son mode de division longitudinale était identique à celui du *Trypan. Brucei*, et qu'il différait de ce dernier Trypanosome par quelques détails.

La figure XXXV est faite d'après nos préparations datant de cette époque.

Dans leur mémoire d'octobre 1903, Rabinowitsch et Kempner donnent quatre figures en couleurs représentant le *Trypan. equiperdum*, mais aucune des formes représentées n'est en division. Nous avons eu, depuis 1900, l'occasion d'étudier le Trypanosome de la Dourine dans le sang de la souris de Nocard (voir p. 290) et d'autres souris que nous devons à l'obligeance de M. Rouget.

Entre lame et lamelle, dans le sang frais, le Trypanosome de la Dourine ressemble aux autres Trypanosomes pathogènes; comme eux, il ne se meut guère que sur place. Néanmoins, on peut observer assez facilement des mouvements de translation, tantôt et le plus souvent avec l'extrémité flagellée en avant, tantôt au contraire avec cette extrémité en arrière.

Dans les préparations faites avec la sérosité sanguine de chien ou de cheval, fixées et colorées par notre procédé ordinaire, on a les aspects représentés par la figure XXXV. Le centrosome est toujours très net et ressemble tout à fait à ceux des *Trypan. Brucei* et *Evansi*. La membrane ondulante est à peu près aussi plissée que chez ces derniers Trypanosomes. Il n'y a également rien de particulier à noter du côté du noyau qui occupe une position sensiblement médiane. La partie libre du flagelle a la même longueur que chez *Trypan. Brucei*. L'extrémité postérieure apparaît assez variable de forme. Il n'est pas rare d'avoir des aspects à deux pointes, comme dans la figure XXXV (2 et 3). Cette extrémité est sans doute très

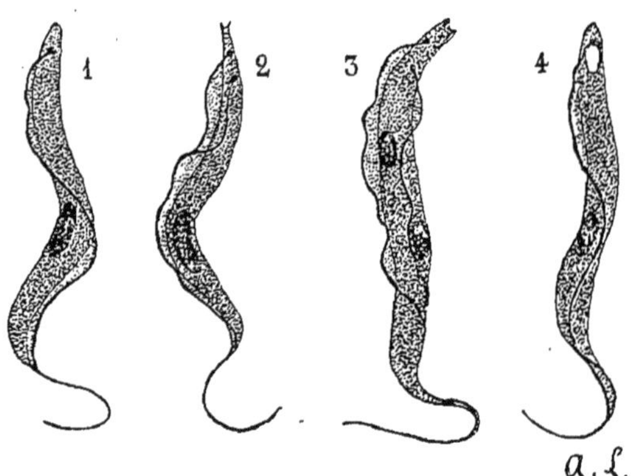

Fig. XXXV. — TRYPAN. EQUIPERDUM.

1. Forme non en voie de division. — 2 et 3. Deux stades de la division binaire. — 4. Forme avec vacuole.

rétractile et vraisemblablement un peu moins sur les bords que suivant l'axe.

Le protoplasme se colore en bleu assez uniforme, peut-être moins intense que dans les cas des autres Trypanosomes pathogènes. A cet égard, *Trypan. equiperdum* se rapprocherait un peu de *Trypan. Lewisi*. On n'observe jamais de granulations protoplasmiques, comme chez *Trypan. Brucei* par exemple. C'est là un caractère distinctif important, car il paraît assez constant. Schneider l'a observé comme nous et il se base sur la présence de granulations protoplasmiques chez les Trypanosomes des chevaux atteints du *mal de la Zousfana* (voir p. 189) pour regarder ces Trypanosomes comme différents du *Trypan. equiperdum*.

Enfin, nous devons attirer l'attention sur la vacuole antécentrosomique de la figure XXXV, 4. Elle rappelle la vacuole semblablement située chez les *Trypanosoma gambiense* étudiés dans le liquide céphalo-rachidien des nègres atteints de maladie du sommeil. L'explication en est sans doute la même : la fixation des Trypanosomes des liquides de l'organisme, autres que le sang pur, n'est jamais parfaite.

La longueur du Trypanosome est de 25 à 28 μ, même chez le cheval ; il est donc plus court que *Trypan. Brucei* ; il est aussi un peu moins large.

La figure XXXV (2 et 3) représente deux stades de division longitudinale binaire. Rien de particulier à signaler.

Tout ce qui précède concerne, nous l'avons dit, le Trypanosome de Schneider et Buffard chez le chien et le cheval.

Dans les préparations de sang de souris que nous avons examinées, le Trypanosome se présente sous un aspect un peu différent. Par exemple, chez la souris de Nocard, les Trypanosomes sont plus trapus que ceux que nous venons de décrire et le protoplasme renferme de grosses granulations en assez grand nombre. Mais peut-être ces caractères tiennent-ils à ce que la souris était sur le point de mourir quand on l'a sacrifiée. Dans le sang provenant des souris de Rouget, pris longtemps avant la mort, on retrouve ces formes trapues ; les granulations existent encore, mais sont assez rares. Notons que, dans une préparation, nous avons observé un Trypanosome avec 6 noyaux, dont 2 étaient encore en voie de division. Nous avons signalé des formes de division analogues pour *Trypan. Brucei* et *Trypan. equinum*. De leur côté, Rabinowitsch et Kempner signalent (p. 812) des formes avec 8 et 10 noyaux aboutissant à des sortes de rosaces. Peut-être une des figures de Schneider et Buffard représente-t-elle une division multiple de ce type.

Une étude systématique de la morphologie du *Trypan. equiperdum* chez les divers Mammifères sensibles s'impose.

Les quelques renseignements que nous possédons au sujet de la biologie du Trypanosome de la Dourine semblent indiquer qu'elle ne diffère guère de celle des autres Trypanosomes.

« Les mouvements du parasite, après sa sortie des vaisseaux, ne persistent en général que pendant quelques heures. Nous l'avons cependant vu mobile après 48 heures, en préparation lutée, conservée à la température de 36°. Après 24 heures d'ailleurs, le sang d'un animal douriné n'est plus virulent » (Schneider et Buffard).

On n'a pas, à notre connaissance, étudié l'action des sérums sur le *Trypan. equiperdum*.

Schneider et Buffard ont représenté une rosace d'agglutination de 5 Trypanosomes manifestement réunis par leurs extrémités postérieures. Rouget a noté que, lorsque les Trypanosomes sont très nombreux dans le sang des souris, « on les trouve par paquets pelotonnés, grouillants »; nous avons pu faire la même observation.

§ 5. — Individualité de la Dourine.

Le Trypanosome de la Dourine diffère peu des autres Trypanosomes du type *Brucei*. Mais il est particulièrement rare dans le sang des Équidés malades.

Au point de vue de son évolution chez les Équidés, la Dourine présente des ressemblances et des différences avec les autres Trypanosomiases animales. Les points de ressemblance sont : l'anémie, la fièvre, les œdèmes affectant particulièrement les parties génitales et les régions déclives du corps, les lésions de l'œil et des paupières, l'amaigrissement (malgré la conservation ou même l'exacerbation de l'appétit), la faiblesse musculaire surtout marquée au train postérieur. Les différences portent sur la durée de la maladie, la présence des plaques cutanées, les symptômes de paralysie du train postérieur liés à l'existence de foyers de ramollissement de la moelle, les longues périodes afébriles qui suivent les poussées du début.

Les caractères spéciaux à la Dourine ne sont pas constants (les plaques cutanées, par exemple, manquent généralement chez l'âne) et peuvent être considérés, chez le cheval, comme en rapport avec la lenteur de la marche de la maladie; dans les cas à marche subaiguë, ils font défaut. Nocard (voir *supra*) a pu tuer des chevaux en 4, 6 et 8 semaines et la courbe de leur température était identique à celle qui caractérise le Surra ou le Nagana. D'autre part, nous avons vu que certains chevaux du Togo ne succombent qu'en près d'une année à une Trypanosomiase voisine du Nagana.

Chez les Équidés, la Dourine se comporte donc comme un Nagana atténué. On peut en dire autant pour ce qui concerne son action sur les animaux de laboratoire, tels que le chien, le lapin, le rat et la souris. Le cas du lapin est particulièrement net à cet égard : les lésions oculaires, génitales et cutanées des lapins dourinés rappellent à s'y méprendre les mêmes lésions chez les lapins naganés ou cadérés; seulement, la marche de la maladie, dans le premier cas, est beaucoup plus lente; dans le Nagana, l'animal ne survit jamais plus de 2 mois à l'inoculation, tandis que le lapin douriné peut vivre plus de 6 mois, porteur des lésions caractéristiques, et peut même guérir.

Beaucoup d'animaux sensibles au Nagana et aux Trypanosomiases voisines sont réfractaires à la Dourine : les singes macaques (d'après Nocard), les chèvres, les moutons, les Bovidés. Mais il convient de remarquer que tous ces Mammifères, sauf peut-être les singes, sont moins sensibles que les autres au Nagana. Les bœufs sont en général peu malades du Surra et ne le sont même pas du tout du Mal de caderas, deux épizooties dont nous avons montré les liens étroits avec les maladies africaines propagées par des tsétsé ou autres Insectes piqueurs.

Pour ce qui concerne l'étiologie, la Dourine est tout à fait à part. Chez elle seule, la contagion se fait par le coït. Mais cela peut être dû simplement à une adaptation du Trypanosome à traverser les muqueuses saines. Ce fait bien certain que les mouches n'ont aucun rôle dans la propagation de la Dourine peut tenir à l'absence d'insectes favorables dans les pays à Dourine, ou à l'existence de parasites trop rares dans le sang des animaux dourinés. Il serait intéressant de savoir ce que deviendrait cette étiologie dans un pays à tsétsé, par exemple.

Les expériences suivantes parlent nettement en faveur de l'individualité de la Dourine.

Nocard (*Biologie*, 4 mai 1901, p. 466) a inoculé de Nagana deux de ses chiens solidement immunisés contre la Dourine, en même temps qu'un témoin. Tandis que le témoin résistait 14 jours, les 2 chiens réfractaires à la Dourine succombaient en 11 jours.

Plus tard, Lignières[1] a fait une expérience analogue en inoculant le Trypanosome du Caderas à deux chiens immunisés contre la Dourine. Ces chiens ont succombé au Caderas en 1 mois 1/2 environ, alors que leurs témoins résistaient 2 mois environ.

Étant donnés ces faits, il y a peu à douter que les animaux vaccinés contre la Dourine ne soient sensibles aux autres Trypanosomiases, par exemple : au Surra. Nous pouvons donc conclure à l'individualité de la Dourine.

1. Lignières, *Riv. Soc. med. argent.*, t. X, 1902, p. 112-114 du tirage à part.

§ 6. — Mode de propagation.

La Dourine est transmise par le coït.

En dehors de toute connaissance de l'agent pathogène, « la démonstration expérimentale de ce mode, déjà donnée par Hertwig, est fournie encore en 1861-1862 par Prince et Lafosse. De 15 juments saines livrées à 4 étalons dourinés, 10 sont infectées (dont 5 gravement) et 5 restent indemnes. Deux étalons, accouplés avec les juments contaminées, contractent la maladie. Trasbot en 1877, Peuch en 1898, obtiennent la transmission à des juments en les faisant saillir par des étalons malades.

« De nombreux faits d'observation montrent que l'étalon douriné transmet l'affection à la plupart des juments saillies et pendant toute la saison de la monte ; on peut admettre que les deux tiers ou les trois quarts des femelles exposées sont contaminées » (Nocard et Leclainche, p. 626).

Ces faits ont été corroborés et expliqués depuis la découverte de l'agent pathogène : on a vu en effet que le Trypanosome de la Dourine pouvait traverser les muqueuses saines et déterminer ainsi une infection. La maladie expérimentale produite chez les chevaux, chiens et lapins par un mode artificiel quelconque (injection sous-cutanée, dépôt du parasite sur une muqueuse), peut être transmise d'un sexe à l'autre par le coït. Rouget en a donné le premier exemple et depuis, Schneider, Buffard et Nocard ont recueilli un grand nombre de faits de cet ordre.

Rabinowitsch et Kempner (*l. c.*, p. 808) disent avoir réussi à transmettre la Dourine de rat à rat (de même sexe) au moyen des puces.

La transmission par le coït est-elle le seul mode naturel de propagation de la Dourine chez les Équidés? « L'infection en dehors du coït est d'une rareté extrême et procède toujours sans doute d'une inoculation immédiate ; les quelques cas observés chez des chevaux hongres ou des femelles vierges ont été rapportés à une inoculation, sur la muqueuse génitale, par les instruments de pansage (éponges) ou par les litières » (N. et L., p. 626).

§ 7. — Traitement. — Immunité. — Prophylaxie.

Traitement. — « La médication arsenicale a seule quelque efficacité ; Trélut obtient déjà de bons effets avec l'acide arsénieux

(3 à 6 grammes par jour), associé ou non à l'essence de térébenthine ou au fer réduit (6 à 9 grammes). Blaise recommande aussi l'acide arsénieux ou l'arséniate de soude associé à l'arséniate de strychnine.

« Arkhangelsky et Novikoff guérissent des étalons dourinés avec les injections sous-cutanées d'arsénite de soude ou d'acide cacodylique » (Nocard et Leclainche)[1].

Il est naturellement intéressant de rapprocher ces résultats de ceux qui ont été obtenus avec la médication arsenicale dans le traitement des autres maladies à Trypanosomes.

Nous avons expérimenté le trypanroth sur des souris infectées par le Trypan. que nous a procuré M. Rouget. L'action du médicament est très nette, mais il y a des récidives plus ou moins tardives, encore justiciables d'un nouveau traitement.

Rabinowitsch et Kempner (*l. c.*, p. 810) s'expriment ainsi : « Sur le Trypanosome de la Dourine, montrent, d'après nos recherches, une action microbicide, non seulement le sérum humain, mais aussi, dans quelques expériences, le sérum de rats blancs immunisés activement contre le *Trypan. Lewisi* et de rats immunisés passivement ».

Rouget a fait quelques expériences de sérothérapie dans des conditions assez particulières. Il employait le sérum de lapins ou de chiens, à la dernière période de la maladie, alors que les animaux commençaient à se cachectiser.

Ce sérum injecté à des souris, après constatation au microscope de la présence du parasite dans le sang recueilli à la queue, c'est-à-dire 2-3 jours après l'inoculation, n'a donné que de faibles survies (3 à 7 jours). L'effet *thérapeutique* du sérum a donc été insignifiant.

Prévention. — « Inoculé *préventivement*, à la dose de 1/3 de cc., le même sérum de lapin a empêché la pullulation du Trypanosome chez six souris ; elles ont résisté, quoiqu'on ait constaté à plusieurs reprises la présence du parasite dans le sang de la queue (1 à 2 par champ de microscope). Chez toutes les autres, nous avons eu une survie variant de 17 à 23 jours. Les résultats ont été

1. Marchal (*Rec. méd. vétér.*, 15 avril 1903, p. 230, et 15 avril 1904, p. 231), vétérinaire militaire à Constantine, dit avoir guéri 5 étalons dourinés par le traitement au cacodylate de soude, injecté sous la peau à la dose de 1 gr. dans 5 cc. d'eau pendant 5 jours consécutifs, suivis de 5 jours de suspension du traitement. La durée du traitement doit varier « avec la résistance des sujets, comme avec le *degré d'envahissement de l'organisme* par les Trypanosomes ».

les mêmes, que l'on ait injecté le mélange fait *in vitro*, ou séparément le parasite et le sérum » (Rouget, p. 727).

Ces faits sont en complet accord avec ceux que nous avons observés avec le sérum des chèvres ou des moutons encore en puissance de Nagana ou de Caderas.

« Le sérum d'animaux naturellement réfractaires (pigeon, poule, cobaye) ne possède aucune action immunisante, même si on leur injecte au préalable de grandes quantités de sang infectieux » (Rouget, p. 727). Résultat encore identique à celui que nous avons obtenu avec le *Trypan. Brucei*.

Immunité. — Les animaux en puissance de Dourine (chevaux ou animaux d'expérience) ont une certaine immunité locale, car, font remarquer Schneider et Buffard, « ils ne manifestent aucun phénomène réactionnel au point d'inoculation, si on leur inocule de nouveau des quantités considérables du parasite ».

« Quelques chiens, dit Nocard, après avoir été extrêmement malades, ont fini par se rétablir et, depuis, ils se sont montrés complètement immunisés; ils supportent sans le moindre malaise des doses énormes de sang ou de sérosité dourinique très riche en parasites » (*Biologie*, 4 mai 1901, p. 466).

Prophylaxie. — La prophylaxie de la Dourine est *a priori* très facile à réaliser. Il n'est même pas utile, comme pour les autres maladies à Trypanosomes, de supprimer les animaux atteints. Il suffit de les mettre dans l'impossibilité de propager la maladie. Par exemple, la castration de tous les étalons dourinés s'impose, et, dans les divers pays où sévit la maladie, elle est exigée par la loi. Pour les femelles, il est prudent d'exiger l'abatage. En Algérie, en territoire civil, les maires ou les administrateurs ont le droit d'exiger cet abatage.

Mais, pour appliquer les lois et règlements concernant la Dourine, il est nécessaire de savoir faire le diagnostic de cette maladie. Or si, chez les chevaux, le diagnostic est généralement facile quand la maladie est à la période d'état, il est souvent difficile dans la période de début; il est toujours difficile chez l'âne.

A cet égard, le diagnostic microbiologique pourra rendre les plus grands services : examen microscopique des sérosités d'œdèmes et, si cet examen est négatif, inoculation au chien d'une grande quantité de la sérosité ou, à son défaut, du sang de l'animal suspect.

Par de simples visites sanitaires, on a pu jusqu'ici protéger la

France contre l'invasion de la Dourine qui peut lui être apportée de l'Algérie ou de la Navarre, où la maladie est endémique. Les animaux suspects sont écartés définitivement de la reproduction.

En Algérie, la question de la prophylaxie de la Dourine est beaucoup plus complexe. « Le baudet est le propagateur de l'affection, le véhicule du Trypanosome, et l'ânesse l'agent conservateur. C'est le baudet « rouleur », faisant la saillie clandestine, que l'on retrouve à l'origine de toutes les explosions de Dourine. Dans les régions d'industrie mulassière, il contamine les juments qui lui sont présentées. Si ces juments ne sont pas fécondées par le baudet, ce dont on s'aperçoit au mois de mai, elles sont conduites malades, mais offrant des symptômes peu visibles, aux étalons de la remonte qui s'infectent à leur tour. Ainsi s'explique l'habituelle apparition de la Dourine, dans les haras de l'État, vers la fin du mois de mai ou dans la première quinzaine de juin, c'est-à-dire dans le dernier mois de la monte » (Schneider et Buffard).

Le problème à résoudre est donc difficile : empêcher les saillies clandestines, faites, en dehors des marchés, par les baudets non déclarés.

Appendice.

« *Maladie de Soemedang* » (Java).

Nous empruntons au Traité de Nocard et Leclainche (t. II, p. 584-585) les détails suivants sur cette maladie.

« En février 1900, Hubenet découvre sur les étalons du haras de l'État, à Soemedang, une affection transmise par le coït aux juments indigènes et ressemblant au Surra (qui, comme nous l'avons vu, existe dans d'autres régions de Java) et surtout à la Dourine. Un cheval affecté, envoyé au laboratoire de Weltevreden, fait l'objet des recherches de de Does [1]. La « maladie de Soemedang » est caractérisée par des engorgements des organes génitaux, consécutifs à un coït infectant, accompagnés en général d'un catarrhe purulent de la muqueuse. Les œdèmes s'étendent sous l'abdomen et atteignent le poitrail. Des taches blanches se montrent sur la peau, au pourtour des orifices génitaux et sur le périnée. Des tumeurs œdémateuses arrondies (urticaire) sont constituées par une

1. J. DE DOES, Boosaardige dekziekte in het Soemedangsche, IIIe Rapport. *Veeartsenijkundige Bladen voor Nederlandsch-Indië*, t. XIV, 1901, p. 20-45.

infiltration du tissu conjonctif sous-cutané. Il se produit ensuite une atrophie progressive des muscles, accompagnée de parésie du train postérieur. Si la maladie progresse, il survient de la paraplégie complète et les malades succombent. La terminaison par la mort est la règle chez l'étalon; mais la guérison des juments n'est pas rare. Les seules lésions rencontrées, en dehors des localisations génitales, consistent en un ramollissement de la moelle épinière, entourée, au niveau de la région lombaire, par un dépôt gélatineux qui infiltre aussi le nerf sciatique.

« La sérosité sanguinolente recueillie dans les œdèmes des organes génitaux contient quelques rares Trypanosomes; mais ceux-ci n'ont jamais pu être découverts dans le sang. Les parasites ne diffèrent pas de ceux du Surra, quant à leur aspect.

« Les lapins inoculés sous la peau (1/4 à 5 cc. de sérosité) succombent, très amaigris, après 13 à 25 jours; on note seulement de la conjonctivite catarrhale et, parfois, de la parésie à l'approche de la mort. Les Trypanosomes n'ont pu être décelés dans le sang en aucun cas; cependant l'inoculation du sang d'un malade, à dose massive (3 cc.), peut tuer un autre lapin. Le chien, inoculé sous la peau ou par scarifications, ne présente aucun accident pendant 4 à 6 semaines[1].

« Deux cobayes, injectés sous la peau avec 1/2 cc. du sang, sont restés indemnes. La souris blanche paraît aussi peu sensible. De Does estime que la « maladie de Soemedang » diffère à la fois du Surra et de la Dourine. En ce qui concerne la distinction avec Dourine, seule discutable, l'auteur fait remarquer que l'affection de Java est loin d'être toujours mortelle; l'hyperesthésie lombaire et la voussure du dos font défaut; l'engorgement des ganglions lymphatiques manque aussi presque toujours; les suites de l'inoculation aux animaux sont dissemblables. De Does pense qu'il s'agit d'une variété évolutive voisine de la Dourine. Cette conclusion, imposée par les indications données, gagnerait à être appuyée sur des recherches expérimentales plus complètes et plus précises. »

1. « Les dix chiens inoculés ont tous succombé à une infection massive par les Ankylostomes (?) »

CHAPITRE XI

GALZIEKTE

AGENT PATHOGÈNE : *Trypan. Theileri*, Laveran, Bruce, 1902.

Le Galziekte est une maladie des Bovidés, endémique dans une grande partie de l'Afrique du Sud, qui est produite par un Trypanosome bien distinct, au point de vue morphologique, comme au point de vue de son action pathogène, des Trypanosomes que nous avons étudiés jusqu'ici.

§ 1. — Historique. — Distribution géographique.

D'après Theiler[1], la maladie aurait été décrite pour la première fois par le vétérinaire Spreull et il faudrait rapporter au Galziekte les épizooties signalées par Kolle sous le nom de *malaria des Bovidés*[2] et par Hutcheon, chef du service vétérinaire au Cap, sous le nom de *jaunisse* ou *fièvre bilieuse*[3].

La maladie est généralement désignée par les fermiers de l'Afrique du Sud sous le nom de *maladie de la bile*, *Gall-Sickness*, d'où l'on a fait *Galziekte*. Mais, sous le titre de maladies bilieuses, on a confondu évidemment plusieurs maladies différentes du bétail.

Le Galziekte règne souvent en même temps que la Piroplasmose bovine ou *Redwater* du Transvaal. Theiler fait remarquer que

1. A. THEILER, A new Trypanosoma, *Journal of comparative pathology and therapeutics*, 1903, t. XVI.
2. KOLLE, *Zeitschr. f. Hyg. u. Infectionskrankh.*, 1898, t. XXVII, p. 44.
3. HUTCHEON, Rapport pour 1897, cité par Theiler, *op. cit.*

l'expression de *Gall-Sickness* était employée au Transvaal dès 1871, alors que la *Redwater* y était inconnue et que, aujourd'hui encore, le Galziekte se rencontre dans des régions de l'Afrique du Sud où l'existence de la Redwater n'a jamais été signalée.

Le Trypanosome qui est l'agent pathogène du Galziekte a été découvert par Theiler et décrit par l'un de nous et par Bruce, presque en même temps, sous le nom de *Trypan. Theileri*[1].

Le Galziekte est répandu dans une grande partie de l'Afrique du Sud. Il a été observé chez des Bovidés du Zoutpansberg, au nord du Transvaal, de la vallée du Komati (Est), du district de Standerton (Sud), de Klerksdorp (Ouest) et aussi chez des Bovidés venant du Cap et de l'Orange.

Le Trypanosome du Galziekte existait chez un bœuf venant de Madagascar examiné à Pretoria par Theiler, mais ce Bovidé avait séjourné quelque temps au Natal avant d'arriver au Transvaal.

Schilling a observé, chez un bœuf du Togo[2], un Trypanosome identique à celui du Galziekte.

Panse[3] rapporte avec quelque doute au *Trypan. Theileri*, un Trypanosome (40 à 80 μ de long, flagelle non compris; le flagelle mesure 30 μ; extrémité postérieure très effilée) trouvé dans le sang d'un veau de l'île de Mafia (Est africain allemand).

§ 2. — Le Galziekte est une maladie spéciale aux Bovidés.

Tous les essais faits par Theiler pour infecter de Galziekte des animaux autres que des Bovidés ont échoué. Les expériences ont porté : sur des chevaux, sur des chiens, des moutons, des chèvres, des lapins, des cobayes, des rats, des souris.

Parmi les Bovidés, l'infection se produit plus ou moins facilement suivant la provenance des animaux. D'après Theiler, c'est le bétail du Transvaal qui est le moins susceptible. Des Bovidés venant du Texas et de la République Argentine se sont infectés dans une proportion beaucoup plus forte que les Bovidés transvaaliens.

La maladie a été observée chez des animaux de tout âge.

1. A. Laveran, *Acad. des Sciences*, 3 mars et 3 novembre 1902. — D. Bruce, *The Lancet*, 8 mars 1902, p. 664.
2. Schilling, *Journ. of trop. med.*, 1903, p. 47.
3. O. Panse, *Zeitschr. f. Hyg.*, t. XLVI, 1904, p. 376.

§ 3. — Évolution de la maladie. — Symptômes.

On peut distinguer une forme aiguë et une forme subaiguë.

Trois à cinq jours après l'inoculation, on observe en général une poussée fébrile qui dure plusieurs jours, après quoi, la température redevient normale.

Dans certains cas, la présence des Trypanosomes paraît avoir peu d'influence sur la santé des animaux.

En général, l'infection s'accompagne d'une anémie grave. Dans un cas, le nombre des hématies était tombé à 2 500 000 par millimètre cube. Fréquemment des hématies contiennent des granulations basophiles; ces granulations ne sont pas particulières au Galziekte; elles sont très communes dans la Piroplasmose bovine (Theiler) et, d'une façon générale, dans toutes les anémies graves.

Les globules rouges nucléés ne sont pas rares, encore comme dans les anémies graves.

Le nombre des globules blancs est augmenté d'ordinaire.

Les Trypanosomes sont souvent assez nombreux dans le sang mais ils n'y restent pas longtemps. La plus longue période de présence des Trypanosomes dans le sang a été de 13 jours, la moyenne de 9 jours, la période la plus courte de 1 jour.

D'après les recherches de Theiler[1], le nombre des Trypanosomes n'aurait pas une grande influence sur la gravité de la maladie. Dans plusieurs cas où les parasites étaient nombreux, les animaux semblaient être en bonne santé.

Quand la maladie doit se terminer par guérison, le nombre des Trypanosomes diminue et celui des hématies augmente, enfin les Trypanosomes disparaissent du sang.

Le Galziekte est souvent associé à d'autres maladies, ce qui complique beaucoup son étude. C'est ainsi que, dans le sang des animaux infectés de *Trypan. Theileri*, on a rencontré souvent des *Piroplasma* et parfois des *Spirilles*. Il est alors impossible de faire exactement la part des Trypanosomes dans les symptômes morbides observés.

Sur 40 cas pouvant être considérés comme des infections

1. Theiler a compté jusqu'à 30 Trypanosomes dans le champ du microscope (obj. n° 6 Zeiss); une moyenne de 5 n'est pas rare; d'autres fois on ne trouve qu'un seul Trypanosome dans toute une préparation.

simples par *Trypan. Theileri*, il y a eu 5 décès, soit une mortalité de 12,5 pour 100 (Theiler).

§ 4. — Anatomie pathologique.

L'anémie et l'hypersplénie sont les altérations les plus remarquables notées à l'autopsie des Bovidés morts de Galziekte.

Le sang est aqueux; tous les tissus sont pâles avec une légère coloration ictérique chez un certain nombre d'animaux. Le tissu conjonctif sous-cutané est souvent infiltré de sérosité au niveau de la paroi abdominale. Le péricarde contient de la sérosité en quantité variable. Le cœur est flasque, avec des pétéchies sous-séreuses. Les poumons présentent de l'œdème hypostatique.

La rate est augmentée de volume et ramollie. Les glandes mésentériques sont souvent tuméfiées.

§ 5. — Agent pathogène.

Trypan. Theileri se distingue nettement des autres Trypanosomes des Mammifères par ses dimensions. Les formes les plus grandes mesurent de 60 à 70 μ de long, sur 4 à 5 μ de large; les formes les plus petites ont de 25 à 30 μ de long, sur 2 ou 3 μ de large.

Dans le sang frais, les mouvements des Trypanosomes sont si rapides qu'on ne peut pas distinguer la forme des parasites. Dans les préparations de sang frais conservées pendant quelques heures ou même pendant 2 à 3 jours, la mobilité diminue et l'on peut reconnaître les principaux caractères morphologiques des Trypanosomes. *Trypan. Theileri* se meut, en général, le flagelle en avant, parfois en sens opposé; on distingue un long flagelle et une membrane ondulante; l'extrémité postérieure du corps est effilée le plus souvent.

Après fixation et coloration par les procédés ordinaires, on distingue (Fig. XXXVI, 1) un noyau ovalaire (*n*) qui est situé vers la partie moyenne du corps, un centrosome arrondi (*c*) fortement coloré, assez éloigné de l'extrémité postérieure. La partie libre du flagelle représente environ le quart de la longueur du parasite; le flagelle se continue le long de la membrane ondulante (*m*) qui est assez large et bien plissée et va aboutir au centrosome. Le protoplasme qui contient un grand nombre de granulations chromatiques se colore fortement.

La multiplication se fait par bipartition. La figure XXXVI représente (2) un Trypanosome en voie de division. Le centrosome s'est divisé et le flagelle a commencé à se dédoubler au voisinage du centrosome.

Trypan. Theileri vit 7 jours dans le sang défibriné, à la température du laboratoire ou de la glacière, moins longtemps à l'étuve. Dans le sang défibriné, dilué avec du sérum de cheval ou de l'eau

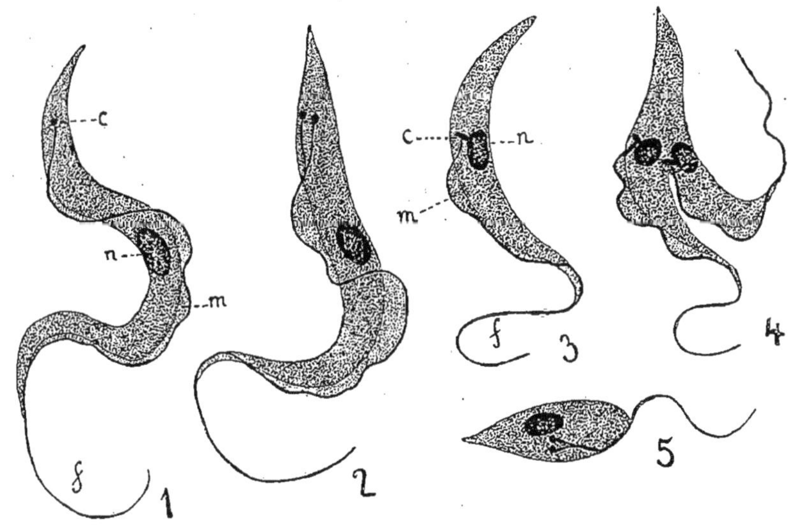

Fig. XXXVI.

1 et 2. *Trypan. Theileri*. La figure 2 représente le Trypanosome en voie de division. — 3-5. *Trypan. transvaaliense*. La figure 4 représente un Trypanosome au dernier stade de la division; la figure 5, une petite forme en voie de division (Gr. : 1 700 diamètres environ).

physiologique, le Trypanosome vit aussi longtemps que dans le sang non dilué. L'addition d'eau ordinaire ou d'eau glycérinée tue rapidement les Trypanosomes. L'exposition à la température de 50° C. les tue en moins de 24 heures.

Les formes d'involution sont communes dans les préparations. Le protoplasme se colore mal et les contours s'effacent; le centrosome et le flagelle sont les parties les plus résistantes, ils se rencontrent souvent à l'état isolé, au milieu des hématies.

Le phénomène de l'agglutination a été observé par Theiler dans les conditions qui suivent. Occasionnellement deux parasites adhèrent par leurs extrémités postérieures. Quand le sang défibriné est abandonné à lui-même, les Trypanosomes viennent à la surface et adhèrent entre eux en formant des rosaces. Le phénomène d'agglutination est bien marqué si l'on ajoute au sang, du sérum de veau inoculé, à plusieurs reprises, avec du sang contenant des *Trypan. Theileri*. Dans un cas où les Trypanosomes étaient très nombreux, l'agglutination fut observée dans le sang examiné à l'état frais, 24 heures après que l'animal avait reçu une grande quantité de sérum immunisant; avant cette injection, le sang avait été examiné et l'agglutination n'avait pas été observée.

Chez un Bovidé du Transvaal (préparations envoyées par M. Theiler), l'un de nous a observé et décrit sous le nom de *Trypan. transvaaliense*, un Trypanosome qui, au point de vue morphologique, paraissait bien distinct de *Trypan. Theileri*.

Trypan. transvaaliense a des dimensions assez variables; dans une même préparation, on peut distinguer de petites formes qui mesurent, en moyenne, 18 μ de long (flagelle compris); de grandes formes qui atteignent 40 μ et jusqu'à 50 μ de long, sur 6 μ de large; enfin des formes moyennes, les plus communes, qui ont 30 μ de long environ, sur 4 μ à 5 μ de large.

L'extrémité postérieure est, en général, très effilée.

Le noyau, ovalaire, est situé vers la partie moyenne du corps du Trypanosome.

La situation du centrosome par rapport au noyau est caractéristique.

Dans tous les Trypanosomes connus jusqu'ici, le centrosome était situé loin du noyau, à peu de distance en général de l'extrémité postérieure; c'est même là une objection qui a été faite à l'interprétation que nous avons donnée du corpuscule chromatique auquel vient aboutir le flagelle chez les Trypanosomes.

Chez *Trypan. transvaaliense*, le centrosome, relativement volumineux et par suite facile à voir, est toujours situé près du noyau, souvent accolé à ce dernier, comme cela est indiqué dans la figure 3. Le centrosome a, d'ordinaire, une forme allongée; il se colore plus fortement que le noyau, par la méthode que nous préconisons pour la coloration des Hématozoaires.

Par suite du rapprochement du noyau et du centrosome, vers la partie moyenne du corps, la membrane ondulante a, chez *Trypan. transvaaliense*, beaucoup moins de développement que chez les autres Trypanosomes.

Le protoplasme, finement granuleux, se colore moins que celui de *Trypan. Theileri*.

Trypan. transvaaliense se multiplie par bipartition comme *Trypan. Theileri*, mais les formes de division sont plus variées que dans cette dernière espèce. La figure 4 représente un Trypanosome de dimensions moyennes à la dernière phase de la bipartition. On distingue : deux noyaux, deux centrosomes, deux flagelles, deux membranes ondulantes; le protoplasme lui-même a commencé à se diviser. La figure 5 représente une petite forme au début de la bipartition; la division ne porte que sur le centrosome et sur l'extrémité attenante du flagelle.

Le flagelle se divise dans toute sa longueur.

Quelques-unes des préparations avaient été faites avec du sang conservé depuis 24 heures. Dans ces préparations, beaucoup de Trypanosomes étaient agglutinés en rosaces plus ou moins régulières; l'agglutination se fait par les extrémités postérieures comme chez *Trypan. Lewisi* et *Trypan. Brucei*. Le protoplasme de ces Trypanosomes, déjà altérés, contenait de grosses granulations chromatiques.

La planche en couleur qui se trouve à la fin de ce volume représente un *Trypan. Theileri* (fig. 8) et un *Trypan. transvaaliense* (fig. 9).

D'après les recherches de Theiler, *Trypan. transvaaliense* ne serait pas une espèce distincte, mais une simple variété de *Trypan. Theileri*. En injectant à des Bovidés du sang contenant des *Trypan. transvaaliense*, cet observateur aurait réussi à produire le Galziekte ordinaire.

§ 6. — Mode de propagation.

Le Galziekte est facilement inoculable de Bovidé à Bovidé par injection sous-cutanée ou par injection intra-veineuse du sang virulent. L'incubation est de 4 à 6 jours, quand on injecte une forte dose de sang avec de nombreux Trypanosomes; elle peut atteindre 18 à 20 jours, quand le sang inoculé ne contient que de très rares Trypanosomes. Le sang peut être virulent alors même que l'examen histologique n'a pas révélé la présence des parasites.

D'après Theiler, les inoculations de sang défibriné faites contre la peste bovine au Transvaal ont contribué à répandre le Galziekte.

Par analogie avec ce qui se passe pour le Nagana, on devait supposer que le Galziekte était propagé par des mouches piquantes.

Il résulte des recherches de Theiler que *Hippobosca rufipes*, très commune dans l'Afrique du Sud, doit être surtout incriminée.

Plusieurs Hippobosques, après avoir été tenues à la diète, ont été placées sur un animal infecté de Galziekte et portées ensuite sur un animal sain ; deux fois sur quatre, les animaux sains soumis à cette expérience se sont infectés. Le sang pris dans l'estomac des mouches qui ont piqué des animaux malades montre encore, une heure après la piqûre, des Trypanosomes aussi mobiles que dans le sang frais.

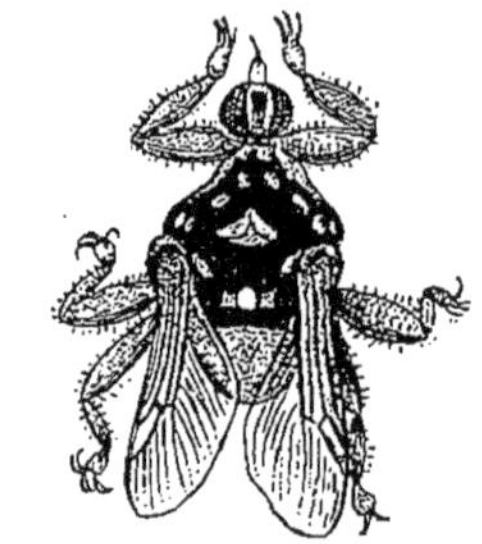

Fig. XXXVII.
Hippobosca rufipes grossie deux fois environ.

M. Theiler a envoyé à l'un de nous des Hippobosques du Transvaal qui ont été déterminées par M. le Dr Speiser de Bischofsburg. D'après M. Speiser, ces mouches appartiennent à deux espèces : *H. rufipes* v. Olfers et *H. maculata* Leach. Cette dernière espèce est très rare dans l'Afrique du Sud où elle paraît avoir été importée au moment de la guerre du Transvaal, avec des chevaux de la cavalerie provenant des Indes[1].

La figure XXXVII représente (d'après Theiler) une *Hippobosca rufipes* dont les dimensions sont le double des dimensions normales. La petite tache blanche et ronde qui se voit à la partie médiane et postérieure du thorax sur la figure a, en réalité, une couleur rouge et, de chaque côté, on trouve des taches grisâtres.

§ 7. — Traitement. — Prophylaxie.

On ne connaît pas de traitement efficace contre le Galziekte.

Les Bovidés qui ont résisté à une première atteinte de la maladie possèdent l'immunité.

On a vu qu'au Transvaal le bétail indigène est le moins atteint par le Galziekte; dans les régions où règne cette épizootie, il faudra donc se garder d'introduire du bétail étranger.

L'isolement des animaux malades est indiqué; l'abatage serait la mesure la plus radicale et la plus efficace, mais il paraît difficile de le prescrire pour une maladie dont le degré de gravité n'est pas

1. A. Laveran, Sur deux Hippobosques du Transvaal, *Soc. de Biologie*, 21 février 1903.

encore exactement connu et qui, en tous cas, se termine souvent par guérison.

Les Bovidés sains seront protégés, autant que possible, contre les piqûres des mouches par les procédés dont il a été déjà question dans les chapitres précédents.

Les inoculations de sang défibriné faites contre la peste bovine ont propagé le Galziekte au Transvaal; si des inoculations semblables paraissaient encore nécessaires, il faudrait s'assurer, au préalable, que les animaux chez lesquels on prend le sang ne sont pas infectés de Galziekte.

CHAPITRE XII

TRYPANOSOMIASE HUMAINE

Pro parte : **Maladie du sommeil.**

AGENT PATHOGÈNE : *Trypan. gambiense*, Dutton, 1902.

§ 1. — **Historique.**

Au commencement du siècle dernier, un observateur anglais, Winterbottom[1], signalait l'existence, chez les nègres de la côte occidentale d'Afrique, d'une maladie singulière, caractérisée surtout par la tendance au sommeil.

Cette maladie a été décrite depuis lors par un grand nombre d'auteurs et elle a pris place, sous le nom de *Maladie du sommeil*, dans tous les ouvrages consacrés à l'étude des maladies exotiques.

En 1840, Clark de Sierra Leone a donné une courte description de la maladie[2].

De 1861 à 1900, des médecins de la marine française ont publié une série de travaux d'un grand intérêt au point de vue de l'étude clinique et anatomo-pathologique de la maladie du sommeil. Les principaux de ces travaux sont dus à Dangaix[3], Nicolas[4], Griffon

1. WINTERBOTTOM, *An account of native Africans in the neighbourhood of Sierra Leone*, 1803.
2. CLARK, *London med. gaz.*, sept. 1840 et *Edinburgh monthly journ. of med. sc.*, 1842.
3. DANGAIX, *Moniteur des hôp.*, 1861, p. 100.
4. A. NICOLAS, *Gaz. hebdom.*, 1861, p. 670.

du Bellay[1], Chassaniol[2], Santelli[3], Guérin[4], Le Roy de Méricourt[5], Corre[6], Mahé[7], Nielly[8], Le Dantec[9].

L'excellente thèse de Guérin mérite une mention particulière. Guérin a étudié la maladie à la Martinique, sur des nègres provenant de la côte occidentale d'Afrique; en l'espace de douze ans, le nombre des cas observés a atteint le chiffre de 148.

Hirsch a donné une bonne description de la maladie, et il a réuni dans son excellent ouvrage d'histoire et de géographie médicales tous les documents épars concernant la maladie du sommeil[10].

Les conquêtes de la bactériologie devaient avoir, et ont eu, leur contre-coup dans l'histoire de la maladie du sommeil. A. de Figueiredo[11], Cagigal et Lepierre[12], Marchoux[13], Bettencourt[14], Broden[15], Castellani[16] ont attribué à différentes bactéries (bacilles, pneumocoque, streptocoques) le rôle d'agents pathogènes dans la maladie du sommeil; la variété des microbes isolés par ces auteurs tend à prouver que les agents des infections secondaires, communes dans cette maladie, ont été décrits comme les agents de la maladie elle-même.

Plusieurs observateurs ont accusé l'alimentation mauvaise ou insuffisante; H. Ziemann a défendu cette opinion; pour lui la maladie est due, non à une infection, mais à une intoxication alimentaire; cette intoxication serait causée par la racine de manioc mangée crue ou à peine cuite, comme font souvent les indigènes[17].

Cette opinion est en désaccord avec un grand nombre de faits. En Casamance où l'on mange peu ou pas de manioc, la maladie du sommeil est commune, tandis qu'au Dahomey où cette racine

1. Griffon du Bellay, *Arch. de méd.*, 1864, 1e sem., p. 73.
2. Chassaniol, *Arch. de méd. nav.*, 1865.
3. Santelli, *Même rec.*, 1868.
4. Guérin, Thèse, Paris, 1869.
5. Le Roy de Méricourt, art. Malad. du sommeil in *Diction. encycl. des sc. méd.*, 1871.
6. Corre, *Arch. de méd. nav.*, 1877.
7. Mahé, Programme pour l'étude des maladies exotiques, 1888.
8. Nielly, *Élém. de pathol. exotique*, 1881, p. 513.
9. Le Dantec, *Pathol. exotique*, 1900, p. 759.
10. Hirsch, *Handbuch der hist. geogr. Pathol.*, 1862 et 2e édition 1880-1882.
11. A. de Figueiredo, *Dissert. inaugurale*, Lisbonne, 1891.
12. Cagigal et Lepierre, *Médecine moderne*, 26 janvier 1898.
13. Marchoux, *Ann. d'hyg. et de méd. colon.*, 1899, p. 13.
14. A. Bettencourt, Doença do somno, Lisbonne, 1901.
15. Rapport de Kuborn sur le travail de Broden, *Acad. de méd. de Belgique*, 26 oct. 1901.
16. Castellani, *Brit. med. journal*, 14 mars 1903.
17. H. Ziemann, *Centralbl. f. Bakter.*, I., Orig., t. XXXII, 1903, p. 413.

entre pour une grande part dans l'alimentation, la maladie est très rare[1]. Il est démontré d'ailleurs que la maladie peut se développer chez des individus bien nourris, qui ont quitté depuis plusieurs années les régions où le manioc entre dans l'alimentation.

C'est à tort également qu'on a incriminé, dans la Casamance, certains Poissons pêchés dans la vase.

En 1900, P. Manson a donné les observations complètes de deux malades provenant du Congo qui, envoyés à Charing-Cross hospital (Londres), y étaient morts. L'anatomie pathologique de ces deux cas fut étudiée avec beaucoup de soin par Mott[2].

P. Manson a attribué la maladie du sommeil à l'infection produite par la filaire qu'il a décrite sous le nom de *Filaria perstans*. Cette filaire, à la vérité, se rencontre souvent dans le sang des nègres atteints de maladie du sommeil, mais on l'observe dans des régions où ne règne pas cette endémie[3]. Low a constaté l'existence de *F. perstans* dans la Guyane anglaise où jamais la maladie du sommeil n'a été signalée. Ajoutons que, chez beaucoup de léthargiques, on ne trouve pas traces de filaires. L'opinion émise par Manson a dû être, par suite, abandonnée.

Les travaux de Dutton, Todd, Castellani, Bruce, Nabarro et Greig sur la Trypanosomiase humaine marquent une dernière phase dans l'historique de la maladie du sommeil; il ne paraît pas douteux que les patientes recherches de ces observateurs aient fait connaître enfin le véritable agent de la maladie.

Le 10 mai 1901, le Dr Forde recevait dans son service, à l'hôpital de Bathurst (Gambie), un Européen âgé de quarante-deux ans, maître à bord d'un steamer du gouvernement dans la rivière de Gambie. Cet homme qui comptait six années de service dans la rivière de Gambie, avait eu plusieurs atteintes de fièvre et était considéré comme un paludéen.

L'examen du sang ne révéla pas la présence de l'hématozoaire du Paludisme mais celle de *vermicules* sur la nature desquels Forde resta indécis.

Le 18 décembre 1901 le Dr Dutton examinait, avec le Dr Forde, le malade dont l'état s'était aggravé et reconnaissait que les vermi-

1. Kermorgant, *Acad. de médecine*, 29 décembre 1903.
2. P. Manson, *Tropical Diseases*, 3e édit., 1903, p. 335.
3. Low, *Brit. med. journ.*, 28 mars 1903. — Christy, Réunion de la *Brit. med. Assoc.*, à Swansea, juillet 1903, Sect. des malad. trop., Compte rendu in *Journ. of trop. med.*, 1903. — Low, *Royal Soc.*, *Reports of the Sleep. Sickn. Commis.*, nov. 1903. — C. Christy, *Même rec.*, nov. 1903.

cules vus par Forde étaient des Trypanosomes. Dutton a donné une excellente description de ce Trypanosome qu'il a nommé : *Trypan. gambiense*[1].

En 1902, Dutton et Todd ont observé de nouveaux cas de Trypanosomiase humaine. Sur 1 000 individus examinés en Gambie les Trypanosomes ont été trouvés chez six indigènes et chez un quarteron[2].

Les cas observés chez des indigènes se répartissent comme il suit : une femme âgée de trente-cinq ans, un garçon de neuf ans, une fille de seize ans, un garçon de douze ans, un homme de trente-cinq ans et un autre homme de vingt-deux ans. Les trois premiers sujets appartenaient à un même village, le village de Lamin.

P. Manson a signalé deux cas de Trypanosomes chez des Européennes qui avaient contracté la maladie au Congo[3]. Dans un de ces cas, l'existence des Trypanosomes a été constatée par le Dr Broden, directeur du laboratoire de bactériologie de Léopoldville (État du Congo)[4].

Brumpt a constaté l'existence de *Trypan. gambiense* à Boumba (confluent du Rubi et du Congo), chez un commissaire de bateau atteint depuis plusieurs mois d'une fièvre irrégulière résistant à la quinine[5].

1. Forde, *The journ. of trop. medicine*, 1er septembre 1902. — E. Dutton, *Même recueil*, 1er décembre 1902. — E. Dutton, mémoire publié *in Thompson Yates laboratories Report*, 1902, t. IV, part. II, p. 455. Le malade qui fait l'objet des observations des Drs Forde et Dutton, est mort en Angleterre le 1er janvier 1903. Voir une note du Dr Annett, *Brit. med. journ.*, 7 février 1903.

Antérieurement, Nepveu avait signalé l'existence de Trypanosomes dans le sang de plusieurs malades venant d'Algérie, mais les descriptions de Nepveu et les figures jointes à une de ses notes sont si peu précises, que l'exactitude du diagnostic peut être mise en doute. Bien que, dans ces dernières années, l'examen du sang ait été fait, en Algérie, chez un très grand nombre de malades, jamais les Trypanosomes n'ont été retrouvés. (Nepveu, *Soc. de Biologie*, 1891, Mémoires, p. 49, et *Soc. de Biologie*, 24 déc. 1898.) — En 1894, le Dr Barron a relaté l'observation d'une femme âgée de 39 ans, atteinte d'un fibrome utérin, dans le sang de laquelle on trouvait un grand nombre de Protozoaires flagellés. Le diagnostic rétrospectif de Trypanosomes serait bien hasardé dans ce cas; la malade n'avait pas habité l'Afrique, autant qu'on peut en juger par la courte note de Barron (*Transact. of the Liverpool med. Institution*, 6 déc. 1894). — En 1898, le Dr Brault avait émis l'opinion que l'agent de la maladie du sommeil était peut-être un Trypanosome (*Janus*, juillet-août 1898, p. 41).

2. E. Dutton et J.-L. Todd, *First Report of the Trypanosomiasis exped. to Senegambia* 1902, Liverpool, 1903.

3. P. Manson, *The Journ. of trop. medicine*, 1er nov. 1902 et 16 mars 1903. — P. Manson et C.-W. Daniels, *Brit. med. journ.*, 30 mai 1903.

4. Broden, *Bulletin de la Soc. d'études coloniales*, Bruxelles, 1903, n° 4.

5. *Acad. de médecine*, 17 mars 1903. *Bulletin*, t. XLIX, p. 372.

Enfin C. J. Baker a observé trois cas de Trypanosomiase à Entebbe, dans l'Ouganda. Les Trypanosomes étaient nombreux dans un cas, rares dans les deux autres[1].

Les rapports existant entre la Trypanosomiase humaine et la maladie du sommeil n'étaient pas soupçonnés, lorsque Castellani examinant le liquide cérébro-spinal de nègres de l'Ouganda atteints de la maladie du sommeil, y découvrit des Trypanosomes qui tout d'abord furent supposés appartenir à une autre espèce que *Trypan. gambiense* et décrits sous les noms de *Trypan. ugandense* Castellani et de *Trypan. Castellanii* Kruse[2].

Cette importante découverte fut aussitôt confirmée par D. Bruce qui trouva les Trypanosomes 38 fois sur 38 dans le liquide cérébro-spinal obtenu par ponction lombaire, chez des indigènes de l'Ouganda atteints de maladie du sommeil, et 12 fois sur 13 dans le sang.

Chez aucun des sujets indemnes de la maladie du sommeil dont le liquide cérébro-spinal a été examiné les Trypanosomes n'ont été rencontrés.

Nous aurons fréquemment l'occasion, au cours de ce chapitre, de citer les remarquables rapports sur la maladie du sommeil dans l'Ouganda, que l'on doit à D. Bruce, à D. Nabarro et à Greig[3].

Au Congo, Brumpt a trouvé 12 fois sur 15 des Trypanosomes chez les sujets atteints de maladie du sommeil[4].

Les membres de la mission portugaise pour l'étude de la maladie du sommeil ont examiné à nouveau les préparations de sang de 12 des sujets ayant servi à l'enquête et ils ont trouvé des Trypanosomes dans quatre cas[5].

Dans l'État indépendant du Congo, Dutton, Todd, Christy[6] et Broden[7] ont vérifié l'existence des Trypanosomes dans le liquide

1. C. J. Baker, *Brit. med. journal*, 30 mai 1903, p. 1254.

2. Castellani, lettre datée de l'Ouganda, 5 avril 1903, adressée à la Société Royale de Londres, *British med. journal*, 23 mai 1903, p. 1218, et 20 juin 1903, p. 1431, et *Journ. of trop. med.*, 1er juin 1903. — Kruse, *Sitzungsbericht der niederrhein. Gesell. f. natur. Heilk.*, 1903. — A. Castellani, *Proceedings of the Royal Society*, t. LXXI, 1903, p. 501, et *Reports of the Sleep. Sickn. Commis.*, n° 1, août 1903.

3. Royal Society, *Reports of the Sleeping Sickness Commission*. D. Bruce and D. Nabarro, *Progress Report on Sleep. Sickn. in Uganda*, Londres, août 1903. — *Même rec.* D. Bruce, D. Nabarro et E. D. W. Greig, *Further, Report on Sleep. Sickn., in Uganda*, nov. 1903. Résumé in *Brit. med. journ.*, 21 nov. 1903.

4. Brumpt, *Congrès d'hygiène de Bruxelles*, 1903.

5. *A medicina contemporanea*, 28 juin 1903, et Rapport sur la maladie du sommeil présenté au ministère de la Marine et des Colonies par la Commission que présidait M. le Dr Bettencourt, Lisbonne, 1903.

6. *Brit. med. journ.*, 23 janvier 1903, p. 187.

7. Broden, *Bull. de la Soc. d'études colon.*, Bruxelles, février 1904.

cérébro-spinal d'un grand nombre de nègres atteints de la maladie du sommeil.

Restait à savoir si *Trypan. gambiense* et *Trypan. ugandense* appartenaient à des espèces différentes ou si le parasite trouvé chez les malades atteints de maladie du sommeil n'était autre que *Trypan. gambiense.*

Bruce, Nabarro et Greig ont constaté dans l'Ouganda que, sur 80 natifs de la région où la maladie du sommeil est endémique, 23 avaient des Trypanosomes dans le sang, tandis que, sur 117 indigènes d'une région indemne, l'examen du sang était négatif dans tous les cas.

Les mêmes observateurs ont montré que, contrairement aux assertions de Castellani, il n'y avait pas de différence morphologique appréciable entre *Trypan. gambiense* et *Trypan. ugandense.*

Dutton, Todd et Christy, dans leur Rapport sur la Trypanosomiase au Congo [1], sont arrivés de leur côté aux mêmes conclusions. Les Trypanosomes vus dans le sang des hommes présentant ou non les symptômes de la maladie du sommeil sont les mêmes, écrivent ces observateurs et il n'y a aucun motif de supposer que le Trypanosome observé au Congo diffère de *Trypan. gambiense.*

L'action pathogène des deux Trypanosomes sur les différentes espèces de Mammifères est la même.

H.-W. Thomas et S.-F. Linton ont étudié comparativement des Trypanosomes humains de plusieurs origines : Trypanosome rapporté de Gambie par Dutton et Todd, Trypanosome de Bruce provenant de l'Ouganda, Trypanosomes de Dutton, Todd et Christy provenant du Congo (liquide cérébro-spinal d'individus atteints de la maladie du sommeil ou sang d'individus ne présentant pas les symptômes de cette maladie). Ces observateurs ont inoculé les Trypanosomes de ces différentes origines à un grand nombre d'animaux et ils ont constaté que l'action pathogène était, à très peu près, la même [2].

Nos recherches sur *Trypan. gambiense* et *Trypan. ugandense* nous ont conduits aux mêmes résultats [3].

On pouvait objecter encore que les accidents produits par

1. *Brit. med. journ.*, 23 janv. 1903.
2. H.-W. Thomas et S.-F. Linton, *Lancet*, 14 mai 1904, pp. 1337-1340.
3. Grâce à l'obligeance de MM. les Drs Dutton, Todd et Annett et de M. le Dr D. Bruce j'ai pu étudier les Trypanosomes de Gambie et de l'Ouganda à l'Institut Pasteur, je suis heureux de saisir cette occasion pour adresser à ces savants Confrères mes très sincères remerciements. A. Laveran.

Trypan. gambiense n'étaient pas ceux de la maladie du sommeil; une observation due à P. Manson prouve que les symptômes de la maladie du sommeil peuvent survenir chez un malade qui n'avait présenté, jusque-là, que les troubles morbides attribués d'abord à *Trypan. gambiense*.

Il s'agit d'une des malades qui avaient été signalées comme ayant des infections typiques par *Trypan. gambiense*[1]. Cette personne, morte le 26 novembre 1903, a présenté, dans les derniers temps de la maladie, les symptômes caractéristiques de l'hypnose. Les lésions trouvées à l'autopsie ont été aussi celles qu'on rencontre dans la maladie du sommeil.

Cette observation a un grand intérêt; elle constitue un argument très puissant en faveur de l'identité de *Trypan. gambiense* et de *Trypan. ugandense* et, d'autre part, elle démontre que, contrairement à l'opinion qui était généralement admise, les Européens ne sont pas à l'abri des atteintes de la maladie du sommeil.

Il résulte enfin des observations de Nabarro[2], comme des nôtres[3], que des singes qui ont acquis l'immunité pour *Trypan. gambiense* possèdent également l'immunité pour *Trypan. ugandense* et réciproquement.

Ce dernier argument nous paraît être des plus probants en faveur de l'identité de *Trypan. gambiense* et de *Trypan. ugandense*.

D'après la règle de priorité appliquée en nomenclature, le nom de *Trypan. ugandense* Castellani doit disparaître, et le nom de *Trypan. gambiense* Dutton, plus ancien, doit seul être conservé.

Autre conséquence : le nom de maladie du sommeil qui s'applique bien aux accidents ultimes provoqués par *Trypan. gambiense* ne convient pas pour désigner le premier stade de l'infection qui est caractérisé seulement par la présence de rares Trypanosomes dans le sang et par des poussées fébriles irrégulières, il faut donc préférer aux dénominations anciennes le nom de TRYPANOSOMIASE HUMAINE.

§ 2. — Géographie médicale.

La Trypanosomiase ne règne à l'état endémique que dans certaines régions de l'Afrique équatoriale, elle a été observée assez

1. P. MANSON, *Brit. med. journ.*, 30 mai 1903 et 5 décembre 1903, p. 1461.
2. NABARRO, Epidemiological Society, *The Lancet*, 23 janvier 1904.
3. LAVERAN, *Acad. des Sciences*, 5 avril 1904.

fréquemment aux Antilles mais uniquement chez des nègres provenant de la côte ouest d'Afrique ; c'est ainsi que Guérin a pu étudier la maladie à la Martinique.

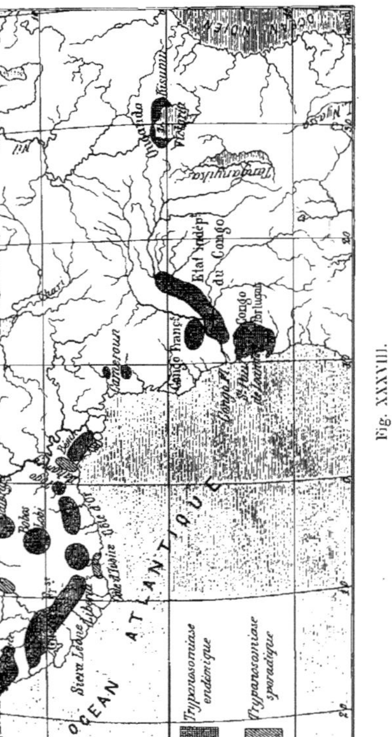

Fig. XXXVIII.
Carte de l'Afrique équatoriale donnant la répartition de la Trypanosomiase humaine.

Les principaux foyers de la Trypanosomiase se trouvent dans les régions de l'Ouest africain qui s'étendent du Sénégal à Saint-Paul de Loanda (Carte ci-dessus.)

En Sénégambie, la maladie est commune dans la Casamance et

dans le Sine et le Saloum; des cas ont été signalés sur le cours du fleuve Sénégal, aux environs de Bakel, de Kayes et de Bafoulabé [1].

En Gambie la Trypanosomiase n'est pas rare. Comme on l'a vu plus haut, c'est en Gambie que les Trypanosomes ont été vus pour la première fois dans le sang de l'Homme. D'après les recherches de Dutton et Todd, les indigènes de Gambie ne seraient atteints que dans une faible proportion; il est probable qu'en se servant de procédés autres que ceux utilisés par ces auteurs, on arriverait à constater une plus grande fréquence de l'infection. Les cas de maladie du sommeil avérés se rencontrent en Gambie, en même temps que les infections primaires qui ont été étudiées par Dutton et Todd.

Les faits de Trypanosomiase ont été relevés depuis l'embouchure de la Gambie jusqu'à 250 milles dans l'intérieur.

En territoire français, à Maka, à 30 milles environ des rives de la Gambie, Dutton et Todd ont examiné 100 indigènes; chez aucun l'existence des Trypanosomes n'a été constatée.

Parmi les régions les plus contaminées, il faut citer : la Haute-Guinée, l'hinterland de Sierra Leone, du Liberia et de la côte d'Ivoire, le Lobi ou pays des Bobos et le Yatenga.

La maladie a pris, à plusieurs reprises, la forme épidémique à Roba dans le cercle de Yatenga; en 1850, elle a fait dans cette localité plus de 180 victimes; de 1886 à 1889, dans quatre autre villages du même district, plus de 300 indigènes ont succombé à la maladie du sommeil.

Des foyers secondaires ont été signalés sur quelques points du cours supérieur du Niger.

D'après Ziemann, la maladie du sommeil est assez commune sur le littoral, à Monrovia et à Accra et dans plusieurs localités du Cameroun, notamment à Etun-Beka-ha et à Etun-Bekani [2].

Les îles du Prince, Saint-Thomas et Fernando-Po sont infectées.

Au Congo portugais (Angola), la maladie règne principalement dans la région de Quissama et sur les rives de la Cuanza [3]. Dans la

1. Kermorgant, Répartition de la maladie du sommeil dans le gouvernement général de l'Afrique occidentale française, *Acad. de méd.*, 29 décembre 1903.

2. *Deutsche med. Wochenschr.*, 2 avril 1903. — Pour la répartition de la Trypanosomiase humaine au Togo consulter K. Hintze, *Deutsche med. Wochenschr.*, 19 et 26 mai 1904, pp. 776 et 812.

3. Rapport publié par la mission portugaise dont le Dr Bettencourt était le chef, Lisbonne, 1903.

ville de Dondo et aux environs, sur 2 000 nègres ou métis, il y a eu en 1900, 98 décès dus à la maladie du sommeil; à Tombo, près de l'embouchure de la Cuanza, presque toute la population a disparu.

Au Benguela la maladie est moins fréquente qu'au Loanda, et, plus au sud encore, elle disparaît complètement, notamment dans la province de Mossamedes.

La maladie du sommeil est endémique au Congo français et dans l'État indépendant du Congo, où, depuis quelques années, elle a pris une grande extension et causé de grands ravages. On observe des cas sporadiques à l'Ouellé, à Basako, à Bangala, à Léopoldville, à Boma; la maladie règne endémiquement dans la région des Cataractes, à Banza Mantéka notamment. A Berghe-Sainte-Marie, au confluent de la rivière Kassaï et du Congo, dans la colonie scolaire, les cas de léthargie se sont multipliés beaucoup dans ces dernières années. La mortalité, qui était en 1896 de 13 p. 100 et en 1897 de 19 p. 100 s'est élevée, dans les années suivantes, à 39, à 22 p. 100 et, dans le premier trimestre de 1900, à 73 p. 100! La plupart des enfants mouraient de léthargie. Au moment où le Dr van Campenhout a visité cette colonie, il y avait 82 malades atteints de léthargie venant à la visite et beaucoup n'y venaient pas [1].

Toute la population de la rive gauche du Congo, depuis l'embouchure du Kassaï jusqu'à Bolobo en amont, est en proie à ce fléau, qui a décimé les villages Botanguis.

La Trypanosomiase a pris, depuis quelques années, une grande extension dans l'Ouganda [2].

Cook le premier a signalé, en 1900, l'existence de la maladie dans cette région où elle a été importée probablement par des malades venant du bassin du Congo. Le centre de l'endémie est sur les rives du lac Victoria, dans l'Usoga et le Chagwe, autour d'Entebbe et dans les îles voisines. La maladie n'a pas pénétré dans l'intérieur du pays à une distance de plus de 30 à 40 milles du lac; ce sont les villages situés sur les rives du lac qui ont été les plus éprouvés, beaucoup ont perdu les deux tiers de leurs habitants.

Christy donne les dates suivantes pour l'apparition de la maladie

1. Van Campenhout et Dryepondt, *Rapport sur les travaux du laboratoire médical de Léopoldville* en 1899-1900, Bruxelles, 1901, et *Congrès internat. de Paris* 1900 (Section de médecine coloniale).

2. Royal Society, *Reports of the Sleep. Sickn. Commis.*, Voir les rapports de Bruce, Nabarro et Greig, de Low et Castellani et de C. Christy.

dans les différentes régions de l'Ouganda : quelques parties du Busogo ou des îles Buvuma 1896 (Dr Hodges), Kampala février 1901, Sud du Kavirondo octobre 1901, îles Sese décembre 1901, Kasagunga janvier 1902, îles Lusinga mars 1902, Kasachonga mars 1902, Kisengere mai 1902, Est africain allemand septembre 1902.

D'après ces dates, la marche de la maladie est nettement envahissante et il est à craindre que le chemin de fer qui va de la côte est d'Afrique au lac Victoria ne facilite son extension ; le terminus du chemin de fer sur le lac Victoria est déjà infecté ; il est possible aussi que la maladie gagne l'Égypte par la voie du Nil.

Jusqu'ici les rives sud et est du lac Victoria ont été épargnées et la maladie est inconnue dans les tribus Nandi et Masaï qui habitent les territoires de l'Est africain anglais à l'est de Kisumu. L'Est africain allemand est peu atteint.

On peut résumer les notions que nous possédons sur la géographie médicale de cette endémie en disant qu'elle est répandue dans les bassins du Sénégal, du Niger, du Congo, du Nil supérieur et dans les bassins des cours d'eau intermédiaires de moindre importance (P. Manson). L'endémie n'a été signalée jusqu'ici, ni dans l'Afrique du nord, ni dans l'Afrique du sud.

§ 3. — Causes prédisposantes. — Influence de l'âge, du sexe, de la profession, de la race, etc.

L'âge paraît être sans influence marquée. C. Christy a constaté les symptômes de la maladie du sommeil chez beaucoup d'enfants de 18 mois à 2 ans, et ces enfants avaient été infectés, évidemment, à une époque antérieure de beaucoup [1].

Les deux sexes sont atteints dans la même proportion.

L'influence de la profession et de la position sociale est très marquée. La grande majorité des cas s'observe chez des agriculteurs et dans la classe la plus pauvre. Les chefs indigènes et les individus appartenant à la classe la plus élevée, vivant dans les villages, sont atteints dans une proportion bien plus faible que les nègres de classe inférieure qui travaillent dans les champs tout le jour.

1. C. Christy, The Epidemiology and Etiology of Sleep. Sickn., Royal Soc. *Rep. of the Sleep. Sickn. Commis.*, nov. 1903.

On a cru pendant longtemps que la maladie n'atteignait que les nègres. En 1859, Chassaniol a signalé un cas de maladie du sommeil observé à Gorée sur un mulâtre. Au Congo portugais, les métis sont souvent atteints (Bettencourt). Les observations publiées par Dutton et Todd, P. Manson, Broden et Brumpt montrent que la Trypanosomiase n'épargne pas les Européens. On a vu plus haut que, dans un cas dû à P. Manson, les symptômes caractéristiques de la maladie du sommeil ont été constatés chez une femme de race blanche.

Dans un travail récent[1], le Dr Dupont, médecin de l'État indépendant du Congo, signale trois nouveaux cas de maladie du sommeil chez des Européens ayant séjourné au Congo; la présence des Trypanosomes dans le liquide cérébro-spinal n'a été constatée que chez un de ces malades, mais, dans les deux autres cas, les symptômes cliniques laissent peu de doute sur l'existence de la Trypanosomiase.

Les saisons paraissent n'exercer aucune influence sur la marche de la maladie, mais, en raison de la longue période d'incubation ou plutôt de latence qui précède d'ordinaire l'apparition des symptômes nerveux, cette influence est difficile à constater.

Nous avons dit déjà que l'alimentation par le manioc avait été incriminée à tort. L'alimentation par le poisson ou du moins par certains poissons a été citée souvent parmi les causes de la maladie, en raison de sa fréquence sur les bords de certains cours d'eau et, en Ouganda, dans les villages riverains du lac Victoria; mais, dans des régions où l'on consomme autant de poisson et des poissons de même espèce que dans les régions infectées, la maladie n'est pas endémique.

Les guerres et la famine ont favorisé, en Afrique, la propagation de la maladie du sommeil; c'est la conséquence ordinaire de ces fléaux sur les maladies épidémiques et la maladie du sommeil, habituellement endémique, peut prendre le caractère épidémique.

Les soldats soudanais licenciés après la délivrance d'Emin pacha par Stanley en 1888 ont contribué, d'après Christy, à répandre la maladie dans l'Ouganda; en 1901-1902, d'après le même observateur, la mortalité due à cette cause a été aggravée par la famine dans les îles du lac Victoria.

A la côte d'Ivoire, la maladie du sommeil était beaucoup moins

1. H. Dupont, *Le Caducée*, 16 avril 1904.

commune qu'elle ne l'est aujourd'hui, avant l'invasion des bandes de Samory (Kermorgant).

Les foyers principaux de la maladie se rencontrent le long des fleuves, dans les pays boisés, ce qui s'explique facilement. On verra, dans la suite de ce chapitre, que la maladie du sommeil est propagée par une mouche piquante, *Glossina palpalis*, or cette mouche vit le long des cours d'eau, dans les régions où la végétation est abondante. Quand des malades atteints de Trypanosomiase arrivent dans les localités où les *Glossina palpalis* abondent, la maladie se répand; au contraire, dans les localités où ces mouches font défaut, l'importation n'a pas de suites. C'est également ce qui se passe pour le Paludisme, pour la Fièvre jaune, pour le Nagana, en un mot pour toutes les maladies qui sont propagées par certains Insectes; la maladie ne se montre contagieuse que là où existent les Insectes capables de la propager.

§ 4. — Description de la maladie.

Les auteurs s'accordent à reconnaître que le début de la maladie est insidieux.

Nous savons que les Trypanosomes peuvent exister pendant longtemps dans le sang, avant de pulluler dans le liquide cérébro-spinal et de provoquer les accidents de la maladie du sommeil proprement dite, nous pouvons donc distinguer deux phases bien distinctes dans l'évolution de la maladie.

Pendant la première phase, les Trypanosomes existent dans le sang, mais toujours en petit nombre; ils ne provoquent le plus souvent aucune réaction, aucun symptôme morbide chez les nègres; chez les blancs, l'infection se manifeste principalement par une fièvre irrégulière.

Dans la deuxième phase, la rachialgie, les tremblements, puis la somnolence apparaissent; la fièvre prend le caractère de la fièvre hectique. La somnolence se transforme en accès léthargiques et le malade tombe enfin dans l'état comateux. La mort arrive en hypothermie. On trouve constamment des Trypanosomes dans le liquide cérébro-spinal.

Les descriptions de la maladie du sommeil n'ont visé jusqu'ici que cette deuxième phase.

Première phase. — Chez les nègres, l'examen du sang permet seul de constater que l'infection existe. Encore les Trypanosomes sont-ils très rares dans le sang, ce qui rend leur recherche difficile.

Cette période latente de l'infection a une durée variable; très courte dans certains cas, elle peut être dans d'autres de plusieurs années.

D'après Corre, les habitants de l'île de Gorée (Sénégal) qui avaient séjourné en Casamance ne se considéraient comme étant à l'abri de la maladie du sommeil que lorsqu'il s'était écoulé une période de 7 ans au moins depuis leur départ de la zone contaminée.

Guérin, aux Antilles, a signalé des cas de maladie du sommeil chez des nègres qui avaient quitté l'Afrique 5 à 8 ans auparavant, et il n'est pas douteux que ces nègres avaient apporté d'Afrique le germe pathogène; jamais la maladie du sommeil ne s'est propagée aux Antilles.

La maladie peut apparaître, écrit Manson, alors qu'on a quitté depuis 7 ans les zones où elle est endémique.

Les observations de Dutton et Todd en Gambie, comme celles de Bruce et de ses collaborateurs dans l'Ouganda, montrent que, chez les nègres, cette première phase ne s'accompagne en général d'aucune manifestation morbide. Il n'en est pas de même chez les blancs ou chez les mulâtres. La fièvre est le principal signe de l'infection.

Les malades sont atteints d'une fièvre rémittente irrégulière; les poussées fébriles durent 2 à 4 jours, après quoi la température tombe à la normale ou au dessous pendant 4 à 5 jours; d'autres fois la fièvre a le caractère de la fièvre hectique, la température, normale le matin, s'élève le soir à 38°,5 ou 39°, elle atteint rarement 40°.

Les accès de fièvre ne sont pas précédés de frisson et la transpiration qui se produit à la fin de ces accès est, en général, peu abondante.

La respiration et le pouls sont accélérés, en dehors même des poussées fébriles; le nombre des inspirations est de 25 à 30 par minute; le nombre des pulsations tombe rarement au-dessous de 90.

L'excitation cardiaque est, dit Broden, un symptôme constant, le nombre des pulsations atteint souvent 140 par minute.

On observe fréquemment des œdèmes partiels et des érythèmes : bouffissure de la face, œdème des paupières, œdème périmalléolaire, plaques congestives ou érythèmes passagers de la face, du tronc ou des membres.

L'anémie, la faiblesse générale, l'amaigrissement, peu marqués au début, vont en augmentant.

La céphalalgie est notée dans plusieurs observations.

La rate est souvent augmentée de volume, mais l'hypersplénie ne paraît pas constante, surtout au début; d'après Baker elle manquait deux fois sur trois. Broden pense aussi que la rate n'est que très peu atteinte à cette première période de la maladie. La fréquence

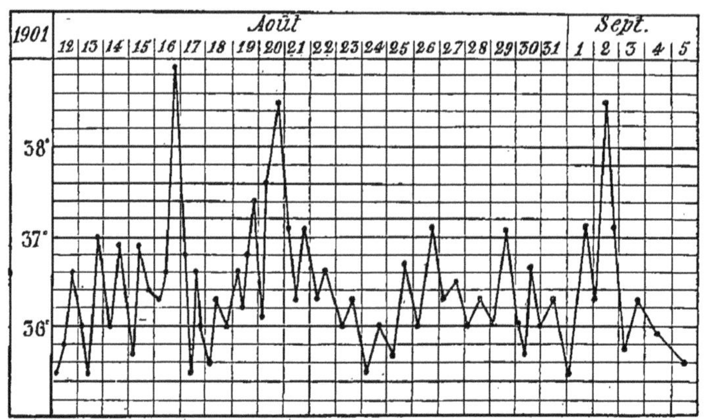

Fig. XXXIX.

Trypanosomiase humaine. Tracé thermométrique partiel du premier malade de Dutton pendant son séjour à l'hôpital de Liverpool. Les températures indiquées par Dutton en Fahrenheit ont été réduites en centigrades et le tracé a été un peu simplifié.

du Paludisme dans les régions où la Trypanosomiase a été observée constitue une cause d'erreur.

La matité hépatique était augmentée chez quelques malades.

A moins de complications, les autres organes ne présentent rien d'anormal.

Dans le premier cas de Dutton, le plus complet que nous possédions, la durée de la maladie a été de 19 mois au moins, la terminaison a été fatale. Dans le cas du quarteron de Dutton et Todd, la maladie, qui s'est terminée par la mort, a eu, à très peu près, la même durée (un an et demi).

La Trypanosomiase se termine, dans certains cas, par la mort sans avoir donné lieu aux symptômes caractéristiques de la maladie du sommeil, symptômes qui peuvent se produire chez les blancs comme chez les noirs, ainsi qu'en témoigne la très intéressante observation publiée par P. Manson en 1903, sur laquelle nous avons déjà appelé l'attention.

Deuxième phase, maladie du sommeil proprement dite. — Les principaux symptômes sont : la fièvre et les troubles dépendant du système nerveux.

La fièvre qui, dans la première phase de la maladie, procède par poussées avec des intervalles assez longs d'apyrexie, se rapporte, dans la deuxième phase, à la fièvre hectique. On constate d'ordinaire de grandes oscillations ; la température s'élève souvent à 39° le soir, pour retomber à 37° le matin.

Ce type de la fièvre est important à noter, car le diagnostic se pose souvent entre la Trypanosomiase et le Paludisme ; or on sait que, dans le Paludisme, les maxima thermiques s'observent d'ordinaire dans la matinée ; c'est le contraire qui se produit dans la Trypanosomiase et dans la fièvre hectique en général.

L'élévation de la température ne s'accompagne d'ordinaire ni de frissons, ni de sueurs. On voit des malades vaquer à leurs occupations habituelles avec des températures de 39° à 39°,5. Il est donc indispensable d'employer le thermomètre pour constater la fièvre et de ne pas s'en rapporter au dire des malades.

La fréquence du pouls est augmentée ; dans la même journée on observe souvent de grandes variations dans le nombre des pulsations qui est de 90 à 130 à la minute. La respiration est également accélérée (20 à 30 par minute).

Il y a souvent des irrégularités dans le tracé thermique, dues à des complications et en particulier à des accès de fièvre palustre.

Une à deux semaines avant la mort, la température s'abaisse au-dessous de la normale, cette hypothermie qui existe le soir comme le matin est d'un pronostic fatal.

La figure XL reproduit la fin du tracé thermométrique d'un malade mort de maladie du sommeil. La température est tombée dans les derniers jours à 36° et à 35°,5 le jour de la mort. En même temps la fréquence du pouls et de la respiration diminuait.

La céphalalgie et le changement qui survient dans le caractère des malades sont des symptômes constants du début de la seconde phase de la maladie.

La céphalalgie occupe les régions sus-orbitaires ; quelques malades accusent une sensation de constriction aux tempes (Guérin). La céphalalgie se complique souvent de rachialgie et de douleurs à la partie supérieure du thorax.

Les sujets qui étaient actifs et intelligents deviennent paresseux et obtus. L'apathie est un des principaux caractères de la maladie; la physionomie perd son expression habituelle; le malade somnole et ne répond aux questions qu'on lui adresse qu'après un intervalle assez long.

Le tremblement de la langue et des mains fait rarement défaut; à la langue, il s'agit d'un tremblement fibrillaire. Le tremblement des mains et des bras qui persiste au repos, s'exagère souvent pen-

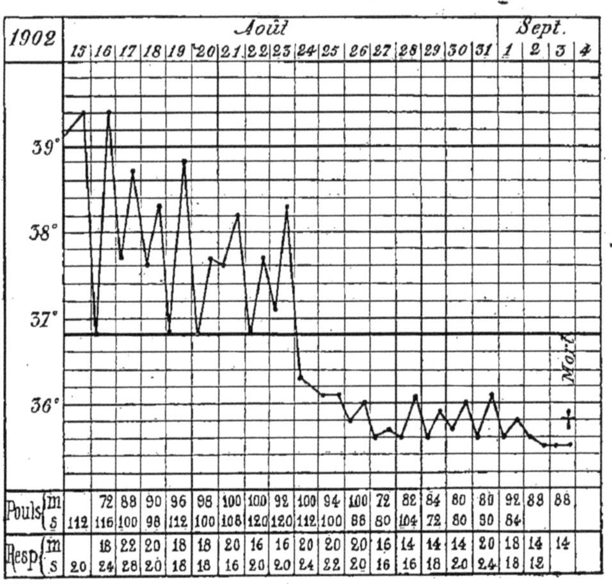

Fig. XL.

Fin du tracé thermométrique d'un malade mort de maladie du sommeil (Tracé 4 du travail déjà cité de Low et Castellani).

dant les mouvements volontaires : action de prendre un verre et de le porter jusqu'aux lèvres, etc. Dans certains cas, le tremblement s'étend aux muscles des membres inférieurs et du tronc et il est si fort qu'il se communique au lit dans lequel le malade est couché.

Au dernier stade, il est commun d'observer la rigidité des muscles de la nuque et la contracture en flexion des membres inférieurs.

Des convulsions épileptiformes, généralisées ou localisées à certains groupes musculaires, ne sont pas très rares.

Les paralysies sont tout à fait exceptionnelles, mais on observe un affaiblissement général, une asthénie qui se traduit par une démarche traînante.

L'émaciation se prononce de plus en plus.

A la dernière période, il y a incontinence des urines et des matières fécales.

En dehors des douleurs déjà notées, il y a peu de troubles sensoriels. Pas d'anesthésie. Des zones d'hyperesthésie ont été notées quelquefois. Les réflexes superficiels sont habituellement normaux.

Les pupilles sont égales et en général dilatées; il n'y a pas de paralysies oculaires, pas de lésions du fond des yeux.

L'intelligence s'affaiblit, le malade a une certaine difficulté à comprendre ce qu'on lui dit, il devient émotif, a des crises de larmes sans motif ou pour des motifs futiles; il n'y a pas d'idées délirantes.

La somnolence augmente progressivement et l'attitude habituelle devient caractéristique : la tête est inclinée sur la poitrine, les paupières sont closes; au début on tire facilement le malade de cet assoupissement, mais bientôt il s'agit d'accès invincibles de sommeil qui surprennent le malade dans toutes les situations, surtout après les repas. Ces accès, de plus en plus longs et profonds, aboutissent à un état comateux dont le malade ne peut plus être tiré qu'à grand'peine. C'est à ce moment que la température tombe au-dessous de la normale. La mort arrive dans le coma.

L'anémie existe presque toujours, mais il est souvent difficile de faire la part de la Trypanosomiase et celle des maladies concomitantes : Paludisme, Ankylostomiase, etc. dans sa pathogénie. Le nombre des globules rouges était en moyenne de 3 500 000 par millimètre cube chez les malades observés par Low et Castellani. Exceptionnellement le nombre des globules rouges était de 2 000 000 seulement; par contre, dans un cas, il y avait encore 6 200 000 globules rouges par millimètre cube au moment de la mort.

Le chiffre de l'hémoglobine est en rapport avec le degré d'anémie que révèle la numération des globules.

Le nombre des grands mononucléaires est augmenté chez la plupart des malades; chez les jeunes sujets, cette augmentation porte souvent aussi sur les éosinophiles.

Le nombre des Trypanosomes dans le sang est toujours très faible; néanmoins, chez un certain nombre de sujets, l'examen du sang par les procédés ordinaires permet de constater la présence des parasites. Nous indiquerons plus loin les procédés de recherche qu'il convient d'employer quand les Trypanosomes sont très rares.

On trouve souvent, dans le sang des malades, des Hématozoaires du Paludisme et des leucocytes mélanifères indiquant que la Trypanosomiase est compliquée de Paludisme; dans certaines régions il est aussi très fréquent de rencontrer, à l'examen du sang, des embryons de filaires, et l'on conçoit que la coïncidence commune de la maladie du sommeil et de la Filariose ait pu faire supposer qu'il y avait une relation entre ces deux maladies (Manson).

Les œdèmes sont signalés par quelques observateurs. Van Campenhout et Dryepondt font mention d'œdèmes durs, bien limités, notamment à la partie supérieure du tibia.

La rudesse de la peau qui a été considérée par quelques auteurs comme un des symptômes de la maladie est loin d'être constante. D'après Low et Castellani, dans beaucoup de cas, la peau conserve ses qualités normales jusqu'au jour de la mort.

Nous avons vu qu'à la première phase de la maladie des exanthèmes avaient été signalés à plusieurs reprises chez des blancs. Chez les nègres, à la deuxième phase, il n'est pas rare d'observer des éruptions papulo-pustuleuses, du prurit et des lésions occasionnées par le grattage, mais ces dermatoses se rencontrent également avec une grande fréquence chez des nègres qui ne sont pas atteints de Trypanosomiase (Low et Castellani).

Dans plusieurs cas de Trypanosomiase chez des Européens, Dupont a noté des éruptions papuleuses ou vésiculeuses très étendues et très prurigineuses [1].

Les ganglions lymphatiques du cou, des aines et des aisselles, sont en général hypertrophiés chez les nègres atteints de maladie du sommeil. « Nous avons toujours rencontré de l'engorgement des ganglions du cou, écrit Bettencourt [2]; l'adénite cervicale est donc un symptôme constant ». L'envahissement général du système lymphatique a été constaté par le même observateur dans la proportion de 74 p. 100.

D'après Low et Castellani la fréquence des dermatoses, de la scrofule et de la syphilis explique les adénites qui ne doivent pas être considérées comme constituant un symptôme de la Trypanosomiase. Les ganglions dont la grosseur varie de celle d'une fève à celle d'une noisette, sont durs, sans adhérence à la peau, il est très rare qu'ils suppurent.

Les observations suivantes ne paraissent laisser aucun doute

1. *Le Caducée*, 16 avril 1904.
2. Rapport déjà cité de la mission portugaise.

sur les rapports de causalité existant entre la Trypanosomiase et l'engorgement des ganglions lymphatiques.

Greig et Gray ont ponctionné les ganglions lymphatiques cervicaux de 15 individus atteints de la maladie du sommeil et ils ont constaté la présence, dans ces ganglions, de Trypanosomes toujours plus nombreux que dans le sang ou le liquide cérébro-spinal. Les parasites ont été trouvés aussi, mais en moins grand nombre, dans d'autres ganglions. Les ganglions de 5 indigènes atteints de Trypanosomiase à la première période renfermaient aussi des Trypanosomes[1].

La rate est en général hypertrophiée, mais le Paludisme est souvent en cause. Nous verrons plus loin que l'examen des rates hypertrophiées provenant de sujets ayant succombé à la maladie du sommeil a permis de constater souvent des altérations relevant du Paludisme. Ces réserves faites, il faut dire que l'hypersplénie est un symptôme très commun des Trypanosomiases et qu'elle s'observe chez la plupart des animaux qu'on infecte avec *Trypan. gambiense*; il est donc très admissible que l'hypersplénie se développe chez l'homme sous l'influence de la seule Trypanosomiase.

La fréquence de la respiration est augmentée surtout le soir, elle est d'ordinaire en rapport avec l'accélération du pouls. On compte de 20 à 30 inspirations par minute. Le rythme de Cheyne-Stokes n'est pas rare dans les derniers jours de la maladie.

L'examen de la poitrine révèle, à la dernière période de la maladie, de la congestion et de l'œdème pulmonaires (congestion hypostatique).

La fréquence du pouls est rarement normale. Le pouls bat de 90 à 130 fois à la minute, avec de grandes variations dans la même journée. Le rapport du pouls à la température n'est pas constant. Une grande fréquence du pouls peut être associée à une basse température. Cependant à la dernière période, le nombre des pulsations s'abaisse, en même temps que la température tombe au-dessous de la normale (voir le tracé reproduit plus haut, fig. XL). Le pouls est régulier, dicrote seulement quand la température s'élève beaucoup.

La tension artérielle est faible.

Pendant 24 ou 48 heures avant la mort le pouls devient filiforme ou imperceptible.

Il n'y a pas de symptômes du côté du cœur, pas de palpitations,

1. E.-D.-W. Greig et A.-C.-H. Gray, *Brit. med. journal*, 28 mai 1904, p. 1252.

pas de signes d'endocardite, parfois seulement des souffles inorganiques.

L'appétit est conservé ou même augmenté au début de la maladie. Il n'y a jamais de vomissements. La constipation est la règle. Les selles, dures, contiennent d'ordinaire des œufs d'helminthes en plus ou moins grand nombre : Ankylostome duodénal, Ascaride lombricoïde, Trichocéphale.

Le foie est souvent augmenté de volume, mais dans de moindres proportions que la rate.

La quantité d'urine émise dans les 24 heures, normale au début, est souvent accrue à un stade avancé de la maladie. Les urines sont claires, pâles, de faible densité. La réaction est presque toujours alcaline, ce qui s'explique par le régime végétal des malades. L'analyse chimique révèle des chiffres élevés de carbonates et de phosphates terreux.

L'albumine fait défaut en général; on en trouve cependant des traces chez certains malades, quand la fièvre est très forte.

Le sucre et les pigments biliaires font défaut.

A la dernière période, il y a incontinence des urines; Low et Castellani n'ont jamais observé la rétention.

Au début, le sens génital n'est pas atteint; à un stade avancé ce sens participe à l'affaiblissement général.

La menstruation ne disparaît qu'à un stade avancé de la maladie.

Complications. — Parmi les complications les plus fréquentes il faut noter : la laryngite, la bronchite, la broncho-pneumonie et l'œdème pulmonaire.

Les escharres de decubitus sont communes, surtout si les malades sont couchés sur des lits grossiers et privés des soins de propreté nécessaires, lorsque les urines et les matières fécales deviennent involontaires.

Durée. — Nous avons vu que la durée du premier stade de la maladie pouvait être de plusieurs années.

La durée du deuxième stade est de 4 à 8 mois. Il y a quelquefois des périodes de rémission, mais les rechutes ne tardent pas à se produire. Il est exceptionnel que la maladie se prolonge au delà d'une année, à partir du début des accidents nerveux.

§ 5. — Action pathogène de *Trypan. gambiense* sur différentes espèces animales.

Trypan. gambiense est inoculable à un assez grand nombre de Mammifères : singes (du moins à certaines espèces), lémuriens, chien, chat, lapin, cobaye, rat, souris, hérisson, marmotte, cheval, âne, chèvre, mouton.

Singes et Lémuriens. — La maladie provoquée chez les singes par l'inoculation du sang ou du liquide cérébro-spinal des individus atteints de maladie du sommeil, est très intéressante, attendu qu'elle présente parfois une évidente analogie avec la Trypanosomiase humaine.

Tous les singes ne s'infectent pas.

Les Cynocéphales se sont montrés réfractaires jusqu'ici. Dutton et Todd ont inoculé sans succès plusieurs *Cynocephalus sphinx* ; nous n'avons pas réussi, pour notre part, à infecter un Cynocéphale (Babouin) qui a reçu, à diverses reprises, des injections de sang virulent provenant du rat ou du chien.

Les Macaques s'infectent au contraire facilement. Bruce, Nabarro et Greig ont expérimenté sur *Macacus rhesus* et sur un Cercopithèque (*black faced* var.).

Tous les Macaques que nous avons inoculés (*Macacus rhesus*, *Macacus cynomolgus*) se sont infectés.

Brumpt et Wurtz ont infecté, outre les deux espèces de Macaques précitées : *Cercopithecus ruber* et *Cercopithecus callitrichus*, le ouistiti (*Hapale penicillatus*), *Cebus capucinus*, *Lemur rubriventer* et *Lemur mongoz* ; un *Cercopithecus fuliginosus* s'est montré réfractaire [1].

Thomas et Linton (*op. cit.*) donnent les renseignements suivants sur l'inoculation à plusieurs espèces de singes de *Trypan. gambiense* de diverses provenances.

Tous les *Macacus rhesus* et *Cercopithecus callitrichus* inoculés se sont infectés.

Les *Cynocephalus sphinx* se sont montrés absolument réfractaires.

Un chimpanzé, inoculé avec le Trypanosome venant de Gambie,

1. Brumpt et Wurtz, Maladie du sommeil expérimentale, 3 notes, *Soc. de Biologie*, 26 mars 1904.

a eu une infection légère, il est mort de broncho-pneumonie 7 mois après l'inoculation.

Les inoculations faites dans le canal vertébral ou dans le cerveau des singes ont donné les mêmes résultats que les inoculations sous-cutanées.

Les effets sont les mêmes lorsqu'on se sert, pour l'inoculation, du sang d'un malade au premier stade de la Trypanosomiase ou du liquide cérébro-spinal d'un individu présentant les symptômes classiques de la maladie du sommeil.

Les Trypanosomes apparaissent dans le sang des singes 10 à 15 jours après l'inoculation; il n'y a pas de réaction vive en général; des poussées fébriles ont cependant été notées quelquefois.

Nous résumons deux des expériences relatées dans le remarquable mémoire de Bruce, Nabarro et Greig.

Un *Macacus rhesus* inoculé le 23 mars 1903, sous la peau, avec le liquide cérébro-spinal d'un sujet mort de maladie du sommeil meurt le 12 juillet. Il y a des Trypan. dans le sang. Pendant les 10 derniers jours de la maladie, le singe est dans un état léthargique semblable à celui des individus atteints de la maladie du sommeil.

Un *Macacus rhesus* est inoculé, dans le canal vertébral, avec 1 cc. du liquide cérébro-spinal d'un individu atteint de maladie du sommeil. Au bout d'un mois les Trypanosomes apparaissent dans le sang. Le singe a, à plusieurs reprises, des poussées fébriles; 4 mois après l'inoculation, le singe présente les symptômes de la maladie du sommeil et meurt.

Sur deux *Macacus cynomolgus* inoculés par nous, à l'Institut Pasteur, l'un est mort au bout de 50 jours, l'autre a guéri de la Trypanosomiase.

Deux *Macacus rhesus* sont morts en 33 et 63 jours.

Les principaux symptômes de l'infection chez ces animaux ont été l'amaigrissement[1], l'anémie et, à la dernière période, l'hypothermie avec somnolence. Les Trypanosomes ont été notés presque toujours comme rares ou très rares dans le sang, sauf à la dernière période de la maladie où ils étaient assez nombreux.

La température s'est élevée, chez un des singes, à 40°,2 (température normale 38°,5) au moment de l'apparition des Trypanosomes dans le sang; cette poussée fébrile ne s'est pas reproduite.

1. Un des singes, du poids de 1 kg. 240 au début de l'expérience ne pesait plus, le jour de la mort, que 805 grammes.

Dans les derniers jours de la maladie, la température s'abaisse progressivement à 37°, 35°, 33° et elle tombe quelquefois le dernier jour à 28° ou 27° (température prise dans le rectum). En même temps que la température s'abaisse, on observe de la tendance au sommeil, les singes les plus turbulents restent au repos et dorment presque constamment, dans la position habituelle du sommeil chez le singe (position assise avec la tête inclinée entre les pattes postérieures).

Thomas et Linton n'ont jamais constaté les symptômes de la somnolence chez les singes infectés avec *Trypan. gambiense.*

Nous avons vu, précédemment, que, dans les différentes Trypanosomiases, la mort en hypothermie était la règle chez le singe.

Sous l'influence d'autres infections, on peut observer également chez ces animaux l'hypothermie et la tendance au sommeil[1]. Quand ces symptômes se montrent comme phénomènes ultimes, chez des singes infectés avec *Trypan. gambiense*, ils ne peuvent donc pas être considérés comme caractéristiques de cette infection, mais quand l'état léthargique se produit 10 jours avant la mort, ainsi que cela est relaté dans une des observations précitées de Bruce, Nabarro et Greig, le rapprochement avec la maladie du sommeil chez l'homme s'impose.

Chez le ouistiti, chez *Cebus capucinus*, *Lemur rubriventer* et *Lemur mongoz*, l'évolution de la maladie est plus rapide que chez les Macaques. (Durée moyenne chez le ouistiti : 12 jours; chez *Cebus capucinus* : 8 jours, d'après Brumpt et Wurtz.)

La maladie peut se terminer par guérison; les singes guéris n'ont pas toujours l'immunité (Thomas et Linton, *op. cit.*).

Chien. — Les chiens s'infectent facilement, les Trypanosomes apparaissent dans le sang au bout de 10 à 15 jours. Les parasites sont rares ou très rares et l'évolution de la maladie est lente.

Dans l'Ouganda, les chiens infectés de *Trypan. gambiense* mouraient en général d'anémie due à l'Ankylostomiase.

D'après Brumpt et Wurtz l'incubation, chez le chien, est de 17 jours et la durée de la maladie est de 66 jours. La mort arrive en hypothermie.

D'après Thomas et Linton (*op. cit.*) les chiens meurent en 5 à 6 semaines.

Des fausses membranes qui se forment dans la chambre anté-

1. Brumpt et Wurtz, *Soc. de Biologie*, 26 mars 1904.

rieure des yeux peuvent entraîner la perte de la vision d'un côté ou des deux côtés.

La Trypanosomiase s'accompagne, chez les chiens, de poussées fébriles.

La figure XLI reproduit le commencement du tracé thermométrique d'un chien qui a été inoculé par nous le 14 novembre 1903 avec du sang contenant des *Trypan. gambiense*. Le chien qui vit encore (30 mai 1904) a présenté, du mois de novembre 1903 au mois d'avril 1904, une série de poussées fébriles séparées par des périodes apyrétiques de 8 à 10 jours; l'examen du sang fait au moment de ces poussées montrait généralement des Trypanosomes

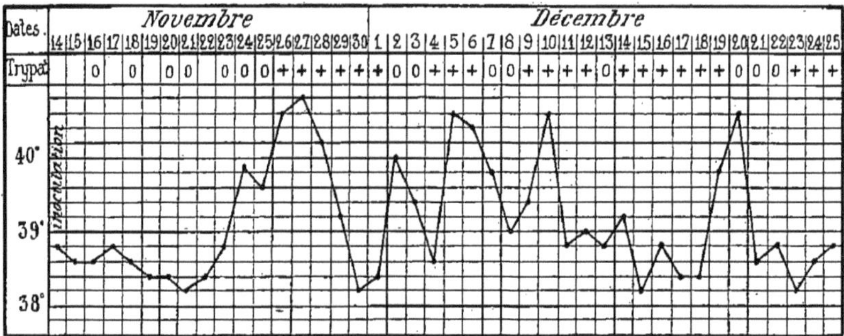

Fig. XLI. — Commencement du tracé thermométrique d'un chien infecté avec *Trypan. gambiense.*

rares ou très rares, tandis que, dans les intervalles d'apyrexie, l'examen histologique du sang était négatif. Ce chien était encore infecté à la date du 30 avril 1904.

Les *chats* s'infectent dans les mêmes conditions à peu près que les chiens (Thomas et Linton).

Cobayes. — *Trypan. gambiense* produit, chez les cobayes, une infection à marche lente (Dutton et Todd).

Brumpt et Wurtz (*op. cit.*) disent n'avoir pas réussi à voir des Trypanosomes dans le sang des cobayes infectés. Nous avons constaté, au contraire, chez presque tous les cobayes inoculés avec *Trypan. gambiense*, des Trypanosomes assez nombreux ou nombreux à une période avancée de l'infection. Des cobayes, inoculés le 11 décembre 1903, sont encore vivants aujourd'hui (30 mai 1904) et ne présentent aucun trouble morbide apparent, bien que les Trypanosomes soient assez nombreux dans le sang.

La moitié environ des cobayes inoculés par Thomas et Linton

n'ont pas contracté l'infection; d'après ces observateurs, la maladie peut se terminer, chez ces animaux, par la mort ou par la guérison.

Lapins. — L'évolution de la maladie est lente, comme chez les cobayes. Les Trypanosomes sont rares ou très rares dans le sang. Brumpt et Wurtz ont noté (*op. cit.*) des lésions analogues à celles qu'on observe chez les lapins dourinés. Chez un des lapins inoculés par nous, la tête était tuméfiée et considérablement déformée, les yeux étaient remplis de muco-pus (blépharo-conjonctivite double). Thomas et Linton (*op. cit.*) ont noté également, chez un lapin, ces symptômes communs aux différentes Trypanosomiases, chez les animaux de cette espèce.

Rats blancs. — Les rats blancs s'infectent facilement, moins sûrement cependant qu'avec *Trypan. Brucei*, *Trypan. Evansi* et *Trypan. equinum*. Les inoculations faites dans le péritoine réussissent mieux chez les rats (comme chez les cobayes et les lapins) que les inoculations sous-cutanées.

Il nous est arrivé de voir un rat qui était resté indemne, à la suite d'une inoculation sous-cutanée de sang virulent, s'infecter à la suite d'une inoculation dans le péritoine. Les inoculations intra-péritonéales elles-mêmes ne réussissent pas toujours chez les rats.

Les Trypanosomes apparaissent dans le sang 15 jours, en moyenne, après l'inoculation (durée minima de l'incubation : 6 jours, durée maxima : 36 jours). Pendant la première période de la maladie, les Hématozoaires sont rares ou très rares et leur multiplication ne suit pas une progression régulière. A la dernière période, les Trypanosomes sont toujours nombreux ou très nombreux dans le sang.

Des rats atteints de gale, et de dermatose consécutive, ont résisté moins bien que les rats normaux.

La durée moyenne de la maladie a été de 3 mois; chez les animaux traités par l'acide arsénieux, cette durée a été plus longue; un rat a vécu 208 jours après l'inoculation.

L'infection par *Trypan. gambiense* n'a pas toujours cette gravité chez le rat, il y a des infections légères, les Trypanosomes ne se montrent dans le sang que pendant un petit nombre de jours, puis ils disparaissent. Parmi les rats qui ont présenté ces formes abortives, les uns possèdent l'immunité, les autres se réinfectent si on les inocule de nouveau avec *Trypan. gambiense* et peuvent présenter des formes graves de la maladie.

Thomas et Linton (*op. cit.*) ont constaté, de leur côté, que les rats guéris étaient loin d'avoir toujours l'immunité.

En somme, l'évolution de cette Trypanosomiase chez les rats est beaucoup plus longue et plus irrégulière que celle des Trypanosomiases dont il a été question jusqu'ici.

Souris. — Chez les souris, l'infection est plus légère que chez les rats. Les Trypanosomes apparaissent dans le sang vers le septième jour après l'inoculation dans le péritoine; en général ils s'y trouvent en petit nombre et ils ne tardent pas à disparaître. Les souris qui ont résisté à l'infection possèdent l'immunité; on peut leur inoculer de fortes doses de sang virulent sans voir reparaître les Trypanosomes.

Trypan. gambiense. peut acquérir, sous l'influence de conditions encore mal connues, une virulence plus grande pour les souris [1]. Sur 10 souris inoculées nous n'avons constaté que deux fois des infections assez graves (non terminées).

Thomas et Linton ont obtenu des résultats variables chez les souris, suivant la provenance des *Trypan. gambiense* ayant servi à l'inoculation.

Marmotte. — Les parasites apparaissent le septième jour après l'inoculation. Durée de la maladie 29 jours. Mort en hypothermie, avec somnolence.

Hérisson. — Un hérisson est mort 41 jours après l'inoculation, en hypothermie [2].

Caprins. — D'après Dutton et Todd, Thomas et Linton, *Trypan. gambiense* est pathogène pour la chèvre; l'infection produite est légère et presque sans symptômes.

Une chèvre et un bouc que nous avons inoculés sous la peau avec du sang contenant des *Trypan. gambiense* se sont infectés; il n'y a pas eu de poussée fébrile; à plusieurs reprises, l'examen histologique a permis de constater, chez la chèvre, l'existence de Trypanosomes très rares; chez le bouc, l'examen histologique du sang a toujours été négatif, il a fallu recourir à l'injection du sang à un rat pour dévoiler l'infection.

Le sang de la chèvre était encore virulent, à la dose de 2 cc. 1/2, 4 mois après l'inoculation.

Ovinés. — Deux moutons et un agneau qui ont été inoculés par nous se sont infectés. Chez un des moutons, deux petites poussées

1. Voir notamment : Brumpt et Wurtz, *Soc. de Biologie*, 26 mars 1904, p. 567.
2. Brumpt et Wurtz, *Soc. de Biologie*, *loc. cit.*

fébriles (40°,3, 40°) ont été constatées au début de la maladie; chez l'autre mouton il n'y a pas eu de poussée fébrile.

Dans un cas, l'existence de Trypanosomes (très rares) a pu être constatée au microscope; dans les deux autres cas (un des moutons et l'agneau) il a été nécessaire, pour déceler l'infection, d'inoculer du sang à des rats.

Le sang d'un des moutons, inoculé il y a 4 mois, n'est plus virulent. La Trypanosomiase s'est donc terminée par guérison chez cet animal.

Porc. — Un porc de 3 à 4 mois inoculé à plusieurs reprises « n'a jamais montré de parasites », disent Brumpt et Wurtz (*op. cit*). Il serait indispensable de savoir si du sang de ce porc a été inoculé à des rats ou bien si on s'est contenté de l'examen histologique, qui est tout à fait insuffisant.

Équidés. — Chez le cheval, *Trypan. gambiense* produit une infection à marche lente. Un cheval inoculé par Dutton et Todd le 14 février 1903 est encore vivant (Thomas et Linton). Un mois après l'inoculation les Trypanosomes ont apparu dans le sang, ils ont toujours été rares; au mois d'août l'examen histologique du sang était négatif, mais le sang était toujours virulent pour les rats; il ne l'était plus en octobre. Ce cheval a présenté quelques symptômes morbides (poussées fébriles, amaigrissement, abattement) qui n'ont pas persisté; à l'époque où s'arrête l'observation, le cheval est en bonne santé. Un cheval inoculé à l'École d'Alfort par M. Vallée s'est infecté et a présenté des œdèmes légers des organes génitaux et des membres (observation en cours)[1].

En Gambie, les chevaux sont assez souvent infectés naturellement de Trypanosomes; Dutton et Todd devaient se demander, comme ils l'ont fait, si ce Trypanosome des chevaux de Gambie n'était pas le même que le Trypanosome trouvé chez l'homme; aujourd'hui la question est résolue; il est démontré que le Trypanosome des chevaux de Gambie constitue une espèce bien distincte de *Trypan. gambiense*; nous avons décrit plus haut ce Trypanosome (*Trypan. dimorphon*), nous n'avons pas à revenir ici sur les caractères morphologiques et autres qui permettent de le distinguer de *Trypan. gambiense*.

Chez l'*âne*, l'infection produite par *Trypan. gambiense* est légère (Thomas et Linton).

1. Lettre de M. Vallée, 8 mai 1904.

Bovidés. — D'après Bruce, Nabarro et Greig, les Bovidés seraient réfractaires. Ces observateurs ont trouvé à Entebbe des Trypanosomes chez des bœufs, mais ces Trypanosomes qui ne tuent pas les chiens ne paraissent être ni des *Trypan. Brucei*, ni des *Trypan. gambiense.*

M. Vallée, professeur à l'École d'Alfort, a bien voulu inoculer, à notre demande, une vache avec le sang d'un rat fortement infecté de *Trypan. gambiense.* L'inoculation a donné un résultat positif (pas de réaction, pas de Trypanosomes à l'examen histologique, mais le sang s'est montré virulent pour le rat).

Les Drs Thomas et Linton ont réussi également à infecter un Bovidé (communication particulière).

§ 6. — Anatomie pathologique.

Depuis longtemps on avait signalé l'existence de lésions méningitiques chez des sujets morts de maladie du sommeil, ainsi que l'augmentation de quantité du liquide cérébro-spinal.

Dès 1840, Clark constate des lésions de méningite cérébro-spinale dans 5 autopsies.

En 1861 Dangaix note, chez un sujet ayant succombé à la maladie du sommeil, au Gabon, l'injection des méninges et l'augmentation de quantité du liquide cérébro-spinal.

Griffon du Bellay, au Gabon également, signale, en 1863, l'injection des méninges et de la substance cérébrale chez les nègres morts de maladie du sommeil.

A l'autopsie d'un homme mort de la maladie du sommeil, à la Guadeloupe, Gaigneron constate, avec le Dr Lherminier, une inflammation des méninges avec augmentation de quantité du liquide cérébro-spinal[1].

Guérin à la Martinique (1869) note, parmi les lésions les plus constantes de la maladie du sommeil, l'injection des méninges et la plus grande abondance du liquide cérébro-spinal.

Nielly résumant les notions que l'on possédait en 1880 sur l'anatomie pathologique de la maladie du sommeil, écrit : « les lésions méningiennes dominent, mais elles ne sont pas constantes ».

Les recherches récentes, poursuivies avec les moyens d'investi-

1. Dutroulau, *Traité des maladies des Européens dans les pays chauds*, 2e édit., Paris, 1868, p. 160.

gation plus parfaits dont disposaient les observateurs, ont montré que les lésions méningitiques étaient bien les lésions essentielles, et elles ont permis de constater que, même dans les cas où il n'y avait pas de lésions macroscopiques, l'examen histologique révélait des altérations inflammatoires des méninges cérébro-spinales.

L'injection et l'inflammation des méninges varient beaucoup d'intensité; tantôt la méningite est bien caractérisée : méninges finement injectées, épaissies, adhérentes au cerveau qui se déchire quand on le dépouille de ses enveloppes, exsudats péri-vasculaires; tantôt tout se borne à une hyperémie peu caractéristique, quand on se contente de faire l'examen macroscopique.

Le liquide sous-arachnoïdien est d'ordinaire en quantité exagérée, autour de l'encéphale, comme autour de la moelle épinière; ce liquide est pâle, quelquefois trouble ou même puriforme, spécialement au niveau des sillons du cerveau et le long des vaisseaux. Dans le liquide cérébro-spinal traité par centrifugation, on trouve des mononucléaires en grand nombre et des Trypanosomes, assez rares en général[1].

A la coupe du cerveau il n'y a, en général, à noter que l'excès de fluide et la dilatation des ventricules latéraux.

Les lésions de méningo-encéphalite et de méningo-myélite se traduisent, au microscope, par une infiltration de mononucléaires sur toute la surface convexe du cerveau, dans les sillons et le long des vaisseaux qui s'enfoncent dans la substance du cerveau, de la protubérance, du bulbe et de la moelle. Ces lésions histologiques ont été bien décrites par Mott[2].

Chez les singes inoculés avec *Trypan. gambiense*, on trouve parfois des lésions des méninges et des centres cérébro-spinaux semblables à celles qui caractérisent la maladie du sommeil chez l'homme.

Après les lésions cérébro-spinales, il faut citer, parmi les lésions notées le plus souvent à l'autopsie des sujets morts de maladie du sommeil : l'hypertrophie de la rate et du foie et l'hypertrophie des ganglions lymphatiques.

1. Comme le font remarquer Bruce, Nabarro et Greig, dans leur Rapport souvent cité dans ce chapitre, la rareté des Trypanosomes dans le liquide cérébro-spinal ne prouve rien contre l'action pathogène de ces parasites; chez certaines espèces animales, les Trypanosomes du Nagana sont toujours rares dans le sang; à cet exemple on peut ajouter celui de la Dourine dans laquelle les Trypanosomes sont également rares, malgré la gravité de l'infection.

2. P. Manson, *Tropical Diseases*, 3e édit. 1903, p. 340.

Comme la Trypanosomiase s'associe souvent au Paludisme, il est difficile de faire la part qui revient à chacune de ces maladies dans l'hypersplénie et dans la congestion du foie. En raison de la forte pigmentation de ces viscères notée dans beaucoup de cas, on peut dire seulement que la part du Paludisme est souvent importante.

Les ganglions rétro-péritonéaux sont en général hypertrophiés.

La mort arrive souvent à la suite de complications pulmonaires, aussi n'est-il pas rare de trouver, à l'autopsie, les lésions de la congestion ou de l'œdème pulmonaire ou de la broncho-pneumonie.

Le cœur est d'ordinaire pâle et flasque.

Les reins sont normaux.

Les intestins sont souvent congestionnés, l'existence de *Ankylostoma duodenale* et de *Ascaris lumbricoïdes* est constante dans l'Ouganda; on trouve souvent en outre *Bilharzia haematobia*, *Trichocephalus dispar* et enfin, dans le mésentère, des formes adultes de *Filaria perstans* [1].

Chez les animaux qui succombent à des infections expérimentales, la rate est en général fortement augmentée de volume. L'hypersplénie est surtout très marquée chez les rats; chez un de ces animaux, du poids de 175 grammes, la rate pesait 10 grammes, le poids moyen de la rate, chez des rats de 150 à 200 grammes, a été de 4 à 5 grammes.

Chez un singe du poids de 805 grammes, la rate pesait 8 grammes; chez un autre singe, du poids de 1 kgr. 297, elle pesait 19 grammes.

Chez un lapin du poids de 3 070 grammes, le poids de la rate était de 13 grammes.

Thomas et Linton n'ont jamais vu de Trypanosomes dans le liquide cérébro-spinal des animaux infectés par *Tr. gambiense*, même chez les singes.

§ 7. — Agent pathogène.

En général les Trypanosomes sont rares ou très rares dans le sang de l'homme et l'examen du sang, fait par les procédés ordinaires, ne suffit pas à révéler leur présence. Dutton et Todd ont

1. Low et Castellani, Rapport déjà cité.

compté jusqu'à 23 Trypanosomes dans une préparation de sang, mais c'est là une rare exception.

Bruce et Nabarro conseillent d'employer le procédé suivant pour la recherche des Trypanosomes dans le sang, lorsque l'examen direct est négatif. On recueille 10 centimètres cubes de sang de la veine, dans un tube contenant un peu de citrate de potasse et on centrifuge pendant 10 minutes. Au bout de ce temps le plasma est retiré et centrifugé. L'opération est répétée quatre fois et c'est le sédiment formé à la suite de la quatrième centrifugation qui est soumis à l'examen histologique.

Pour rechercher les Trypanosomes dans le liquide cérébro-spinal, sur le vivant, on pratique la ponction lombaire; on retire 10 centimètres cubes de ce liquide, on centrifuge un quart d'heure et on examine le dépôt avec un grossissement de 150 à 200 diamètres. Les Trypanosomes ne sont jamais nombreux. Le liquide cérébro-spinal est rarement aussi limpide qu'à l'état normal, il contient des leucocytes mononucléaires en nombre variable.

Lorsqu'on fait des frottis secs, avec le dépôt fourni par la centrifugation du liquide cérébro-spinal, les Trypanosomes, comme les leucocytes d'ailleurs, sont mal fixés et, après coloration, on n'obtient que des préparations médiocres ou mauvaises. Les Trypanosomes existant dans le sang se fixent au contraire très bien par dessiccation et donnent d'excellentes préparations. C'est donc dans le sang qu'il faut étudier *Trypan. gambiense*; les Trypanosomes sont, en général, trop rares dans le sang de l'homme pour permettre cette étude, mais il est facile d'inoculer le sang ou le liquide cérébro-spinal des malades à des animaux sensibles, dans le sang desquels *Trypan. gambiense* se multiplie.

Greig et Gray conseillent (*op. cit.*), pour la recherche de *Trypan. gambiense*, de ponctionner un ganglion lymphatique à l'aide d'une seringue de Pravaz et de faire l'examen histologique de la goutte de liquide obtenue par la ponction.

On a vu, dans l'historique, qu'au début des recherches relatives à la Trypanosomiase de l'homme, on avait décrit, comme espèces distinctes, *Trypan. gambiense* parasite des fièvres irrégulières de Gambie et *Trypan. ugandense*, parasite de la maladie du sommeil. On a vu aussi que les recherches les plus récentes permettaient de conclure à l'existence d'une seule maladie dont l'agent pathogène est *Trypan. gambiense*. Les observateurs les plus compétents n'ont pas réussi à constater les caractères différentiels qui avaient été signalés par Castellani entre *Trypan. gambiense* et *Trypan. ugandense*.

Trypan. gambiense (Fig. XLII et Planche en couleur, fig. 6 et 7) mesure de 17 à 28 μ de long, sur 1 μ 40 à 2 μ de large. Les éléments en voie de division sont un peu plus longs que les autres, ils sont surtout plus larges (2 μ 5 à 3 μ).

La partie libre du flagelle représente souvent le tiers ou le quart de la longueur totale, mais il arrive que le protoplasme s'allonge jusqu'à l'extrémité du flagelle. Ces formes sans flagelle libre

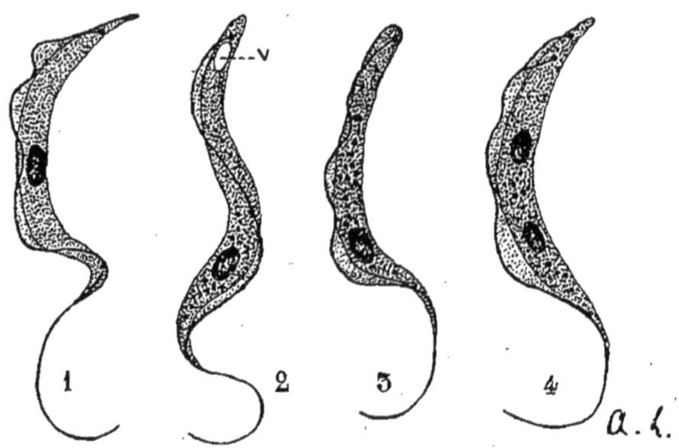

Fig. XLII.

1. *Trypan. gambiense* bien fixé dans le sang. — 2. Trypanosome dans une préparation de sérosité sanguinolente. — 3. Trypanosome dont l'extrémité postérieure est arrondie et dont le protoplasme contient beaucoup de granulations chromatiques. — 4. Forme en voie de division. Gross. : 2 000 diamètres environ.

n'étaient pas rares dans le sang d'un *Macacus rhesus* mort de Trypanosomiase.

La membrane ondulante est étroite.

Le noyau ovalaire est situé vers la partie moyenne du corps.

Le centrosome est bien visible, après coloration par le procédé ordinaire.

La forme de l'extrémité postérieure est variable; tantôt cette extrémité est effilée (fig. XLII, 1), tantôt elle est arrondie (3); dans ce dernier cas, le Trypanosome est plus court, presque toujours, que dans le premier. Il semble bien que ces deux aspects de l'extrémité postérieure se rapportent à des changements de forme que le parasite subit pendant ses déplacements : le Trypanosome se ramasse sur lui-même à certains moments pour s'allonger et s'effiler ensuite; la dessiccation rapide du sang le fixe tantôt dans la première de ces positions, tantôt dans la deuxième.

Quand la partie postérieure est effilée, le centrosome est plus éloigné de l'extrémité que lorsqu'elle est arrondie, la distance qui sépare le centrosome de l'extrémité postérieure est donc variable et ne peut pas servir de caractère spécifique.

On voit fréquemment, à côté ou autour du centrosome, un espace clair ou vacuole (fig. XLII, 2, *v*); Castellani a attribué une grande importance à ce détail. D'après cet observateur, chez *Trypan. ugandense* le centrosome, très voisin de l'extrémité postérieure, est situé en dehors de la vacuole qui se trouve à cette extrémité, tandis que, chez *Trypan. gambiense*, le centrosome, plus éloigné de l'extrémité postérieure, se trouve dans l'intérieur de la vacuole.

Ces distinctions sont artificielles. Quand les Trypanosomes ont été bien fixés, dans des préparations de sang, on ne distingue pas de vacuoles; ces vacuoles se montrent surtout dans les préparations mal fixées qu'on obtient avec le liquide cérébro-spinal ou avec du sang de sujets très anémiés.

Le protoplasme contient souvent des granulations chromatiques qui parfois sont remarquables par leur nombre et par leur volume (fig. XLII, 3).

La multiplication se fait par bipartition, comme chez la plupart des Trypanosomes; le centrosome et le noyau se divisent, le flagelle se dédouble (fig. XLII, 4), enfin le protoplasme se divise.

Castellani a décrit de petits corps amiboïdes qui constitueraient un autre mode de multiplication du parasite dans le liquide cérébro-spinal[1]. Ces formes n'ont pas été retrouvées par les autres observateurs.

Les Trypanosomes s'accolent souvent par deux, en croisant leurs extrémités postérieures; le croisement se fait sur une longueur plus ou moins grande des parasites; quelquefois il est assez marqué pour que les noyaux se trouvent à côté l'un de l'autre, ce qui pourrait faire croire à l'existence d'un élément en voie de division. La présence des flagelles aux deux extrémités permet d'éviter facilement cette erreur, si les préparations sont bien colorées.

Lorsque le sang qui contient des *Trypan. gambiense* est mélangé à de l'eau physiologique ou à du sérum de cheval, les Trypanosomes restent vivants pendant 5 à 6 jours, à la température ordinaire du laboratoire. La survie est beaucoup plus longue dans les tubes de sang de lapin-gélose. Dans des tubes ensemencés le

1. Castellani, *Centralbl. f. Bakter.*, *I. Abt.*, *Originale*, 1903, t. XXXV, p. 62 et *Reports of the Sleep. Sickn. Commis.*, n° 2, novembre 1903.

11 janvier 1904 avec le sang d'un rat fortement infecté de *Trypan. gambiense*, placés à 22°, on trouvait encore, le 30 janvier, des Trypanosomes mobiles assez nombreux. Un certain nombre de ces Trypanosomes avaient des dimensions anormales, jusqu'à 35 à 40 μ de long; les formes en voie de division étaient communes, mais on ne trouvait pas de rosaces. Les réensemencements n'ont pas réussi, on ne peut donc pas affirmer que, dans ce cas, il y a eu culture *in vitro*.

Les inoculations faites à deux rats le 18 janvier avec le contenu d'un des tubes (7 jours après l'ensemencement), n'ont rien donné.

Castellani a trouvé, dans un certain nombre de cas, des streptocoques dans le sang ou dans le liquide cérébro-spinal des sujets atteints de maladie du sommeil; il s'agit évidemment d'infections secondaires. La présence des streptocoques a été notée surtout dans la dernière période de la maladie ou sur le cadavre (Castellani).

§ 8. — Mode de propagation.

Toutes les peuplades de l'Afrique occidentale considèrent la maladie du sommeil comme contagieuse, les malades sont relégués le plus souvent dans des cases particulières.

La marche envahissante de la Trypanosomiase au Congo portugais et dans l'Ouganda est bien en rapport avec l'opinion que la maladie est transmissible, au moins dans des conditions données.

Dans le *Janus* du 15 juillet 1903 nous écrivions :

« Plusieurs auteurs sont arrivés à conclure que la maladie du sommeil n'était pas contagieuse parce que, dans beaucoup de contrées, aux Antilles notamment, elle avait été souvent importée sans s'y répandre. Mais il en est ainsi pour toutes les maladies dues à des Hématozoaires et propagées par des Insectes : Paludisme, Nagana, etc.... Ces maladies ne se montrent contagieuses que dans les localités où existent les Insectes aptes à propager les agents pathogènes; le Nagana ne se propage en Afrique que là ou existe la mouche tsétsé. »

Les indigènes de la Guinée française attribuent aux mouches le pouvoir de propager la maladie et cette opinion s'est imposée comme très vraisemblable à tous les observateurs à partir du jour où il a été démontré que la maladie du sommeil était une Trypanosomiase, comme le Nagana et le Surra, dont la propagation par les mouches piquantes était déjà démontrée.

Dutton et Todd ont étudié les mouches piquantes de Gambie capables de propager la Trypanosomiase humaine. Des spécimens de mouches ont été recueillis sur les bateaux qui font le service de la rivière Gambie, deux de ces mouches piquent l'homme et les animaux : *Tabanus dorsovitta* Welka et *Glossina palpalis* Rob. Desvoidy ; cette dernière mouche est très commune dans l'Afrique occidentale ; elle abonde dans les palétuviers qui garnissent les rives des cours d'eau et, pendant les mois les plus chauds, elle devient très gênante.

Les expériences faites en Gambie pour transmettre la Trypanosomiase aux animaux, par l'intermédiaire de ces mouches, n'ont donné que des résultats négatifs.

Sambon[1] et Brumpt[2] ont émis l'opinion que les tsétsé propageaient la maladie du sommeil; la répartition de la maladie du sommeil n'est pas la même que celle de *Glossina morsitans*, contrairement à ce que Brumpt avait d'abord avancé, mais l'observation s'applique bien, comme on va le voir, à une autre espèce de *Glossina*.

C'est à D. Bruce et à ses collaborateurs que revient le mérite d'avoir démontré que ce sont les *Glossina palpalis*[3] (déjà suspectes après les recherches de Dutton en Gambie) qui sont, sinon les seuls, au moins les principaux agents de la propagation de la Trypanosomiase.

Dans leur premier mémoire (août 1903), Bruce et Nabarro signalent qu'un singe (variété à face noire) a été soumis, à partir du 13 mai 1903, aux piqûres de nombreuses tsétsé prises au voisinage d'Entebbe (Ouganda) et que des Trypanosomes se sont montrés le 27 mai dans le sang de ce singe.

Les expériences rapportées dans le Rapport de Bruce, Nabarro et Greig (novembre 1903) sont d'un grand intérêt. Elles ont porté sur cinq Cercopithèques. Les singes ont été piqués un grand nombre de fois par des *Glossina palpalis* qui, au préalable, avaient piqué des nègres atteints de la maladie du sommeil; au bout de deux mois environ, les Trypanosomes ont apparu dans le sang des

1. SAMBON, *Journ. of trop. med.*, 1er juillet 1903.
2. BRUMPT, *Soc. de Biologie*, 27 juin et 28 nov. 1903.
3. Les caractères de *Glossina palpalis* sont indiqués dans une note sur les tsétsé que l'on trouvera à la fin de ce volume.

singes. L'expérience réussit alors même que les mouches ont piqué le patient depuis 24 ou 48 heures; il faut dire qu'elle réussit aussi quelquefois quand elle est faite avec des mouches qui ont vécu en liberté et qui n'ont pas été nourries intentionnellement sur des malades; les mouches vivant en liberté ont, dans l'Ouganda, de fréquentes occasions de s'infecter en piquant des individus et peut-être aussi des animaux atteints de Trypanosomiase; nous avons vu que *Trypan. gambiense* est virulent pour bon nombre de Mammifères et qu'il produit une infection à marche lente très propre à entretenir et à propager l'agent pathogène.

Bruce, Nabarro et Greig ont donné, pour l'Ouganda, une carte indiquant la distribution de la maladie du sommeil et une carte indiquant la répartition de *Glossina palpalis*; il suffit de jeter les yeux sur ces deux cartes qui sont presque exactement superposables, pour être frappé par l'étroite relation qui existe entre la Trypanosomiase et les *Glossina palpalis* et pour être convaincu, avec les observateurs anglais, que *Glossina palpalis* est le principal agent de dissémination de la maladie.

L'un de nous a reçu récemment des échantillons de tsétsé provenant des localités suivantes dans l'État indépendant du Congo : Swata, Kwamouth, Bokala, Yumbi, il s'agissait, dans tous les cas, de *Glossina palpalis*; or la maladie du sommeil est commune dans ces localités; nous avons vu notamment qu'elle avait fait de grands ravages, depuis quelques années, à Berghe Sainte-Marie, localité située en face de Kwamouth.

Nous avons trouvé aussi des *Gl. palpalis* parmi des mouches provenant d'une région du Bas Rio-Nunez où règne la maladie du sommeil (envoi du Dr Tautain); 2 tsétsé provenant des environs de Rufisque (Sénégal) (don du Dr Kermorgant) appartenaient à la même espèce.

Les autres tsétsé peuvent-elles inoculer la Trypanosomiase humaine? C'est là une question qui demandera de nouvelles recherches.

§ 9. — Diagnostic.

Le diagnostic est difficile au premier stade de la maladie. Les poussées fébriles qui se produisent sont confondues facilement avec des accès de fièvre palustre ou bien avec des poussées fébriles symptomatiques de la Filariose, d'autant que le Paludisme et la

Filariose sont souvent endémiques dans les mêmes localités que la trypanosomiase.

L'examen histologique du sang est indispensable pour résoudre ces difficiles questions de diagnostic. S'il s'agit du Paludisme, on trouvera, au moment des accès, les Hématozoaires caractéristiques; s'il s'agit de Filariose, des embryons de filaires (en se plaçant dans les conditions voulues pour cette recherche); on a vu plus haut que les Trypanosomes étaient souvent très rares dans le sang; si l'examen direct ne révèle pas leur présence, il faudra recourir au procédé de recherche recommandé par D. Bruce ou bien inoculer des animaux sensibles avec quelques centimètres cubes du sang du patient.

S'il existe des ganglions hypertrophiés, on les ponctionnera et on recherchera les Trypanosomes dans la goutte de liquide ainsi obtenue (procédé de Greig et Gray indiqué plus haut).

La fièvre palustre cède à la quinine qui est sans action sur la fièvre symptomatique de la Filariose ou de la Trypanosomiase.

La fièvre de la Trypanosomiase a ses maxima le soir tandis que, dans la fièvre palustre, les maxima s'observent d'ordinaire dans la matinée.

La tachycardie et les variations rapides de fréquence du pouls, sans concordance régulière avec les variations thermométriques, sont données, par tous les observateurs, comme des signes importants de la Trypanosomiase à son premier stade.

Au second stade, lorsque se produisent les tremblements (tremblement fibrillaire de la langue, tremblement des mains), la céphalalgie et la tendance au sommeil, le diagnostic devient beaucoup plus facile, d'autant que l'on est guidé, en général, par l'endémicité de la maladie dans la région où l'on observe ou dans celle d'où provient le malade.

La Trypanosomiase à son deuxième stade peut être confondue avec la paralysie générale, avec certaines affections cérébrales (syphilis, tumeurs), avec le tabes, le béribéri et l'urémie.

Dans la paralysie générale et dans le tabes il n'y a pas de fièvre hectique, comme dans la Trypanosomiase; dans la paralysie générale, les troubles cérébraux sont plus marqués d'ordinaire et, dans le tabes, c'est l'incoordination des mouvements qui est le symptôme dominant.

Le béribéri est caractérisé par des névrites périphériques, par des œdèmes qui font défaut dans la maladie du sommeil, d'autre part les tremblements, la fièvre et la léthargie ne s'observent pas dans le bériberi.

Dans la néphrite chronique avec urémie, les urines sont albumineuses et il existe, en général, des œdèmes.

La provenance des malades fournit une indication précieuse.

L'examen du sang et du liquide cérébro-spinal[1] s'impose dans tous les cas douteux. Nous avons déjà dit comment cet examen devait être fait pour la recherche directe des Trypanosomes ; il est indiqué d'inoculer en outre à des rats (dans le péritoine), ou à des chiens, du sang et la partie du liquide cérébro-spinal non utilisée pour l'examen histologique.

§ 10. — Pronostic.

Les auteurs sont d'accord pour dire que la maladie du sommeil se termine toujours par la mort. En soignant les malades de manière à éviter la formation d'eschares et à assurer l'alimentation, on arrive à prolonger leur existence, sans jamais éviter l'issue fatale.

Le pronostic est-il aussi grave au premier stade de la maladie, alors que les Trypanosomes n'existent pas encore dans le liquide cérébro-spinal? C'est là une question qui n'est pas résolue.

Des animaux de diverses espèces, des singes macaques notamment, inoculés avec *Trypan. gambiense* peuvent avoir des infec-

1. Nous croyons devoir donner ici les indications indispensables au médecin pour pratiquer la ponction lombaire ; nous empruntons ces indications à l'excellent travail de M. le Dr TUFFIER sur l'*Analgésie chirurgicale par voie rachidienne*, Paris, 1901.

On emploie une aiguille en platine irridié facilement stérilisable, de 8 centimètres de long, s'adaptant sur une seringue à injection hypod.; diamètre extérieur de l'aiguille 0 mm. 10, diamètre intérieur 0 mm. 06. La portion piquante est taillée en biseau très court.

Il est inutile de recourir à l'anesthésie locale.

Le patient est assis les deux bras portés en avant. La région lombaire est aseptisée. Les crêtes iliaques sont repérées, la ligne transversale qui les réunit passe au niveau de la quatrième vertèbre lombaire (apophyse épineuse).

L'index gauche marquant l'apophyse épineuse, on recommande au malade d'incliner fortement la tête en avant de façon à faire « gros dos ». Ce mouvement a pour effet d'écarter les lames vertébrales des vertèbres entre lesquelles doit passer l'aiguille. Il faut prévenir à ce moment le malade qu'on va le piquer et qu'il doit rester immobile, afin qu'il ne se redresse pas brusquement. L'aiguille de la seringue convenablement stérilisée, est enfoncée à 1 centimètre environ de la ligne épineuse, tout contre le bord de l'index qui repère l'apophyse. L'aiguille est dirigée légèrement en dedans et en haut; quand elle pénètre dans l'espace sous-dural, on sent nettement que la résistance fait défaut, on voit sourdre aussitôt un liquide clair que l'on recueille directement ou bien en adaptant une seringue à la canule.

tions qui se terminent par guérison, ce qui permet de supposer, comme le disent Bruce, Nabarro et Greig, qu'un certain nombre de cas d'infection sanguine de l'homme peuvent guérir sans aboutir au deuxième stade de la Trypanosomiase, à la maladie du sommeil.

§ 11. — Traitement. — Prophylaxie.

Les auteurs recommandent l'emploi de la médication tonique; le fer, la quinine et l'acide arsénieux combinés donnent d'assez bons résultats, spécialement dans les cas compliqués de Paludisme (Low et Castellani).

Chez les animaux infectés par *Trypan. gambiense*, l'acide arsénieux fait disparaître les Trypanosomes de la grande circulation, au moins d'une façon temporaire, et il peut hâter la guérison de la maladie[1]. La dose efficace, chez les rats, est de 0 milligr. 1 d'acide arsénieux pour 20 gr. d'animal, soit 1 milligr. pour un rat de 200 gr.; au dessous de cette dose, les résultats sont nuls ou très incomplets.

Brumpt et Wurtz ont constaté que, chez les ouistitis, l'acide arsénieux se montrait très parasiticide à la dose de 2 milligr. 8 par kilogr. d'animal; malheureusement ces auteurs disent, d'autre part, que ce médicament est très toxique pour les singes même à la dose de 1 milligr. pour 600 gr. d'animal[2].

L'expérimentation sur les animaux montre qu'on obtiendrait probablement de meilleurs résultats, dans le traitement de la Trypanosomiase chez l'Homme, en donnant des doses fortes et espacées d'acide arsénieux qu'en prescrivant, comme on le fait d'ordinaire, des doses faibles journalières. Le traitement doit être institué de bonne heure, sans attendre les symptômes de la maladie du sommeil, dès que l'examen du sang aura révélé la présence des Trypanosomes.

Broden, qui a employé, dans le traitement de la Trypanosomiase à la première période, les injections de liqueur de Fowler[3], note qu'à la suite de ce traitement les Trypanosomes disparaissaient du sang, et Broden ne paraît pas avoir employé de fortes doses.

1. A. Laveran, *Acad. des Sc.*, 22 février 1904. La solution employée pour ces expériences est la même que celle employée dans les essais de traitement du Nagana (Voir Chap. VI).

2. *Soc. de Biologie*, 7 mai 1904.

3. Broden, *Bull. de la Soc. d'études colon.*, février 1904.

Nous avons expérimenté, sans succès, le trypanroth sur des rats infectés de *Trypan. gambiense.*

On pouvait penser, *a priori*, que *Trypan. gambiense*, qui se développe dans le sang de l'Homme, comme dans celui de beaucoup d'autres Mammifères, ne serait pas influencé par le sérum humain, contrairement à ce qui arrive pour les Trypanosomes du Nagana, du Surra et du Caderas, maladies pour lesquelles l'Homme possède l'immunité naturelle. C'est en effet ce qui ressort de nos observations. Le sérum humain injecté, à la dose de 0 gr. 20 à 0 gr. 30 de poudre, à des rats de 170 à 200 grammes infectés de *Trypan. gambiense*, s'est montré complètement inactif.

Au début de l'infection des rats par *Trypan. gambiense*, les Trypanosomes sont très rares dans le sang, et il arrive qu'après des examens positifs on fait des examens négatifs; mais au bout d'un mois à un mois et demi, les Trypanosomes se sont établis à demeure dans le sang, et leur nombre est, en général, assez grand pour qu'il soit facile d'apprécier l'influence des médications mises en usage; c'est ce moment qu'il faut choisir pour l'expérimentation des sérums et des médicaments.

Les sérums de cobaye, de mouton et de cheval neufs se sont montrés sans action sur *Trypan. gambiense*, comme le sérum humain, ce qui se comprend, car le cobaye, le mouton et le cheval s'infectent par *Trypan. gambiense.*

P. Manson a essayé de traiter par les injections de sérum de cheval une malade atteinte de Trypanosomiase, et il constate que cette médication a échoué[1]; ce résultat était à prévoir, le cheval n'étant pas réfractaire à l'infection que produit *Trypan. gambiense*[2].

Ce Trypanosome se développe malheureusement dans le sang de la plupart des Mammifères. Nous devons dire que le sérum d'un Cynocéphale ayant l'immunité naturelle pour *Trypan. gambiense* s'est montré aussi peu actif que le sérum des animaux ayant une susceptibilité avérée pour ce Trypanosome.

Il y aura lieu d'expérimenter le sérum des animaux ayant acquis l'immunité pour le *Trypan. gambiense* et celui des animaux hyperimmunisés, mais les résultats des recherches antérieures faites dans cette direction avec d'autres Trypanosomes pathogènes et de

1. P. Manson et C.-W. Daniels, *Brit. med. Journ.*, 30 mai 1903.
2. E. Dutton et J.-L. Todd, *First report of the Trypanosomiasis exped. to Senegambia* 1902, Liverpool, 1903. Expér. LXXXVII, tableau X.

quelques essais du pouvoir curatif du sérum d'animaux ayant acquis l'immunité pour *Trypan. gambiense* lui-même, laissent peu d'espoir quant au résultat définitif de ces expériences.

Une bonne hygiène et une alimentation abondante sont des facteurs importants dans le traitement de la Trypanosomiase; en Afrique, la maladie du sommeil sévit avec une intensité particulière sur les travailleurs nègres, misérables, surmenés et mal nourris[1]; on observe de même que les animaux qui ont quelque cause d'affaiblissement s'infectent plus fortement que ceux qui sont en bon état et qui reçoivent une nourriture abondante.

L'application de pointes de feu le long du rachis est indiquée quand les symptômes de méningite spinale sont bien accusés.

Notons en passant que le traitement de la maladie du sommeil le plus employé parmi les peuplades africaines consiste dans l'extirpation de ganglions lymphatiques hypertrophiés.

La Trypanosomiase étant propagée par les tsétsé et surtout par *Glossina palpalis*, la mesure prophylactique principale consiste à se protéger contre les piqûres de ces mouches.

L'emplacement de l'habitation sera choisi loin des endroits humides et marécageux que les Glossines aiment, loin aussi des cases des indigènes où se trouvent des individus atteints de la maladie du sommeil.

L'habitation sera protégée, contre la pénétration des mouches, à l'aide de toiles métalliques.

Lorsqu'on devra traverser une région où abondent les tsétsé, il sera indiqué de fixer à la coiffure une moustiquaire en tulle semblable aux moustiquaires qui ont été imaginées pour la protection du cou et de la tête contre les moustiques. Les mains seront protégées à l'aide de gants en fil épais et les cous-de-pied au moyen de guêtres.

Il y aura lieu d'étudier les moyens de détruire les *Glossina palpalis*, au moins au voisinage des agglomérations. Il est possible qu'ici, comme pour le Nagana, la destruction du gros gibier et son refoulement donnent de bons résultats.

Il est important, dans les régions où sévit la Trypanosomiase, de suivre exactement les lois de l'hygiène, toutes les infractions à ces lois pouvant faciliter l'infection.

1. Christy, *Rep. of the Sleep. Sickness Comm.*, novembre 1903.

CHAPITRE XIII

TRYPANOSOMES DES OISEAUX

§ 1. — Aperçu historique et distribution géographique.

Jusqu'à l'année dernière, les Trypanosomes des Oiseaux ne nous étaient connus que par le mémoire de Danilewsky paru en russe en 1888 et, un peu résumé, en français, en 1889[1]. Ce mémoire contient d'ailleurs beaucoup de détails sur l'aspect des Trypanosomes dans le sang frais et sur leurs transformations et leur culture (?) *in vitro*.

Chalachnikov, dans ses *Recherches sur les parasites du sang chez les animaux à sang froid et à sang chaud* (Charkov, 1888), consacre un chapitre aux Trypanosomes des Oiseaux, mais il ne fait guère que reproduire les descriptions de son maître Danilewsky, descriptions d'ailleurs remarquables, quand on songe qu'elles résultent d'observations faites à peu près exclusivement sur le sang frais.

L'an dernier, nos connaissances se sont notablement accrues par les recherches de l'un de nous[2] sur le *Trypanosoma avium* d'une chouette (*Syrnium aluco*), de Dutton et Todd[3] sur les Trypanosomes des Oiseaux des genres *Crithagra* et *Estrelda* de Gambie, de Hanná[4] sur les Trypanosomes du pigeon et du corbeau de l'Inde. Ces

1. DANILEWSKY, *Biologisches Centralblatt*, 1885; *Arch. slaves de Biologie*, 1886-1887; et *Recherches sur les parasites du sang des Oiseaux*, édit. russe, Charkov, 1888; édit. française, Charkov, 1889.
2. A. LAVERAN, *C. R. Soc. Biologie*, t. LV, 2 mai 1903, p. 328.
3. DUTTON et TODD, First report of the expedition to Senegambia 1902. Liverpool, 1903, p. 55-56, pl. II, fig. 1 et 2.
4. HANNA, *Quart. journ. of micr. sc.*, t. XLVII, déc. 1903, p. 437-438, pl. XXXII.

mémoires donnent des renseignements précis sur la structure des Trypanosomes adultes, mais sont muets en ce qui concerne le mode de multiplication de ces organismes.

D'après Danilewsky, Wedl[1] aurait vu le premier un Trypan. d'Oiseau. La description de cet auteur est vague : parasite de 75 à 150 μ de long, sur 5 à 6 de large; une des extrémités est allongée, l'autre obtuse; le mouvement est spiralliforme; hôte, *Loxia coccothraustes*. Il est possible qu'il ait observé une Filaire.

Dès 1845, Gros[2], après avoir signalé les Flagellés du sang des mulots et des taupes, dit avoir trouvé des organismes semblables dans le sang des engoulevents et des grues : ces derniers mesuraient 10 à 15 μ de long et étaient très ténus. L'interprétation trypanosomique de son Hématozoaire du corbeau, de 100 à 130 μ de long, plus mince que le petit diamètre des hématies, est assez douteuse.

Il paraît bien certain que le *Trypanosoma Eberthi* Kent, vu par Eberth dans le tube digestif de la poule, n'est pas un Trypanosome; c'est sans doute un *Trichomonas*, comme Stein, puis Leuckart, en ont fait les premiers la supposition.

Les Trypanosomes de Danilewsky ont été trouvés chez plusieurs Oiseaux de Russie, la chouette, le rollier (*Coracias garula*), etc. Danilewsky a vu des Trypanosomes dans le sang de jeunes rolliers âgés de 3 ou 4 jours. Les parasites, fréquents en été dans le sang, ne s'y rencontrent pas en hiver.

Ziemann a trouvé à Helgoland des Trypanosomes chez le pinson (*Fringilla cœlebs*)[3], mais il ne décrit pas ces parasites.

Le même observateur dit avoir trouvé, chez une petite chouette blanche du Cameroun, des Trypanosomes qui présentaient des formes mâles et des formes femelles (?)[4].

La chouette chez laquelle l'un de nous a observé un Trypanosome, avait été achetée sur le marché de Paris. Nous avons cherché vainement des Trypanosomes chez un grand nombre d'autres Oiseaux de France.

Sur 25 Oiseaux de Bathurst (Gambie), appartenant la plupart aux genres *Estrelda* et *Crithagra*, Dutton et Todd en ont trouvé un seul (*Estrelda estrelda*) renfermant dans son sang l'espèce qu'ils

1. Wedl, *Denkschr. Akad. Wien.*, t. I, 1850.
2. Gros, *Bull. Soc. Natur. Moscou*, t. XVIII_1, 1845, p. 423.
3. H. Ziemann, Ueber Malaria und andere Blutparasiten. Iéna, 1898, p. 106.
4. H. Ziemann, *Arch. f. Schiffs und Tropen Hygiene*, t. VI, 1902, p. 389. Il s'agit vraisemblablement des formes sexuées de *Hæmamœba Ziemanni*.

désignent sous le nom de *Trypanosoma Johnstoni*. L'autre Trypanosome, décrit par les mêmes savants, était commun dans le sang des espèces de *Crithagra* et d'*Estrelda* de Saint-Louis du Sénégal (7 parasités sur 15 examinés) et de Bathurst.

Hanna, dans l'Inde, a trouvé un faible pourcentage de pigeons domestiques avec Trypanosomes. Il a étudié en même temps un Trypanosome du corbeau (sp.?) de l'Inde sur des lames de sang faites en 1896 par Ross. Le Dr Donovan nous a dit avoir trouvé des Trypanosomes dans le sang d'*Athene brama* des environs de Madras.

Ed. et Ét. Sergent[1] qui ont étudié le sang d'un grand nombre d'Oiseaux d'Algérie (surtout des environs d'Alger), n'ont trouvé des Trypanosomes que chez trois espèces : chez un chardonneret (*Fringilla carduelis*) sur 46 examinés, 2 fauvettes à tête noire (*Sylvia atricapilla*) sur 5 examinées, 3 hirondelles sur 10 examinées. Les parasites étaient toujours tellement rares que les auteurs n'ont jamais pu les retrouver sur les préparations fixées et colorées.

Enfin, Schaudinn[2], dans ses études récentes sur l'alternance de générations et le changement d'hôte des *Trypanosoma* et *Spirochæte*, s'est servi d'*Athene noctua* de Rovigno (Istrie) qui renfermaient des Trypanosomes dans leur sang.

En résumé, nos connaissances sur la répartition des Trypanosomes d'Oiseaux sont encore rudimentaires et il est impossible de tirer, des faits connus, la moindre conclusion relative à la distribution géographique de ces parasites.

§ 2. — Morphologie des Trypanosomes d'Oiseaux.

Les Trypanosomes des chouettes et des rolliers étudiés par Danilewsky[3] se présentent (fig. XLIII) sous l'aspect de corps fusiformes dont l'extrémité postérieure est amincie, même pointue, plus ou moins longue; l'extrémité antérieure va s'amincissant graduellement et se transforme directement en un flagelle plus ou moins long, ondulant, dont l'épaisseur va en diminuant jusqu'au

1. Ed. et Ét. Sergent, *C. R. Soc. Biologie*, t. LVI, 1904, p. 132.
2. Schaudinn, *Arb. a. d. Kaiserl. Gesundheitsamte*, t. XX, 1904, p. 387.
3. Danilewsky a confondu dans une même description et sous le même nom de *Trypanosoma avium* les Trypanosomes de la chouette et du rollier, bien qu'il s'agisse probablement d'espèces différentes.

bout où il devient un fil à peine visible. En outre, le flagelle est étroitement lié à la membrane ondulante. Cette dernière se présente sous forme d'une bordure hyaline, incolore, plus ou moins étroite, qui va du flagelle à l'extrémité postérieure. Les relations intimes du flagelle et de la membrane ondulante ressortent d'ailleurs avec évidence de l'observation de leurs mouvements et Danilewsky y insiste longuement.

Danilewsky figure le noyau vésiculeux qu'il dit avoir vu très nettement sur le vivant.

Les formes pectinées (fig. XLIII, 2) qui rappellent celles analogues des Batraciens sont rares.

Au point de vue des dimensions, les Trypanosomes observés

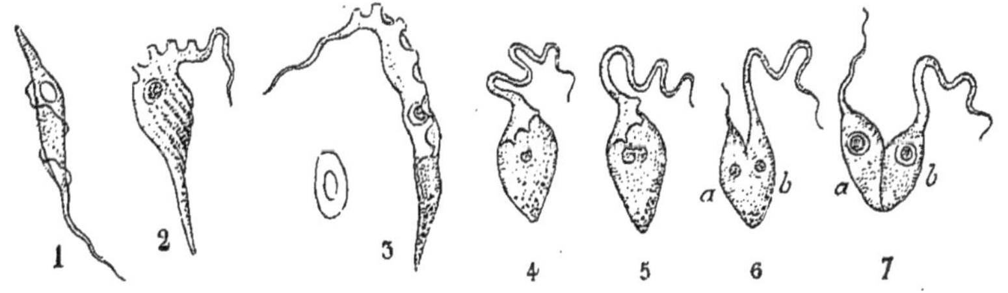

Fig. XLIII. — TRYPANOSOMES D'OISEAUX (d'après Danilewsky).

1-3. Formes adultes diverses (entre 2 et 3, une hématie d'Oiseau pour donner une idée des dimensions respectives des Trypanosomes et des hématies). — 4-7. Stades successifs de la division en deux d'un Trypanosome.

dans le sang peuvent être divisés en deux catégories : les uns de forme trapue, avec longs flagelles, ont de 18 à 22 μ de longueur (flagelle non compris), les autres de 45 à 60 μ de long; mais il y a des formes de transition. Chez tous, la largeur est de 7 à 8 μ.

Les parasites sont surtout nombreux dans la moelle rouge des os (même chez des jeunes *Coracias garula* de 3 à 4 jours) où l'on observe une extrême variété de formes. « Dans bien des cas, dit D., alors que, dans le sang du cœur, je trouvais difficilement 1 ou 2 *Trypanosoma*, j'en trouvais une grande quantité dans la moelle rouge des os. » Mais, il y a aussi des cas où la moelle osseuse est beaucoup moins riche en parasites que le sang.

Danilewsky décrit avec soin la division longitudinale des parasites. D'après les figures de l'auteur, que nous reproduisons ici (fig. XLIII, 4 à 7), on a quelque chose d'analogue à la division inégale du *Trypan. Lewisi* : l'un des deux Trypan. emporte avec lui la membrane ondulante et le flagelle ancien; il se produit chez l'autre un flagelle nouveau. Souvent, avant la séparation en deux, le Trypanosome à flagelle de nouvelle formation se met à se diviser de nouveau.

Tous ces phénomènes ont été suivis par Danilewsky au microscope (la division en deux dure de 20 à 30 minutes, 1 heure au plus); les Trypanosomes étaient observés en goutte pendante ou entre lame et lamelle. Aussi, doit-il rester un léger doute qu'il s'agisse bien là du processus normal de multiplication du Trypanosome dans le sang circulant.

Danilewsky décrit encore une multiplication par voie de segmentation qu'il a observée dans du sang conservé 6-8 jours à la température de 22° C. dans des pipettes stérilisées. Une grosse sphère, sans la moindre trace de flagelle, se divise en deux, puis en quatre et ainsi de suite. On peut avoir ainsi une masse morulaire de 32 éléments qui s'allongent, prennent peu à peu un aspect fusiforme et donnent autant de petits Trypanosomes avec un fouet assez long, mais sans membrane ondulante. C'est pour ces formes que Danilewsky a créé le nom de *Trypanomonas*.

Étant données nos connaissances actuelles sur la culture des Trypanosomes, on peut supposer que ces masses de *Trypanomonas* sont des formes de culture. Il est beaucoup plus difficile d'admettre qu'ils proviennent des masses morulaires, comme le pense Danilewsky.

Trypanosoma avium, Danil., Laveran emend. — L'un de nous (*l. c.*) a donné du Trypanosome du *Syrnium aluco* la description suivante :

« Dans le sang frais, le Trypanosome de la chouette se présente sous la forme d'un vermicule animé de mouvements très vifs, muni d'une membrane ondulante et, à sa partie antérieure, d'un flagelle.

« Dans le sang desséché, fixé et coloré par mon procédé ordinaire (bleu à l'oxyde d'argent, éosine, tannin), j'ai obtenu d'excellentes préparations des Trypanosomes (ils sont représentés dans la figure XLIV et dans la figure 10 de la Planche en couleurs).

« Le corps du Trypanosome est fusiforme; le protoplasme se colore si fortement que le noyau et le centrosome sont souvent peu visibles. L'extrémité antérieure est effilée et se termine par un flagelle. L'extrémité postérieure est effilée à un degré variable.

« Vers la partie moyenne du corps du parasite, on distingue un noyau ovalaire (1, *n*).

« Le centrosome est sphérique, assez gros (1, *c*); lorsque l'extrémité postérieure est très effilée, le centrosome est situé assez loin de la pointe terminale.

« La membrane ondulante est large, bordée par le flagelle qui va aboutir au centrosome ; au-dessous de la ligne onduleuse du flagelle, on voit souvent une ligne parallèle qui paraît être un pli de la membrane. Ces lignes sont indiquées en 1, au niveau des parties élargies de la membrane ondulante.

« Le Trypanosome mesure, flagelle compris, de 33 à 45 μ de long.

« Dans un cas, le centrosome était divisé (2), ce qui doit être

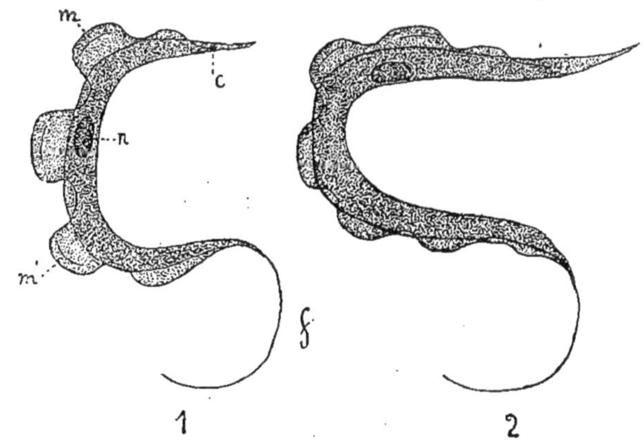

Fig. XLIV. — 1 et 2. *Trypanosoma avium.*

n, noyau ; *c*, centrosome ; *m*, *m'*, membrane ondulante ; *f*, flagelle.

interprété certainement comme un commencement de bipartition. Ce fait est d'accord avec les observations de Danilewsky qui n'a noté, chez les Trypanosomes des Oiseaux, qu'un mode de multiplication : la division longitudinale.

« Les Trypanosomes étaient rares dans le sang de la chouette ; ils n'étaient pas plus nombreux dans les reins que dans le sang de la grande circulation.

« D'après les caractères énumérés ci-dessus, il est évident que le Trypanosome de la chouette doit être rangé dans le genre *Trypanosoma* : il est très probable qu'il s'agit du même parasite que celui qui a été vu déjà chez une chouette par Danilewsky et qui a été désigné par lui sous le nom de *Trypanosoma avium* ; cette dénomination me paraît devoir être adoptée pour le Trypanosome de la chouette, la question de savoir si le Trypanosome des rolliers est de même espèce ou non étant réservée. »

C'est sans doute une espèce voisine que Schaudinn a observée chez *Athene noctua* (voir Chap. III, note de la page 44).

TRYPANOSOMA JOHNSTONI, DUTTON ET TODD, 1903. — Trouvé dans le sang d'une *Estrelda estrelda* de Bathurst.

Nous traduisons presque textuellement la description des auteurs dont nous reproduisons (fig. XLV, 1) un des dessins.

On ne trouvait que 2 à 4 parasites par lamelle couvre-objet. A l'état frais, on a d'abord l'impression d'un véritable Spirille. La membrane ondulante est à peine reconnaissable et *il n'y a pas de flagelle libre*. Le corps est long, étroit, pointu aux deux extrémités. A l'extrémité du second tiers du corps, on aperçoit un point

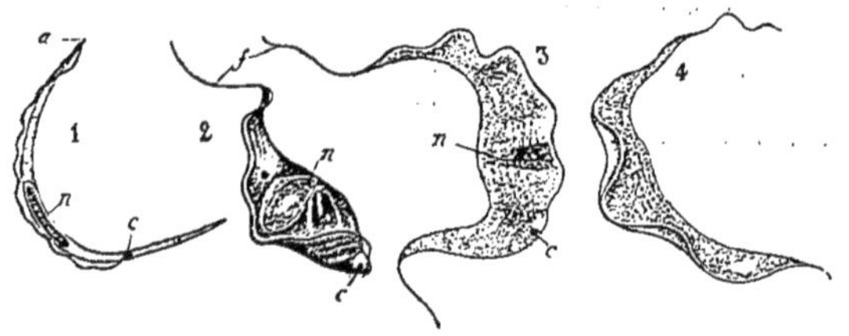

Fig. XLV.

1. *Trypanosoma Johnstoni* (d'après Dutton et Todd). — 2. Autre Trypanosome de Gambie (d'après Dutton et Todd). — 3. Trypanosome du pigeon de l'Inde (d'après Hanna). — 4. Trypanosome du corbeau de l'Inde (d'après Hanna). — Gross. : 1 000 diamètres. *n*, noyau ; *c*, centrosome ; *a*, grain chromatique antérieur ; *f*, flagelle.

réfringent ; c'est le centrosome. Plus en avant, un espace faiblement réfringent représente le noyau.

Sur les préparations colorées au Romanowsky, la membrane ondulante très-peu développée est bordée par le flagelle qui s'arrête brusquement, à l'extrémité antérieure du corps, à un corpuscule rouge (1, *a*). Le noyau est allongé, granuleux, et n'occupe pas tout à fait la largeur du corps. Le centrosome est une masse ovale de chromatine entourée par un mince halo. Le protoplasme prend une teinte bleue uniforme.

La longueur du parasite varie de 36 à 38 μ et sa largeur maxima est de 1 μ 4 à 1 μ 6. La distance du centrosome à l'extrémité postérieure est de 10 μ 4, celle du centrosome au centre du noyau de 9 à 10 μ.

Les auteurs n'ont vu aucune forme de division. Deux alouettes ont été inoculées sans succès avec le sang parasité.

AUTRE TRYPANOSOME DE GAMBIE. — TRYPANOSOMES DU PIGEON ET DU CORBEAU DE L'INDE. — Ces Trypanosomes, au lieu d'être minces et allongés comme le *Trypan. Johnstoni*, sont courts, trapus et ont un flagelle libre (fig. XLV, 2 à 4).

Le tableau suivant résume leurs caractères mesurables et permet de la sorte de les différencier.

	TRYPANOSOMES		
	de Gambie	du pigeon	du corbeau
Longueur totale	32 μ 5	45 à 60 μ	40 à 56 μ
Largeur à l'endroit du noyau	8 μ	6 à 8 μ	3 à 4 μ 8
Distance du centrosome à l'extrémité postérieure	2 μ environ	19 à 22 μ	8 à 9 μ 5
Distance du centrosome au centre du noyau	9 μ 6	4 à 6 μ 5	»
Distance du centrosome à l'extrémité antérieure	20 μ	29 à 36 μ 1/2	32 à 46 μ 5
Épaisseur de la membrane ondulante	»	0 μ 7	»
Flagelle libre	10 à 12 μ	6 à 8 μ	6 à 8 μ

Les deux espèces indiennes, surtout celle du pigeon, ont l'extrémité postérieure en pointe fine. Elles diffèrent essentiellement, en ce que, pour une longueur du corps sensiblement la même : 1° la largeur de l'espèce du corbeau est moitié moindre que celle de l'espèce du pigeon; 2° le centrosome de la première est moitié plus près de l'extrémité postérieure que celui de la seconde. Une comparaison plus précise entre les deux espèces n'a pas été possible, les préparations de Ross, de sang de corbeau, qui ont servi à l'étude de Hanna étant en partie décolorées.

Le Trypan. du pigeon (fig. XLV, 3) renferme un très petit centrosome au centre d'une vacuole claire, une membrane ondulante très nette avec un court flagelle libre, un noyau en forme de mince ruban disposé suivant la largeur du corps; sur le fond bleu, homogène ou strié longitudinalement du corps, tranchent quelques granules chromatiques, surtout nombreux dans la fine pointe postérieure.

Les parasites étaient toujours relativement rares dans le sang des pigeons; Hanna n'a trouvé aucune forme de division.

Le parasite des petits Oiseaux (g. *Estrelda* et *Crithagra*) de Saint-Louis et de Bathurst (fig. XLV, 2) se différencie des précédents par son extrémité postérieure très obtuse et par la position terminale du centrosome. Le corps se colore en bleu foncé et montre une apparence de striation longitudinale. Le noyau très développé est allongé transversalement; la chromatine se colore d'une façon diffuse. Le centrosome, relativement gros, est au centre d'une vacuole incolore. La partie libre du flagelle est plus longue que dans les espèces précédentes.

Dutton et Todd n'ont pas vu de formes de reproduction. 2 pigeons et 2 alouettes ont été inoculés sans succès.

TRYPANOSOMA PADDÆ, n. sp. — Au mois de mai 1904, M. le Dr Levaditi a découvert, dans le sang d'un *Padda oryzivora* acheté sur le marché de Paris, un Trypanosome que nous désignerons sous le nom de *Tr. paddæ*. M. Levaditi a bien voulu nous confier l'oiseau infecté, ce qui nous a permis d'étudier ce nouveau Trypanosome.

Les *Padda oryzivora* sont très souvent infectés par un Hématozoaire endoglobulaire, *Hæmamœba Danilewskyi* [1], mais l'existence de Trypanosomes dans leur sang doit être très rare. L'un de nous a examiné un grand nombre de *Padda* (vulgairement connus sous le nom de *calfats*) et il n'avait jamais vu de Trypanosomes dans le sang de ces Oiseaux.

Tr. paddæ mesure de 30 à 40 μ de long, sur 5 à 7 μ de large. Ces dimensions varient un peu parce que le parasite s'allonge ou se ramasse sur lui-même; dans le premier cas, la longueur augmente aux dépens de la largeur; dans le deuxième cas, c'est l'inverse qui se produit.

Le corps du parasite est fusiforme, plus ou moins renflé vers la partie moyenne. L'extrémité antérieure, toujours effilée, se termine par un court flagelle libre. L'extrémité postérieure, de forme un peu variable, est généralement très effilée [2]. Il existe, à la surface du corps du parasite, de fines stries longitudinales. Dans le protoplasme, en dehors du noyau et du centrosome, on voit de fines granulations. En avant et en arrière du noyau, on distingue, principalement dans les préparations peu colorées, des espaces clairs qui ont un volume au moins égal à celui du noyau.

Le noyau qui est situé vers la partie moyenne du corps se colore assez difficilement par notre procédé ordinaire.

Le centrosome, gros et arrondi, se colore en violet foncé, il est situé à une distance de l'extrémité postérieure variable suivant l'état d'allongement ou de rétraction de cette extrémité; assez

1. A. LAVERAN, *Soc. de Biologie*, 30 avril 1898 et 13 janvier 1900.

2. L'extrémité postérieure est parfois aussi effilée que l'antérieure, si bien que sur des préparations mal colorées, où le flagelle ne serait pas bien visible, on pourrait croire qu'il y a un flagelle à chaque extrémité.

souvent il se rapproche du noyau, surtout dans les formes qui vont se diviser.

La membrane ondulante est étroite, bien dentelée, si mince qu'elle reste incolore sur les préparations les mieux colorées.

La portion bordante et la partie libre du flagelle sont fines.

La multiplication se fait par bipartition inégale. Le centrosome s'élargit, puis se divise, le flagelle se dédouble à partir du centrosome dans une partie seulement de sa longueur; en même temps a lieu la division du noyau; le protoplasme se divise en dernier lieu. C'est surtout dans les infections expérimentales qu'on réussit à voir dans le sang des formes de multiplication.

M. le Dr Thiroux a réussi à transmettre l'infection, de padda à padda, par inoculation intra-veineuse ou intra-péritonéale du sang contenant des Trypanosomes.

Sur 13 paddas inoculés, 10 ont contracté des infections d'intensité variable. L'incubation a été presque toujours de 24 à 48 heures.

Chez quelques paddas inoculés, les Trypanosomes sont devenus nombreux ou très nombreux, en même temps que le hérissement des plumes annonçait un malaise consécutif à l'infection (expériences en cours); deux sont morts.

Deux serins sur 6, inoculés dans le péritoine, se sont infectés. Par contre, 5 pigeons inoculés, soit dans la veine, soit dans le péritoine, se sont montrés réfractaires.

En somme, les Trypanosomes des Oiseaux connus jusqu'ici appartiennent à trois types différents :

Trypanosomes du type *Lewisi* des rats;

Trypanosomes du type *rotatorium* de la grenouille;

Trypanosomes longs et minces, sans flagelle libre, d'un type tout à fait particulier.

On ne possède sur le mode naturel de propagation de l'infection que le travail de Schaudinn dont nous avons parlé Chapitre III; Schaudinn considère *Culex pipiens* comme l'agent de transmission.

CHAPITRE XIV

TRYPANOSOMES DES REPTILES

Jusqu'en 1902, on ne possédait, à notre connaissance du moins, aucun renseignement certain concernant les Trypanosomes des Reptiles. Pourtant, les Traités indiquaient les Tortues comme servant d'hôtes aux Trypanosomes, sans aucun détail précis d'ailleurs.

De l'existence de Flagellés à membrane ondulante dans le tube digestif d'*Ixodes testudinis*, Acarien ectoparasite des tortues d'eau, Leydig[1] a conclu, sans preuve positive, à leur existence dans le sang des Tortues.

Plus tard, Kunstler[2] écrit : « Dans le sang de la tortue bourbeuse, se trouve un parasite, que je crois être voisin du *Trypanosoma* ».

En 1902, nous avons trouvé, deux fois sur quatre, chez une tortue asiatique, *Damonia Reevesii*, un Trypanosome que nous avons décrit sous le nom de *Trypan. damoniæ*[3]. Nous reproduisons notre description avec figure (fig. XLVI et fig. 11 de la Planche).

« Chez les deux Tortues infectées, *Trypan. damoniæ* était très rare dans le sang. Il mesure 32 μ de long, flagelle compris, sur 4 μ de large environ.

« Dans le sang desséché et coloré, on constate facilement que *Trypan. damoniæ* a la structure typique des Flagellés du genre *Trypanosoma*. Le corps du parasite est d'ordinaire incurvé; l'extrémité antérieure se termine par un flagelle *f*. Vers la partie moyenne du corps, on voit un noyau ovalaire (*n*) dans lequel la chromatine est à l'état de granulations de volume variable. Près de l'extrémité postérieure, le centrosome (*c*) se distingue facile-

1. Leydig, *Lehrbuch der Histologie*, 1857, p. 346.
2. Kunstler, *C. R. Acad. Sciences*, t. XCVII, 1883, p. 755.
3. Laveran et Mesnil, *C. R. Acad. Sciences*, t. CXXXV, 20 oct. 1902, p. 609.

ment; enfin, le bord convexe du parasite est garni d'une membrane ondulante festonnée (*m*). Le flagelle borde la membrane ondulante et aboutit au centrosome.

« Le protoplasme est finement granulé, avec quelques granulations chromatiques plus grosses, surtout dans le tiers postérieur.

« Nous n'avons pas vu de formes de multiplication. On peut remarquer que *Trypan. damoniæ* a une forme relativement trapue, si on le compare aux espèces parasites des Poissons et des Mammifères. Il est intermédiaire entre eux et le *Trypan. rotatorium* des Grenouilles. »

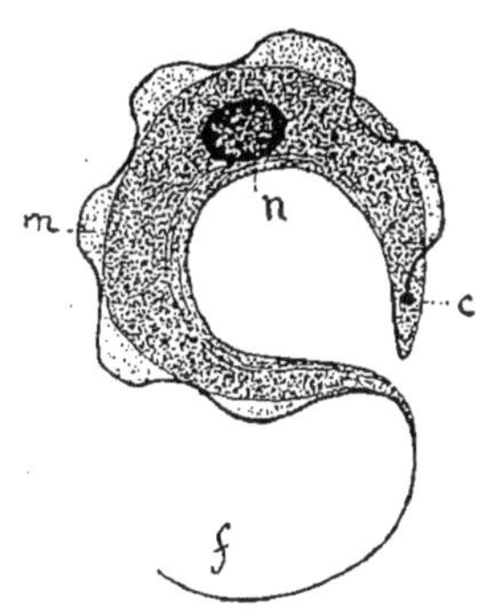

Fig. XLVI. — *Trypanosoma damoniæ.*

n, noyau ; *c*, centrosome ; *m*, membrane ondulante ; *f*, flagelle.

Dans leur mémoire sur les Trypanosomiases de Gambie, Dutton et Todd déclarent avoir observé des Trypanosomes chez les Serpents et les Tortues.

Ils ne donnent aucun renseignement, ni sur les Serpents infectés, ni sur leurs parasites. Au sujet des Trypan. des Tortues, ils s'expriment ainsi (p. 54) :

« Deux Tortues provenant des marais du Cap Sainte-Marie contenaient des Trypanosomes dans leur sang. Ce sang était constamment examiné durant une période de 3 mois, mais c'est seulement occasionnellement que des parasites étaient observés, et toujours en petit nombre. Deux variétés étaient observées : une forme longue et trapue, une autre courte et mince, possédant une membrane ondulante relativement large qui s'étend sur toute la longueur de l'organisme.

« Les rares parasites vus dans les préparations colorées du sang de ces tortues ne nous ont pas semblé suffisamment nets pour nous permettre d'en donner une description détaillée. »

Le Dr Simond nous a montré un dessin de Trypanosome qu'il avait observé dans le sang d'une Tortue de l'Inde, à Agra (probablement *Emys* ou *Kachuga tectum*).

Enfin, Gehrke[1] a signalé un Trypanosome chez un Gecko.

On ne sait rien sur le mode de propagation des Trypanosomes des Reptiles. Il y a tout lieu de supposer qu'elle se fait par l'intermédiaire des ectoparasites, Acariens ou Sangsues, qui ne sont pas rares sur le corps des Reptiles.

1. GEHRKE, *Deutsche medic. Woch*,, 1903, *Ver.-beil.*, p. 402.

CHAPITRE XV

TRYPANOSOMES DES BATRACIENS

§ 1. — Historique et répartition géographique.

Un an après la découverte du premier des Trypanosomes (Trypanosome de la truite), par Valentin, Gluge[1], en 1842, signalait la présence, dans le sang des Grenouilles, d'un autre de ces organismes.

Il le décrivait comme un organisme microscopique, fusiforme, à extrémités effilées, portant sur le côté trois appendices (probablement membrane ondulante) qui étaient animés de mouvements très vifs, tandis que l'animalcule se déplaçait; le corps était transparent, sans trace d'organisation.

L'année suivante, ce même parasite fait l'objet de l'étude de deux savants : Mayer et Gruby.

En juillet 1843, Mayer[2] le décrivait à la fois comme *Amœba rotatoria* (forme pointue aux deux bouts) et *Paramœcium loricatum* ou *costatum*[3] (forme ovoïde, sans flagelle libre : le dessin ne laisse pas de doute à cet égard).

En novembre de la même année, le médecin français Gruby[4] donnait, du même Trypanosome, une description assez précise dont nous reproduisons une partie.

1. Gluge, *Müller's Archiv*, t. IX, 1842, p. 148.
2. Mayer, De organo electrico et de Hæmatozois, Bonn, juillet 1843.
3. Dans le texte, on trouve le nom de *loricatum*; à l'explication des planches, celui de *costatum*.
4. Gruby, *C. R. Acad. Sciences*, t. XVII. 1843, p. 1134-1136. Cette note est reproduite *in Ann. Sc. natur., Zool.*, 3e série, t. I, 1844, p. 104. Elle y est accompagnée de 6 figures gravées qui prouvent que l'auteur a vu les formes minces et les formes trapues.

« Son corps allongé est aplati, transparent et tourne comme une tarière : sa partie céphalique est terminée en filaments minces et allongés; sa partie caudale se termine également en filaments pointus. La longueur de l'animal est de 40 à 80 μ, sa largeur de 5 à 10 μ; la partie céphalique filamenteuse, pointue, est douée de la plus grande mobilité; la longueur du filament céphalique est de 10 à 12 μ; *son corps* est allongé, aplati et dentelé comme une lame de scie sur toute la longueur de l'un de ses bords; il est, comme je l'ai mentionné ci-dessus, lisse, et tourné ensuite deux à trois fois autour de son axe, comme une tarière ou un tire-bouchon; c'est pourquoi je propose de nommer cet Hématozoaire *Trypanosome.* »

La description est assez précise; mais les figures sont bien moins exactes que celles de Mayer. Gruby appela l'espèce : *Trypan. sanguinis.*

En 1850, Chaussat[1], reprenant les observations de ses prédécesseurs, décrit et figure (ses figures marquent un progrès sur celles de Mayer) le Trypanosome des grenouilles. Il a bien dessiné et interprété la mise en boule avec perte du flagelle.

En la même année 1850, Wedl[2] signala de nouveau l'existence du Trypanosome de *Rana esculenta* (l'espèce est précisée) et fit connaître pour la première fois, dans le sang de la rainette (*Hyla viridis*), un Trypanosome identique au précédent. Il donne de bons dessins des différentes formes de ces Trypanosomes.

En 1870, Lieberkühn[3] dessine et signale sous le nom de *Monas rotatoria* une formation du sang de la grenouille qui est évidemment un Trypanosome.

En 1871, Ray Lankester[4] redécouvre l'espèce en question, toujours chez *Rana esculenta*, et lui donne le nom d'*Undulina ranarum.*

En 1875, Rättig[5] en donne une nouvelle étude. Il s'étend sur l'action des agents divers : alcalis, eau distillée, acides acétique et chlorhydrique (dont l'action mortelle est presque immédiate), eau salée à un quart ou un demi pour 100 qui agit plus lentement.

Gaule[6] s'est surtout attaché à établir la nature non parasitaire

1. Chaussat, Thèse Fac. Médecine de Paris, 1850, n° 192, 51 p., 2 pl.
2. Wedl, *Denkschr. Akad. Wien*, t. I, 1850, 1 pl.
3. Lieberkühn, *Ueber Bevegungserscheinungen der Zellen*, Marbourg et Leipzig, 1870, table II, fig. 17 [cité d'après les auteurs suivants].
4. Ray Lankester, *Quart. Journ. of micr. Sc.*, t. XI, 1871, p. 387.
5. Rättig, *Inaugural Dissertation*, Berlin 1875 [cité d'après les auteurs suivants].
6. J. Gaule (de Leipzig). *Arch. f. Anat. u. Physiol. (physiol. Abth.)*, 1880, p. 375. 1 planche.

des Trypanosomes, idée déjà émise par H. Milne-Edwards, Remak, Creplin, von Siebold, Stein; il cherche à établir une filiation entre ces organismes et les éléments normaux du sang de la grenouille. Il n'y a à retenir de son travail que les figures qui l'accompagnent et dont deux (III et V de sa figure 2) sont bonnes.

En 1881-83, Grassi[1] signale la présence du *Trypan. sanguinis* Gruby chez *Hyla viridis*, *Bufo vulgaris* et *Rana esculenta*. Il crée en plus le genre *Paramœcioïdes* pour des représentants de la famille des *Trypanosomata* (S. Kent) avec membrane ondulante, sans aucun rudiment de flagelle, et il signale une espèce de ce genre (*Paramœcioïdes costatus* n. sp.) dans le sang de *Rana esculenta*. D'après la description et les figures de l'auteur (corps avec bordure étroite et ondulante, allant de l'extrémité antérieure jusque vers le milieu du corps), il s'agit évidemment de la forme à côtes du *Trypan. sanguinis* qui a pris un aspect globuleux; tout comme le *Paramœcium costatum* de Mayer était la forme globuleuse de son *Amœba rotatoria*.

Danilewsky[2], d'abord en 1885, puis en 1888, a donné de nombreux détails sur le *Trypan. sanguinis* de Gruby qu'il observait dans le sang de *Rana esculenta*, *Rana temporaria*, *Hyla arborea* et de têtards de grenouilles. Chez la grenouille, il distingue au moins quatre variétés. Nous y reviendrons en traitant de la morphologie de ce parasite.

Chalachnikov[3] qui a consacré aux Trypanosomes des grenouilles, une longue étude, accompagnée de nombreux dessins, les classe aussi en deux catégories principales avec, en tout, cinq variétés.

Le travail de Ziemann de 1898[4], où se trouve figuré un Trypanosome de grenouille, marque la première application de la méthode de Romanowsky (modifiée par l'auteur) aux Trypanosomes; c'est, comme on le sait, de l'application de ces méthodes de coloration où agit une combinaison éosine-bleu de méthylène que datent tous nos progrès dans la connaissance morphologique des Trypanosomes. A la vérité, l'essai de Ziemann était assez imparfait : il colora deux masses chromatiques, une grosse et une petite, évidemment le noyau et le centrosome (Z. n'en

1. Grassi, *Archives ital. Biologie*, t. II, p. 426, et t. III, p. 23, avec pl. II-V, 1883. Voir aussi, *Atti Soc. ital. d. sc. Nat. Milano*, t. XXIV, 1881, p. 135.

2. Danilewsky, *Biolog. Centralbl.*, t. V, 1er nov. 1885, p. 529, et Nouvelles recherches sur les parasites du sang des Oiseaux, Charkov, 1889.

3. Chalachnikov, Recherches sur les parasites du sang, etc., Charkov, 1888 (en russe).

4. Ziemann, *Centralbl. f. Bakter.*, *I*, t. XXIV, 1898.

donne aucune interprétation), mais il ne réussit à colorer, ni la membrane ondulante, ni le flagelle.

Nous avons repris cette étude du Trypanosome de *Rana esculenta* en 1901 [1] et nous avons pu, pour la première fois, mettre en évidence tous les détails de structure. En dehors de son intérêt propre, cette étude permettait, on l'a vu dans le Chapitre III, de trancher la question des noms génériques à employer pour désigner les divers Trypanosomes.

Dans les nombreux travaux que nous venons de citer, il a toujours été question du Trypanosome vu par Gluge, Mayer et Gruby.

En novembre dernier, Dutton et Todd [2] ont décrit, chez les grenouilles de Gambie, à côté de *Trypan. rotatorium* ou *sanguinis*, deux espèces nouvelles, mais il y a lieu de se demander s'il ne s'agit pas tout simplement de formes particulières de l'espèce de Mayer-Gruby.

Au commencement de 1904, Ed. et Ét. Sergent [3] ont signalé une espèce certainement nouvelle de Trypanosome de *Rana esculenta*, qu'ils ont trouvée en extrême abondance dans le sang d'une grenouille de Kabylie. Ils ont donné à ce Trypanosome nouveau le nom de *Trypan. inopinatum*.

L'un de nous [4] a observé, dans les préparations de sang d'un crapaud (espèce indéterminée) d'Imi (Ogaden) qui lui avaient été remises par M. Brumpt, « quelques Trypanosomes, ayant la structure des Trypanosomes ordinaires de la grenouille, mais beaucoup plus petits ».

Le *Trypan. rotatorium* des grenouilles paraît être une espèce répandue dans toutes les parties du monde. A cet égard, elle est tout à fait comparable au *Trypan. Lewisi* des rats.

En particulier, la moitié environ des *Rana esculenta* pêchées aux environs de Paris renferment dans le sang des Trypanosomes, généralement peu abondants.

Les anciens observateurs avaient noté que les Trypanosomes se rencontrent beaucoup plus souvent dans le sang des grenouilles en été qu'en hiver. C'est d'ailleurs la règle pour les Hématozoaires.

1. LAVERAN et MESNIL, *C. R. Soc. Biologie*, 22 juin 1901, p. 678.
2. DUTTON et TODD, 1st Report of the Expedition to Senegambia 1902, Liverpool, nov. 1903.
3. ED. et ÉT. SERGENT, *C. R. Soc. Biologie*, t. LVI, 23 janv. 1904, p. 123.
4. A. LAVERAN, *C. R. Soc. Biologie*, 27 février 1904, p. 332.

Dans son travail récent, Koninski, de Wieliczka, déclare que l'influence de la saison est nulle [1].

Ce savant donne des détails statistiques assez précis sur la fréquence des Trypanosomes chez les divers Batraciens. Naturellement, ces détails n'ont de valeur que pour la localité où il a observé.

Il les a trouvés chez les trois espèces suivantes :

Rana esculenta, chez 32,8 p. 100 ;

Rana temporaria, chez 13,2 p. 100 ;

Bufo viridis, chez 12,1 p. 100 (exactement 4 sur 33).

En revanche, l'examen du sang a toujours été négatif chez *Hyla arborea*, *Bufo cinereus* et *Bufo calamita* (très peu d'exemplaires observés de ces trois espèces), *Pelobates fuscus* (28 observés), *Bombinator igneus* (52 observés dont 25 larves), *Triton vulgaris* (20 observés).

La proportion d'animaux parasités d'une espèce croît avec l'âge. Koninski a vu des *Rana esculenta*, au sortir de la métamorphose, déjà parasitées; en revanche, il n'a jamais vu, contrairement à Danilewsky (*l. c.*, p. 79) et à Kruse [2], des têtards infectés de Trypanosomes. Les mâles de *Rana esculenta* renfermaient deux fois plus de parasites que les femelles. Gruby avait noté que la proportion des mâles infectés était plus petite que celle des femelles.

§ 2. — *Trypanosoma rotatorium* (Mayer) [3].

Quand on étudie le sang des grenouilles (*Rana esculenta*) infectées, on est frappé de l'extrême variété de formes sous lesquelles se présentent les Trypanosomes.

Ce pléomorphisme a attiré l'attention de tous les observateurs. Par exemple, Danilewsky distingue au moins quatre variétés :

1° Forme « la plus simple, membraneuse » ; avec un corps transparent, aplati, passant insensiblement à la membrane ondulante, très mobile, possédant un long flagelle onduleux ;

2° Forme « plate, enroulée sur elle-même » ou forme « en entonnoir » ou « en filtre » ;

1. Karl Koninski, *Biolog. Centralbl.*, t. XXI, 1901, p. 40.
2. Kruse, *Virchow's Archiv*, t. CXX, 1890, p. 557.
3. La synonymie de cette espèce est : *Paramœcium loricatum* ou *costatum* + *Amœba rotatoria* [Mayer, juillet 1843] = *Trypanosoma sanguinis* [Gruby, novembre 1843] = *Monas rotatoria* [Lieberkühn, 1870] = *Undulina ranarum* [Ray Lankester, 1871] = *Trypanomosa sanguinis* Gruby + *Paramœcioïdes costatus* n. sp. [Grassi, 1882].

3° Forme « plane spiralée », avec extrémité postérieure en pointe; la membrane ondulante ne court que le long de la moitié antérieure;

4° Forme « pectinée spiralée », avec variété « en corne d'abondance ».

Chalachnikov, collaborateur de Danilewsky, qui a fait une étude particulièrement approfondie des Trypanosomes de Batraciens, distingue :

1° Le groupe à formes aplaties comprenant : *a*) forme plate simple; *b*) forme plate enroulée; *c*) forme transitoire, plate spiralée;

2° Le groupe à formes pectinées : *a*) forme pectinée spiralée; *b*) forme pectinée en spirale et en tube (en corne d'abondance).

Ces cinq variétés, dont l'auteur donne de bonnes descriptions et figures, se trouvent dans le sang de *Rana esculenta, Rana temporaria* et *Hyla arborea*.

Chalachnikov a bien vu la mise en boule de ces diverses formes, par rétraction du flagelle. Il donne de nombreuses figures relatives à leur transformation *in vitro* et à leur reproduction par une segmentation qui aboutit finalement à des boules extrêmement petites. En l'état actuel de nos connaissances, il nous est impossible de suivre l'auteur dans son exposé.

Entre lame et lamelle, les Trypanosomes se meuvent généralement sur place et l'on peut suivre ainsi les mouvements très compliqués de la membrane ondulante et les mouvements amiboïdes qui modifient constamment la forme du corps.

Nous avons pu mettre en évidence les détails cytologiques de structure du *Trypanosoma rotatorium* en employant notre méthode de coloration ordinaire (fig. XLVII et fig. 15 de la Planche).

Les Trypanosomes montrent une membrane ondulante, très plissée et *à bord épaissi*; cet épaississement du bord externe a pour prolongement antérieur le flagelle qui a d'ailleurs exactement la même structure. Toutes ces parties se colorent en rouge-violet ou lilas par la méthode indiquée. A son extrémité postérieure, qui se trouve en un point variable de la moitié postérieure du corps[1], la membrane ondulante ou plus exactement son bord épaissi est en relation avec une masse vacuolaire contenant en

1. La membrane ondulante ne va jamais jusquà l'extrémité postérieure du corps, comme l'indique Senn dans sa diagnose différentielle, sans doute sur la foi des dessins inexacts de Gaule qu'il reproduit.

son centre un grain assez gros qui se colore en violet foncé; c'est le centrosome.

Le noyau prend une coloration rouge-violet : c'est une masse ovoïde qui se colore d'une façon assez pâle et uniforme; seuls, deux ou trois grains se détachent assez nettement. Le noyau est situé en avant du centrosome, comme chez les Trypanosomes en

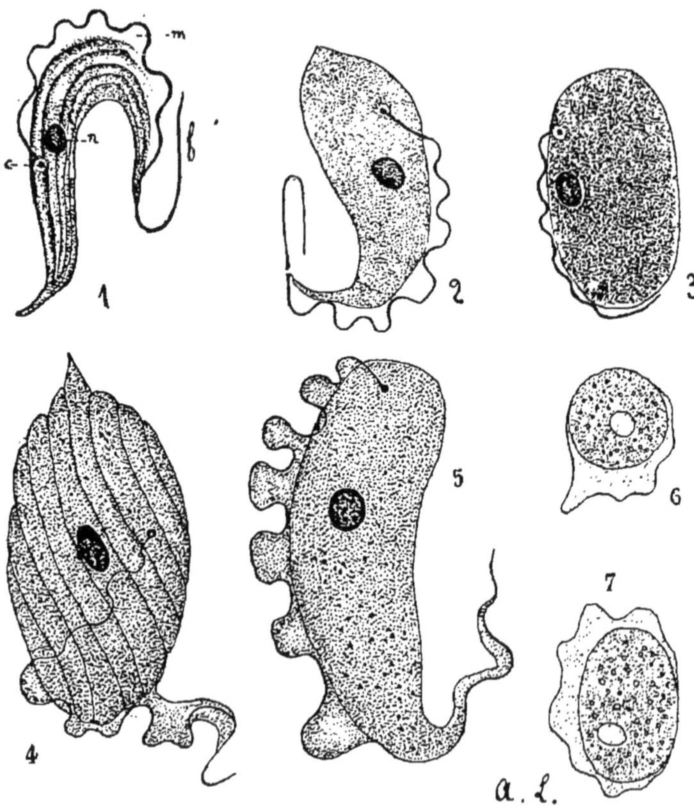

Fig. XLVII — TRYPANOSOMES DE *Rana esculenta.*

1 et 4. Formes plissées, mince (1), trapue (4). — 2 et 5. Formes plates. — 3. Forme rétractée. 6 et 7. Formes jeunes, observées à l'état frais. — Gr. : 1 400 diamètres environ. *n*, noyau; *c*, centrosome; *m*, membrane ondulante; *f*, flagelle.

général, mais ici ces deux corps sont presque toujours peu éloignés l'un de l'autre.

Le protoplasme se colore en bleu d'une façon très intense. Parfois on distingue un certain nombre de granules bleu foncé. Il existe en plus de nombreux grains ronds qui ne prennent pas du tout la couleur; ils n'apparaissent nettement que sur les exemplaires écrasés.

Nous avons représenté les deux variétés principales du *Trypan. rotatorium*, l'une à surface couverte de nombreuses côtes (fig. XLVII, 1 et 3), l'autre aplatie, à surface lisse (fig. XLVII, 2 et 4). *Toutes les deux ont la même structure chromatique.* On remarquera que, en 1 et 4, le centrosome est tout près du noyau et que, par conséquent, la membrane ondulante ne longe le corps que suivant la moitié antérieure. En 2, le centrosome est vers le milieu de l'intervalle qui sépare le noyau de l'extrémité postérieure. Enfin, en 5, le centrosome est tout près de l'extrémité postérieure du corps.

L'extrémité antérieure va généralement en s'atténuant progressivement et se termine par un flagelle libre qui ordinairement est très court par rapport à la longueur totale du Trypanosome.

L'extrémité postérieure est tantôt arrondie ou en pointe mousse (2 et 5), tantôt terminée par une pointe courte (4), tantôt terminée par une pointe très longue (1).

Il n'y a guère de différences entre cette dernière forme et celles que figurent Dutton et Todd (leurs dessins sont reproduits fig. XLVIII), pour caractériser leurs espèces nouvelles (provisoires) *Trypan. mega*[1] et *Trypan. karyozeukton*[2]. Nous avons observé, chez les *Rana esculenta* de nos pays, des formes à extrémité postérieure aussi allongée. Nous en avons même vu dont l'extrémité postérieure était tellement amincie qu'elle paraissait se prolonger par un court flagelle (c'est presque le cas pour *Trypan. karyozeukton*); il y a donc lieu d'émettre, sur la validité des espèces nouvelles de Dutton et Todd, un doute d'autant plus fondé que ces savants reconnaissent l'existence, chez les grenouilles de Gambie, du *Trypanosoma sanguinis*[3].

1. Dutton et Todd ont trouvé cette forme chez une petite grenouille (esp. indét.) de l'île Mc Carthy. La figure reproduite (XLVIII, 1) donne une idée de l'importance de la membrane ondulante, avec ses nombreux plis, de la striation longitudinale du corps, de la teinte foncée que prend le protoplasme et de la teinte pâle que prend le noyau (tous caractères de *Trypan. rotatorium*). Le corps proprement dit mesure 72 μ et le flagelle 10 à 15 μ; largeur à l'endroit du noyau, 8 μ.

2. Dutton et Todd ont vu un unique exemplaire de cette forme chez une grenouille (esp. indét.) du cap Sainte-Marie, qui renfermait aussi *Trypan. rotatorium*. Longueur du corps proprement dit, 67 μ 2; flagelle, 15 μ 2; largeur à l'endroit du noyau, 6 μ 4. La caractéristique de cette forme (fig. XLVIII, 2) paraît être l'existence d'une chaîne de granules chromatiques qui semble aller du centrosome au noyau (voir *k*, figure). Mais les auteurs n'ont pas retrouvé cette chaîne chez des Trypanosomes de 2 autres grenouilles de la même localité, Trypan. ayant l'allure générale de la première forme, seulement de dimensions réduites.

3. Les auteurs ont trouvé cette espèce chez 14 de 35 grenouilles [*Rana trinodis* (?) et autres espèces].

En résumé, les Trypanosomes des grenouilles présentent une variété extrême de formes. Il y a aussi une grande variété dans les dimensions. Certaines formes sont relativement minces et d'assez petite taille; d'autres sont volumineuses et trapues et l'on trouve tous les intermédiaires. La longueur varie entre 40 et 60 μ; elle ne dépasse ces chiffres que dans le cas des formes très étirées aux deux extrémités. En revanche, la largeur peut aller de 5 μ jusqu'à 40 μ. Chez certaines grenouilles, on ne trouve que des formes ovoïdes, par conséquent arrondies aux 2 extrémités, avec un très court flagelle libre, une membrane ondulante s'étendant

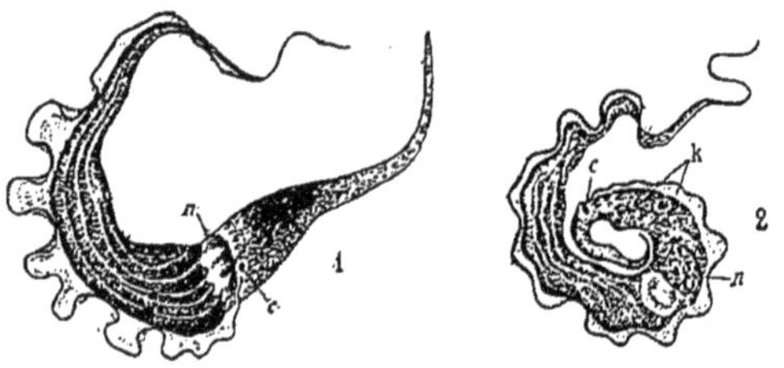

Fig. XLVIII — Trypanosomes des grenouilles de Gambie.

1. *Trypanosoma mega* Dutton et Todd. — 2. *Trypan. karyozeukton* Dutton et Todd. Gr. : 1 000 diamètres environ. *n*, noyau; *c*, centrosome; *k*, chaîne de granules allant du noyau au centrosome.

seulement sur une moitié du corps, mesurant, sur les lames de sang fixées, 50 à 60 μ sur 30 à 40 μ.

Notre figure XLVII, 3, représente une forme assez fréquente et qui a fort intrigué les observateurs; certains (Mayer, Grassi) ont voulu y voir une espèce et même un genre (*Paramœcioïdes* Grassi) spéciaux. C'est simplement un Trypanosome ordinaire qui s'est mis en boule, sans doute par suite des conditions anormales qu'il rencontre hors des vaisseaux. Les deux variétés, pectinée et lisse, du parasite peuvent présenter cette mise en boules et nous avons observé maintes fois cette transformation. La membrane ondulante se rétracte et, à l'état frais, le flagelle paraît avoir disparu. L'examen des préparations colorées ne révèle aucune différence de structure entre cette forme et les formes normales.

Les formes représentées en 6 et 7, d'après l'état frais, nous paraissent être des formes très jeunes de Trypanosomes.

Tout ce que nous venons de dire se rapporte aux parasites de *Rana esculenta*. Les auteurs s'accordent pour regarder comme extrêmement voisins, sinon identiques, les parasites de *Rana temporaria*, de *Bufo* et de *Hyla*. Nous avons eu l'occasion d'observer un certain nombre de Trypanosomes dans le sang d'une *Hyla arborea*, achetée chez un marchand de Paris.

Nous représentons (fig. XLIX) un Trypanosome de cette *Hyla*; il mesure 75 μ de long, flagelle compris, sur 7 de large. Sa forme générale rappelle beaucoup celle d'un jeune *Trypanosoma rotatorium* de *Rana esculenta*.

Nous avons vainement cherché des formes de reproduction du *Trypan. rotatorium* de nos grenouilles.

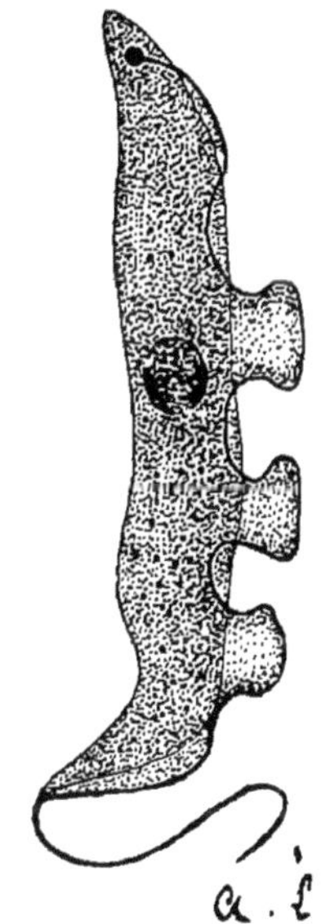

Fig. XLIX. — Trypanosome de *Hyla arborea*.

En résumé, le *Trypan. rotatorium* type est le plus volumineux de tous les Trypanosomes connus. Il y a plusieurs espèces (en particulier parmi les parasites des Poissons) qui atteignent et même dépassent beaucoup sa longueur maxima; il n'y en a aucune dont la largeur atteigne 15 μ. Par sa forme généralement trapue, son flagelle très court (qui paraît même quelquefois manquer) et ses déformations amiboïdes, le *Trypan. rotatorium* occupe une place à part dans le genre *Trypanosoma* et l'on conçoit qu'on ait songé, alors que nos connaissances cytologiques sur les Trypanosomes étaient encore dans l'enfance, à créer un genre nouveau pour les Trypanosomes minces et grêles du sang des Mammifères. Maintenant, on connaît toute une série d'espèces intermédiaires entre les *Trypan. rotatorium* volumineux et trapus et les Trypanosomes du type *Lewisi*; de plus, dans l'intérieur de l'espèce *rotatorium* même, il y a des formes qui constituent également des termes de passage.

§ 3. — *Trypanosoma inopinatum* Sergent.

Nous reproduisons la description et la figure de MM. Sergent.

« En examinant le sang d'une grenouille verte (*Rana esculenta*) capturée à Dra-el-Mizan (Kabylie), nous avons trouvé un Trypanosome qui ne ressemble en rien aux Trypanosomes des grenouilles et des Batraciens décrits jusqu'ici.

« Ce Trypanosome mesure environ 25 à 30 μ (flagelle compris) de long sur 3 μ de large. Il ressemble beaucoup au *Trypan. Lewisi* des rats ; il en diffère en ce qu'il est plus trapu, moins effilé (surtout dans la partie post-centrosomique) ; son noyau est situé vers le milieu du corps protoplasmique, tandis que chez le *Trypan. Lewisi*, il est dans la moitié antérieure. Le centrosome est très développé, comme chez le *Trypan. Lewisi* ; c'est souvent une masse allongée transversalement et occupant toute la largeur du parasite. La membrane ondulante ne présente généralement pas de plis, elle paraît encore plus rigide que celle du *Trypan. Lewisi*. Bien que la préparation contienne autant de Trypanosomes que d'hématies, *tous les*

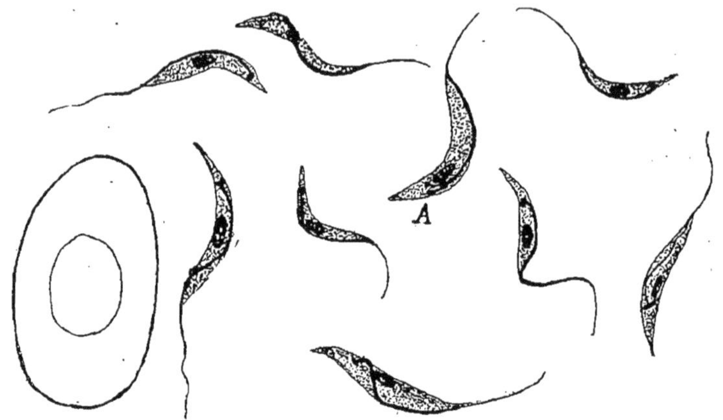

Fig. L. — Trypanosoma inopinatum de *Rana esculenta*.
Gr. : 1 000 diamètres. — Une hématie de grenouille est représentée pour comparaison. A, commencement de division.

parasites observés sont à peu près de même taille, et, en fait de formes de division, nous n'avons vu que chez un seul Trypanosome (A, fig. L) le dédoublement du centrosome et du début de la membrane ondulante, les deux centrosomes sont au voisinage du noyau, au lieu d'occuper la position normale du centrosome. Chez quelques autres parasites, nous avons également vu le centrosome voisin du noyau ; il s'agissait sans doute de formes se préparant à la division.

« Ce Trypanosome des grenouilles vertes est évidemment très différent du *Trypan. rotatorium* Mayer (= *Trypan. sanguinis* Gruby) seul signalé jusqu'ici chez cette espèce. En dehors de sa ressemblance avec le *Trypan. Lewisi* et les autres Trypanosomes des Mammifères, nous devons noter sa ressemblance avec les Trypanosomes des Poissons, et en particulier le *Trypan. Remaki* du brochet, décrit en détail par Laveran et Mesnil. — Nous l'appellerons *Trypan. inopinatum*.

« D'autres grenouilles de la même localité n'étaient pas infectées. Des grenouilles d'autres localités d'Algérie montrèrent les Trypanosomes connus des grenouilles (*Trypan. rotatorium*). »

§ 4. — Modes d'infection.

On ne sait rien sur la façon dont les grenouilles ou les autres Batraciens s'infectent. Il est bien probable que la contagion se fait par l'intermédiaire de quelque ectoparasite, Sangsue ou Ixode. Le problème est d'ailleurs le même que pour les Hémogrégarines des Batraciens. Il faut espérer que, maintenant que l'attention est attirée sur ces problèmes, des faits positifs ne tarderont pas à être recueillis.

Nous avons essayé de réaliser expérimentalement l'infection de grenouilles vertes avec le sang d'autres grenouilles ayant des Trypanosomes. Ce sang était inoculé soit dans le sac dorsal, soit dans le péritoine. Nos résultats qui portent sur 7 à 8 grenouilles ont été négatifs, à une exception près : une grenouille inoculée le 30 juin 1902, a montré, du 4 au 8 juillet, de rares Trypanosomes dans son sang.

A quoi tiennent ces échecs? Peut-être au mode d'inoculation; mais il réussit presque à coup sûr avec les Trypanosomes des Poissons et des rats. Peut-être à ce que les grenouilles mises en expérience avaient acquis l'immunité, grâce à une infection antérieure : elles provenaient en effet de localités où la moitié environ des grenouilles étaient infectées.

CHAPITRE XVI

TRYPANOSOMES DES POISSONS

§ 1. — Historique. — Espèces parasitées.

En 1841, Valentin a signalé dans le sang d'une truite (*Salmo fario*), l'existence d'un parasite qu'il rapproche des Amibes d'Ehrenberg[1], mais qui, d'après la courte description et les figures qu'il en donne, doit être rapproché plutôt des hématozoaires auxquels Gruby a donné en 1843 le nom de Trypanosomes.

Remak a observé, dans le sang du brochet (*Esox lucius*) et de plusieurs autres Poissons d'eau douce, des Hématozoaires animés de mouvements très vifs, ayant une partie membraneuse transparente et des prolongements dentés qui disparaissent quand les parasites sont au repos[2]. Il ne semble pas douteux qu'il s'agisse de Trypanosomes; la membrane ondulante donne très bien, dans les préparations examinées à l'état frais, l'impression des prolongements dentés décrits par Remak[3].

Gros a constaté l'existence de *vermicules* dans le sang de bon nombre de Poissons : goujon, motelle, perche, sterlet, lotte, tanche, etc. L'Hématozoaire de la motelle a 45 μ de long sur 1 μ de large, il est animé de mouvements très vifs; protéiforme, il se présente le plus souvent sous l'aspect d'un ruban qui se plisse et se tord dans tous les sens. A cette description, on ne peut pas méconnaître des Trypanosomes.

Berg et Creplin ont décrit le Trypanosome du brochet qui a été

1. Valentin, *Archiv. de* J. Müller, 1841, p. 435.
2. Remak, Canstatt's *Jahresbericht*, 1842, p. 10.
3. Gros, *Bulletin de la Soc. imp. des Naturalistes de Moscou*, 1845, t. XVIII, 1re partie, p. 423.

rencontré par Berg quatre fois sur cinq. La longueur des parasites, d'après Berg, est de une fois et demie à trois fois le grand diamètre des hématies [1].

Les Hématozoaires trouvés par Wedl chez le goujon et chez une tanche paraissent devoir être considérés plutôt comme des Hémogrégarines que comme des Trypanosomes [2].

Chaussat a vu, dans le sang du barbeau, un Hématozoaire voisin des Trypanosomes de la grenouille [3].

En 1883, Mitrophanov a bien décrit deux espèces de Trypanosomes des Poissons sous les noms de *Hæmatomonas cobitis* et *Hæmatomonas carassii*. D'après les descriptions et les figures de Mitrophanov [4], ces parasites appartiennent au genre *Trypanosoma*.

Trypan. cobitis a été trouvé dans le sang de *Cobitis fossilis*. Le parasite mesure 30 à 40 μ de long sur 1/2 μ de large. Le corps allongé, vermiforme, est garni d'une membrane ondulante en spirale; les deux extrémités sont effilées; l'une d'elles, celle qui est dirigée en avant dans les mouvements, se termine en flagelle.

Trypan. carassii a été trouvé dans le sang de *Carassius vulgaris*; il est plus grand, plus aplati que le précédent avec lequel il a d'ailleurs une grande analogie.

Ces Trypanosomes sont évidemment très voisins du Trypanosome du brochet que nous décrivons plus loin.

Danilewsky a trouvé des Trypanosomes chez *Cyprinus carpio*, *Tinca tinca*, *Cobitis fossilis* et *C. barbatula*, *Esox lucius*, *Perca fluviatilis*, *Carassius vulgaris* [5]. D'après Danilewsky, il faudrait distinguer deux formes de Trypanosomes des Poissons : une forme grêle, rubanée, et une forme en fuseau, les deux formes présentant d'ailleurs une membrane ondulante et un flagelle. La multiplication se ferait par division binaire inégale.

Chalachnikov a trouvé des Trypanosomes dans le sang d'un grand nombre de Poissons pêchés dans les cours d'eau du gouvernement de Cherson (Russie), notamment chez *Cyprinus carpio*, *Esox lucius*, *Carassius vulgaris* et *Acerina vulgaris* [6].

1. Berg, Hämatozoën des Hechtes, *Archiv skandinavischer Beiträge zur Naturgeschichte*, 1845, t. I, p. 308. — Creplin, *Remarques à la suite de la communication de* Berg.
2. Wedl, *Denkschriften der Wiener Akad. der Wissensch.*, 1850, 2e Abt., p. 15.
3. Chaussat, Thèse, Paris, 1850.
4. Mitrophanov, *Biologisches Centralblatt*, 15 mars 1883, t. III, p. 35.
5. Danilewsky, *Biologisches Centralblatt*, 1er nov. 1885, et *Rech. sur les parasites du sang des Oiseaux*, Charkov, 1889.
6. Chalachnikov, *Recherches sur les parasites du sang*, Charkov, 1888.

Chalachnikov admet deux formes de Trypanosomes chez les Poissons :

1° Trypanosomes à forme plate simple, ayant une grande analogie avec le Trypanosome à forme plate de la grenouille; une variété de ce Trypanosome présenterait deux flagelles, un flagelle antérieur plus long, un flagelle postérieur plus court et plus mince.

2° Trypanosome fusiforme avec membrane ondulante en spirale. Cette forme aurait trois variétés qui sont mal caractérisées.

Les jeunes Trypanosomes des Poissons peuvent, d'après Chalachnikov, se multiplier par division longitudinale; l'auteur aurait vu aussi dans du sang de *Cyprinus carpio* et de *Esox lucius*, conservé quelques jours *in vitro*, des masses protoplasmiques en voie de division et de jeunes Trypanosomes.

Kruse dit avoir vu souvent des Herpetomonades (Trypanosomes) dans le sang de Poissons de la Méditerranée [1].

D'après Lingard, les Poissons d'eau douce de l'Inde ont souvent des Trypanosomes dans le sang et parfois ces parasites sont très nombreux. Comme formes, ces Trypanosomes paraissent se rapprocher des espèces décrites par Mitrophanov. Les Poissons qui vivent dans la boue sont plus souvent infectés que les autres[2].

Lingard a trouvé des Trypan. chez les espèces suivantes : *Trichogaster fasciatus*, *Ophiocephalus striatus*, *Macrones seenghala* et *Macrones tengara* (famille des *Siluridæ*). C'est pendant les mois de mai et de juin qu'on observe les Trypanosomes en plus grand nombre dans le sang de ces Poissons.

Sabrazès et Muratet ont décrit le Trypanosome de l'anguille[3].

Nous avons décrit, les premiers, des Trypanosomes chez les Poissons marins (sole, raie, roussette), nous avons découvert en outre un Trypanosome très particulier du rotengle dont nous avons fait un genre nouveau sous le nom de *Trypanoplasma*[4].

Nous donnons ci-dessous les listes des Poissons d'eau douce et des Poissons marins que nous avons examinés avec ou sans succès au point de vue de la présence de Trypanosomes. Le chiffre ou le mot entre parenthèses placé à la suite du nom spécifique de chaque poisson se rapporte au nombre des individus examinés.

1. Kruse in Flügge, t. II, 1896, p. 627.
2. Lingard, *Report on Surra*, etc., t. II, part. 1, 1899, p. 155.
3. J. Sabrazès et L. Muratet, Trypanosome de l'Anguille (Résumé de communications faites à la *Soc. linnéenne de Bordeaux*, en déc. 1901, mars 1902 et 2 juillet 1902).
4. A. Laveran et F. Mesnil, *Acad. des Sc.*, 28 octobre 1901 et 13 octobre 1902, et *Arch. f. Protistenkunde*, 1902, t. I.

Poissons d'eau douce.

A. *Poissons chez lesquels l'existence de Trypanosomes a été constatée* : Brochet, *Esox lucius* (6); Carpe, *Cyprinus carpio* (9); Tanche, *Tinca tinca* (10); Rotengle, *Scardinius erythrophtalmus* (nombreux); Brème, *Abramis brama* (4); Anguille, *Anguilla vulgaris* (nombreux).

B. *Poissons chez lesquels l'existence de Trypanosomes n'a pas été constatée* : Goujon, *Gobio gobio* (nombreux); Loche, *Cobitis barbatula* (nombreux); Épinoche, *Gasterosteus aculeatus* (nombreux); Gardon, *Leuciscus rutilus* (3); Chevaine, *Squalius cephalus* (plusieurs); Truite, *Trutta fario* (4).

Poissons marins[1].

A. *Poissons chez lesquels l'existence de Trypanosomes a été constatée.* Poissons cartilagineux : Raie, *Raja punctata* (11), *Raja mosaica* (3), *Raja clavata* (1), *Raja macrorynchus* (1); petite Roussette, *Scyllium canicula* (38); grande Roussette, *Scyllium stellare* (3) — Poissons osseux : Sole, *Solea vulgaris* (21).

B. *Poissons chez lesquels l'existence de Trypanosomes n'a pas été constatée.* Poissons cartilagineux : *Mustelus canis* (5), *Galeus galeus* (2), *Acanthias acanthias* (11), *Squatina angelus* (4, dont deux grands et deux petits), *Torpedo torpedo* (2), *Raja alba* (3), *Raja microcellata* (2), *Raja mirelatus* (1). — Poissons osseux : *Syngnathus* sp. (nombreux); *Nerophis lumbricoïdes* (plusieurs); *Orthagoriscus mola* (2); *Blennius pholis* (nombreux); *Blennius Montagui* (nombreux); *Callionymus dracunculus* (2); *Gunnellus vulgaris* (5); *Lophius piscatorius* (5); *Gobius* sp. (nombreux); *Mullus surmuletus* (4); *Trigla* (4); *Scomber scomber* (1); *Trachurus trachurus* (2); *Cottus scorpius* (plusieurs); *Cottus bubalis* (18); *Zeus faber* (2); *Pagellus centrodontus* (2); *Pagellus erythrinus* (7); *Cantharus griseus* (1); *Chrysophrys aurata* (1); *Labrus* sp. (nombreux); *Crenilabrus melops* (6); *Spinachia vulgaris* (4); *Ammodytes tobianus* (7); *Ammodytes lanceolatus* (7); *Gadus pollachius* (10); *Gadus luscus* (4); *Lota molva* (2); *Motella tricirrata* (8); *Motella mustela* (4); *Rhombus maximus* (2); *Platessa vulgaris* (11); *Platessa microcephala* (5); autres *Pleuronectes* sp. variae (plusieurs); *Lepadogaster gouanii* (nombreux); *Conger conger* (10).

On voit par ces listes que les Trypanosomes sont très rares chez les Poissons marins osseux et que les Poissons cartilagineux sont plus souvent parasités.

1. Poissons pêchés dans les eaux de Roscoff ou dans l'anse Saint-Martin, près du cap de la Hague (Manche).

Les Trypanosomes des Poissons appartiennent à deux genres : genre *Trypanosoma* et genre *Trypanoplasma*. Ce dernier genre ne comprend que deux espèces : *Trypanoplasma Borreli* du rotengle et du vairon et *Trypanoplasma cyprini*, parasite de la carpe qui a été décrit récemment par Mlle Plehn[1]. Nous avons observé chez la carpe des *Trypanosoma*; il existe donc, chez ce Poisson, des Trypanosomes des deux genres.

§ 2. — Technique. — Conservation des Trypanosomes des Poissons.

Examen a l'état frais. — On recueille facilement quelques gouttes de sang de Poisson en coupant, à la base, 2-3 rayons de la nageoire caudale. Ce sang est ensuite examiné au microscope, entre lame et lamelle, pour y rechercher les Trypanosomes et étudier leurs mouvements. Quand on veut conserver le sang en goutte pendante ou s'en servir pour pratiquer des inoculations, on le dilue dans de l'eau physiologique citratée qui empêche la coagulation, tout en conservant aux Trypanosomes leur mobilité.

Les Trypanosomes des Poissons peuvent vivre pendant quelques jours *in vitro*.

Berg (*l. c.*) a conservé, vivants, des Trypanosomes du brochet pendant six jours, à la température de 12°, dans une préparation de sang ordinaire.

Mitrophanov a réussi à garder vivants, pendant 3 ou 4 jours, des Trypanosomes de Poissons dans du sang mélangé à de l'eau physiologique. Une température assez basse constitue, dit-il, une bonne condition pour leur conservation (*l. c.*, p. 39); cela s'accorde bien avec les observations que nous avons faites sur *Trypan. Lewisi*.

Chalachnikov (*l. c.*) aurait vu, dans le sang de *Cyprinus carpio* et de *Esox lucius*, conservé quelques jours *in vitro*, des masses protoplasmiques en voie de division qu'il considère comme des formes de multiplication des Trypanosomes. Peut-être les Trypanosomes des Poissons peuvent-ils s'agglutiner *in vitro*, comme le font d'autres Trypanosomes, ce qui expliquerait certaines des formes décrites par Chalachnikov.

Nous avons conservé, pendant plusieurs jours, des Trypanosomes du brochet dans du sang pur ou mélangé à de l'eau physiolo-

1. *Arch. f. Protistenkunde*, 1903, t. III, p. 175.

gique; nous n'avons observé, dans ces conditions, ni les formes de division décrites par Chalachnikov, ni agglutination. Mais pour que ce dernier phénomène puisse s'observer facilement, il faut évidemment que les Trypanosomes soient assez nombreux dans le sang, ce qui n'a jamais été le cas dans nos examens de sang de Poissons. Il est possible que, les Poissons examinés par Chalachnikov étant plus fortement parasités que les nôtres, des agglutinations aient pu se produire.

Sabrazès et Muratet[1] ont conservé en vie des Trypanosomes de l'anguille (*in vitro*) pendant huit jours, à la température de 10° à 19°.

Les procédés de coloration du sang desséché et fixé sont les mêmes que ceux indiqués précédemment, mais, pour obtenir de bonnes préparations, des précautions spéciales sont indispensables. Il faut ouvrir les Poissons encore vivants; à l'aide d'une pipette on prend du sang dans le cœur, on l'étale en couche mince, sur des lames porte-objet, on sèche rapidement au-dessus d'une lampe à alcool et on fixe avec l'alcool absolu ou avec l'alcool-éther. L'air est saturé d'humidité au bord de la mer et par suite la dessiccation du sang, abandonné à lui-même, se fait assez lentement pour que les éléments anatomiques et les parasites aient le temps de se déformer.

Dans le sang des Poissons morts, les hématies et les Trypanosomes s'altèrent rapidement.

§ 3. — Description des Trypanosomes des Poissons appartenant au genre *Trypanosoma*.

Nous étudierons successivement les Trypanosomes des Poissons d'eau douce et ceux des Poissons marins.

TRYPANOSOMA REMAKI, Lav. et Mesn., 1901. — Nous avons désigné le Trypanosome des brochets sous le nom de *Trypanosoma Remaki*, le dédiant à Remak qui, le premier, l'a observé[2].

Ce Trypanosome paraît avoir une large distribution géographique : Remak, Berg, Danilewsky, Chalachnikov et nous-mêmes, l'avons observé chez des brochets des diverses régions de l'Europe. La fréquence de l'infection est assez grande : à Paris, comme en

1. *Soc. de Biologie*, 16 et 30 janvier 1904.
2. LAVERAN et MESNIL, *Acad. des Sc.*, 29 octobre 1901.

Lorraine, nous avons trouvé des parasites chez trois brochets sur quatre de 500 grammes ou au-dessus. — Les parasites ne sont jamais très nombreux et ils sont parfois si rares qu'un examen prolongé est nécessaire pour en découvrir un seul.

Dans le sang frais, *Trypan. Remaki* a l'aspect d'un vermicule animé de mouvements très vifs, bordé d'un côté d'une membrane ondulante; il se contourne plus que *Trypan. Lewisi*; il se pelotonne souvent sur lui-même. On ne peut bien étudier sa structure que sur des préparations colorées.

Le sang de la plupart des brochets infectés renferme des para-

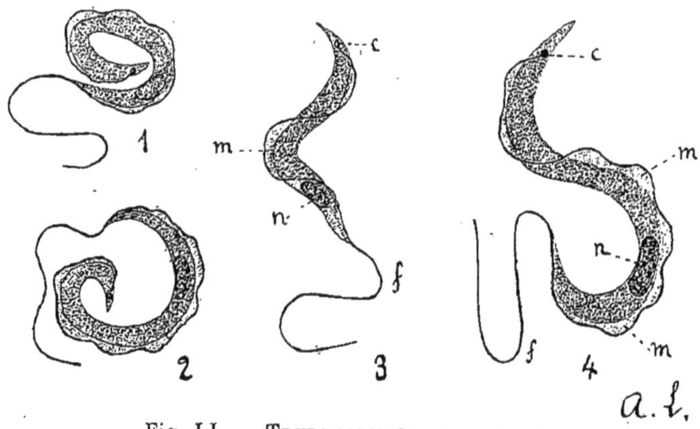

Fig. LI. — Trypanosomes du brochet.

1, 2, 3. *Trypan. Remaki* var. *parva*. — 4. *Trypan. Remaki* var. *magna*. *n*, noyau; *c*, centrosome; *m*, membrane ondulante; *f*, flagelle. Les lettres ont la même signification sur les autres figures. Gr. 2 000 diamètres environ.

sites distincts par la taille que nous avons décrits comme deux variétés de *Trypan. Remaki* (var. *parva* et *magna*).

Trypan. Remaki var. *parva* mesure en moyenne 28 à 30 μ de long, flagelle compris; le corps entre pour 15 à 20 μ dans ce chiffre. Nous avons mesuré des exemplaires atteignant 42 μ (25 pour le corps, 17 pour le flagelle), tandis que d'autres n'avaient que 20 μ (10 μ + 10 μ).

Cette variation dans la taille ne paraît pas être en rapport avec la division des parasites, car nous l'avons notée chez des brochets où il n'y avait pas de formes de division.

La largeur est de 1 μ 40 environ.

La figure LI (1, 2 et 3) donne une bonne idée des aspects que présente *Trypan. Remaki* var. *parva*. Le corps protoplasmique se colore assez faiblement et prend une teinte bleue assez homogène où l'on ne distingue pas de granules particuliers. Le noyau *n* et le centrosome *c* se colorent en violet foncé.

Le *noyau*, généralement ovalaire, se trouve à l'union du tiers moyen avec le tiers antérieur du corps; il est constitué par de fins granules chromatiques, très serrés les uns contre les autres, entourant une vacuole centrale où l'on remarque souvent un granule plus gros que les autres.

Le *centrosome*, sphérique, est assez petit si on le compare à ceux des autres espèces de Trypanosomes de Poissons. Le flagelle qui borde la membrane ondulante aboutit au centrosome.

La *membrane ondulante* est peu plissée (au maximum 5 à 6 plis); elle rappelle beaucoup celle de *Trypan. Lewisi.*

La partie du corps, en arrière du centrosome, est très courte, et a la forme d'un cône obtus.

Trypan. Remaki var. *magna* (fig. LI, 4) mesure au minimum 45 μ de long (dont 26 à 28 μ pour le corps du Trypanosome), sur 2 μ à 2 μ 1/2 de large. Certains exemplaires ont jusqu'à 57 μ de long.

En dehors de ses dimensions, cette variété attire encore l'attention par ce fait que le protoplasme se colore plus fortement en bleu que dans la var. *parva* (il faut noter que l'épaisseur est plus grande); la teinte bleue est assez homogène comme chez cette dernière variété. La structure est d'ailleurs très semblable à celle de la var. *parva* : le noyau ovalaire est formé de nombreuses granulations de chromatine très serrées les unes contre les autres, avec une vacuole centrale; le centrosome est situé tout près de l'extrémité postérieure; la membrane ondulante est peu plissée.

Ces grands Trypanosomes ne sont pas des formes en voie de division de *Trypan. Remaki*, car nous n'en avons jamais vu montrant des signes de division.

Chez les brochets infectés naturellement, nous n'avons jamais vu de formes nettes de division; nous avons simplement observé de rares individus de la var. *parva* qui avaient leur noyau divisé en deux. Nous n'avons rencontré des formes en voie de multiplication que chez les deux brochets que nous avons infectés expérimentalement. Le sang du brochet qui a servi à infecter ces deux brochets ne contenait que des *Trypan. Remaki* var. *parva.* Toutes les formes vues chez ces deux brochets ont présenté aussi les caractères de la var. *parva.*

Les Trypan. ont montré les mêmes variations de taille que ceux des brochets à infection naturelle; nous en avons trouvé assez souvent en voie de division durant les 10 à 15 jours où les parasites ont été les plus nombreux dans le sang.

Le Trypanosome qui va se diviser augmente un peu de volume, surtout en largeur. La longueur des éléments parasitaires en voie de division variait de 28 μ à 35 μ. La division peut commencer par le noyau (fig. LII, 3); le plus souvent, c'est le centrosome qui se divise le premier (6 et 8).

Le centrosome s'élargit (1), puis se divise en deux petites masses sphériques qui, accolées d'abord, se séparent ensuite en restant unies par un pont (forme en haltère) pendant un certain temps. En même temps, le flagelle se divise à sa base (partie

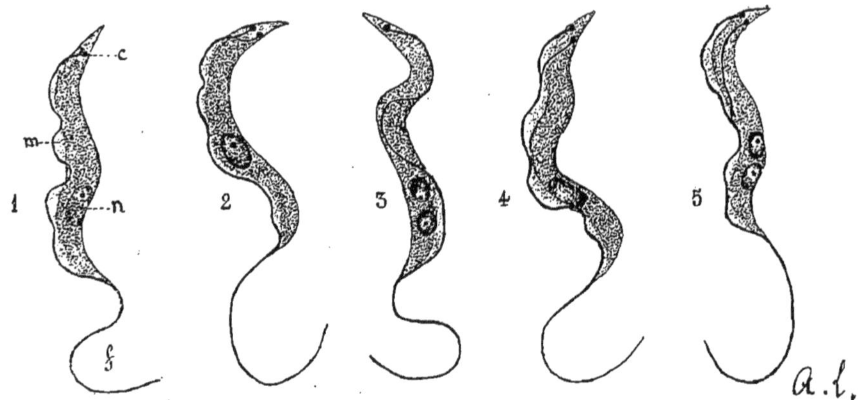

Fig. LII. — Différents stades de la division longitudinale de Trypan. Remaki. Gr. 2 000 diamètres environ.

aboutissant au centrosome) (2 et 4) et ensuite dans toute sa longueur.

Le noyau qui va se diviser s'allonge dans le sens du grand axe du Trypanosome (1 et 4); la vacuole nucléaire et son grain chromatique s'allongent également et se divisent; la chromatine se trouve ainsi accumulée aux deux extrémités du noyau. Finalement, on a deux noyaux situés l'un derrière l'autre (fig. LII, 3 et 5), renfermant chacun une vacuole avec un grain chromatique. La division nucléaire est du type direct.

A un moment donné, le Trypanosome présente deux noyaux, deux centrosomes, deux membranes ondulantes et deux flagelles; la division du protoplasme se fait alors rapidement.

La division est égale ou subégale, si bien que les Trypanosomes de nouvelle formation se distinguent difficilement des Trypanosomes plus anciens. Ce mode de division est identique à celui de *Trypan. Brucei.*

Les grandes et les petites formes que nous avons décrites constituent-elles deux espèces distinctes?

Chez les brochets qui renfermaient ces deux variétés *parva* et *magna*, nous n'avons pas trouvé de formes nettement intermédiaires. Les grands Trypanosomes ne coexistent pas toujours avec les petits. Enfin, nos infections expérimentales, faites à partir de *Trypan. Remaki* var. *parva*, ne nous ont donné que des var. *parva*. Ces faits plaident en faveur d'une dualité spécifique; mais il est certain qu'ils ne sont pas décisifs.

La grande ressemblance des petits et des grands Trypanosomes, en dehors de leurs dimensions, plaide d'autre part en faveur d'une seule espèce. Il est possible que les Trypanosomes de la var. *magna* n'apparaissent que chez des brochets infectés depuis longtemps par la var. *parva*. Nous espérons qu'on arrivera, par la voie expérimentale que nous avons ouverte, à résoudre cette question.

Trypanosoma Danilewskyi, *n. sp.* — Danilewsky le premier a signalé l'existence de Trypanosomes chez la carpe *Cyprinus carpio*, c'est pourquoi nous lui dédions cette espèce. Nous avons trouvé *Trypan. Danilewskyi* une fois sur quatre chez des carpes provenant de Garches (Seine-et-Oise) et deux fois sur trois chez des carpes de 14 à 15 centimètres de long achetées à Paris. Ces recherches ont été faites au mois de mars 1903. Pendant les mois de septembre et octobre 1901, l'examen du sang de deux carpes achetées à Paris avait été négatif.

Il est à noter qu'à la surface des carpes, notamment des carpes provenant de Garches, nous avons trouvé souvent de petites sangsues fixées entre les écailles.

Chez les carpes infectées, les Trypanosomes étaient très rares.

Trypan. Danilewskyi (fig. LIII, 1) mesure de 35 à 45 μ de long, sur 3 μ de large environ. La partie libre du flagelle a de 15 à 17 μ. La membrane ondulante est large, bien plissée. Le centrosome, très voisin de l'extrémité postérieure, est assez gros. Le noyau, allongé, est situé vers la partie moyenne du corps du parasite, plus près, en général, de l'extrémité antérieure que de la postérieure. Le protoplasme contient des granulations chromatiques de nombre et de volume variables.

Nous n'avons pas vu de formes de multiplication.

Nous avons dit déjà qu'un autre Trypanosome, *Trypanoplasma cyprini*, Plehn, avait été observé chez la carpe, cet Hématozoaire bien distinct de *Trypan. Danilewskyi* sera décrit plus loin.

TRYPANOSOMA TINCÆ, *n. sp.* — Sur six tanches *Tinca tinca* achetées vivantes à Paris, au mois de mars 1903, nous avons trouvé trois fois des Trypanosomes. Les tanches de 20 à 25 centimètres de long étaient plus souvent et plus fortement parasitées que les tanches plus jeunes, de 12 à 15 centimètres de long. Antérieurement nous avions fait à plusieurs reprises des examens négatifs chez ce poisson (en Lorraine au mois d'août 1901, à Paris aux mois de septembre et octobre 1901).

Les Trypanosomes étaient rares ou très rares chez les tanches

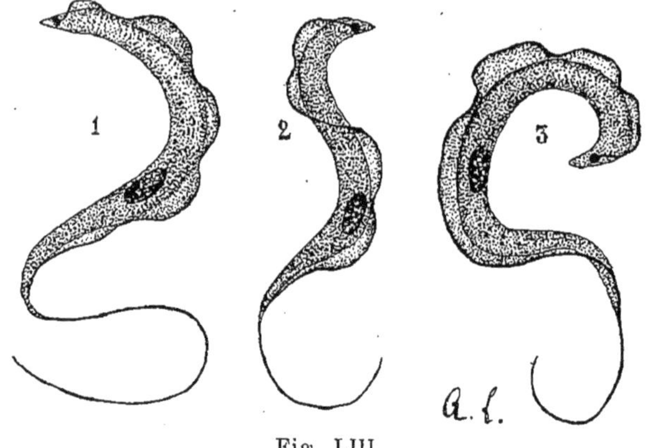

Fig. LIII.

1, *Trypan. Danilewskyi.* — 2 et 3, *Trypan. tincæ.* — Gr. 2 000 diamètres environ.

infectées, chez un de ces poissons les parasites ont été trouvés en assez grand nombre dans le sang, principalement dans les reins.

Doflein avait déjà signalé l'existence de Trypanosomes chez la tanche; les tanches examinées par Doflein étaient manifestement malades et mouraient en grand nombre [1].

Dans le sang frais, le Trypanosome a des mouvements très vifs et il est presque toujours pelotonné, de sorte qu'on ne peut distinguer ni sa forme, ni sa structure; il faut recourir pour cela aux préparations de sang desséché et coloré.

La longueur est de 35 μ en moyenne, la largeur de 2 μ 1/2 à 3 μ. L'extrémité postérieure est conique, peu effilée (fig. LIII, 2, 3). Le centrosome, assez gros, est voisin de l'extrémité postérieure. Le noyau est situé vers la partie moyenne du corps du parasite. La

1. DOFLEIN, *Die Protozoen*, etc., Iéna, 1901, p. 71.

membrane ondulante est large, bien plissée. La partie libre du flagelle est assez longue.

Sur quelques spécimens, le centrosome était divisé en deux et il y avait un commencement de division du flagelle au voisinage du centrosome; il ne paraît donc pas douteux que la multiplication se fasse ici, comme chez *Trypan. Remaki*, par division égale ou bipartition, bien que nous n'ayons pas réussi à trouver des stades de multiplication plus avancés.

TRYPANOSOMA ABRAMIS, *n. sp.* — Nous avons constaté l'existence de Trypanosomes dans le sang d'une brème *Abramis brama* pêchée dans la rivière Sarthe, entre Sablé et Avoise, au mois de juillet 1902. Malheureusement le poisson était mort et le sang, à l'arrivée à Paris, était déjà en trop mauvais état pour qu'une étude du Trypanosome ait été possible.

Le sang de trois brèmes achetées à Paris ne contenait pas de Trypanosomes.

TRYPANOSOMA GRANULOSUM, Lav. et Mesn., 1902. — La première description du Trypanosome de l'anguille *Anguilla vulgaris* auquel nous avons donné le nom de *Trypan. granulosum* est due à Sabrazès et Muratet, de Bordeaux. Les anguilles parasitées avaient été pêchées dans la Garonne, à Portets, et mesuraient de 25 à 30 centimètres de longueur. Des anguilles de même taille pêchées en divers autres points de l'ouest de la France n'avaient pas de Trypanosomes.

Nous avons trouvé ce Trypanosome chez six anguilles sur six pêchées dans la rivière Sarthe, près de Sablé, au mois de juillet. Les parasites étaient assez rares.

Sur neuf anguilles examinées à Roscoff au mois d'août 1902, une seule a montré des Trypanosomes très rares.

Nous avons cherché vainement des Trypanosomes dans le sang des anguilles des étangs de Garches et de celles achetées sur les marchés de Paris.

A l'état frais, nous n'avons noté que les fortes contorsions du corps des parasites et les grandes dimensions de quelques-uns d'entre eux.

Sur les préparations colorées, on trouve des Trypanosomes de toutes dimensions. Les plus grands atteignent 80 μ de long (55 pour le corps et 25 pour le flagelle), sur 2 μ 1/2 à 3 μ de large. Nous en avons mesuré 2 autres plus petits : l'un avait 70 μ, dont 30 pour le flagelle; l'autre 44 μ, dont 13 pour le flagelle.

Le *Trypan. granulosum* est représenté dans la figure LIV, 2, et dans la figure 13 de la Planche en couleur.

L'extrémité postérieure, en arrière du centrosome, est très courte, quoique assez effilée ; l'extrémité antérieure est très effilée. Le centrosome est sphérique et assez gros. La membrane ondulante est très développée et bordée par un flagelle qui apparaît d'une façon particulièrement nette sur les préparations colorées. Le protoplasme renferme, d'un bout à l'autre du corps, des granulations assez grosses, se colorant en violet foncé et apparaissant sur un fond souvent presque incolore. Ces granules sont parfois massés autour du noyau qui devient difficile à apercevoir. Ce noyau se colore en rouge violacé et est constitué par un amas de granules chromatiques; tantôt, il occupe toute la largeur du corps; tantôt, plus mince, il est appliqué contre la partie concave.

Il résulte des recherches de Sabrazès et Muratet que, dans le sang laissé à la température de 10° à 19°, *in vitro*, les Trypanosomes de l'anguille vivent plus d'une semaine [1]. Dans ces conditions, ces auteurs ont vu les Trypanosomes se multiplier. Les formes jeunes et les formes en voie de division deviennent communes. Sabrazès et Muratet ont obtenu certainement un commencement de culture des Trypanosomes de l'anguille tout à fait analogue aux cultures réalisées par Mc Neal et Novy pour différents Trypanosomes. Il y aurait lieu de chercher à faire des cultures en séries avec *Trypan. granulosum*, comme avec *Trypan. Lewisi* par exemple.

TRYPANOSOMA SOLEÆ, Lav. et Mesn., 1901. — Nous n'avons trouvé cet Hématozoaire qu'une fois sur quatre soles (*Solea vulgaris*) pêchées dans l'anse Saint-Martin, près du cap de la Hague (Manche); chez la sole infectée, les parasites étaient extrêmement rares; elle renfermait, en plus, des *Hæmogregarina Simondi* [2].

A Roscoff, l'existence des Trypanosomes chez la sole a été constatée par nous, mais dans une proportion plus faible encore que dans l'anse Saint-Martin.

Dans le sang frais, *Trypan. soleæ* présente l'aspect caractéristique des Trypanosomes; les mouvements sont très vifs; on distingue une membrane ondulante et un flagelle à l'extrémité antérieure.

Sur les préparations colorées, on constate les particularités suivantes (fig. LIV, 1, et fig. 12 de la Planche en couleur) :

1. J. SABRAZÈS et L. MURATET, *Soc. de Biologie*, 16 janvier et 30 janvier 1904.
2. LAVERAN et MESNIL, *Comptes rendus Ac. des Sciences*, t. CXXXIII, 14 oct. 1901.

Le parasite mesure 40 μ de long, dont 32 μ environ pour le corps et 8 μ seulement pour le flagelle qui, comme on voit, est très court. L'extrémité antérieure est souvent moins effilée que la postérieure. Vers la partie moyenne du corps se trouve un noyau ovalaire contenant de grosses granulations de chromatine; le centrosome, situé vers l'extrémité postérieure, est sphérique et notablement plus gros que chez *Trypan. Remaki*. La membrane ondulante est bien développée. Le flagelle part du centrosome, borde la membrane ondulante et présente une courte partie libre en avant du corps. Le protoplasme renferme quelques granules

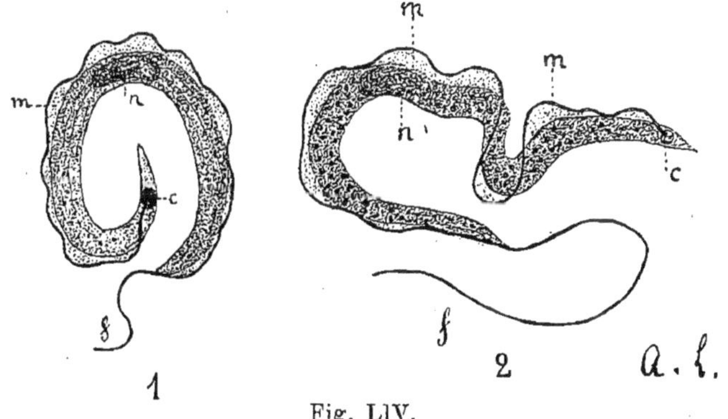

Fig. LIV.

1. Trypanosome de la Sole. — 2. Trypanosome de l'Anguille. — Gr. 2 000 diamètres environ.

chromatiques vers l'extrémité postérieure et montre quelques fines stries longitudinales.

Trypanosoma scyllii, Lav. et Mesn., 1902. — Ce Trypanosome a été trouvé par nous à Roscoff seize fois sur trente-huit chez la petite Roussette *Scyllium canicula* et une fois sur trois chez la grande Roussette *Scyllium stellare*[1].

Le Trypanosome est presque toujours enroulé sur lui-même; il forme souvent, soit dans le sang à l'état frais, soit dans le sang desséché et coloré, un cercle régulier qui est bordé par la membrane ondulante; les extrémités qui se recouvrent et se replient sous le corps du parasite sont d'un examen difficile.

La figure LV, 1, représente un *Trypan. scyllii* dessiné dans une préparation de sang colorée par le procédé ordinaire.

1. Dans nos travaux antérieurs nous avons suivi les indications de E. Moreau (*Manuel d'Ichthyologie française*, 1892, p. 6), en donnant à la petite Roussette le nom de *Scyllium stellare* (*catulus*) et à la grande, le nom de *Scyllium canicula*; il ne paraît pas douteux que dans l'ouvrage de Moreau les noms des deux Roussettes ont été intervertis par erreur.

La longueur est de 70 à 75 μ, dont 14 μ environ pour le flagelle, la largeur de 5 à 6 μ. L'extrémité postérieure est conique, non effilée. Le protoplasme qui se colore fortement en bleu, par notre procédé ordinaire, se distingue bien de la membrane ondulante qui se colore en bleu pâle; il ne présente à signaler, en dehors du noyau et du centrosome, que de fines granulations, peu apparentes. Le noyau, arrondi ou ovalaire, est situé à l'union du tiers antérieur du corps du Trypanosome avec le tiers moyen; le centrosome, situé près de l'extrémité postérieure, est plus petit que chez *Trypan. soleæ*. Le flagelle borde la membrane ondulante qui est large et bien plissée et aboutit au centrosome. Nous n'avons pas vu de formes de multiplication.

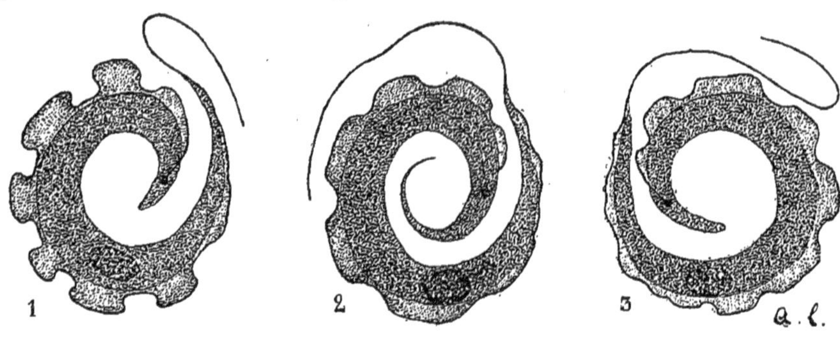

Fig. LV.

1. *Trypan. scyllii*. — 2 et 3. *Trypan. rajæ*. — Gr. 1600 diamètres environ.

Les Trypanosomes étaient toujours rares ou très rares dans le sang des *Scyllium* que nous avons examinés.

TRYPANOSOMA RAJÆ, Lav. et Mesn., 1902. — Nous avons trouvé ce Trypanosome à Roscoff :

Chez *Raja punctata*, quatre fois sur quatre chez les raies de moyenne ou de grande taille. L'examen du sang de 7 petites raies ou raitons a été négatif;

Chez *Raja macrorynchus*, une fois sur une;

Chez *Raja mosaica*, une fois sur trois;

Et chez *Raja clavata*, une fois sur une (anse St-Martin).

L'examen du sang a été négatif chez *Raja alba*, *Raja microcellata*, *Raja mirelatus*.

Nous pensons que les Trypanosomes trouvés chez *Raja punctata*, *Raja mosaica*, *Raja clavata* et *Raja macrorynchus* appartiennent à la même espèce, mais nous n'avons aucune certitude à cet égard. La description qui suit a été faite d'après les Trypanosomes de

Raja punctata et de *Raja mosaica*, étudiés dans le sang frais ou dans des préparations de sang desséché et coloré.

Trypan. rajæ mesure de 75 à 80 μ de long, dont 20 μ environ pour le flagelle; la largeur est de 6 μ environ. L'extrémité postérieure est en général très effilée, si bien qu'on pourrait croire qu'elle se termine, comme l'extrémité antérieure, par un flagelle; les variations de forme de l'extrémité postérieure et ses réactions colorantes permettent d'écarter cette idée.

La figure LV, 2, représente un Trypanosome de la raie dont l'extrémité postérieure est effilée. La figure LV, 3, représente un Trypanosome de même espèce dont la partie postérieure, de forme conique, a un aspect très différent, bien qu'il s'agisse du même parasite. Sous cette dernière forme, *Trypan. rajæ* a évidemment une grande ressemblance avec *Trypan. scyllii*.

Le protoplasme du corps du Trypanosome se colore fortement en bleu par notre procédé ordinaire, il contient de fines granulations chromatiques.

Le noyau, arrondi ou ovalaire, est situé à l'union du tiers antérieur du corps du parasite avec le tiers moyen.

Le centrosome, petit, arrondi, se colore fortement, il est situé d'autant plus loin de l'extrémité postérieure que cette extrémité est plus effilée.

Le flagelle, dans sa partie libre ou dans la partie qui borde la membrane ondulante, est très grêle, il aboutit au centrosome.

La figure 14 de la Planche en couleur représente un *Trypan. rajæ* avec l'aspect qu'il a dans les préparations colorées par notre procédé.

Nous n'avons pas vu de formes de multiplication.

Ces Trypanosomes, toujours rares ou très rares, paraissent n'avoir aucune action pathogène.

§ 4. — Description des Trypanosomes des Poissons appartenant au genre *Trypanoplasma*.

Nous avons déjà indiqué les caractères de ce genre (p. 28), nous n'avons pas à y revenir ici[1].

Les Trypanoplasmes ont été trouvés chez les rotengles, chez la

1. Nous avons indiqué (p. 24, note 1) comment nous avions été conduits à modifier nos premières descriptions concernant la structure des Trypanoplasmes.

carpe et chez les vairons, c'est-à-dire chez des Poissons qui appartiennent tous aux Cyprinides. D'après Léger, le Trypanoplasme des vairons serait le même que celui des rotengles. Le genre *Trypanoplasma* ne compte donc jusqu'ici que deux espèces :

1° *Trypanoplasma Borreli*, parasite du rotengle et du vairon;

2° *Trypanoplasma cyprini*, parasite de la carpe.

Trypanoplasma Borreli, Lav. et Mesn., 1901. — Ce parasite a été trouvé dans le sang de la moitié des rotengles (*Scardinius erythrophtalmus*) pêchés dans les étangs de Garches. Les jeunes rotengles sont plus rarement infectés que les rotengles qui mesurent 15 à 17 cm. de long. Chez tous les rotengles que nous avons examinés, aussi bien chez ceux infectés naturellement, que chez ceux infectés expérimentalement, les *Trypanoplasma* étaient en petit nombre dans le sang, un examen prolongé était souvent nécessaire pour les découvrir.

Dans les préparations de sang frais, *Trypan. Borreli* a des mouvements très vifs et il est impossible de se rendre un compte exact de sa structure. On constate seulement que le parasite change souvent de forme; tantôt il se courbe en forme de C et l'on voit, du côté de la convexité, une membrane ondulante; tantôt il s'étale comme une Amibe et le corps devient alors aussi transparent que la membrane ondulante; il se déplace, l'extrémité la plus grosse en avant. On ne distingue ni noyau, ni granulations d'aucune sorte.

Les préparations colorées révèlent une structure bien différente de celle des *Trypanosoma*.

Le corps de *Trypan. Borreli* est aplati, souvent recourbé en arc comme l'indique la figure LVI, 1 (voyez aussi la Planche en couleur, fig. 16). La partie située du côté de la concavité est plus épaisse que la partie située du côté de la convexité qui se continue, sans ligne de démarcation nette, avec la membrane ondulante. Cette partie convexe du corps se colore plus faiblement que la région du côté de la concavité; le tout prend une teinte d'un bleu assez homogène, au milieu duquel tranchent parfois des granules foncés. Chez certains exemplaires, l'extrémité postérieure se colore en bleu d'une façon intense alors que l'extrémité antérieure reste claire. L'extrémité postérieure est amincie; tantôt elle se termine brusquement, d'autres fois, elle finit en pointe très aiguë en longeant le flagelle.

Le corps du parasite est soumis d'ailleurs à des déformations nombreuses, sous l'influence des mouvements amiboïdes, et il s'en faut de beaucoup qu'il se présente toujours sous l'aspect indiqué en 1 (fig. LVI). La forme qui porte le n° 2 (même figure) est assez commune. Parfois le protoplasme est encore plus étalé et les contours dessinent un ovale plus ou moins régulier.

La longueur du corps (flagelles non compris) oscille peu autour de 20 μ; la largeur est variable : 3 μ à 4 μ ou même davantage.

Sur les préparations bien colorées, on distingue, à l'union du tiers antérieur du corps avec le tiers moyen, deux amas de chromatine qui ont généralement une forme allongée, le grand axe étant parallèle à celui du corps du parasite. De ces deux amas de chromatine, l'un, celui qui est situé d'ordinaire du côté de la convexité, est plus volumineux, moins fortement coloré et plus globuleux que l'autre, c'est le noyau (fig. LVI, 1, *n*); l'autre, situé d'ordinaire du côté de la concavité, plus allongé, plus mince et prenant une teinte violette plus foncée que celle du premier, représente le centrosome (1, *c*).

Le centrosome donne naissance aux deux flagelles : flagelle antérieur qui devient libre immédiatement (*fa*) et flagelle postérieur (*fp*); ce dernier contourne l'extrémité antérieure, borde la membrane ondulante et ne devient libre qu'à la partie postérieure; il se détache souvent du corps du parasite avant d'avoir atteint l'extrémité postérieure, comme cela est indiqué pour les éléments 3 et 5 de la figure LVI. La longueur des flagelles antérieur et postérieur (parties libres) est de 15 μ environ.

Nous avons observé quelques formes de division dans le sang de rotengles infectés expérimentalement; le centrosome se divise le premier, les flagelles se dédoublent ensuite; la figure LVI montre (3 et 4) deux phases de cette division.

Léger a rencontré fréquemment dans le sang des vairons (*Phoxinus lævis* Agass.) du Dauphiné, des Trypanoplasmes ayant une grande ressemblance avec *Trypan. Borreli*. Chez certains vairons, ces Hématozoaires qui existent en très grand nombre produisent une anémie profonde; le poisson décoloré se tient immobile, refuse la nourriture et finit par mourir[1].

Par sa forme et ses dimensions, le Trypanoplasme décrit par Léger se rapproche évidemment beaucoup du Trypanoplasme des rotengles; on peut noter cependant quelques différences. Chez le vairon les Trypanoplasmes ont des formes plus régulières, à ce

1. L. Léger, *Acad. des Sc.*, 28 mars et 4 avril 1904.

qu'il nous a semblé, que chez les rotengles; dans le protoplasme des premiers de ces parasites, on trouve souvent de grosses granulations chromatiques (fig. LVI, 5), voire même des grains de pigment (Léger) qui font défaut chez les seconds; enfin le Trypanoplasme des rotengles paraît moins pathogène que celui des vairons. Pour résoudre la question de savoir s'il s'agit d'une seule ou de deux espèces, l'étude morphologique des parasites est insuffisante; il y aura lieu de faire des infections expérimentales (faciles à réaliser d'après nos recherches) et de voir si les parasites des rotengles sont inoculables aux vairons et réciproquement.

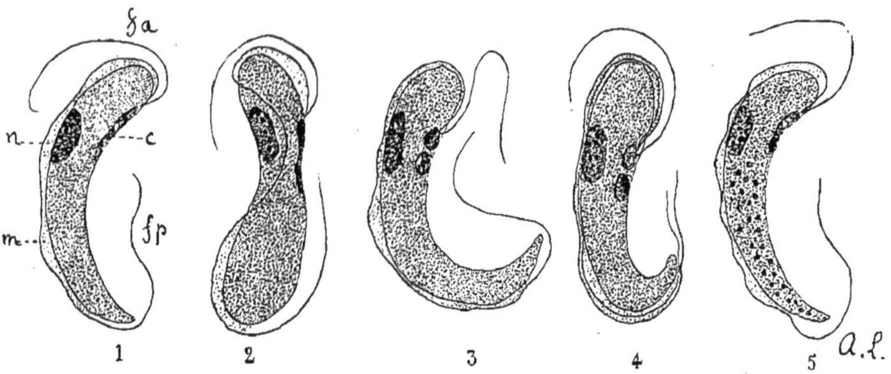

Fig. LVI. — Trypanoplasma Borreli.

1 et 2. Trypanoplasme du Rotengle. — 3, 4. Éléments en voie de division. — 5. Trypanoplasme du Vairon. — Gr. 1 800 diamètres environ.

Trypanoplasma cyprini, Marianne Plehn, 1903[1]. — Mlle M. Plehn a trouvé ce parasite, dans le sang de carpes de diverses provenances, à la station de pisciculture de Munich. Quelquefois les parasites étaient très nombreux et les Poissons infectés se reconnaissaient à la pâleur des branchies.

D'après Hofer, cette maladie aurait ravagé certains étangs de l'Allemagne où l'on fait l'élevage des carpes; les carpes malades restent pendant des semaines sur le côté, repliées en arc; quand on les touche, elles nagent pendant quelques instants, mais pour reprendre bientôt leur position première. Les assertions de Hofer sur la cause des épizooties des carpes, de 1900 à 1902, comportent quelques réserves, puisque *Trypan. cyprini* n'a été décrit qu'en 1903.

1. Marianne Plehn, *Arch. f. Protistenkunde*, t. III, p. 175, 1903. — Hofer, Handbuch der Fischkrankheiten et *Allgemeine Fischerei Zeitung*, 1904, n° 3, p. 48. — Chalachnikov avait déjà vu ce Trypanoplasme; quelques-unes des figures données par cet observateur (*op. cit.*) ne paraissent laisser aucun doute à cet égard.

Le parasite est assez résistant; dans les préparations faites avec du sang mélangé à de l'eau physiologique, il reste mobile pendant plusieurs jours.

Quand les mouvements se sont un peu ralentis, on distingue les flagelles et la membrane ondulante.

La membrane ondulante commence à la partie antérieure; elle ne va pas jusqu'à la partie postérieure, elle se termine vers le dernier quart du corps.

Les flagelles sont de longueur inégale, contrairement à ce qui a lieu chez *Trypan. Borreli*; le flagelle antérieur mesure plus de la moitié de la longueur du corps, le flagelle postérieur n'a que le quart de cette longueur; il est mince et très difficile à colorer.

Le corps aplati, lamelliforme, se plisse en tous sens, se plie et se replie sur lui-même, comme un morceau d'étoffe qu'on agiterait dans l'eau. On ne voit, dans le protoplasme, qu'un petit nombre de fines granulations.

La longueur du corps du parasite est en moyenne de 20 à 25 μ; il y a des éléments qui ne mesurent que 10 μ, d'autres qui atteignent 30 μ de long.

La coloration *intra vitam* par le bleu de méthylène a donné de bons résultats à Mlle Plehn pour la coloration des flagelles, mais le noyau ne se colore pas ainsi.

Les préparations de sang desséché, fixé et coloré par le procédé de Romanowsky-Ziemann, montrent dans chaque Trypanoplasme deux amas de chromatine au voisinage de l'extrémité antérieure. L'un de ces amas, irrégulièrement arrondi, se colore en rouge et contient une série de granulations plus fortement colorées que le fond, c'est le noyau; l'autre amas chromatique en forme de bâtonnet, accolé à la paroi du parasite, se colore fortement en violet; il donne naissance aux deux flagelles[1]; Mlle Plehn conteste qu'il s'agisse d'un centrosome, mais elle ne donne pas une interprétation précise de cet amas chromatique.

Par la méthode de Romanowsky, le flagelle postérieur ne se colore pas.

Dans les préparations de sang traitées pendant 2 heures au chlorure d'or, puis exposées pendant 4 heures au soleil dans l'acide formique (méthode d'Apathy), l'amas de chromatine en connexité avec les flagelles (le centrosome d'après nous) se colore seul en

1. Nous tenons compte, pour rectifier ici les premières descriptions de *Trypanopl. cyprini*, d'une lettre qui a été adressée à l'un de nous par Mlle Plehn le 26 mars 1904.

noir; avec les autres Trypanosomes on obtient la même réaction colorante pour les amas chromatiques correspondants (Mar. Plehn, communic. particulière).

Les formes de multiplication sont rares. Dans une préparation que Mlle Plehn a bien voulu nous envoyer, nous avons vu dans quelques éléments, évidemment en voie de division, deux noyaux et deux centrosomes.

§ 5. — Mode de multiplication des Trypanosomes des Poissons.

On ne trouve, sur cette question, que très peu de renseignements dans les auteurs.

Danilewsky admet que la multiplication des Trypanosomes des Poissons se fait par division binaire inégale, les jeunes Trypanosomes ayant l'aspect de Monades[1].

D'après Chalachnikov, les jeunes Trypanosomes des Poissons se multiplient par division longitudinale; l'auteur aurait vu aussi dans le sang de *Cyprinus carpio* et de *Esox lucius*, conservé quelques jours *in vitro*, des masses protoplasmiques en voie de division qu'il considère comme des formes de multiplication des Trypanosomes[2].

Les Trypanosomes sont en général très rares dans le sang des Poissons, ce qui explique en partie la difficulté qu'on éprouve à trouver des formes de division; d'autre part ces formes ne doivent être communes qu'au début de l'infection, comme il arrive pour *Trypan. Lewisi.*

Afin de nous placer dans des conditions favorables à l'observation des formes de multiplication, nous avons infecté artificiellement des Poissons en injectant, dans le péritoine, du sang de Poissons de même espèce contenant des Trypanosomes. Ces expériences qui ont porté sur des brochets, sur des anguilles et sur des rotengles, nous ont permis d'observer les phases principales de la multiplication chez *Trypan. Remaki* et chez *Trypan. Borreli.*

Il résulte de nos recherches que les Trypanosomes se multiplient par division binaire égale ou subégale, comme le Trypanosome du Nagana par exemple[3].

1. *Biologisches Centralbl.*, t. V, 1er nov. 1885.
2. *Rech. sur les parasites du sang*, Charkov, 1888.
3. Laveran et Mesnil, Sur le mode de multiplication des Trypan. des Poissons, *Acad. des Sc.*, 16 juin 1902, et *Arch. f. Protistenkunde*, t. I, 1902.

Nous avons indiqué plus haut les différents stades de la division de *Trypan. Remaki* et de *Trypan. Borreli*, nous n'avons pas à y revenir.

§ 6. — Modes d'infection.

On a vu plus haut que les Trypanosomes des Mammifères sont propagés, en général, par des mouches piquantes; il est probable que les Trypanosomes des Poissons sont propagés par des ectoparasites qui se fixent soit sur les branchies, soit à la surface du corps entre les écailles.

Nous avons trouvé souvent de petites sangsues à la surface des soles, des raies et des rotengles, c'est-à-dire chez des Poissons qui ont fréquemment des Trypanosomes ou d'autres Hématozoaires [1].

Leydig a vu, il y a longtemps, dans le sang absorbé par des sangsues prises sur des Poissons, des Trypanosomes. On pouvait supposer d'après cela que les sangsues étaient les agents de transmission de ces Hématozoaires.

Keysselitz a réussi, à Munich, à infecter différents Poissons au moyen de sangsues prises sur des Poissons de même espèce (tanches, carpes et brochets) infectés de Trypanosomes [2].

Van Beneden et Hesse ont décrit sous le nom de *Hemibdella soleæ* [3] la sangsue qui se rencontre fréquemment à la surface des soles, à Roscoff en particulier.

D'après Léger, ce sont des sangsues qui propagent le Trypanoplasme des vairons (communication particulière).

Les expériences qui suivent montrent qu'il est facile d'inoculer les Trypanosomes d'un Poisson à un animal de même espèce en injectant dans le péritoine un peu de sang qui contient des Trypanosomes.

Expérience I. — Le 15 avril 1902, un brochet de 500 grammes environ est sacrifié; le sang qui contient des Trypanosomes en très petit nombre, est mélangé à de l'eau physiologique citratée et l'on injecte 0 cc. 5 du mélange dans la cavité péritonéale de deux jeunes brochets. Ces brochets, qui mesurent l'un 15 et l'autre 12 centimètres de long,

1. Nous avons décrit des Hémogrégarines de la sole et de la raie (Laveran et Mesnil, *Acad. des Sc.*, 14 oct. 1901 et 13 oct. 1902).
2. Hofer, *op. cit.*
3. Rech. sur les Bdellodes, *Mém. Acad. Sc. Belgique*, t. XXXIV, p. 41.

sont conservés au laboratoire depuis plusieurs mois; l'examen de leur sang fait à diverses reprises n'a jamais révélé l'existence de Trypanosomes; nous désignerons cés brochets par les lettres A et B.

Brochet A : 15 centimètres de long. — Examen du sang fait le 23 avril, 8 jours après l'inoculation : on ne voit aucun Trypanosome. — 3 mai, Trypanosomes rares. — 11 mai, le nombre des Trypanosomes a sensiblement augmenté. A partir du 20 mai, le nombre des Trypanosomes diminue; le 4 juin, on a de la peine à trouver un Trypanosome dans une préparation de sang qui est longuement examinée. Le brochet a survécu; il avait encore des Trypanosomes en juillet 1902.

Brochet B : 12 centimètres de long. — Le 2 mai, 17 jours après l'inoculation, on note, à l'examen du sang, des Trypanosomes très rares. — 7 mai, le nombre des parasites a sensiblement augmenté; à un grossissement de 480 diamètres, on compte jusqu'à 5 Trypanosomes dans un même champ. Le 13 mai, le brochet est sacrifié; le nombre des Trypanosomes a diminué. Les Trypanosomes ne sont pas plus nombreux dans les vaisseaux des reins ou de la rate que dans le sang recueilli dans le cœur ou à la périphérie.

Expérience II. — Une anguille n'ayant jamais montré de Trypanosomes est inoculée, dans le péritoine, avec le sang d'une anguille infectée; 12 jours après, nous constatons l'existence de Trypanosomes rares dans le sang de l'anguille inoculée.

Expérience III. — Le 8 mai 1902, le sang d'un rotengle, contenant de rares *Trypan. Borreli*, est inoculé dans la cavité péritonéale de cinq rotengles (deux de dimension moyenne et trois petits); chacun des Poissons inoculés reçoit 0 cc. 5 environ du sang fortement dilué dans de l'eau physiologique citratée. Les cinq rotengles ont été examinés avec soin avant l'inoculation; l'existence de Trypanosomes n'a été notée chez aucun d'eux.

16 mai : l'examen du sang fait chez deux des rotengles inoculés est négatif.

21-26 mai : on note l'existence de Trypanoplasmes en petit nombre chez trois des rotengles inoculés, l'examen du sang est négatif chez les deux autres.

29 mai : deux des rotengles sont trouvés morts (un moyen et un petit); ce sont justement ceux chez lesquels l'examen du sang a été négatif. — Les Trypanoplasmes sont rares dans le sang des trois rotengles infectés; les deux petits rotengles sont sacrifiés; les Trypanoplasmes sont rares dans la rate et dans les reins, comme dans le sang pris à la périphérie. — Chez le rotengle moyen qui survit, l'examen du sang, fait dans les premiers jours de juin, montre des Trypanoplasmes très rares.

Cette expérience sur les Trypanoplasmes du rotengle a été répétée plusieurs fois avec des résultats analogues : les parasites apparaissent au bout de 15 à 20 jours dans le sang des Poissons inoculés; leur nombre augmente pendant 10 à 12 jours, et diminue ensuite plus ou moins rapidement. Aucun des animaux inoculés n'a montré, à l'examen du sang, de Trypanoplasmes en grand nombre, aucun n'est mort d'accidents pouvant être imputés aux Hématozoaires.

Mlle Plehn a réussi également à produire, chez la carpe, des infections artificielles. Sur 7 carpes inoculées dans le cœur avec du sang contenant des Trypanoplasmes, 5 se sont infectées après 2 à 3 semaines; les infections ont été légères.

Les inoculations d'une espèce à une autre espèce n'ont donné jusqu'ici que des résultats négatifs; c'est ce qui justifie la description d'espèces différentes de Trypanosomes pour les différentes espèces de Poissons, alors même que ces parasites ne présentent pas de caractères morphologiques bien distincts.

APPENDICE

LES MOUCHES TSÉTSÉ

L'étude des Trypanosomiases africaines est liée d'une façon intime à celle des mouches tsétsé. Nous avons cité, dans les chapitres relatifs au Nagana et à la Trypanosomiase humaine, les expériences de Bruce mettant en évidence le rôle des tsétsé dans la propagation de ces maladies. Un livre sur les Trypanosomiases doit donc contenir des renseignements morphologiques, biologiques et taxonomiques sur les *Glossina*. Nous les empruntons à la Monographie d'Austen[1] qui, dans sa partie générale et dans ses résumés bibliographiques, condense tout ce qui est connu relativement aux tsétsé.

Pendant longtemps, mouche tsétsé a été synonyme d'une espèce déterminée, *Glossina morsitans* Westwood. C'est en effet cette tsétsé que l'on doit accuser de jouer le rôle principal dans la propagation du Nagana, et il était naturel que l'attention des voyageurs fût surtout attirée sur cette mouche, en raison des ennuis et des pertes qu'elle leur occasionnait. Mais, plus tard, d'autres espèces du même genre, à mœurs assez semblables à celles de la *Glossina morsitans*, ont été rencontrées; la distinction avec la *morsitans* n'a pas toujours été faite. Aussi, le mot tsétsé sert-il maintenant pour désigner toutes les espèces (Austen en reconnaît 7) du genre *Glossina*.

Nous devons d'abord considérer les *Glossina* en bloc, car il est fort probable que la *Glossina morsitans* n'est pas seule à jouer

1. E.-E. Austen, *A monograph of the Tsetse-flies (genus Glossina, Westwood) based on the collection in the British Museum*, avec un chapitre sur les pièces buccales par H.-J. Hansen. 1 vol. in-8, Londres, 1903.

un rôle dans la propagation du Nagana et des autres Trypanosomiases animales africaines; de plus, il est prouvé que c'est une autre espèce, la *Glossina palpalis*, qui convoie l'agent de la Trypanosomiase humaine.

Les tsétsé sont des mouches d'assez petite taille, un peu plus grosses néanmoins que la *Musca domestica*, et nettement plus grosses que le *Stomoxys calcitrans*; leur aspect ne justifie pas leur terrible réputation.

Une tsétsé au repos se reconnaît à première vue à cette particularité que ses ailes se recouvrent complètement l'une l'autre, comme font les deux branches d'une paire de ciseaux (fig. LVII, A);

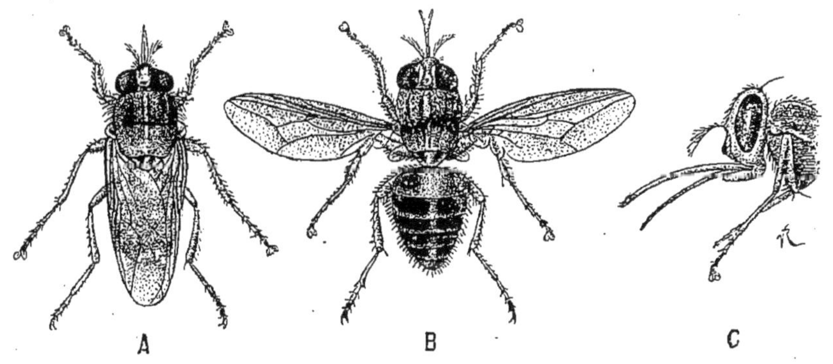

Fig. LVII. — GLOSSINA MORSITANS (d'après Bruce).

A. Mouche au repos, avec les ailes se recouvrant complètement. — B. Mouche avec les ailes étendues (Gr. 2 diam. 5). — C. Partie antérieure vue de profil.

chez d'autres mouches plus ou moins voisines (*Stomoxys*, *Hæmatopota*), que l'on rencontre dans les mêmes régions et qui, elles aussi, sucent le sang avec avidité, les ailes au repos font toujours un certain angle.

Il faut noter en plus que la trompe des tsétsé se projette horizontalement en continuité directe de l'axe du corps (fig. LVII, C); les *Stomoxys* présentent aussi ce caractère; mais, chez eux, les palpes ne forment pas un fourreau à la trompe, comme chez les *Glossina*, et ainsi leur trompe paraît plus ténue.

On distingue facilement les femelles des mâles, en ce que, chez ces derniers, les organes génitaux externes forment une protubérance très visible (hypopygium) vers l'extrémité de l'abdomen; cette protubérance manque chez les femelles.

La tsétsé se rencontre généralement dans des localités humides, chaudes et basses : bords des rivières et des lacs; elle ne s'éloigne en effet jamais beaucoup de l'eau; on la trouve au voisinage dans la brousse ou dans les forêts, jamais dans les prairies découvertes. Elle paraît affectionner particulièrement l'ombrage de certains arbres ou arbustes; tel est, par exemple, le mimosa (Chapman dans le sud de l'Afrique, Morel sur le Chari, l'ont observé). Exceptionnellement, on la rencontre sur des collines (par exemple : au nord du Transvaal); dans la Rhodésia septentrionale, elle a été trouvée à 4 110 pieds (1 400 mètres environ) au-dessus du niveau de la mer.

Dans les régions à tsétsé (*fly-belts* des Anglais), il ne faut pas s'imaginer que la mouche est partout. Souvent, elle est confinée à de très petites surfaces de forêt ou de brousse; il y a ainsi, sur une surface plus ou moins grande, une série de petites taches où la mouche existe, à l'exclusion des autres points. Inversement, une région peut être couverte de tsétsé, sauf dans des sortes de clairières où l'on n'en rencontre jamais. On peut ainsi arriver à faire traverser une région infestée à un troupeau, en voyageant la nuit et passant la journée dans ces clairières.

Quelquefois, la mouche n'existe que d'un seul côté d'une rivière; l'exemple que nous devons à Livingstone, de la rivière Chobé, est devenu classique.

Les mouches des deux sexes sucent le sang; elles piquent dans la journée et le soir, très rarement la nuit, lorsque le clair de lune est très beau.

A l'entrée dans la contrée de la mouche, dit Bruce, on n'est pas longtemps à ignorer la présence de la tsétsé; on voit les indigènes frapper leurs jambes nues, les chiens mordre en rond et les chevaux ruer. En quelques minutes, dans les espaces couverts de broussailles, on peut être attaqué par 30 ou 40 mouches.

Le vol de la tsétsé à jeun est extrêmement rapide et en ligne droite et, comme la mouche aime l'ombre et se cache sous les feuilles, au milieu des poils chez les animaux et dans les replis de la peau, on a de la peine à la voir, mais les effets de la piqûre révèlent rapidement sa présence.

Quand la mouche vole près de la tête, on perçoit un bruit d'ailes fugitif (que rappelle le nom tsétsé) en raison de la rapidité du vol.

La mouche se pose avec tant de délicatesse sur la peau qu'on ne la sent pas. Suivant Foà, la pénétration de l'aiguillon est indolore; suivant Bruce, elle est moins douloureuse que pour le moustique; suivant d'autres, elle est comparable à la piqûre de l'abeille ou de la guêpe. Parfois en 20 à 30 secondes seulement, la mouche se gonfle de sang (comparer fig. LVIII, A et B), l'abdomen prend une teinte rose d'abord, puis rouge. Lorsque la mouche gorgée de sang retire sa trompe, on éprouve une légère démangeaison au point de la piqûre.

Le vol de la mouche gonflée de sang est alourdi; l'insecte repu regagne rapidement la broussaille où il se cache pour digérer en paix.

La tsétsé suit le gros gibier; c'est là l'opinion unanime des explorateurs, voyageurs et chasseurs de l'Afrique centrale et méridionale. Il peut y avoir du gibier sans tsétsé, dit Theiler; il n'y a pas de tsétsé sans gibier. Ce ne serait pas le cas pour l'Est africain anglais, ni l'Ouganda; on trouverait encore des tsétsé

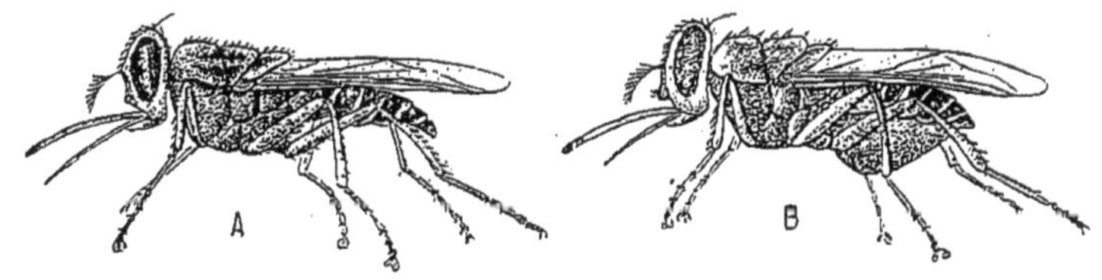

Fig. LVIII. — Glossina morsitans (d'après Bruce).

A. Mouche à jeun. — B. Mouche dont l'abdomen est distendu par le sang. (Gr. 2 diam. 5).

dans des endroits où le gibier manque; mais il serait nécessaire que ces derniers faits soient approfondis avant de chercher à les interpréter définitivement; on peut les expliquer, par exemple, par la survivance des mouches à une période de sécheresse qui a chassé tout le gibier de son habitat ordinaire, ou bien par ce fait que les espèces de l'Est africain anglais, sur lesquelles l'observation a porté, sont différentes de celles du Sud et du Centre de l'Afrique, c'est-à-dire de *Glossina morsitans*.

La tsétsé, à l'encontre de la plupart de ses congénères, fuit les excréments. Des animaux dont le corps est enduit d'excréments sont ainsi protégés des piqûres des tsétsé (Livingstone). Dès qu'on fait sortir les entrailles d'une antilope couverte de tsétsé, les insectes fuient (Foà).

Nous devons à Bruce des détails très ciconstanciés sur l'évolution des tsétsé. Ces mouches (certaines d'entre elles au moins) appartiennent, comme les Hippobosques, au groupe des Pupipares. Elles donnent naissance à une larve jaunâtre, presque aussi large que l'abdomen de la mère. Cette larve, chez l'espèce étudiée par Bruce (d'après Austen, ce serait non pas *Glossina morsitans*, mais l'espèce très voisine *Glossina pallidipes*), a environ 6 mm. 1/2 de long sur 3 mm. 1/2 de large. Elle est annelée et compte, d'après Austen, 12 segments.

Dès sa naissance, la larve se meut très activement, à la recherche évidemment de quelque refuge où s'abriter. Ayant trouvé un lieu de repos, elle commence immédiatement à changer de couleur et, au bout de quelques heures, elle est transformée en une pupe dure, d'un noir de jais (pour les détails de structure, voir fig. LIX).

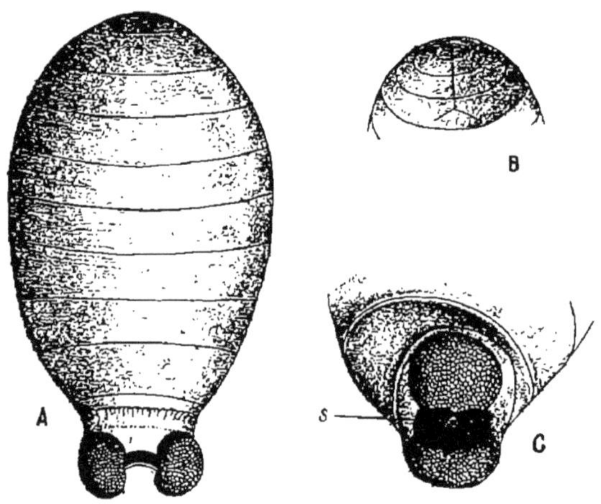

Fig. LIX. — Pupe de tsétsé (d'après Austen).

A. Vue d'ensemble, côté dorsal (Gr. 8 diam.) — B. Extrémité antérieure; à noter la ligne longitudinale suivant laquelle se fait la déhiscence de la pupe pour la sortie de l'insecte adulte. (Gr. 5 diam. 1/2.) — C. Extrémité postérieure; *s*, stigmate. (Gr. 16 diam.).

Placée dans un endroit parfaitement sec, il en sort en 6 semaines environ un insecte parfait.

Il ne paraît donc nullement nécessaire, comme on l'avait prétendu avant Bruce, que la pupe se trouve dans les excréments du buffle pour que son éclosion ait lieu.

Il est très probable que toutes les *Glossina* sont pupipares, mais la preuve manque encore pour un certain nombre d'espèces.

Les tsétsé paraissent limitées à l'Afrique tropicale. On les trouve entre le 13e degré de latitude Nord (Sénégambie, Chari, et peut-être, si James Bruce a vraiment vu des tsétsé, limite du Soudan et de l'Abyssinie) et le 26e degré de latitude Sud. La carte d'Austen les montre surtout répandues dans les bassins orientaux de l'Afrique. A la vérité, elles y sont simplement mieux connues, les efforts des explorateurs et des chasseurs ayant surtout porté sur ces régions et en particulier sur le bassin du Zambèze. Mais les documents rassemblés depuis peu paraissent bien montrer qu'elles ne sont pas moins répandues dans les bassins occidentaux.

Le genre *Glossina* a été créé en 1830 par Wiedemann pour son espèce *Glossina longipalpis*. Le genre *Glossina* renferme des Dip-

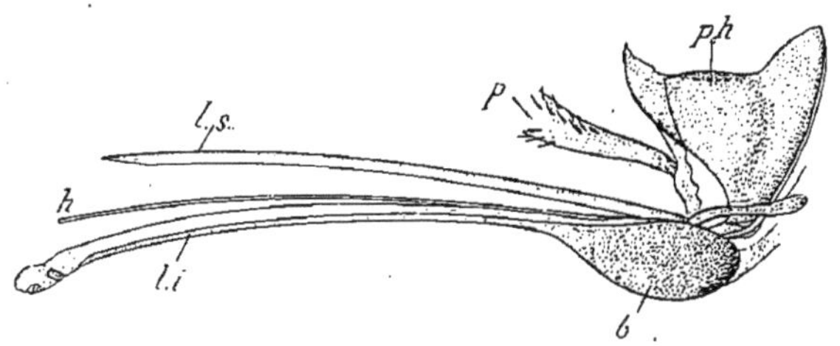

Fig. LX. — TROMPE DE GLOSSINA MORSITANS (d'après H.-J. Hansen, *in* Austen).
l. i, lèvre inférieure; *h*, hypopharynx; *l. s*, lèvre supérieure ou labre; *p*, partie basilaire d'un des palpes; *b*, bulbe proboscidien; *ph*, commencement du pharynx.

tères de la famille des *Muscidæ* (*sensu stricto*), comprenant actuellement les genres *Beccarimyia*, *Stomoxys*, *Hæmatobia*, *Lyperosia* et *Glossina*, tous Insectes suceurs de sang. Par la nervation de ses ailes, les poils ramifiés des *arista*[1], le bulbe à la base de la trompe,

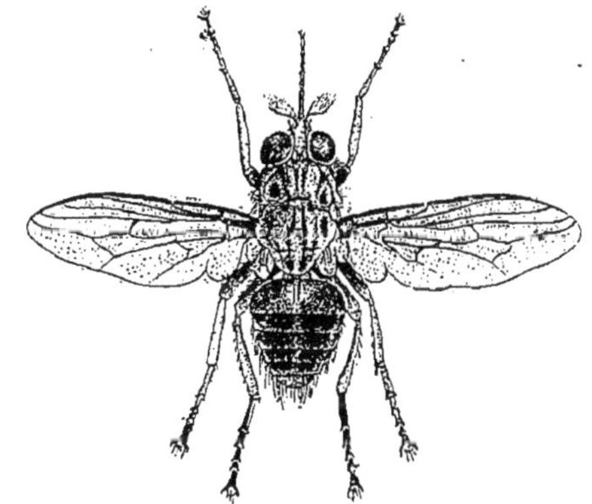

Fig. LXI. — GLOSSINA PALPALIS (d'après Austen).

la conformation de l'appareil génital mâle, et aussi par la pupiparité, *Glossina* occupe une position à part dans ce groupement. Austen en donne la diagnose suivante.

1. Appendice du segment terminal des antennes. C'est la seule partie visible des antennes sur les diverses figures de *Glossina* reproduites ici.

Glossina, Wiedemann, 1830 (= *Nemorhina*, Rob. Desv., 1830). *Mouches à corps étroit, allongé, d'une couleur sombre d'un brun grisâtre ou d'un brun jaunâtre foncé, mesurant de 7 mm. 1/3 (cas d'un petit spécimen de* Glossina morsitans) *à 12 mm. (grosse femelle de* Glossina fusca)*; reconnaissables à l'état vivant et au repos à ce que les ailes se superposent exactement au-dessus de l'abdomen qu'elles dépassent notablement en arrière et à ce que la trompe (entourée d'un fourreau constitué par les palpes) qui, en longueur, est égale au thorax sans le scutellum, se projette horizontalement dans le prolongement de la tête; les palpes, dans la position naturelle, s'étendent un peu au delà de la trompe, leurs bords internes sont creusés de façon à constituer un fourreau à cette dernière; la base de la trompe se dilate brusquement en dessous en un gros bulbe d'oignon.* (Pour les détails de la trompe, voir fig. LX.)

Le tableau dichotomique suivant, emprunté à Austen, permet une distinction facile des sept espèces du genre, sauf peut-être en ce qui concerne *Glossina longipalpis* et *Glossina morsitans* [1-2].

1. D'après Austen, les meilleurs caractères différentiels des deux espèces sont ceux fournis par l'hypopygium des mâles (voir le tableau).

2. Tout récemment Brumpt (*Soc. Biologie*, 16 avril 1904, p. 620) a décrit, sous le nom de *Glossina Decorsei*, une espèce de tsétsé recueillie par le Dr Decorse dans le bassin du Chari et sur les bords du lac Tchad. C'est une espèce de petite taille (7 mm. 33 pour les mâles, 8 mm. 27 pour les femelles). L'abdomen, comme coloration, est du type de *Glossina morsitans* : bande dorsale longitudinale médiane, très nette, jaune terne, large sur le deuxième segment, se rétrécissant régulièrement sur les troisième, quatrième et cinquième segments, très étroite sur le sixième; — bandes transversales interrompues, d'une belle couleur noire, occupant les 4/5 antérieurs du segment, laissant derrière elles une mince bande jaune terne croisant à angle droit la bande médiane longitudinale; — taches noires circulaires sur le deuxième anneau abdominal. Le tarse des pattes postérieures est noir. — Ce dernier caractère rapproche la nouvelle espèce de *Glossina palpalis*. — En fait, des échantillons recueillis par le Dr Decorse et présentant les caractères ci-dessus énumérés, ont été soumis par nous à l'examen d'Austen, qui a reconnu, sans le moindre doute, dit-il, des *Glossina palpalis*, variété *tachinoïdes* (Lettres des 8 et 13 avril 1904).

Tableau dichotomique des espèces du genre *Glossina*.

- Tarses des pattes postérieures entièrement noirs.
  - Troisième article des antennes d'une teinte allant du brun foncé au noir cendré........ *palpalis* Robineau-Desvoidy, 1830 (fig. LXI).
  - Troisième article des antennes d'une teinte pâle (orange-buff)........ *pallicera* Bigot, 1891.
- Seuls, les deux derniers articles des tarses des pattes postérieures sont noirs, les autres ont une teinte pâle.
  - Espèces de grande taille : longueur, au moins 10 mm. 5; ailes en extension, au moins 25 mm.
    - Partie dorsale du thorax avec quatre petites taches ovales, brun foncé, bien délimitées, disposées en parallélogramme (deux en avant et deux en arrière de la suture transversale); le bulbe situé à la base de la trompe (*b*, fig. LX) est brun à l'extrémité........ *longipennis* Corti, 1895.
    - Sur le thorax, pas de taches, mais stries longitudinales plus ou moins distinctes; le bulbe proboscidien n'est pas brun à l'extrémité........ *fusca* Walker, 1849.
  - Espèces de petite taille : longueur au plus égale à 10 mm. 5, généralement très inférieure; ailes en extension ne dépassant pas 22 millim. 5.
    - Les deux derniers articles des tarses des pattes antérieures et médianes avec extrémités nettement colorées en noir ou en brun foncé.
      - Espèce plus grande que la suivante; tête plus large; front plus sombre et plus étroit dans les deux sexes; côtés de la tête parallèles chez le ♂; bandes abdominales plus larges, laissant seulement d'étroites bordures postérieures pâles; hypopygium du ♂ plus petit, plus foncé et plus poilu; extrémité de l'abdomen du ♂ couverte sur les côtés d'une couche plus dense de poils; soies du sixième segment plus fines et moins saillantes........ *longipalpis* Wiedemann, 1830.
      - Espèce ordinairement plus petite que la précédente; tête plus étroite; front plus pâle et plus large; yeux chez le ♂ et la ♀ convergeant en avant; bandes abdominales moins larges; bordures postérieures pâles des segments plus marquées; hypopygium du ♂ plus large, plus pâle, d'un contour plus ovale et couvert d'une couche moins dense de poils; soies du sixième segment du mâle plus fortes et plus saillantes........ *morsitans* Westwood, 1850 (fig. LVII et LVIII).
    - Tarses des pattes antérieures et médianes ou bien entièrement jaunes, ou bien avec les deux derniers articles des pattes antérieures légèrement teintés de brun........ *pallidipes* Austen, 1903.

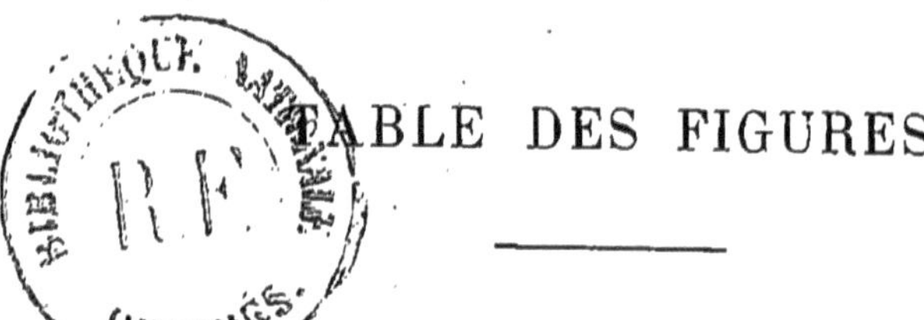

TABLE DES FIGURES

TABLE DES MATIÈRES

CHAPITRE V

CHAPITRE VI

CHAPITRE VII

CHAPITRE VIII

CHAPITRE IX

CHAPITRE X

CHAPITRE XI

CHAPITRE XII

CHAPITRE XIII

CHAPITRE XIV

CHAPITRE XV

CHAPITRE XVI

APPENDICE

Explication de la planche.

1. *Tr. Lewisi.* — 2. Forme de division de *Tr. Lewisi.* — 3. *Tr. Lewisi*, petite forme provenant de la dissociation d'une rosace. — 4. *Tr. Brucei.* — 5. *Tr. equinum.* — 6. *Tr. gambiense.* — 7. Le même en voie de division. — 8. *Tr. Theileri.* — 9. *Tr. transvaaliense.* — 10. *Tr. avium.* — 11. *Tr. damoniæ.* — 12. *Tr. soleæ.* — 13 *Tr. granulosum.* — 14. *Tr. rajæ.* — 15. *Tr. rotatorium.* — 16. *Trypanopl. Borreli.*

Toutes ces figures ont été reproduites d'après des préparations colorées par le procédé que nous préconisons, à un grossissement de 2 000 diamètres environ, à l'exception de la figure 15, qui a été faite à un grossissement de 1 400 diamètres environ.

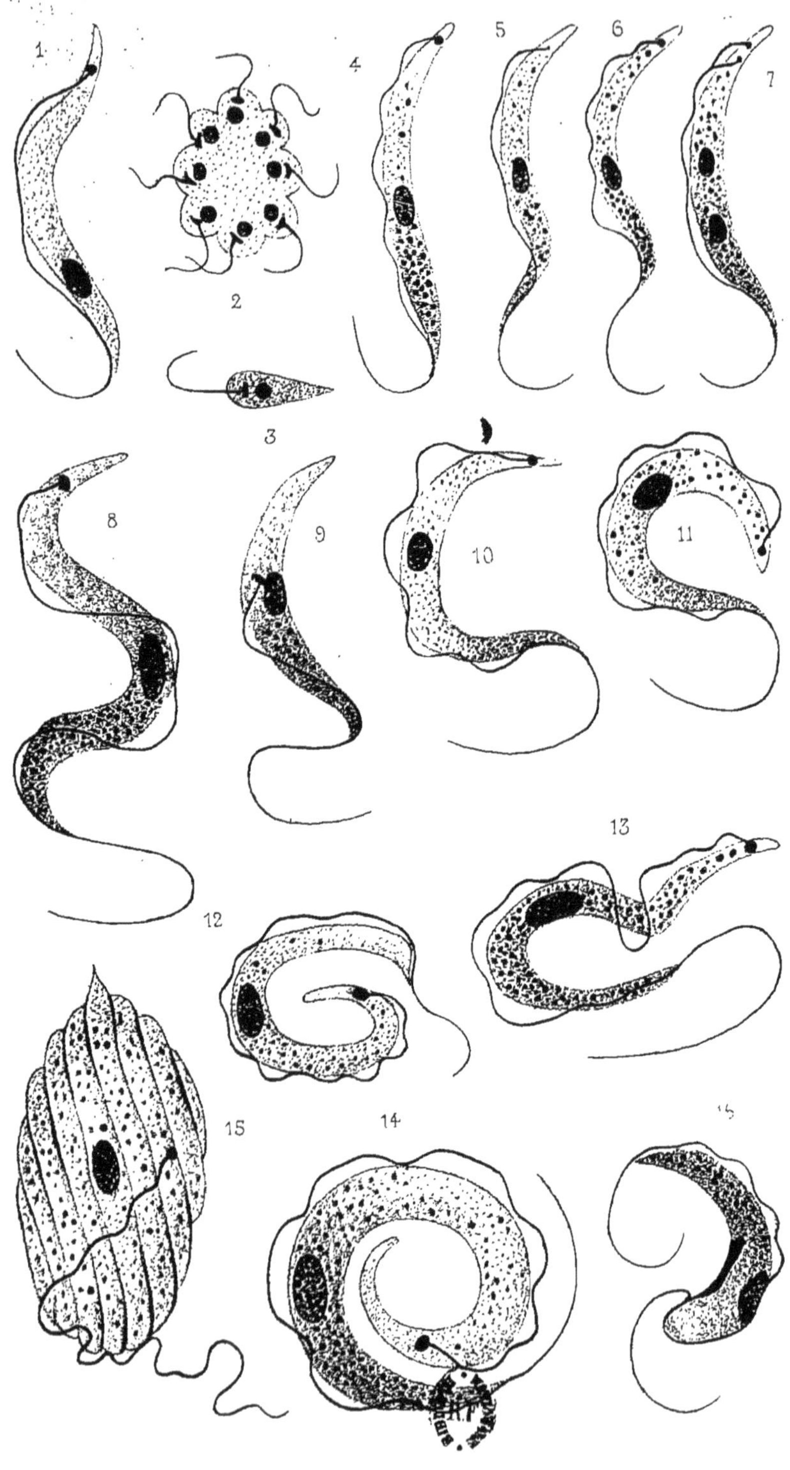

A. Laveran. del.

Imp L. Lafontaine, Paris

V Roussel lith

Masson et Cie, éditeurs.

COULOMMIERS
Imprimerie Paul Brodard.

MASSON & CIE, ÉDITEURS
Libraires de l'Académie de Médecine, 120, boulevard Saint-Germain, Paris (VIe)

Pr. n° 397

EXTRAIT DU CATALOGUE MÉDICAL [1]

RÉCENTES PUBLICATIONS Juillet 1904

OUVRAGE COMPLET

Traité de Pathologie générale

PUBLIÉ PAR

CH. BOUCHARD

MEMBRE DE L'INSTITUT
PROFESSEUR DE PATHOLOGIE GÉNÉRALE A LA FACULTÉ DE MÉDECINE DE PARIS

SECRÉTAIRE DE LA RÉDACTION

G.-H. ROGER

Professeur agrégé à la Faculté de médecine de Paris, Médecin des hôpitaux.

COLLABORATEURS :

MM. ARNOZAN — D'ARSONVAL — BENNI — F. BEZANÇON — R. BLANCHARD — BOINET — BOULAY — BOURCY — BRUN — CADIOT — CHABRIÉ — CHANTEMESSE — CHARRIN — CHAUFFARD — J. COURMONT — DEJERINE — PIERRE DELBET — DEVIC — DUCAMP — MATHIAS DUVAL — FÉRÉ — GAUCHER — GILBERT — GLEY — GOUGET — GUIGNARD — LOUIS GUINON — J.-F. GUYON — HALLÉ — HÉNOCQUE — HUGOUNENQ — M. LABBÉ — LAMBLING — LANDOUZY — LAVERAN — LEBRETON — LE GENDRE — LEJARS — LE NOIR — LERMOYEZ — LESNÉ — LETULLE — LUBET-BARBON — MARFAN — MAYOR — MENETRIER — MORAX — NETTER — PIERRET — RAVAUT — G.-H. ROGER — GABRIEL ROUX — RUFFER — SICARD — RAYMOND TRIPIER — VUILLEMIN — FERNAND WIDAL.

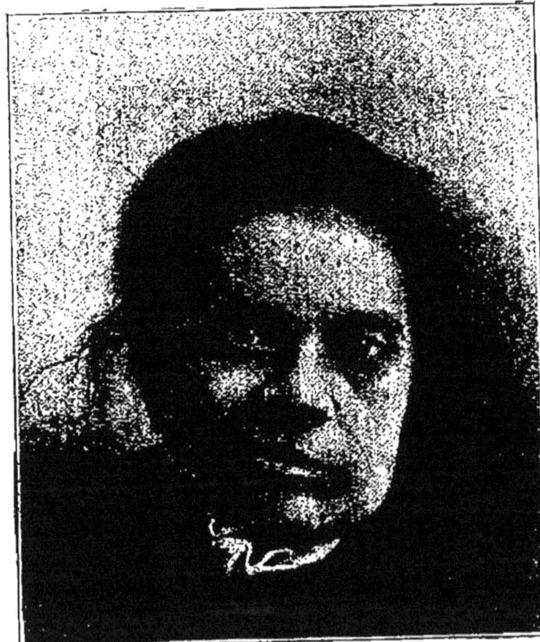

Tome V. Fig. 20. — Paralysie faciale gauche.

6 vol. grand in-8°, avec figures dans le texte : **126** *fr.*

Chaque volume est vendu séparément.

TOME I. — 1 vol. grand in-8° de 1018 pages avec figures dans le texte : **18** fr.

TOME II. — 1 vol. grand in-8° de 940 pages avec figures dans le texte : **18** fr.

1. *La librairie Masson et Cie envoie gratuitement et franco de port les catalogues suivants à toutes les personnes qui lui en font la demande.* — **Catalogue général** *contenant, classés par subdivisions, tous les ouvrages ou périodiques publiés à la librairie.* — **Catalogues de l'Encyclopédie scientifique des Aide-Mémoire** : *I. Section de l'ingénieur.* — *II. Section du biologiste.* — **Catalogue des ouvrages d'enseignement.**

TOME III. — 1 vol. in-8° de 1400 pages avec figures dans le texte, publié en deux fascicules : **28** fr.

TOME IV. — 1 vol. in-8° de 719 pages avec figures dans le texte : **16** fr.

TOME V. — 1 vol. in-8° de 1180 pages avec nombreuses figures dans le texte : **28** fr.

TOME VI. — 1 vol. in-8° de 935 pages : **18** fr.

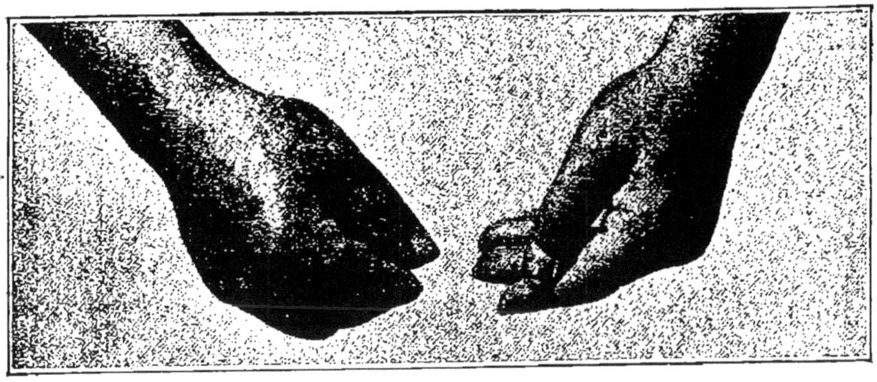

Tome V. Fig. 178. — Attitude des mains dans la maladie de Parkinson.

Vient de paraître

Zoologie Pratique

basée sur

la DISSECTION des ANIMAUX les plus répandus

PAR

L. JAMMES

MAITRE DE CONFÉRENCES DE ZOOLOGIE A LA FACULTÉ DES SCIENCES DE TOULOUSE

1 volume in-8° de 580 pages avec 317 figures dans le texte, cartonné toile anglaise. . . . . **18** fr.

Vient de paraître

Technique du Traitement de la Coxalgie

par le Dr CALOT

Chirurgien en chef de l'hôpital Rothschild, de l'hôpital Cazin-Perrochaud, de l'hôpital de l'Oise et des départements, du Dispensaire, de l'Institut orthopédique de Berck.

1 volume grand in-8° avec 178 figures dans le texte . . . . **7** fr.

Vient de paraître :

Précis de Technique opératoire

PAR LES PROSECTEURS DE LA FACULTÉ DE MÉDECINE DE PARIS

AVEC INTRODUCTION

Par le Professeur Paul BERGER

Le *Précis de Technique opératoire* est divisé en 7 volumes.

EN VENTE :

Tête et cou, par CH. LENORMANT.
Thorax et membre supérieur, par A. SCHWARTZ.
Abdomen, par M. GUIBÉ.
Appareil urinaire et appareil génital de l'homme, par PIERRE DUVAL
Pratique courante et Chirurgie d'urgence, par VICTOR VEAU.
Membre inférieur, par GEORGES LABEY.

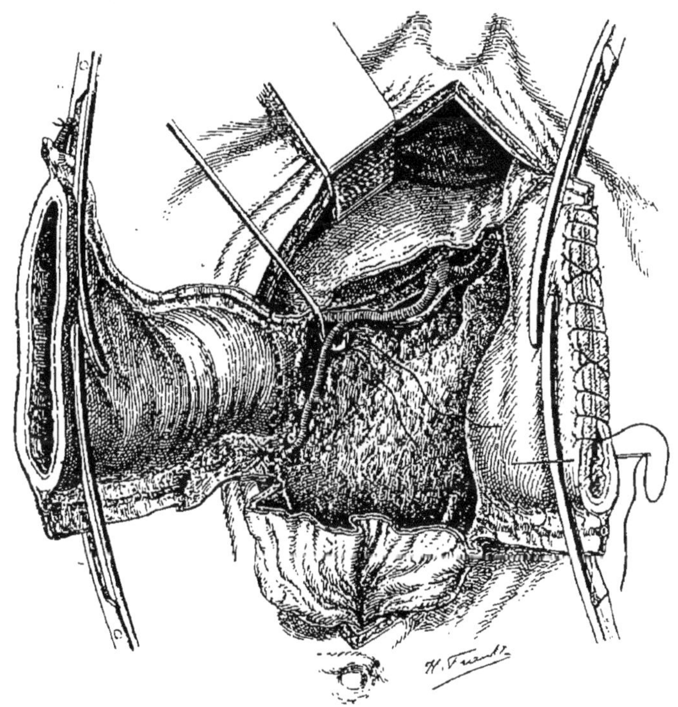

Fig. 50. — A gauche, sur l'estomac sectionné, on a représenté le premier surjet (surjet total) destiné à fermer la cavité stomacale et à faire l'hémostase. A droite on voit à nu, dans le sillon entre le pancréas et le duodénum, l'artère gastro-duodénale chargée par un crochet : cette artère sera coupée en ce point et enlevée avec l'estomac. La ligne pointillée indique le point où portera la section sur le duodénum.

Pour paraître prochainement :

Appareil génital de la femme, par ROBERT PROUST.

Chaque volume, cart. toile et illustré d'environ 200 fig., la plupart originales. **4 fr. 50**

CHARCOT — BOUCHARD — BRISSAUD

BABINSKI — BALLET — P. BLOCQ — BOIX — BRAULT — CHANTEMESSE — CHARRIN
CHAUFFARD — COURTOIS-SUFFIT — O. CROUZON — DUTIL — GILBERT — GUIGNARD
G. GUILLAIN — L. GUINON — GEORGES GUINON — HALLION — LAMY
LE GENDRE — A. LÉRI — P. LONDE — MARFAN — MARIE — MATHIEU
NETTER — ŒTTINGER — ANDRÉ PETIT — RICHARDIÈRE
ROGER — RUAULT — SOUQUES — THOINOT
THIBIERGE — TOLLEMER — FERNAND WIDAL

TRAITÉ DE MÉDECINE

DEUXIÈME ÉDITION

(Entièrement refondue)

PUBLIÉE SOUS LA DIRECTION DE MM.

BOUCHARD
Professeur à la Faculté de médecine de Paris
Membre de l'Institut.

BRISSAUD
Professeur à la Faculté de médecine de Paris
Médecin de l'hôpital St-Antoine.

10 volumes grand in-8°, avec figures dans le texte

En Souscription. . . . . **150** francs.

Chaque volume est vendu séparément. JUILLET 1904.

Le succès de la première édition du **Traité de Médecine** de MM. Charcot, Bouchard et Brissaud a rendu nécessaire une seconde édition, et, loin de se borner à une réimpression, les auteurs ont voulu présenter au public un ouvrage nouveau, gardant le plan et les idées qui avaient assuré le succès sans précédent du traité, mais complétant et remaniant la plupart de ses parties. Comprenant désormais 10 volumes, dont 9 déjà ont été publiés, le **Traité de Médecine** reste le plus complet, le plus documenté des livres de ce genre, et l'autorité croissante qui s'attache aux noms de ceux qui y collaborent en confirme et en assure le succès persistant.

Tome I. 1 vol. grand in-8° de 845 pages, avec figures dans le texte : **16 fr.**

Les bactéries, par L. Guignard. — *Pathologie générale infectieuse*, par A. Charrin. — *Troubles et maladies de la nutrition*, par Paul Le Gendre. — *Maladies infectieuses communes à l'homme et aux animaux*, par G.-H. Roger.

Tome II. 1 vol. grand in-8° de 896 pages, avec figures dans le texte : **16 fr.**

Fièvre typhoïde, par A. Chantemesse. — *Maladies infectieuses*, par F. Widal. — *Typhus exanthématique*, par L.-H. Thoinot. — *Fièvres éruptives*, par L. Guinon. — *Erysipèle*, par E. Boix. — *Diphtérie*, par A. Ruault. — *Rhumatisme articulaire aigu*, par W. Œttinger. — *Scorbut*, par Tollemer.

Tome III. 1 vol. grand in-8° de 702 pages, avec figures dans le texte : **16 fr.**

Maladies cutanées, par G. Thibierge. — *Maladies vénériennes*, par G. Thibierge. — *Maladies du sang*, par A. Gilbert. — *Intoxications*, par H. Richardière.

Tome IV. 1 vol. grand in-8° de 680 pages, avec figures dans le texte : **16 fr.**

Maladies de l'estomac, par A. Mathieu. — *Maladies du pancréas*, par A. Mathieu. — *Maladies de l'intestin*, par Courtois-Suffit. — *Maladies du péritoine*, par Courtois-Suffit. — *Maladies de la bouche et du pharynx*, par A. Ruault.

TOME V. 1 vol. grand in-8°, avec figures en noir et en couleurs dans le texte : **18 fr.**

Maladies du foie et des voies biliaires, par A. CHAUFFARD. — *Maladies du rein et des capsules surrénales*, par A. BRAULT. — *Pathologie des organes hématopoïétiques et des glandes vasculaires sanguines, moelle osseuse, rate, ganglions, thyroïde, thymus*, par G.-H. ROGER.

TOME VI. 1 vol. grand in-8° de 612 pages, avec figures dans le texte : **14** fr.

Maladies du nez et du larynx, par A. RUAULT. — *Asthme*, par E. BRISSAUD. — *Coqueluche*, par P. LE GENDRE. — *Maladies des bronches*, par A.-B. MARFAN. — *Troubles de la circulation pulmonaire*, par A.-B. MARFAN. — *Maladies aiguës du poumon*, par NETTER.

TOME VII. 1 vol. grand in-8° de 550 pages, avec figures dans le texte : **14** fr.

Maladies chroniques du poumon, par A.-B. MARFAN. — *Phtisie pulmonaire*, par A.-B. MARFAN. — *Maladies de la plèvre*, par NETTER. — *Maladies du médiastin*, par A.-B. MARFAN.

TOME VIII. 1 vol. grand in-8° de 580 pages, avec figures dans le texte : **14** fr.

Maladies du cœur, par M. ANDRÉ PETIT. — *Maladies des vaisseaux sanguins*, par W. ŒTTINGER.

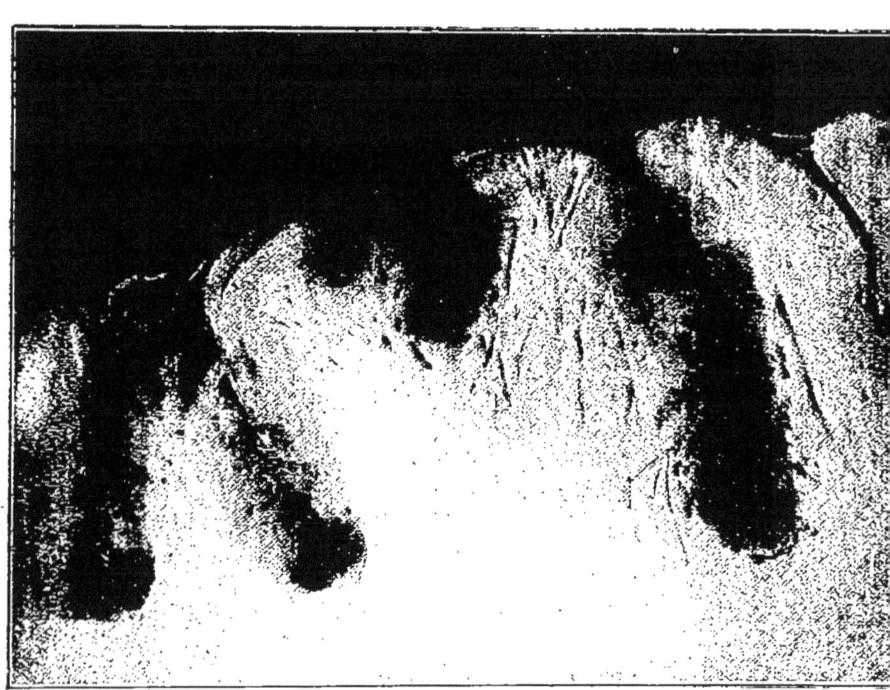

Figure extraite du Tome IX.

TOME IX. 1 vol. grand in-8° de 1092 pages, avec figures dans le texte : **18** fr.

Maladies de l'encéphale, par E. BRISSAUD, SOUQUES, P. LONDE et TOLLEMER. — *Maladies de la protubérance et du bulbe*, par G. GUILLAIN. — *Maladies intrinsèques de la moelle épinière*, par P. MARIE, O. CROUZON et A. LÉRI. — *Maladies extrinsèques de la moelle épinière*, par G. GUINON. — *Maladies des méninges*, par G. GUINON. — *Syphilis des centres nerveux*, par H. LAMY.

TOME X. 1 vol. grand in-8° avec figures dans le texte. (*Sous presse.*)

giosum. — Morve et Farcin. — Mycosis fongoïde. — Nævi. — Nodosités cutanées. — Œdème. — Ongles. — Maladie de Paget. — Papillomes. — Pelade. — Pellagre. — Pemphigus. — Perlèche. — Phtiriase. — Pian. — Pityriasis, etc.

TOME IV. Avec 213 figures et 25 planches. **40** fr.

Poils. — Porokératose. — Prurigo. — Prurit. — Psoriasis. — Psorospermose. — Purpura. — Rhinosclérome. — Rupia. — Sarcomes. — Sclérodermie. — Séborrhée. — Séborrhéides. — Sensibilité. — Sudoripares (Glandes). — Tatouages. — Telangiectasie. — Tokelau. — Trichophytie. — Trophonévroses. — Tuberculoses. — Tumeurs. — Ulcères de jambes. — Ulcères des pays chauds. — Urticaire. — Urticaire pigmentaire. — Vergetures. — Verrues. — Vitiligo. — Xanthomes. — Xeroderma. — Zona

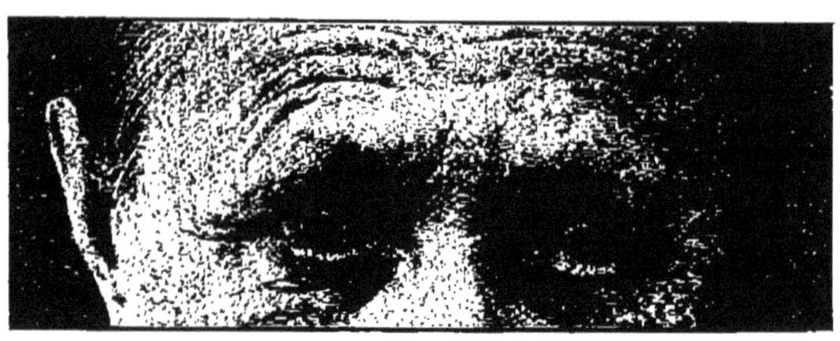

Vient de paraître :

Thérapeutique des Maladies de la Peau

PAR

Le Dr LEREDDE

DIRECTEUR DE L'ÉTABLISSEMENT DERMATOLOGIQUE DE PARIS

1 volume in-8°, de 700 pages. . . . . **10** fr.

Cours de Dermatologie exotique

Par E. JEANSELME

Professeur agrégé à la Faculté de médecine de Paris
Médecin des Hôpitaux.

1 vol. in-8°, avec 5 cartes et 108 figures en noir et en couleurs. **10** fr.

Traité de Chirurgie

Publié sous la direction

DE MM.

Simon DUPLAY	**Paul RECLUS**
Professeur de Clinique chirurgicale à la Faculté de médecine de Paris Chirurgien de l'Hôtel-Dieu Membre de l'Académie de médecine	Professeur agrégé à la Faculté de médecine Chirurgien des hôpitaux Membre de l'Académie de médecine

PAR MM.

**BERGER — BROCA — Pierre DELBET — DELENS — DEMOULIN
J.-L. FAURE — FORGUE — GÉRARD-MARCHANT
HARTMANN — HEYDENREICH — JALAGUIER — KIRMISSON — LAGRANGE
LEJARS — MICHAUX — NÉLATON
PEYROT — PONCET — QUÉNU — RICARD — RIEFFEL — SEGOND
TUFFIER — WALTHER**

DEUXIÈME ÉDITION, ENTIÈREMENT REFONDUE

8 volumes grand in-8° avec nombreuses figures dans le texte. . . **150** fr.

TOME PREMIER. 1 vol. grand in-8° de 912 pages avec 218 figures. **18** fr.

Reclus. Inflammations. — Traumatismes. — Maladies virulentes. — **Broca.** Peau et tissu cellulaire sous-cutané. — **Quénu.** Des tumeurs. — **Lejars.** Lymphatiques, muscles, synoviales tendineuses et bourses séreuses.

TOME II. 1 vol. grand in-8° de 996 pages avec 361 figures . . . **18** fr.

Lejars. Nerfs. — **Michaux.** Artères. — **Quénu.** Maladie des veines. — **Ricard et Demoulin.** Lésions traumatiques des os. — **Poncet.** Affections non-traumatiques des os.

TOME III. 1 vol. grand in-8° de 940 pages avec 285 figures. . . **18** fr.

Nélaton. Traumatismes, entorses, luxations, plaies articulaires. — **Lagrange.** Arthrites infectieuses et inflammatoires. — **Quénu.** Arthropathies. Arthrites sèches. Corps étrangers articulaires. — **Gérard-Marchant.** Crâne. — **Kirmisson.** Rachis — **S. Duplay.** Oreilles et Annexes.

TOME IV. 1 fort vol. de 896 pages, avec 354 figures. . . . . **18** fr.

Delens. Œil et annexes. — **Gérard-Marchant.** Nez, fosses nasales, pharynx nasal et sinus. — **Heydenreich.** Mâchoires.

TOME V. 1 fort vol. de 948 pages, avec 187 figures. . . . . **20** fr.

Broca. Vices de développement de la face et du cou. Face, lèvres, cavité buccale, gencives, langue, palais et pharynx. — **Hartmann.** Plancher buccal, glandes salivaires, œsophage et larynx. — **Broca.** Corps thyroïde. — **Walther.** Maladies du cou. — **Peyrot.** Poitrine. — **Delbet.** Mamelle.

TOME VI. 1 fort vol. de 1127 pages, avec 218 figures. . . . . . **20** fr.

Michaux. Parois de l'abdomen. — **Berger.** Hernies. — **Jalaguier.** Contusions et plaies de l'abdomen. — Lésions traumatiques et corps étrangers de l'estomac et de l'intestin. — **Hartmann.** Estomac. — **Jalaguier.** Occlusion intestinale. Péritonites. Appendicite. — **Faure et Rieffel.** Rectum et Anus. — **Quénu.** Mésentère. Rate. Pancréas. — **Segond.** Foie.

TOME VII. 1 fort vol. de 1272 pages, avec 297 figures dans le texte. **25** fr.

Walther. Bassin. — **Rieffel.** Affections congénitales de la région sacro-coccygienne. — **Tuffier.** Rein. Vessie. Uretères. Capsules surrénales. — **Forgue.** Urètre et prostate. — **Reclus.** Organes génitaux de l'homme.

TOME VIII. 1 fort vol. de 971 pages, avec 163 figures dans le texte. **20** fr.

Michaux. Vulve et Vagin. — **Pierre Delbet.** Maladies de l'utérus. — **Segond.** Annexes de l'utérus, ovaires, trompes, ligaments larges, péritoine pelvien. — **Kirmisson.** Maladies des membres.

TABLE ALPHABÉTIQUE des 8 volumes du *Traité de Chirurgie.*

Traité de Technique Opératoire

PAR MM.

Ch. MONOD
Professeur agrégé
à la Faculté de Médecine de Paris
Chirurgien de l'Hôpital Saint-Antoine
Membre de l'Académie de Médecine

J. VANVERTS
Ancien interne
Lauréat des Hôpitaux de Paris
Chef de Clinique
à la Faculté de Médecine de Lille

2 *vol. gr. in-8°, formant ensemble* 1960 *p. et illustrés de* 1908 *fig.* **40** *fr.*

Tome I : 1° *Méthodes et procédés de l'asepsie et de l'antisepsie, moyens de réunion et d'hémostase, anesthésie*; 2° *Opérations sur les divers tissus*; 3° *Opérations sur les membres*, le *crâne* et l'*encéphale*, le *rachis* et la *moelle*, l'*appareil visuel*, le *nez*, les *fosses nasales*, les *sinus de la face*, le *naso-pharynx*, l'*oreille*, le *cou*, le *thorax*, le *sein*.

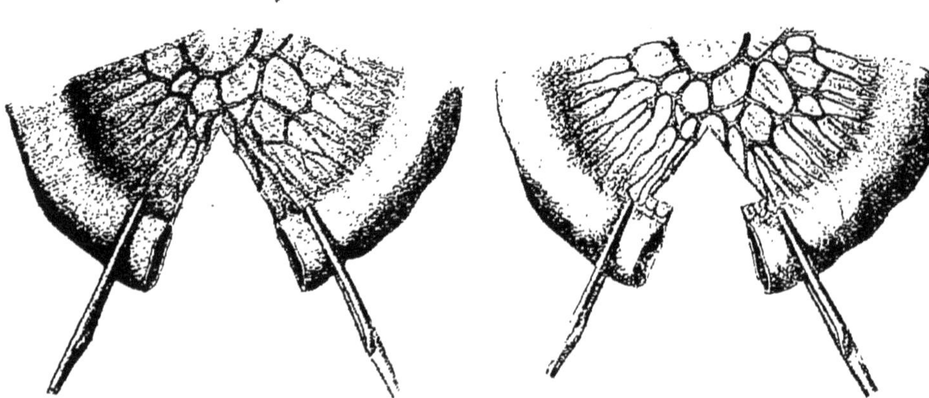

Tome II. Fig. 260 et 261. Resection du mésentère.

Tome II : *Opérations sur* la *bouche*, les *glandes salivaires*, le *pharynx*, l'*œsophage*, l'*estomac*, l'*intestin*, le *rectum* et l'*anus*, le *foie*, les *voies biliaires*, la *rate*, le *rein*, l'*uretère*, la *vessie*, l'*urètre*, les *organes génitaux de l'homme et de la femme*.

Traité
de
Physique Biologique

PUBLIÉ SOUS LA DIRECTION DE MM.

D'ARSONVAL
Professeur au Collège de France
Membre de l'Institut et de l'Académie de médecine.

CHAUVEAU
Professeur au Muséum d'histoire naturelle
Membre de l'Institut et de l'Académie de médecine.

GARIEL
Ingénieur en chef des Ponts et Chaussées
Professeur a la Faculté de médecine de Paris
Membre de l'Académie de médecine.

MAREY
Professeur au Collège de France
Membre de l'Institut et de l'Académie de médecine.

SECRÉTAIRE DE LA RÉDACTION

M. WEISS
Ingénieur des Ponts et Chaussées
Professeur agrégé à la Faculté de médecine de Paris.

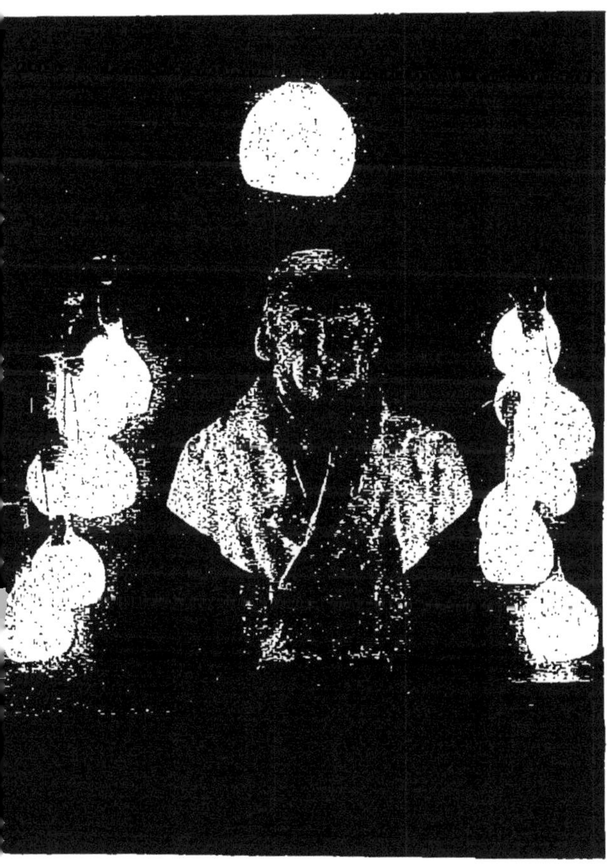

Tome II. Fig. 193. — Buste de CLAUDE BERNARD éclairé à la lumière des microbes photogènes.

TOME I. — **Mécanique, Actions moléculaires, Chaleur.**

1 volume in-8° de 1150 pages avec 591 figures dans le texte.
25 fr.

TOME II. — **Radiations, Optique.**

1 volume in-8° de 1160 pages avec figures dans le texte
25 fr.

TOME III. — **Électricité, Acoustique** (*Sous presse*).

CONDITIONS DE LA PUBLICATION :

Le **Traité de Physique Biologique** sera publié en trois volumes : Tome I. *Mécanique. Actions moléculaires. Chaleur.* — Tome II. *Radiations. Optique.* — Tome **III**. *Électricité. Acoustique.* — Chaque volume sera vendu séparément.

Les tomes I et II sont vendus **25** fr. chacun. On souscrit dès maintenant à l'ouvrage complet au prix de **70** fr. — Ce prix restera tel jusqu'à la publication du tome III.

HARD. — ***Nouveaux procédés d'exploration***. Leçons professées à la Faculté le médecine de Paris, par CH. ACHARD, agrégé, médecin de l'hôpital Tenon, recueillies et rédigées par P. SAINTON et M. LŒPER. *Deuxième édition, revue et augmentée*. 1 vol. grand in-8°, avec figures en noir et en couleurs . **8** fr.

BARRAN ET IMBERT. — ***Les Tumeurs du Rein***, par MM. J. ALBARRAN, professeur agrégé à la Faculté de Médecine de Paris et L. IMBERT, professeur agrégé à la Faculté de Médecine de Montpellier. 1 vol. grand in-8° avec 106 figures dans le texte, en noir et en couleurs . . . . **20** fr.

REL. — ***Choléra et Peste dans le Pèlerinage musulman***. *Étude d'Hygiène internationale*, par le Dr FRÉDÉRIC BOREL, médecin sanitaire maritime, ancien médecin de l'Administration sanitaire de l'Empire ottoman. 1 vol. in-8°. **4** fr.

ISSAUD. — ***Leçons sur les maladies nerveuses*** (Salpêtrière, 1893-1894), par le professeur BRISSAUD, recueillies et publiées, par HENRY MEIGE. 1 vol. in-8° avec 240 fig. . . . . **18** fr.

Leçons sur les maladies nerveuses (*Deuxième série*; hôpital Saint-Antoine), par le professeur BRISSAUD, recueillies et publiées, par HENRY MEIGE. 1 vol. in-8° avec 165 figures . . . . **15** fr.

OCA. — ***Leçons cliniques de Chirurgie infantile***, par A. BROCA, chirurgien de l'Hôpital Tenon (Enfants Malades), professeur agrégé. 1 vol. in-8° broché, avec 75 figures et 6 planches hors texte en photocollographie . . . . . **10** fr.

ARRIN. — ***Leçons de pathogénie appliquée***. *Clinique médicale, Hôtel-Dieu* (1895-1896), par A. CHARRIN, professeur agrégé, médecin des hôpitaux, assistant au Collège de France. 1 vol. in-8° . . . . **6** fr.

Les Défenses naturelles de l'organisme: *Leçons professées au Collège de France*, par A. CHARRIN. 1 vol. in-8°. **6** fr.

GUY ET WEILL. — ***Manuel pratique du traitement de la diphtérie*** (*Sérothérapie, Tubage, Trachéotomie*), par DEGUY, chef du laboratoire à l'hôpital des Enfants, et BENJAMIN WEILL, moniteur à l'hôpital des Enfants-Malades. Introduction par A.-B. MARFAN, 1 vol. in-8° br., avec figures . . . . . **6** fr.

EULAFOY. — ***Clinique médicale de l'Hôtel-Dieu de Paris***, par le Professeur G. DIEULAFOY, 4 vol. gr. in-8°, avec figures dans le texte.

I. 1896-1897. 1 vol. in-8° . . . . **10** fr.
II. 1897-1898. 1 vol. in-8° . . . . **10** fr.
III. 1898-1899. 1 vol. in-8° . . . . **10** fr.
IV. 1900-1901. 1 vol. in-8° . . . . **10** fr.

CLAUX. — ***Pasteur. Histoire d'un esprit***, par E. DUCLAUX, membre de l'Institut, directeur de l'Institut Pasteur, 1 vol. gr. in-8°, avec 22 figures. . . **5** fr.

Traité de microbiologie, par E. DUCLAUX. 7 volumes.

Tome I. *Microbiologie générale*. — Tome II. *Diastases, toxines et venins*. — Tome III. *Fermentation alcoolique*. — Tome IV. *Fermentations variées des diverses substances ternaires*. Chaque volume gr. in-8° avec figures. **15** fr.

PLAY. — ***Cliniques chirurgicales de l'Hôtel-Dieu***, par SIMON DUPLAY, professeur à la Faculté de médecine de Paris, membre de l'Académie de médecine, recueillies et publiées par les Drs M. CAZIN et L. CLADO.

1re SÉRIE. 1 vol. in-8°, avec figures dans le texte . . . . **7** fr.
2e SÉRIE. 1 vol. in-8°, avec figures dans le texte. . . . . **8** fr.
3e SÉRIE. 1 vol. in-8°, avec figures dans le texte. . . . . **8** fr.

JVAL. — ***Précis d'histologie***, par M. MATHIAS DUVAL, professeur à la Faculté de médecine de Paris, membre de l'Académie de médecine. *Deuxième édition revue et augmentée*. 1 vol. gr. in-8°, avec 427 figures dans le texte. . . **18** fr.

RABEUF. — ***Précis de Manuel opératoire***, par L.-H. FARABEUF, professeur à la Faculté de médecine de Paris, membre de l'Académie de médecine. *Nouvelle édition*. 1 volume in-8°, avec 799 figures dans le texte. . . . . **16** fr.

GAUTIER (A.). — ***Cours de Chimie minérale et organique***, par M. Arm. G
tier, membre de l'Institut, professeur à la Faculté de médecine de Pa
Deuxième édition, revue et mise au courant. 2 vol. grand in-8°, avec figures.
I. *Chimie minérale*. 1 vol. grand in-8°, avec 244 figures dans le texte. 16
II. *Chimie organique*. 1 vol. grand in-8°, avec 72 figures. 16

— ***Leçons de Chimie biologique normale et pathologique***. *Deuxième édit*
publiée avec la collaboration de M. Arthus, professeur de physiologie à l'U
versité de Fribourg. 1 vol. in-8°, avec 110 figures. 18

GRASSET. — ***Consultations médicales sur quelques maladies fréquen***
par le Dr Grasset, professeur à l'Université de Montpellier. *Cinquième édit*
revue et considérablement augmentée. 1 vol. in-16, reliure souple. . . .

— ***Leçons de Clinique médicale***, faites à l'hôpital Saint-Éloi de Montpellier,
le Dr J. Grasset, professeur de clinique médicale à l'Université de Montpel
1re série (1886-1890). 1 vol. in-8°, avec 10 planches. 12
2e série 1890-1895). 1 vol. in-8°, avec 10 planches lithographiées . 12
3e série (novembre 1895-mars 1898). 1 vol. in-8° de VII-826 pages,
20 planches hors texte, dont 10 en couleurs et 6 en phototypie . . . 15

HAYEM. — ***Leçons sur les maladies du sang*** (*Clinique de l'hôpital Sa*
Antoine), par Georges Hayem, professeur, médecin des hôpitaux, membre
l'Académie de médecine, recueillies par MM. E. Parmentier et R. Bensa
1 vol. in-8°, avec 4 planches en couleurs. 15

JAVAL. — ***Entre aveugles*** : *Conseils à l'usage des personnes qui viennen*
perdre la vue, par le Dr Émile Javal, membre de l'Académie de médec
1 vol. in-16 avec frontispice. . . . . 2 fr

KIRMISSON. — ***Leçons cliniques sur les maladies de l'appareil locomot***
(*os, articulations, muscles*), par le Dr Kirmisson, professeur à la Faculté
médecine, chirurgien des hôpitaux. 1 vol. in-8°, avec figures 1

— ***Traité des maladies chirurgicales d'origine congénitale***, par le pro
seur Kirmisson. 1 vol. in-8°, avec 311 fig. et 2 pl. en couleurs . . 15

— ***Les Difformités acquises de l'Appareil locomoteur pendant l'enfanc***
l'adolescence, par le professeur Kirmisson. 1 vol. in-8°, avec 430 figures
le texte. 15

LAVERAN. — ***Traité du Paludisme***, par A. Laveran, membre de l'Académi
médecine et de l'Institut de France. 1 vol. grand in-8°, avec 27 figures dan
texte et une planche en couleurs 1

LUYS. — ***La Séparation de l'Urine des Deux Reins***, par Georges L
Assistant du Service des Voies Urinaires à l'Hôpital Lariboisière, préfac
Henri Hartmann, Professeur agrégé, Chirurgien de l'Hôpital Lariboisière,
35 figures dans le texte . . . .

Manuel de pathologie externe, par MM. Reclus, Kirmisson, Peyrot, Bou
professeurs agrégés à la Faculté de médecine de Paris, chirurgiens des hôpit
Septième édition entièrement refondue, illustrée de nombreuses figu
4 vol. in-8°, avec figures dans le texte. 4

I. *Maladies des tissus et des organes*, par le Dr P. Reclus.
II. *Maladies des régions : Tête et Rachis*, par le Dr Kirmisson.
III. *Maladies des régions : Poitrine et abdomen*, par le Dr Peyrot.
IV. *Maladies des régions : Organes génito-urinaires, membres*, par le Dr Bou

Chaque volume est vendu séparément 1

IGE (HENRY) ET FEINDEL (E.). — ***Les Tics et leur Traitement.*** Préface de M. le Professeur BRISSAUD. 1 vol. in-8° de 640 pages . . . . 6 fr.

TCHNIKOFF. — ***L'immunité dans les maladies infectieuses,*** par Elie METCHNIKOFF, professeur à l'Institut Pasteur, membre étranger de la Société royale de Londres. Un vol. gr. in-8° avec 45 figures en couleurs dans le texte. 12 fr.

Études sur la Nature humaine, *essai de philosophie optimiste*, par Elie METCHNIKOFF, professeur à l'Institut Pasteur. 1 vol. in-8° avec fig. dans le texte. 6 fr.

CARD ET LECLAINCHE. — ***Les maladies microbiennes des animaux,*** par Ed. NOCARD et E. LECLAINCHE, professeur à l'Ecole de Toulouse. *Troisième édition entièrement refondue et considérablement augmentée.* 2 vol. grand in-8. . 22 fr.

LIER. — ***Traité expérimental et clinique de la régénération des os*** et de la production artificielle du tissu osseux, par le Pr OLLIER, professeur de clinique chirurgicale à la Faculté de médecine de Lyon. 2 vol. in-8°, avec figures dans le texte et planches en taille-douce. (Grand prix de chirurgie.). . . . . . 30 fr.

Traité des Résections et des opérations conservatrices que l'on peut pratiquer sur le système osseux, par le Pr L. OLLIER. 3 vol. . . . . . 50 fr.

I. *Introduction. — Résections en général.* 1 vol. in-8°, avec 127 fig. . . . 16 fr.
II. *Résections en particulier. Membre supérieur.* 1 vol. in-8°. avec 156 fig. 16 fr.
III. *Résections en particulier. Résections du membre inférieur, tête et tronc.* 1 vol. in-8°, avec 224 fig. . . . . 22 fr.

AS. — ***Traité des maladies des yeux,*** par PH. PANAS, professeur de clinique ophtalmologique à la Faculté de médecine, chirurgien de l'Hôtel-Dieu, membre de l'Académie de médecine, membre honoraire et ancien président de la Société de chirurgie. 2 vol. gr. in-8°, avec 453 fig. et 7 pl. en coul. Reliés toile. 40 fr.

Leçons de clinique ophtalmologique, *professées à l'Hôtel-Dieu*, par PH. PANAS, recueillies et publiées par le Dr A. CASTAN (de Béziers). 1 vol. in-8°, avec figures dans le texte. 5 fr.

AS ET ROCHON-DUVIGNEAUD. — ***Recherches anatomiques et cliniques sur le glaucome et les néoplasmes intra-oculaires,*** par le professeur PANAS et le Dr ROCHON-DUVIGNEAUD, ancien chef de clinique de la Faculté. 1 vol. in-8°, avec 41 figures dans le texte. . . . . 7 fr.

IT. — ***Guide thérapeutique des Infirmeries régimentaires,*** par le Dr HENRY PETIT, médecin-major de 1re classe. 1 vol. in-12 de 350 p., cart. toile anglaise. 3 fr. 50

NCET. — ***Traité clinique de l'actinomycose humaine.*** *Pseudo-actinomycoses et botryomycose*, par ANTONIN PONCET, professeur de clinique chirurgicale à l'Université de Lyon, membre correspondant de l'Académie de médecine, et LÉON BÉRARD, chef de clinique chirurgicale à l'Université de Lyon. *Ouvrage couronné par l'Académie de médecine et par l'Institut.* 1 vol. in-8°, avec 45 fig. dans le texte et 4 planches hors texte en couleurs. . . . . 12 fr.

OUST. — ***Douze conférences d'hygiène*** *rédigées conformément aux programmes du 12 août 1890*, par A. PROUST. Nouv. éd. 1 vol. in-18, cartonné toile. . . . . 2 fr. 50

La Défense de l'Europe contre la Peste et la Conférence de Venise de 1897, par A. PROUST. 1 vol. in-8°, avec fig. et 1 carte en couleurs. . 9 fr.

PRUNIER. — ***Les Médicaments chimiques,*** par LÉON PRUNIER, membre l'Académie de médecine, pharmacien en chef des hôpitaux de Paris, professeu l'École supérieure de pharmacie.

I. *Composés minéraux.* 1 vol. grand in-8°, avec 137 fig. dans le texte. . 15 f
II. *Composés organiques.* 1 vol. grand in-8°, avec 47 fig. dans le texte. 15 f

RANVIER. — ***École pratique des Hautes Études. Laboratoire d'histologie du Collège de France.*** Travaux publiés sous la direction de L. RANVIER, professe d'anatomie générale, Membre de l'Institut, avec la collaboration de M. L. MALASS directeur adjoint, et des répétiteurs et préparateurs du cours.

Tomes I à XVIII (1884-1900). Chaque vol. in-8° avec pl. hors texte . . 20
Les tomes V et VIII ne se vendent plus séparément.

— ***Traité technique d'histologie,*** 2e éd., entièrement refondue et corrigée, p M. L. RANVIER. 1 vol. gr. in-8° de 880 p., avec 414 grav. dans le texte et 1 p en chromo . . . . 12 f

RECLUS. — ***L'anesthésie localisée par la cocaïne,*** par le Dr PAUL RECLUS, pr fesseur agrégé à la Faculté de médecine de Paris, chirurgien de l'hôpi Laënnec, membre de l'Académie de médecine. 1 vol. petit in-8° avec 59 figur dans le texte. . . . . 4 f

REDARD. — ***Traité pratique des déviations de la colonne vertébrale,*** p P. REDARD, ancien chef de clinique chirurgicale de la Faculté de médecine Paris, chirurgien en chef du dispensaire Furtado-Heine, membre correspondant l'« American Orthopedic Association ». 1 volume grand in-8°, avec 231 figures da le texte. 12

REGNARD. — ***La Cure d'altitude,*** par le Dr PAUL REGNARD, membre de l'Acadén de médecine, professeur de physiologie générale à l'Institut national agror mique, directeur adjoint du laboratoire de physiologie de la Sorbonne. *Deuxièr édition.* 1 fort vol. grand in-8°, avec 29 planches hors texte et 110 figures da le texte, relié toile pleine. 15

RÉNON. — ***Étude sur l'Aspergillose chez les animaux et chez l'homme,*** p M. RÉNON, ancien interne des hôpitaux de Paris. 1 vol. in-8°, avec figures da le texte. . . . . 5 f

ROGER. — ***Les maladies infectieuses,*** par G.-H. ROGER, professeur agrégé à Faculté de médecine de Paris, médecin de l'hôpital de la porte d'Aubervillie membre de la Société de Biologie. 1 vol. in-8° de 1520 pages publié en 2 fasc cules avec figures dans le texte. . . . . 28 f

SOULIER (H.). ***Traité de Thérapeutique et de Pharmacologie,*** par M. H. So LIER, professeur à la Faculté de médecine de Lyon, membre correspondant l'Académie de médecine. ***Additionné d'un memento formulaire des médic ments nouveaux*** (1901). *Ouvrage couronné par l'Académie des sciences et p l'Académie de médecine.* 2 vol. grand in-8°. 25

THIBIERGE. — ***Syphilis et Déontologie.*** *Secret médical; responsabilité civi énoncé du diagnostic; jeunes gens syphilitiques; la syphilis avant et pendant mariage; divorce; nourrissons syphilitiques; nourrices syphilitiques; domes ques et ouvriers syphilitiques; syphilitiques dans les hôpitaux; transmission la syphilis par les instruments; médecins syphilitiques; sages-femmes et syphil* par GEORGES THIBIERGE, médecin de l'hôpital Broca. 1 vol. in-8° broché. 5 f

TRABUT. — ***Précis de Botanique médicale,*** par L. TRABUT, professeur d'histo naturelle médicale à l'École de médecine d'Alger. *Deuxième édition,* entièrem refondue. 1 vol. in-8°, avec 954 figures.. 8

ncyclopédie Scientifique des Aide-Mémoire

Publiée sous la direction de **H. LÉAUTÉ**, Membre de l'Institut

Au 1er Juillet 1904, 354 VOLUMES publiés

ique ouvrage forme un vol. petit in-8°, vendu : Br., **2** fr. **50**. Cart. toile **3** fr.

DERNIERS VOLUMES MÉDICAUX PUBLIÉS

dans la *SECTION DU BIOLOGISTE*

ZY. — ***Maladies des Voies urinaires, Urètre, Vessie***, par le Dr Bazy, chirurien des hôpitaux, membre de la Société de chirurgie. 4 vol.
I. *Moyens d'exploration et traitement*. 2e édition. II. *Séméiologie*. III. *Thérapeutique générale. Médecine opératoire*. IV. *Thérapeutique spéciale*.

RNARD. — ***Les Méthodes d'exploration de la perméabilité rénale***, par Léon Bernard, Chef de clinique médicale à la Faculté de Paris.

DIN. — ***Biologie générale des Bactéries***, par E. Bodin, professeur à l'Uniersité de Rennes.

NNIER. — ***L'Oreille***, par Pierre Bonnier. 5 vol.
I. *Anatomie de l'oreille*. II. *Pathogénie et mécanisme*. III. *Physiologie : Les Fonctions*. IV. *Symptomatologie de l'oreille*. V. *Pathologie de l'oreille*.

OCQ ET JACQUET. — ***Précis élémentaire de Dermatologie***, par MM. Brocq t Jacquet, médecins des hôpitaux de Paris. 2e édition entièrement revue. 5 vol.
I. *Pathologie générale cutanée*. II. *Difformités cutanées, éruptions artificielles, dermatoses parasitaires*. III. *Dermatoses microbiennes et néoplasies*. IV. *Dermatoses inflammatoires*. V. *Dermatoses d'origine nerveuse. Formulaire thérapeutique*.

ATIN ET CARLE. — ***Photothérapie. La lumière, agent biologique et thérapeutique***, par A. Chatin, préparateur chef adjoint du Laboratoire d'Électrothérapie à l'hôpital Saint-Louis, et M. Carle, ancien Chef de clinique des maladies utanées à la Faculté de Médecine de Lyon.

SANS. — ***Maladies des Organes respiratoires. — Méthodes d'Exploraion; Signes physiques***, par le Dr Léon Faisans, médecin de l'Hôpital de la Pitié. *Troisième édition*.

DON. — ***Physiologie normale et pathologique du Pancréas***, par E. Hédon, professeur de physiologie à la Faculté de médecine de Montpellier.

BIT. — ***L'eau potable et les maladies infectieuses***, par Labit (Dr H.), Médecin principal de l'Armée.

VERAN. — ***Prophylaxie du Paludisme***, par A. Laveran, membre de l'Institut et de l'Académie de Médecine.

VADITI. — ***La Nutrition*** dans ses rapports avec l'immunité, par C. Levaditi, auréat de l'Institut.

RKLEN. — ***Examen et Séméiotique du Cœur***, *signes physiques*, par le Dr Pierre Merklen, médecin de l'hôpital Laënnec. *Deuxième édition*.

RGENT (Edmond et Etienne). — ***Moustiques et maladies infectieuses***. *Guide pratique pour l'étude des moustiques*, par les Drs Edmond et Etienne Sergent, de l'Institut Pasteur de Paris. Avec une Préface du Dr E. Roux.

RGENT ET BERNARD. — ***L'Insuffisance surrénale***, par E. Sergent, ancien interne, médaille d'or des Hôpitaux, et L. Bernard, chef de clinique adjoint à la Faculté. *Ouvrage couronné par la Faculté de Médecine de Paris*.

IPIER ET PAVIOT. — ***Péritonite sous-hépatique d'origine vésiculaire*** dans ses rapports avec la colique hépatique, la pérityphlite, l'appendicite, etc., par R. Tripier, professeur d'Anatomie pathologique à la Faculté de Lyon et J. Paviot, agrégé, médecin des Hôpitaux.

UZELLE. — ***La Syphilis***, par le Dr Vouzelle, ancien interne des hôpitaux. 2 vol.
I. *Chancre et syphilis secondaire*. II. *Syphilis tertiaire et hérédo-syphilis*.

BIBLIOTHÈQUE
d'Hygiène thérapeutique

DIRIGÉE PAR

Le Professeur PROUST

Membre de l'Académie de médecine, Médecin de l'Hôtel-Dieu,
Inspecteur général des Services sanitaires.

Chaque volume in-16, cartonné toile, tranches rouges, 4 fr.

L'Hygiène du Goutteux, par le Professeur PROUST et A. MATHIEU, médecin de l'hôpital Andral.

L'Hygiène de l'Obèse, par le Professeur PROUST et A. MATHIEU.

L'Hygiène des Asthmatiques, par E. BRISSAUD, professeur à la Faculté de Paris, médecin de l'hôpital Saint-Antoine.

L'Hygiène du Syphilitique, par H. BOURGES, préparateur au laboratoire d'hygiène de la Faculté de médecine.

Hygiène et thérapeutique thermales, par G. DELFAU, ancien interne des hôpitaux de Paris.

Les Cures thermales, par G. DELFAU, ancien interne des hôpitaux de Paris.

L'Hygiène du Neurasthénique (*Deuxième édition*), par le Professeur PROUST et G. BALLET, professeur agrégé, médecin des hôpitaux de Paris.

L'Hygiène des Albuminuriques, par le Dr SPRINGER, chef du laboratoire de la Faculté de médecine à l'hôpital de la Charité.

L'Hygiène des Tuberculeux, par le Dr CHUQUET, ancien interne des hôpitaux de Paris, médecin consultant à Cannes, avec une préface du Dr DAREMBERG.

Hygiène et thérapeutique des maladies de la bouche, par le Dr CRUET, dentiste des hôpitaux de Paris, avec une préface du Professeur LANNELONGUE.

L'Hygiène des Diabétiques, par le Professeur PROUST et A. MATHIEU, médecin de l'hôpital Andral.

L'Hygiène des maladies du cœur, par le Dr VAQUEZ, professeur agrégé à la Faculté, médecin des hôpitaux, avec une préface du Professeur POTAIN.

L'Hygiène du Dyspeptique, par le Dr LINOSSIER, professeur agrégé à la Faculté de médecine de Lyon, membre correspondant de l'Académie de médecine.

Hygiène thérapeutique des Maladies des fosses nasales, par MM. les Drs LUBET-BARBON et R. SARREMONE.

Traité d'Hygiène

par A. PROUST

Professeur d'hygiène de la Faculté de médecine de l'Université de Paris
Membre de l'Académie de médecine, Inspecteur général des services sanitaires

Troisième Edition revue et considérablement augmentée
Avec la collaboration de

A. NETTER	ET	H. BOURGES
Professeur agrégé à la Faculté Médecin de l'hôpital Trousseau		Chef du laboratoire d'hygiène à la Faculté Auditeur au Comité consultatif d'hygiène publique

OUVRAGE COURONNÉ PAR L'INSTITUT ET LA FACULTÉ DE MÉDECINE

1 fort volume in-8°, avec figures et cartes . . . . 25 fr.

53 079. — Imprimerie LAHURE, 9 rue de Fleurus, Paris.

www.ingramcontent.com/pod-product-compliance
Ingram Content Group UK Ltd.
Pitfield, Milton Keynes, MK11 3LW, UK
UKHW022322190726
13856UKWH00001B/157

9 782011 757043